Casper Grim
Martin Engelhardt

Die Sportlerschulter

Mit Beiträgen von

Jens D. Agneskirchner
Thomas Ambacher
Gerhard J. Bauer
Berend-Tüge Berendsen
Artur Bergmann
Hans-Peter Boschert
Detlef Brock
Peter U. Brucker
Herwig Butz
René Damaschke
Friedrich Dehlinger
Julian Dexel
Dominik Doerr
Martin Engelhardt
Frank Fleischmann
Alli Gokeler
Bernd Greitemann
Casper Grim
Malte Holschen
Christian Jung
Antonius Kass
Philip Kasten
Christian Kopkow
Rolf Michael Krifter
Christoph Lukas
Bettina Mauch
Frieder Mauch
Alexander Mayer
Norbert Möllers
Matthias Muschol
Stefan Nolte
Hans-Gerd Pieper
Dominik Popp
Philipp Proier
Mathias Ritsch
Manuel Sabeti
Holger Schmitt
Volker Schöffl
Claudia Schueller-Weidekamm
Christian Teusch
Thomas Tischer
Kurt Tittel
Sanjay Weber-Spickschen
Gernot Willscheid
Julia F. Zandt

Die Sportlerschulter

Diagnostik, Behandlungsmanagement, Rehabilitation

Herausgegeben von
Casper Grim und Martin Engelhardt

Mit einem Geleitwort von Victor Valderrabano

Mit 385 Abbildungen und 37 Tabellen

Schattauer

Bibliografische Information der Deutschen Nationalbibliothek
Die Deutsche Nationalbibliothek verzeichnet diese Publikation in der Deutschen Nationalbibliografie; detaillierte bibliografische Daten sind im Internet über http://dnb.d-nb.de abrufbar.

Besonderer Hinweis:
Die Medizin unterliegt einem fortwährenden Entwicklungsprozess, sodass alle Angaben, insbesondere zu diagnostischen und therapeutischen Verfahren, immer nur dem Wissensstand zum Zeitpunkt der Drucklegung des Buches entsprechen können. Hinsichtlich der angegebenen Empfehlungen zur Therapie und der Auswahl sowie Dosierung von Medikamenten wurde die größtmögliche Sorgfalt beachtet. Gleichwohl werden die Benutzer aufgefordert, die Beipackzettel und Fachinformationen der Hersteller zur Kontrolle heranzuziehen und im Zweifelsfall einen Spezialisten zu konsultieren. Fragliche Unstimmigkeiten sollten bitte im allgemeinen Interesse dem Verlag mitgeteilt werden. Der Benutzer selbst bleibt verantwortlich für jede diagnostische oder therapeutische Applikation, Medikation und Dosierung.
In diesem Buch sind eingetragene Warenzeichen (geschützte Warennamen) nicht besonders kenntlich gemacht. Es kann also aus dem Fehlen eines entsprechenden Hinweises nicht geschlossen werden, dass es sich um einen freien Warennamen handelt.

E-Mail: info@schattauer.de
Internet: www.schattauer.de
Printed in Germany

Projektleitung: Dipl.-Biol. Sabine Poppe
Lektorat: Dipl.-Biol. Martina Kunze, Ehringshausen
Umschlagabbildung: Dr. med. Casper Grim, Osnabrück
Satz: Fotosatz H. Buck, Kumhausen
Druck und Einband: Mayr Miesbach GmbH, Druck · Medien · Verlag, Miesbach

Auch als E-Book erhältlich:
ISBN 978-3-7945-6853-6

ISBN 978-3-7945-3052-6

Geleitwort

Kollegen aus den Ländern Deutschland, Österreich und der Schweiz haben vor 30 Jahren die Gesellschaft für Orthopädisch-Traumatologische Sportmedizin gegründet. In diesen 30 Jahren wurden wir im medizinischen Alltag durch die Ausübung des Sports bis ins hohe Lebensalter und die zunehmenden Belastungen im Hochleistungssport mit zahlreichen akuten Verletzungen sowie Problemen durch Überlastungserscheinungen des Stütz- und Bewegungsapparates konfrontiert. Die daraus resultierende zunehmende körperregionsspezifische Spezialisierung hat in den vergangenen Jahren auch zu einer rasanten Weiterentwicklung der Schultergelenkschirurgie geführt.

Mit diesem Buch ist es den Kollegen aus dem Vorstand der GOTS gelungen, Ihnen einen State-of-the-Art-Überblick auf dem Gebiet der Sportlerschulter zu geben. Nach den Grundlagen (Epidemiologie von Schulterverletzungen, funktionelle Anatomie der Schulter sowie diagnostische Verfahren und Untersuchungstechniken) werden zunächst Injektionstechniken an der Schulter sowie einzelne Pathologien und die dafür sinnvollen Operationstechniken von namhaften Autoren aus dem Bereich der Schulterchirurgie dargestellt.

Der besondere Wert des Buches ergibt sich für den im Bereich der Sportorthopädie tätigen Mediziner, Sportwissenschaftler und Physiotherapeuten insbesondere durch die Kapitel der sportartspezifischen Aspekte sowie der Rehabilitation und Prävention von Schultergelenksverletzungen. Den Herausgebern ist es gelungen, hierfür zahlreiche Verbandsärzte und auf das Schultergelenk spezialisierte Kollegen als Autoren zu gewinnen. Durch eine didaktisch gelungene Aufarbeitung und eine einheitliche Struktur eignet sich das vorliegende Buch gut als Nachschlagewerk und für die Ausbildung jüngerer Kolleginnen und Kollegen.

Aus der Gesellschaft für Orthopädisch-Traumatologische Sportmedizin haben sich zahlreiche Mitglieder an der Erstellung des Buches beteiligt. Allen Autoren danke ich für ihren Einsatz. Wir wissen, wie schwer es ist, sich neben den täglichen Verpflichtungen am Abend und an den Wochenenden zu motivieren, unser fachliches Wissen in schriftliche Form zu bringen.

Ich wünsche den Lesern, dass sie vom Inhalt des Buches profitieren und gratuliere dem Verlag für das inhaltlich und optisch gelungene Werk.

Basel, im Oktober 2015

Prof. Dr. med. Dr. phil.
Victor Valderrabano, MD PhD

Präsident der Gesellschaft für
Orthopädisch-Traumatologische
Sportmedizin (GOTS)

Vorwort

Die Bedeutung des Sports hat in den letzten Jahrzehnten weltweit zugenommen.

Neben der vergleichsweise geringen Zahl von Hochleistungssportlern betreiben weltweit viele hunderte Millionen Bürger Sport zur persönlichen Selbstbestätigung, aus Spaß an der körperlichen Bewegung, zur Vorbeugung von Krankheiten und vermehrt wird Sport auch im Rahmen der Rehabilitation nach Erkrankungen eingesetzt.

Nicht nur im Hochleistungssport dringen Sportler durch extremen Trainingsaufwand in den Grenzbereich ihrer körperlichen Möglichkeiten vor. Sie bewegen sich nicht selten auf einem schmalen Grat, auf dem ihre Gesundheit auch gefährdet sein kann. Häufig sind die Erwartungen an die im Sport tätigen Ärzte, Physiotherapeuten und Trainer groß. Sie müssen Entscheidungen zur weiteren Belastbarkeit, Belastungsumstellung oder zum Belastungsabbruch treffen, mögliche sportartspezifische Überlastungen oder Verletzungen erkennen und nicht selten muss auch erste Hilfe geleistet werden.

In den letzten Jahrzehnten ist es zu einer beispiellosen Wissensvermehrung auf dem gesamten Gebiet der Medizin und auch im Bereich der Sportorthopädie gekommen.

Dies hat die Spezialisierung auch in den einzelnen Fächern vorangetrieben. Durch rasante Fortschritte im Bereich der diagnostischen Möglichkeiten und Verbesserungen im Bereich der Operationsverfahren ist auch das Schultergelenk nach und nach stärker in den Fokus gerückt. Mit dem Buch »Die Sportlerschulter« greifen wir die Entwicklung der letzten Jahre auf und wagen eine umfassende Darstellung der sportorthopädischen Standards für das Gebiet des Schultergelenkes.

Wir sind stolz, dass wir für die Einführung unseren auch international bekannten Kollegen Prof. Dr. Kurt Tittel mit seinem grundlegenden Beitrag »Funktionelle Anatomie der Schulter« gewinnen konnten. Der Schwerpunkt des Buches liegt im Weiteren auf der Darstellung der wichtigsten Verletzungen, Fehlbelastungsfolgen sowie Überlastungsschäden.

Neben der Pathologie, der Diagnostik und den Behandlungsmöglichkeiten werden konkrete Handlungsanweisungen für die Nachbehandlung und den Wiedereinstieg in den Sport gegeben. Darüber hinaus vermitteln aktive Verbandsärzte alle wichtigen Besonderheiten »rund um das Schultergelenk« in Bezug auf über 20 Sportarten. Mit diesem Buch richten wir uns an alle, die sich für die Komplexität der Sportlerschulter interessieren: neben Sport- und Allgemeinmedizinern auch Studenten, Sportwissenschaftler, Physiotherapeuten, Sporttherapeuten sowie Trainer und Athleten. Aufgrund seines übersichtlichen Aufbaus eignet es sich sowohl sehr gut als Nachschlagewerk als auch für die Ausbildung jüngerer Kolleginnen und Kollegen.

An dieser Stelle möchten wir uns bei allen Autoren bedanken, die trotz großer beruflicher Belastungen und der zusätzlichen Tätigkeit im Sport kompetente Beiträge für dieses Lehrbuch geschrieben haben.
Ein besonderer Dank gilt dem Schattauer Verlag mit Frau Sabine Poppe und der freien Lektorin Frau Martina Kunze, die uns über den langen Prozess der Entstehung dieses Buches begleitet und stets hilfreich zur Seite gestanden haben.
Herausgeber und Verlag hoffen, dass Sie von dem zur Verfügung gestellten Wissen bei der Betreuung und Versorgung Ihrer Sportler und Patienten profitieren.
Für Anregungen und Ergänzungen sind wir jederzeit dankbar.

Osnabrück,
im Herbst 2015

Casper Grim
Martin Engelhardt

Anschriften

Herausgeber

Dr. med. Casper Grim
Klinikum Osnabrück
Klinik für Orthopädie, Unfall- und Handchirurgie
Am Finkenhügel 1
49076 Osnabrück
casper.grim@klinikum-os.de

Prof. Dr. med. Martin Engelhardt
Klinikum Osnabrück
Klinik für Orthopädie, Unfall- und Handchirurgie
Am Finkenhügel 1
49076 Osnabrück
martin.engelhardt@klinikum-os.de

Autoren

PD Dr. med. Jens D. Agneskirchner
go:h Gelenkchirurgie Orthopädie Hannover
Uhlemeyerstr. 16
30175 Hannover
jens.agneskirchner@sportsclinicgermany.com

Dr. med. Thomas Ambacher
Arcus Sportklinik Pforzheim
Zentrum für Schulterchirurgie
Rastatter Str. 17–19
75179 Pforzheim
ambacher@sportklinik.de

Prof. Dr. med. Gerhard J. Bauer
Sportklinik Stuttgart GmbH
Taubenheimstr. 8
70372 Stuttgart
gj.bauer@icloud.com

Dr. med. Berend-Tüge Berendsen
Praxis Orthopädie Eppendorf
Hanse Orthopädie
Eppendorfer Baum 8
20249 Hamburg
eppendorf@hanseorthopaedie.de

Dr. med. Artur Bergmann
Ärztering Chiemgau
Maxplatz 12
83278 Traunstein
dr.bergmann@aerztering-chiemgau.de

Dr. med. Hans-Peter Boschert
Die SportOrthopäden
An den Heilquellen 6
79111 Freiburg
hpb@die-sportorthopaeden.de

Prof. Dr. med. habil. Detlef Brock
Kinderzentrum am Johannisplatz
Johannisplatz 1
04103 Leipzig
detlef.brock@t-online.de

PD Dr. med. Dipl.-Sportl. Peter U. Brucker
Klinikum rechts der Isar der TU München
Ismaninger Str. 22
81675 München
peter.brucker@tum.de

Herwig Butz
LV-Arzt des NBSV
Bruchstr. 7
49124 Georgsmarienhütte
herwig.butz@gmx.de

Dr. med. René Damaschke
Schnellerstr. 21
12439 Berlin
dr.damaschke@gmx.de

Dr. med. Friedrich Dehlinger
Arcus Sportklinik Pforzheim
Rastatter Str. 17–19
75179 Pforzheim
dehlinger@sportklinik.de

Dr. med. Julian Dexel
UniversitätsCentrum für Orthopädie und Unfallchirurgie
Universitätsklinikum Carl Gustav Carus Dresden
Fetscherstr. 74
01307 Dresden
julian.dexel@uniklinikum-dresden.de

Dr. med. Dominik Doerr
7, Garerstrooss
6868 Wecker/Luxemburg
info@doerr.lu

Prof. Dr. med. Martin Engelhardt
Klinikum Osnabrück
Klinik für Orthopädie, Unfall- und Handchirurgie
Am Finkenhügel 1
49076 Osnabrück
martin.engelhardt@klinikum-os.de

Dr. med. Frank Fleischmann
ORTHO ONE – Praxis für Orthopädie und Sportmedizin
Robert-Koch-Str. 5
63263 Neu-Isenburg
fleischmann@ortho-one.de

Alli Gokeler, PhD
Loopstukken 12
9761 JS Eelde/Niederlande
a.gokeler@rug.nl

Prof. Dr. med. Bernd Greitemann
Klinik Münsterland
Auf der Stöwwe 11
49214 Bad Rothenfelde
greitemann@klinik-muensterland.de

Dr. med. Casper Grim
Klinikum Osnabrück
Klinik für Orthopädie, Unfall- und Handchirurgie
Am Finkenhügel 1
49076 Osnabrück
casper.grim@klinikum-os.de

Dr. med. Malte Holschen
Klinik für Unfall- und orthopädische Chirurgie
Raphaelsklinik Münster
Loerstr. 23
48143 Münster
holmal@web.de

Dr. med. Christian Jung
Schulthess Klinik Zürich
Lengghalde 2
8008 Zürich/Schweiz
christian.jung@kws.ch

Dr. med. Antonius Kass
Benderstr. 10
40625 Düsseldorf-Gerresheim
praxis@kass.de

Prof. Dr. med. Philip Kasten
Orthopädisch Chirurgisches Centrum Tübingen
Wilhelmstr. 134
72074 Tübingen
kasten@occ-tuebingen.de

Christian Kopkow, PT, BSc-PT, MPH
Zentrum für Evidenzbasierte Gesundheitsversorgung
Universitätsklinikum Carl Gustav Carus Dresden
Fetscherstr. 74
01307 Dresden
christian.kopkow@uniklinikum-dresden.de

Dr. med. Rolf Michael Krifter
LKH Stolzalpe
Heinrichstr. 54
8010 Graz/Österreich
office@dr-krifter.at

Dr. med. Christoph Lukas
Reha-Zentrum Hess
Steinheimer Str. 7
74321 Bietigheim-Bissingen
praxis@drlukas.de

Dr. med. Bettina Mauch
Klinik für Orthopädie und Unfallchirurgie
Krankenhaus Bad Cannstatt
Klinikum Stuttgart
Prießnitzweg 24
70374 Stuttgart

Dr. med. Frieder Mauch
Sportklinik Stuttgart GmbH
Taubenheimstr. 8
70372 Stuttgart
frieder.mauch@sportklinik-stuttgart.de

Dr. med. Alexander Mayer
Orthopädische Gemeinschaftspraxis an der Aukamm-Klinik
Leitender Arzt der Aukamm-Klinik für operative Orthopädie und Rheumatologie
Leibnizstr. 21
65191 Wiesbaden
mayer@orthopaedie-aukamm.de

Dr. med. Norbert Möllers
Verbandsarzt des Deutschen Badmintonverbands
Karl-Zörgiebel-Str. 9
50259 Pulheim
docmoellers@netcologne.de

Dr. med. Matthias Muschol
Orthopädie Zentrum Stader Straße (OZST)
Stader Str. 35
28205 Bremen
matthiasmuschol@hotmail.com

Dr. med. Stefan Nolte
Sportklinik Hellersen
Paulmannshöher Str. 17
58515 Lüdenscheid
stefan.nolte@hellersen.de

Dr. med. Hans-Gerd Pieper
Department für Schulter-, Ellenbogenchirurgie und Sporttraumatologie
Paracelsus-Klinik Bremen
In der Vahr 65
28329 Bremen
hans-gerd.pieper@paracelsus-kliniken.de

Dr. med. Dominik Popp
Stellv. Sektionsleiter Sportorthopädie – Schulterchirurgie
Sozialstiftung Bamberg
Klinik für Orthopädie und Unfallchirurgie
Buger Str. 80
96049 Bamberg
dominik.popp@sozialstiftung-bamberg.de

Dr. med. univ. Philipp Proier
Abteilung und Poliklinik für Sportorthopädie
Klinikum rechts der Isar der TU München
Ismaninger Str. 22
81675 München
proier.philipp@gmx.at

Mathias Ritsch
Sportortho Rosenheim
Salinstr. 11
83022 Rosenheim
info@sportortho-ro.de

Assoc. Prof. PD Dr. med. Manuel Sabeti
Universitätsklinik für Orthopädie
AKH Wien an der Medizinischen
Universität Wien
Pötzleinsdorferstr. 178–180/4/4
1180 Wien/Österreich
manuel.sabeti@meduniwien.ac.at

Prof. Dr. med. Holger Schmitt
ATOS-Klinik
Bismarckstr. 9–15
69115 Heidelberg
holger.schmitt@atos.de

Prof. Dr. med. Volker Schöffl
Sozialstiftung Bamberg
Klinik für Orthopädie und Unfallchirurgie
Buger Str. 80
96049 Bamberg
volker.schoeffl@me.com

Prof. Dr. med. Claudia Schueller-Weidekamm
Universitätsklinik für Radiologie
und Nuklearmedizin
AKH Wien an der Medizinischen
Universität Wien
Währinger Gürtel 18–20
1090 Wien/Österreich
weidekamm@icloud.com

Dr. med. Christian Teusch
Klinik für Orthopädie und Unfallchirurgie
SHG Klinikum Merzig
Triererstr. 148
66663 Merzig
christianteusch@web.de

Univ.-Prof. Dr. med. Thomas Tischer
Orthopädische Klinik und Poliklinik
Universitätsmedizin Rostock
Doberaner Str. 142
18057 Rostock
thomas.tischer@gmx.net

Univ.-Prof. Dr. med. Dr. h. c. Kurt Tittel
Pistorisstr. 55
04229 Leipzig
k.tit@web.de

Dr. med. Sanjay Weber-Spickschen
Unfallchirurgische Klinik und Institut
für Sportmedizin
Medizinische Hochschule Hannover
Olympiastützpunkt Niedersachsen
Carl-Neuberg-Str. 1
30625 Hannover
weber-spickschen.sanjay@mh-hannover.de

Dr. med. Gernot Willscheid
Praxisklinik Rennbahn AG
Kriegackerstr. 100
4132 Muttenz/Schweiz
gernot.willscheid@rennbahnklinik.ch

Dr. rer. nat. Dipl.-Sportwiss. Julia F. Zandt
Abteilung und Poliklinik für Sportorthopädie
Klinikum rechts der Isar der TU München
Ismaninger Str. 22
81675 München
julia.zandt@tum.de

Inhalt

Abkürzungen

ABD	Abduktion
ABER	Abduktions- und Außenrotationsstellung
AC	Acromioclavicular
ACP	autolog konditioniertes Plasma
ADL	Aktivitäten des täglichen Lebens
aGIRD	anatomical Glenohumeral Internal Rotation Deficit, anatomisches glenohumerales Innenrotationsdefizit
ALPSA	anterior labroligamentous periosteal sleeve avulsion
AMBRII	atraumatische Genese, multidirektionale Instabilität, bilateral, Rehabilitation, Verschluss des Rotatorenintervalls, inferiorer Kapselshift
AO	Arbeitsgemeinschaft für Osteosynthesefragen
ARO	Außenrotation
ASI	anterosuperiores Impingement
ASK	Arthroskopie
AWMF	Arbeitsgemeinschaft der Wissenschaftlichen Medizinischen Fachgesellschaften e. V.
BHAGL	bony humeral avulsion of glenohumeral ligament
BVDG	Bundesverband Deutscher Gewichtheber e. V.
BVDK	Bundesverband Deutscher Kraftdreikämpfer e. V.
BWS	Brustwirbelsäule
CA	coracoacromial
CC	coracoclavicular
CHL	coracohumerales Ligament
CSSB	Centrum für Sportwissenschaft Berlin und Sportmedizin
CT	Computertomografie
CTA	CT-Arthrografie
CTG	Costotransversalgelenke
DBV	Deutscher Baseball und Softball Verband e. V.
DBaV	Deutscher Badminton Verband e. V.
DEGUM	Deutsche Gesellschaft für Ultraschall in der Medizin e. V.
DGV	Deutscher Golf Verband e. V.
DJB	Deutscher Judobund e. V.
DOSB	Deutschen Olympischen Sportbund
DRB	Deutscher Ringer-Bund
DRV	Deutscher Ruderverband e. V.
DVK	Deutscher Bodybuilding- und Fitnessverband e. V.
EMG	Elektromyografie
EPF	European Powerlifting Federation
ESIN	elastische, stabile, intramedulläre Nagelung
FILA	Fédération Internationale des Luttes Associées
FIVB	Fédération Internationale de Volleyball
FLEX	Flexion
G	Glenoid
GER	Glenohumeral External Rotation, glenohumerale Außenrotation
GIR	Glenohumeral Internal Rotation, glenohumerale Innenrotation

GIRD Glenohumeral Internal Rotation Deficit, glenohumerales Innenrotationsdefizit
GLAD Glenolabral Articular Disruption
H Humeruskopf
HAGL humeral avulsion of glenohumeral ligament
HLA humanes Leukozytenantigen
HWS Halswirbelsäule
IBAF International Baseball Federation
IGHL inferiores glenohumerales Ligament
IHF Internationaler Handballverband
IJF Internationale Judo Föderation
IPF International Powerlifting Federation
IRO Innenrotation
ISP M. infraspinatus
IFBB International Federation of Bodybuilders
IOC International Olympic Committee
ITTF Internationaler Tischtennisverband
IWF International Weightlifting Federation
KG Körpergewicht
KM Kontrastmittel
LBC labrobizipitaler Komplex
lbs pounds
LBS lange Bizepssehne
LCP Locking Compression Plate
LHBT Long Head of the Biceps Tendon, langer Bizepssehnenkopf
LWS Lendenwirbelsäule
MDCT Multidetektor-Computertomografie
MDI multidirektionale Instabilitäten
MGHL mittleres glenohumerales Ligament
MIP Maximumintensitätsprojektion
MLB Major League Baseball
MRA Magnetresonanzangiografie
MRT Magnetresonanztomografie
NADA Nationale Anti-Doping Agentur
NBSV Niedersächsischer Box-Sport Verband e.V.
NBA National Basketball Association
NLG Nervenleitgeschwindigkeit
NNM Neutral-Null-Methode
NSAR nichtsteroidales Antirheumatikum
NSAID nichtsteroidale antiinflammatorische Medikamente
OS Olympische Spiele
OSP Olympiastützpunkt Berlin
OTA Orthopaedic Trauma Association
PASTA Partial Articular Aupraspinatus Aendon Avulsion (Teilriss der Rotatorenmanschette in Gelenknähe an der Unterseite des M. supraspinatus)
PD protonendicht
PD-FS protonendichte-gewichtete Sequenz mit frequenzselektiver Fettsignalunterdrückung
PDS Polydioxanon
PECH-Schema (engl.: RICE-Schema) Pause, Eis, Kompression, Hochlagern
PGA Professional Golfers Association
pGIRD pathologisches Glenohumeral Internal Rotation Deficit
pIGHL posteriorer Anteils des inferioren glenohumeralen Ligamentes
PNF propriozeptive neuromuskuläre Fazilitation
PRP Platelet-Rich Plasma, thrombozytenreiches Plasma
PSI posterosuperiores Impingement
RM Rotatorenmanschette
ROM Range of motion
SA subacromial
SAD subacromiale Dekompression
SCG Sternoclaviculargelenk

SGHL superiores glenohumerales Ligament
SHT Schädel-Hirn-Trauma
SICK Scapular malposition/Inferior medial border prominence/ Coracoid pain/dysKinesis of scapular movement
SLAP superiores Labrum von anterior nach posterior
SSC M. subscapularis
SSD Surface-Technik
SSP M. supraspinatus
SSRI Serotonin-Reuptake-Hemmer
STIR Short-Tau Inversion Recovery
SWT Stoßwellentherapie
TC Tendinitis calcarea
TERT Total End Range Time
TM M. teres minor
ToB oberer Umkehrpunkt
tROM total range of motion
TUBS Traumatisch, Unidirektional, Bankart-Läsion, Surgery
TUE Therapeutic Use Exemption, medizinische Ausnahmegenehmigung
US Ultraschall
UWW United World Wrestling
VAS Visuelle Analogskala
VRT Volume-Rendering-Technik
WA World Archery Federation
WADA World Anti-Doping Agency

1 Einführung

1.1 Epidemiologie

Casper Grim

Schulterschmerzen gehören zu den oft vorkommenden Beschwerden des Bewegungsapparats und können äußerst beeinträchtigend sein. Nach dem Rücken und dem Knie ist die Schulter am dritthäufigsten von muskuloskeletaler Affektion betroffen (Urwin et al. 1998).

In der hausärztlichen Versorgung wird diesbezüglich von einer Inzidenz von 14,7 pro 1000 Patienten pro Jahr ausgegangen (Croft 1996), mit einer »Lifetime«-Prävalenz von bis zu 70 %.

Schulterschmerzen kommen in allen Altersgruppen, auf allen Aktivitätsniveaus und auch in allen Berufszweigen vor. Sie können traumatischer Genese (Mazzocca et al. 2007), aber vor allem auch freizeit- oder sportbezogener Genese sein (Auge u. Fischer 1998, Auvinen et al. 2007, Hawkins u. Kennedy 1980). Im beruflichen Bereich können die Beschwerden durch arbeitsbedingte Körperhaltungen oder schulterbelastende Tätigkeiten (Hagberg u. Wegman 1987), aber auch schlicht durch viel Sitzen hervorgerufen werden (Auvinen et al. 2007). Schulterschmerzen treten ebenfalls im Zusammenhang mit cervicothorakalen Dysfunktionen und Stoffwechselerkrankungen wie Diabetes mellitus, Schilddrüsenstörungen und rheumatologischen Erkrankungen auf. Zunehmendes Patientenalter und steigende Funktionsansprüche sind verantwortlich dafür, dass der behandelnde Arzt mit diesen Grunderkrankungen und den Wechselwirkungen immer häufiger konfrontiert wird.

Betrachtet man insbesondere die Sportverletzungen, dann ist das Schultergelenk hier eines der am häufigsten betroffenen Gelenke. Das komplexe funktionelle Zusammenspiel der verschiedenen anatomischen Strukturen und die unterschiedlichen Belastungsformen und Anforderungsprofile in den einzelnen Sportarten bedingen ein großes Spektrum an Verletzungsmöglichkeiten und -mechanismen.

In Tabelle 1-1 sind exemplarische Sportarten mit ihrem prozentualen Anteil an Schulterverletzungen aufgeführt.

Insbesondere bei den »Überkopf«-Sportarten (Wurf- und Schlagsportarten) ist das Schultergelenk gefährdet. In diesen Sportarten werden Affektionen der langen Bizepssehne, des SLAP-Komplexes (SLAP: superior labrum anterior to posterior) und des Labrums sowie Instabilitäten in 12 bis 44 % aller auftretenden Schulterpathologien beobachtet. Läsionen der Rotatorenmanschette (RM) – meist intraartikuläre Partialrupturen – und Bursitiden können in 20 bis 86 % der verletzten Schultern im »Überkopf«-Sport detektiert werden (Burkhart et al. 2003, Jost et al. 2005, Miniaci et al. 2002). Bei den »Kontakt«-Sportarten wiederum sind die Schultereckgelenksprengung und die traumatische Schultergelenkinstabilität besonders häufige Verletzungen. Dabei hängen Art und Häufigkeit der Schulterver-

Tab. 1-1 Häufigkeit von Schulterverletzungen bei exemplarisch ausgewählten Sportarten

Sportart	Schulterverletzungen (%)
Golf (Grosheger et al. 2003)	17,6
Handball (Moeller et al. 2012)	18
Judo (Pococco et al. 2013)	22
Kampfsport (Diesselhorst et al. 2013)	27
Kraftsport/Strongman (Winwood et al. 2014)	21
MTB Downhill (Becker et al. 2013)	17
Rudern (Winzen et al. 2011)	33,9
Rugby (Yard u. Comstock 2006)	14,6
Tennis (Abrams et al. 2012)	17
Turnen (Dixon u. Fricker 1993)	35
Volleyball (Aagaard u. Jorgensen 1996)	15

letzungen stark vom jeweiligen Risiko- und Belastungsprofil der einzelnen Sportarten ab. Nicht nur für eine adäquate Behandlung, sondern auch für die Einleitung präventiver Maßnahmen sind Kenntnisse über die häufigsten Verletzungen und deren Entstehungsmechanismen essenziell.

Literatur

Literatur zu diesem Kapitel finden Sie im Anhang und unter www.schattauer.de/3052

1.2 Die Sportlerschulter aus funktionell-anatomischer Sicht

Kurt Tittel

1.2.1 Einleitung

Schultergelenk- und Schultergürtelregion bilden aufgrund ihrer engen und vielfältigen Wechselbeziehungen eine **biologische Funktionseinheit**, sodass Fehlbelastungen (durch wiederholte gleichförmige Bewegungen, arthromuskuläre Dysbalancen oder fehlerhafte Technik) sowie Verletzungen eines Anteils auch den Kooperationspartner in Mitleidenschaft ziehen. Sie treten durch wiederholte, extreme Abduktions- und Außenrotationsbewegungen des Armes sowie Drehung des Schulterblattes auf, wie sie besonders bei **»Überkopf«-Sportlern** zu beobachten sind, also bei Sportarten, die hohe Anforderungen an die Flexibilität und Stabilität der Schulter stellen (wie Kraul- und Rückenschwimmen, Kanusport, Wurf- und Stoßdisziplinen, Tennis, Badminton, Squash, Golf, Base-, Hand-, Volley- und Wasserball, Ringeturnen und Gewichtheben).

Für die Diagnostik, Therapie und Rehabilitation sportartspezifischer Verletzungen und Überlastungsschäden der Schulter, die zu einer Instabilität und einem Impingement führen können, ist es nützlich, hin und wieder das eigene Wissen über die funktionell-anatomischen Grundlagen der Kooperationen zwischen Schultergelenk, medialem und lateralem Schlüsselbeingelenk sowie zwischen der Schultergelenks- und Schultergürtelmuskulatur unter Berücksichtigung sportlicher **Bewegungsabläufe** aufzufrischen. Dazu wollen die folgenden Kapitel beitragen.

1.2.2 Schultergelenk

Die **Art. glenohumeralis** (► Abb. 1-1) zeichnet sich durch eine flache Schultergelenkspfanne (Cavitas glenoidalis) aus, deren Oberfläche nur 6 cm^2 beträgt. Sie wird von einem 3 bis 4 mm hohen, ringsum laufenden faserknorpeligen Labrum glenoidale umrandet sowie vergrößert und weist eine zentral 1,3 mm, peripher 3,5 mm dicke hyaline Knorpelauskleidung auf. Der Pfanne steht der eine Halbkugel bildende und die Schulterkontur mitbestimmende große Gelenkkopf (Caput humeri) gegenüber, wobei der Kopf nur zu 25 bis 30 % mit der Pfanne, mehrheitlich mit der inneren Gelenkkapselwand in Kontakt steht.

Beide Gelenkkörper werden von einer geräumigen, schlaffen **Gelenkkapsel** (Capsula articularis) umhüllt. Sie ist in ihrem unteren ventralen Bereich sehr dünn, was das Auftreten von Schultergelenksluxationen (im Sport zu 95 %) nach vorn-unten begünstigt. Bei herabhängendem Arm entsteht am unteren Rand der Schultergelenkspfanne, bei abduziertem Arm am oberen Rand, eine »Reservefalte« **(Recessus axillaris)** in der Kapsel, die nach Verletzungen, u. a. im Ringkampf, beim Skiabfahrts-/Slalomlauf (Hängenbleiben des Skistocks), Klettern, Kanu-Slalom, Kanu-Polo oder beim Wildwasserpaddeln, schrumpfen kann. Wichtig ist in diesem Falle eine frühzeitige Ruhigstellung des verletzten Oberarmes auf einer

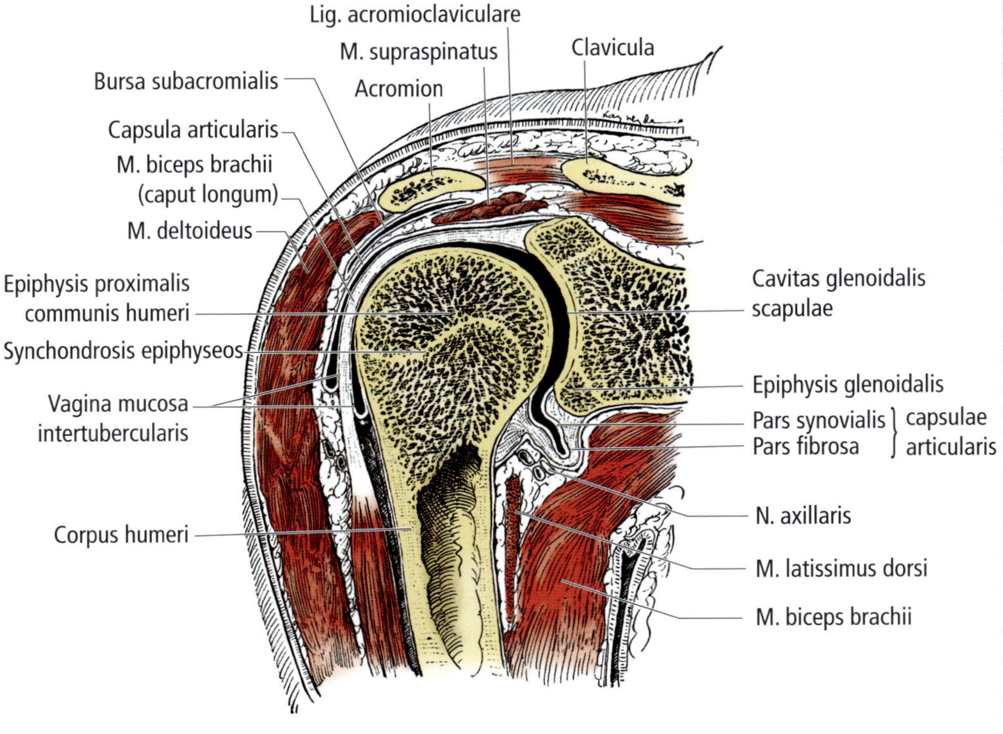

Abb. 1-1 Art. glenohumeralis (Vorderansicht) mit Schultergelenksmuskulatur (aus: Tittel u. Seidel 2012; © mit freundlicher Genehmigung des Kiener Verlages)

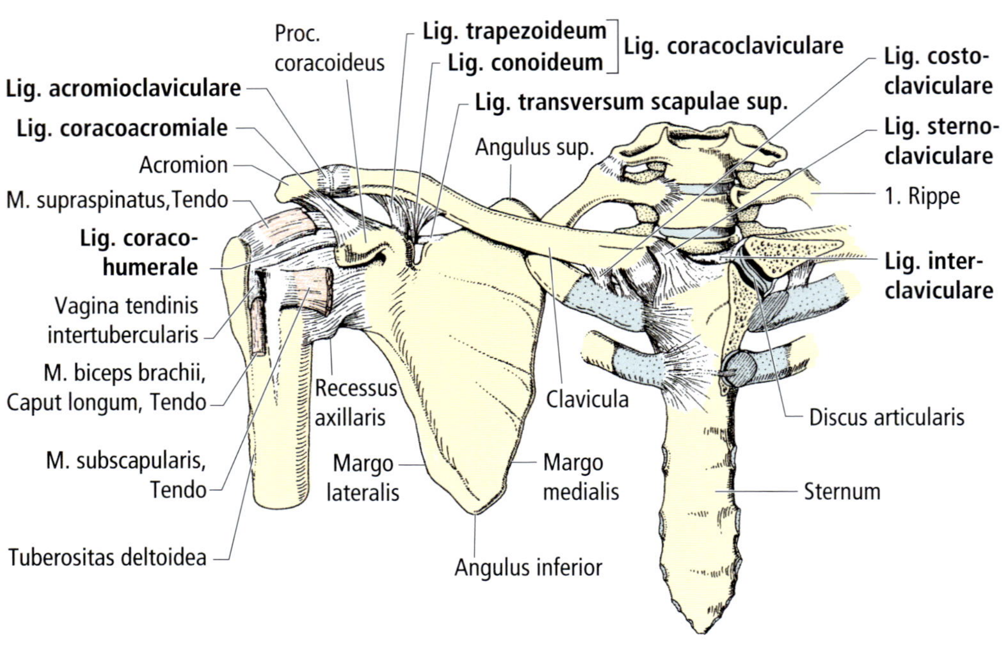

Abb. 1-2 Bänder zwischen Clavicula, Sternum, Scapula, 1. und 2. Rippe (Vorderansicht), Art. sternoclavicularis einseitig eröffnet (aus: Tittel u. Seidel 2012; © mit freundlicher Genehmigung des Kiener Verlages)

Abduktionsschiene mit leichter Anteversion (40 Grad).

Der verhältnismäßig schwache **Bandapparat** des Schultergelenks (► Abb. 1-2) besteht aus dem die obere Kapselwand verstärkenden Lig. coracohumerale, das federnd eine Adduktion des Armes und sein Herabgleiten hemmt, aus dem Lig. coracoclaviculare, das mit dem vorhergehenden Band und den Bandzügen des medialen Schlüsselbeingelenks »den Arm trägt«, aus dem Lig. coracoacromiale, das mit dem Acromion und Proc. coracoideus als »schützendes osteofibröses Schulterdach« fungiert und aus den der Vorderwand der Gelenkkapsel anliegenden drei schwachen Ligg. glenohumeralia.

Besondere Beachtung verdient der Verlauf der am Tuberculum supraglenoidale scapulae entspringenden **Sehne des langen Bizepskopfes** durch den Kapselraum sowie im Sulcus intertubercularis, die von einer 3 bis 5 cm langen Vagina synovialis umgeben wird und am unteren Ende mit der Sehne verwächst (► Abb. 1-1, ►Abb. 1-2). Durch ständig gleichförmige extreme Abduktions- und Außenrotationsbewegungen der Schulter und der damit verbundenen zunehmenden muskulären Dysbalance der RM können u. a. bei Golf- und Tennisspielern, Volleyballspielern, Säbelfechtern, Paddlern, Ruderern und Gewichthebern schmerzhafte Tendinopathien an der Schulter auftreten.

In der Nähe des Schultergelenks liegen mehrere **Schleimbeutel**, von denen die gekammerte, zwischen dem Schulterdach und dem Ansatz der RM gelegene und mit der großen Bursa subdeltoidea kommunizierende **Bursa subacromialis** hervorzuheben ist. Sie hat die Aufgabe, den beim Aufstützen der Arme entstehenden Druck des Caput humeri und

der Sehne des M. supraspinatus gegen das eine Barriere darstellende »Schulterdach« gleichmäßig zu verteilen, wodurch einseitige Kompressionen, u. a. im Judo, Geräteturnen (Stützübungen am Seitpferd, Barren und an den Ringen) und bei Wurfdisziplinen, vermieden werden können.
Die unterschiedlich großen, sich wie 1 : 4 verhaltenden Gelenkflächen von Pfanne und Kopf, die damit keinen Einfluss auf die Gelenkführung haben, die schlaffe Kapsel sowie die schwachen Bänder kennzeichnen das Schultergelenk, das muskulär geführt und gesichert wird, als ein typisches **Kugelgelenk**. Es ermöglicht eine Ab- und Adduktion durch den Krümmungsmittelpunkt des Caput humeri bis maximal 90 Grad bzw. 20 Grad, eine Ante- und Retroversion durch den Mittelpunkt der Cavitas glenoidalis bis zu 100 Grad bzw. 30 Grad und eine Innen- und Außenrotation des Armes, die bei einer Abduktion um 70 Grad mit insgesamt 90 Grad am größten ist. Die Bewegungsumfänge können sich durch **Einbeziehung der Schlüsselbeingelenke** deutlich vergrößern (► Kap. 1.2.4). Zu einer mehr zwangsläufigen Kreiselung kommt es u. a. beim Diskuswurf: Zunächst steht der erhobene Arm in Supinationsstellung, die im Verlauf der Abwurfphasen in eine Pronation übergeht (»drehgleitende Bewegung«).

1.2.3 Schultergürtelgelenke (Articulationes cinguli membri superioris)

Mediales Schlüsselbeingelenk

Die von einer weiten Gelenkkapsel umschlossene **Art. sternoclavicularis** (► Abb. 1-2) weist am Handgriff des Brustbeins eine sattelförmige, flache Gelenkpfanne (Incisura clavicularis) auf, die jedoch zu klein ist, um das kolbig aufgetriebene, ebenfalls sattelförmig konvexe mediale Ende des Schlüsselbeins (Extremitas sternalis) aufnehmen zu können. Um der Gefahr einer möglichen Luxation durch Aufprallunfälle im Auto-, Ski- und Bob-Rennsport, Stürze auf die Schulter oder Griffansätze (im Ringen und Judo) vorbeugen zu können, sichern vor allem kräftige **Bänder** (► Abb. 1-2), die das Schlüsselbein mit dem Brustbein vorn und hinten (Lig. sternoclaviculare anterius et posterius), mit der 1. Rippe (Lig. costoclaviculare) und mit dem bilateralen Schlüsselbein (Lig. interclaviculare) verbinden, den Zusammenhalt. Sie verhüten, dass der Schultergürtel beim Tragen schwerer Lasten nach vorn heruntergezogen wird.
Durch einen mit der Gelenkkapsel verwachsenen 5 mm dicken faserknorpeligen **Discus**, der die Gelenkflächeninkongruenz ausgleicht, wird der Gelenkraum in eine mediale und laterale Kammer unterteilt. Strenggenommen »artikuliert« die Extremitas sternalis claviculae mit dem Discus (► Abb. 1-2), der gewissermaßen eine verformbare Gelenkpfanne bildet. Gelenkmechanisch stellt das mediale Schlüsselbeingelenk ein zweiachsiges (Sattel-)Gelenk dar, das aber durch den Discus **funktionell** zu einem durch den Bandapparat etwas eingeschränkten **Kugelgelenk** wird. Dies ist sehr wichtig, da der Arm nur durch das mediale Schlüsselbeingelenk mit dem Rumpf verbunden ist.
Die **Hauptbewegungen** in diesem Gelenk sind – außer einer begrenzten Rotation der Clavicula um ihre Längsachse – ein Heben und Senken des Schlüsselbeins (»Achselzucken«). Das Bewegungsausmaß beläuft sich beim Erwachsenen (nach der Schreibweise der Neutral-Null-Methode) auf 60 Grad – 0 Grad – 10 Grad. Wesentlich geringer ist dieses für das Vor- und Zurückführen der Schulter, wofür 20 Grad – 0 Grad – 20 Grad zu veranschlagen sind.

Laterales Schlüsselbeingelenk (Schultereckgelenk)

Die durch den Leistungssport (besonders im Ringen, Judo, Rugby, Golf, Gewichtheben, Geräteturnen, Paddeln, Speer- und Hammerwurf) hoch belastete **Art. acromioclavicularis** setzt sich zusammen aus dem äußeren, abgeflachten, nach vorn konkaven Ende des Schlüsselbeins (Extremitas acromialis) und der schwach konkaven Pfanne am Innenrand des Acromions. In die Gelenkflächen ist nicht regelmäßig ein faserknorpeliger Discus zwischengeschaltet. Die Gelenkkapsel wird durch das ihr ventral anliegende Lig. acromioclaviculare verstärkt.
Getrennt vom Gelenk liegt das sehr feste **Lig. coracoclaviculare**. Es besteht aus zwei Anteilen: dem medial verlaufenden, kegelförmigen **Lig. conoideum**, das breitbasig von der Unterfläche des Schlüsselbeins entspringend mit konvergierenden Fasern zum Proc. coracoideus absteigt, und dem lateral liegenden vierseitigen **Lig. trapezoideum**, das vom oberen Rand des Rabenschnabelfortsatzes zum Schlüsselbein verläuft. Dieses Band, das die Scapula an die Clavicula bindet, verrichtet für das äußere Schlüsselbeingelenk, das gelenkmechanisch ein zweiachsiges »Schiebe«-Gelenk ist, wichtige **Hemmfunktionen**: Bremsung der Schulterblattbewegung nach vorn durch den trapezförmigen Anteil sowie nach hinten durch den kegelförmigen Bandzug. Verletzungen des lateralen Schlüsselbeingelenks, wie z. B. dessen Sprengung beim »Bankdrücken«, beim Sturz auf den vorgehaltenen ausgestreckten Arm oder beim Bodycheck (im Eishockey, Fußball oder Rugby) führen deshalb immer auch zu Einschränkungen der Beweglichkeit im Schultergelenk.

1.2.4 Kooperation von Schultergelenk und Schlüsselbeingelenken

Der Bewegungsspielraum der gesamten oberen Extremität wird durch die beiden Schlüsselbeingelenke, die bezüglich der Lageveränderungen des Schultergürtels eine funktionelle Einheit bilden, sowie durch die Verschiebbarkeit des in Muskelschlingen eingebetteten Schulterblattes fast verdoppelt. Denn ein Heben und Senken, ein Vor- und Zurücknehmen der Schulter sowie ein Kreiseln derselben im Schultergelenk wird erst durch die Mitarbeit der Schlüsselbeingelenke möglich. So wird das Schultergelenk zum freibeweglichsten Gelenk unseres Körpers. Dies verdeutlicht u. a. die **Elevation des Armes**, die von der Pars acromialis des M. deltoideus und dem M. supraspinatus eingeleitet wird, dann jedoch durch das als Sperre fungierende »Schulterdach« des Oberarmkopfes (Fornix humeri) gestoppt wird. Um die Elevation des Armes über die Horizontale hinaus fortführen zu können, müssen Schultergelenkspfanne und Oberarmkopf durch den M. serratus anterior nach seitlich eleviert werden, wobei der untere Winkel der Scapula um etwa 9 bis 10 cm zur Achselhöhle wandert. Dieses Ineinandergreifen von Arm-Elevation und Schulterblattwanderung lässt fließende Übergänge erkennen. Bei Abduktion des Armes um 45 Grad ist die Scapula bereits um 17 Grad gefolgt, sodass auf die eigentliche Bewegung des Armes im Schultergelenk nur ein Ausschlag von 28 Grad entfällt. Bei der Elevation des Armes um 90 Grad hat das Schultergelenk seine Ausgangsposition zumeist schon um 56 Grad verlassen. Soll der bis zu 160 Grad erhobene Arm bis zur Vertikalen weitergeführt werden, dann erfordert dies eine Streckung der Wirbelsäule, während Bewegungen des Armes über die Vertikale hinaus eine Seitwärtsneigung des Rumpfes voraussetzen.

1.2.5 Muskulatur des Schultergelenks und des Schultergürtels

Unter funktionellen Gesichtspunkten kommen dieser Muskulatur entsprechend der wechselseitigen Funktionen der drei Gelenke der Schulterregion bezüglich der oberen Extremität **aktivierende** und – bezogen auf das Schultergelenk – **stabilisierende** Aufgaben zu.

Aktivierende thorakohumerale Muskulatur

Um einen Speer, Diskus oder Ball weit werfen oder eine Kugel kraftvoll stoßen zu können, bedarf es einer Muskulatur, die vorrangig konzentrisch arbeitet und sich durch eine hohe Energieproduktion auszeichnet, was auf den M. pectoralis major, M. latissimus dorsi und M. deltoideus zutrifft.

Funktionell verrichtet der **M. pectoralis major** eine kräftige Adduktion, Anteversion und Innenrotation des abgespreizten Armes, wie es u. a. beim Brustschwimmen, bei Hieb- und Schlagbewegungen und bei Stoß- und Wurfabläufen der Fall ist. Wenn beide Arme beim Tragen oder Ziehen von Lasten mit der Hand, beim Klettern, Klimmzug oder Hang an der Reckstange oder an den Ringen fixiert sind, was – da jetzt eine **geschlossene Gliederkette** vorliegt – zum Wechsel von Ursprung und Ansatz führt, dann ziehen besonders die von den Rippenknorpeln entspringenden Anteile des Muskels den Körper zum Arm nach oben, wobei sie vom M. latissimus dorsi, M. serratus posterior superior und vom M. trapezius unterstützt werden. Eine Erfahrung, die Personen nach größerer körperlicher Beanspruchung durch Aufstützen (Fixieren) der Arme in die Taille nutzen, da nun der M. pectoralis major als Hilfsmuskel für eine vertiefte Inspiration fungiert.

Der unmittelbar unter der Hautoberfläche des Rückens liegende **M. latissimus dorsi**, der bei Guttrainierten modellierend wirkt, entspringt als flächenmäßig größter Muskel unseres Körpers von den Dornfortsätzen der sechs unteren Brust- und aller Lendenwirbel, von den drei untersten Rippen und vom Darmbeinkamm. Mit der Fascia thoracolumbalis verbunden zieht der Muskel schraubenartig um den M. teres major, um an der Crista tuberculi minoris anzusetzen, wobei sich wie beim M. pectoralis major die Faserzüge zuvor überkreuzen, was bei der Elevation des Armes wieder aufgehoben wird. Dadurch wird eine plötzliche Überdehnung des Muskels verhütet. Der M. latissimus dorsi zieht den abduzierten Arm an den Rumpf und bringt ihn unter kräftiger Innenrotation nach unten-hinten (Ausholen zum Diskuswurf). Bei aufgestützten Armen wirken beide Mm. latissimi als Halter des Rumpfes beim Schwebe- und Kreuzstütz in den Ringen, beim Stütz auf den Barrenholmen (► Abb. 1-3, ► Abb. 1-4) und beim Turnen auf den Seitpferd-Pauschen sowie als akzessorischer Exspirationsmuskel (»Husten«-Muskel).

Der **M. deltoideus**, der mit dem Caput humeri, Tuberculum majus und Acromion die nur dem Menschen eigene Schulterwölbung bildet, weist wie der M. pectoralis major bei kräftiger Kontraktion funktionell eine Dreiteilung auf, deren Faserzüge als Synergisten und Antagonisten agieren können. Die stark gefiederten Muskelfasern des mittleren Drittels, die ihm viel Kraft vermitteln, machen den M. deltoideus zum wichtigsten, im Alltagsleben vielbeanspruchten **Seitheber des Armes**, den er mit Unterstützung der **Rhomboideus-Serratus-Schlinge**

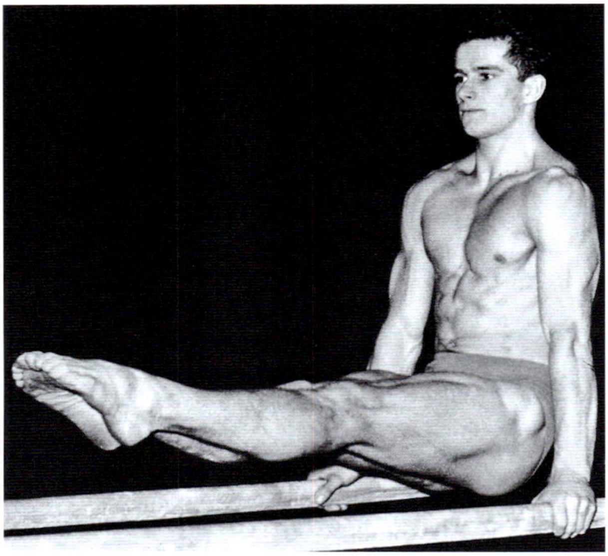

Abb. 1-3 Fixation von Schultergelenk und Schultergürtel beim Schwebestütz am Barren (aus: Tittel u. Seidel 2012; © mit freundlicher Genehmigung des Kiener Verlages)

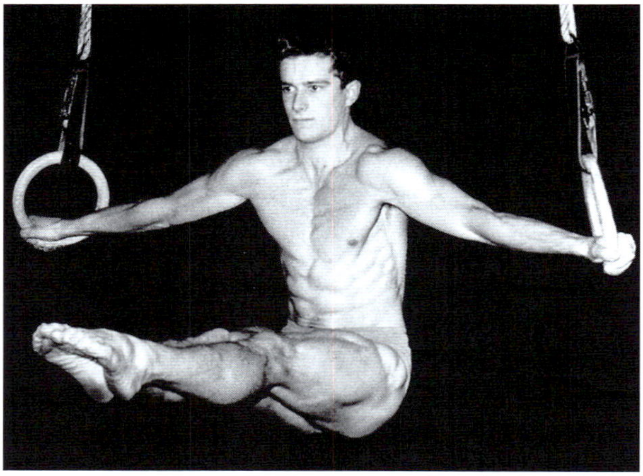

Abb. 1-4 Fixation von Schultergelenk und Schultergürtel beim Kreuzstütz mit Vorhalte der Beine an den Ringen (aus: Tittel u. Seidel 2012; © mit freundlicher Genehmigung des Kiener Verlags)

gezielt in alle Richtungen führt. Darüber hinaus bildet er mit den absteigenden und querverlaufenden Fasern des M. trapezius unter Zwischenschaltung des Acromions einen kräftigen Tragriemen, der ein Herabziehen der Schultern und des Armes beim Befördern schwerer Lasten hemmt.

Stabilisierende glenohumerale Muskulatur

Es interessiert vor allem die Frage, wie die während der Abduktion des Armes erfolgende Cranialisierung des Oberarmkopfes unter das Acromion eingeschränkt und eine ausreichende Muskelführung und Stabilisierung des Schultergelenks erreicht werden kann. Eine Aufgabe, die die **RM**, die der

Gelenkkapsel anliegt, wahrnimmt. Die RM setzt sich zusammen aus den konvergierenden Sehnen des M. supra- et infraspinatus, M. teres minor und M. subscapularis.

Die vier Muskeln – speziell der M. supraspinatus und M. subscapularis – zeichnen sich durch eine deutliche Fiederung aus. Dies ermöglicht ihnen, kraftvoll den Humeruskopf in die Schultergelenkspfanne zu drücken und zu zentrieren, und damit für Stabilität in diesem Gelenk zu sorgen. Eine Besonderheit weist die **RM bei »Überkopf«-Sportlern** auf. Durch ein extremes Krafttraining (u.a. im Beach-Volleyball, Bodybuilding, Badminton, Geräteturnen, Gewichtheben, Kajakfahren, Schwimmen, Golf, Tennis und in den Wurfdisziplinen) kann es als trainingsinduzierte Adaptation zu einer Dickenzunahme der mechanisch stark belasteten Supraspinatussehne (normale Dicke: 4,3 mm) um 50 % kommen. Dadurch wird bei Elevation des Armes die Sehne in der vom Tuberculum majus, Acromion und Lig. acromioclaviculare gebildeten »Schulterenge« eingeklemmt. Dies ist die Ursache für das im Volleyball und Skilanglauf beobachtete **Supraspinatussehnen-Impingement-Syndrom** des Subacromialraums.

Um die aktivierenden und stabilisierenden Aufgaben der Schultergelenksmuskulatur ausführen zu können, muss die Schultergelenkspfanne in die jeweils erforderliche Ausgangsposition zum Humeruskopf gebracht werden, wofür der M. trapezius, M. levator scapulae, M. pectoralis major, M. serratus anterior und die Mm. rhomboidei verantwortlich sind. Sie verbinden als entgegengesetzt verlaufende und wirkende **»Spieler und Gegenspieler«** – was für die Funktion des Schultergürtels (und Armes) im Rahmen von Ganzkörper-Muskelschlingen sehr wichtig ist – ersteren mit dem Schädel, mit fast der gesamten Wirbelsäule sowie mit nahezu allen Rippen, sodass der Schultergürtel freizügig nach cranial und caudal sowie nach ventral und dorsal bewegt und als Voraussetzung für Stützübungen fixiert werden kann.

Die Bewegungsvielfalt der Schultermuskeln wird verständlich, wenn man ihre **funktionelle Kooperation** betrachtet. Sie erfolgt durch Verlagerung (Gleitbewegung) und Fixation des Schulterblattes auf dem dorsolateralen Thorax in Form von **vier Muskelschlingen**, die Bestandteil größerer Gesamtkörper-Muskelschlingen sind (► Kap. 1.2.6), sich in ihrer Wirkung gegenseitig ergänzen und dadurch ein **Maximum an Schulterbeweglichkeit** ermöglichen. Es handelt sich um:

- **Rhomboideus-Serratus-Schlinge:** Sie verläuft schräg, und in ihr ist die Scapula mit ihrem vertebralen Rand eingebettet. Kontrahieren sich die Mm. rhomboidei, was mit einer Dehnung des M. serratus anterior verbunden ist, dann werden der untere Schulterblattwinkel und der vertebrale Schulterblattrand schräg nach oben zur Wirbelsäule gezogen und die Schultergelenkspfanne auf die Höhe des Humeruskopfes hinaufgedreht. Kontrahiert sich der jetzt vorgedehnte M. serratus anterior, dann zieht er den unteren Schulterblattwinkel kräftig nach lateral vorn, sodass der obere Rand der Scapula (mit oberem Winkel) der Wirbelsäule genähert ist, wodurch der Arm (durch den M. deltoideus und M. supraspinatus) über 90 Grad abduziert werden kann. Die Muskelschlinge bildet durch Fixation der Schulterblätter in einer mittleren Stellung auch für statische Leistungen (Stütz auf Barrenholmen, Handstand) eine wichtige Voraussetzung, wobei sie vom M. pectoralis major und M. latissimus dorsi unterstützt wird.
- **Levator-Trapezius-Schlinge**: Diese zieht die Scapula nach cranial bzw. caudal. Sie

wird u. a. beim Tragen von Lasten auf den Schultern in Anspruch genommen.

- **Trapezius-Pectoralis-Schlinge:** Während der M. trapezius den Schultergürtel hochzieht, senkt der M. pectoralis minor (mit Unterstützung der aufsteigenden Fasern des M. trapezius) die hochgezogene Schulter und dreht dabei die Schultergelenkspfanne nach unten.
- **Trapezius-Serratus-Schlinge:** Hierbei handelt es sich um eine transversal um den Thorax laufende Muskelschlinge, die das Schulterblatt zur Wirbelsäule hin- bzw. von ihr wegzieht bzw. bei gleichzeitiger Kontraktion die Scapula wie die Rhomboideus-Serratus-Schlinge an den Thorax presst.

Die Beispiele verdeutlichen, dass die Einstellung (Positionierung) und Funktion der Scapula, die das dreidimensionale Bewegungsausmaß des Schultergelenks und Armes bestimmen, immer die Resultanten aus dem Wechselspiel der aufgeführten Muskelkooperationen – speziell der Rhomboideus-Serratus- und Trapezius-Serratus-Schlinge – sind.

1.2.6 Schultergelenk- und Schultergürtelregion in einer Gesamtkörper-Muskelschlinge

Nur die innige funktionelle Verbindung der Muskeln (und Gelenke), die die Hauptarbeit leisten und in einer ausgewogenen Balance zueinander stehen, gewährleisten einen reibungslosen Ganzkörper-Bewegungsablauf, der den ständigen Wechsel von dynamischer und statischer Belastung sichert. Dies soll nachfolgend an zwei sehr unterschiedlichen Beispielen, dem Kreuzstütz an den Ringen und dem Sprungwurf eines Handballspielers, veranschaulicht werden.

Der **Kreuzstütz an den Ringen** (► Abb. 1-5), der durch seinen Maximalkraftaufwand von Rumpf und Armen einen Höhepunkt im Geräteturnen bildet, erfordert die Fixation von Schultergelenk und Schultergürtel, was durch die Mm. rhomboidei mit ihrer Fortführung in den M. serratus anterior und M. obliquus abdominis externus erfolgt, unterstützt von den zusammenarbeitenden M. pectoralis major und M. latissimus dorsi, die aufgrund ihrer Doppelfiederung und damit ihres großen physiologischen Mus-

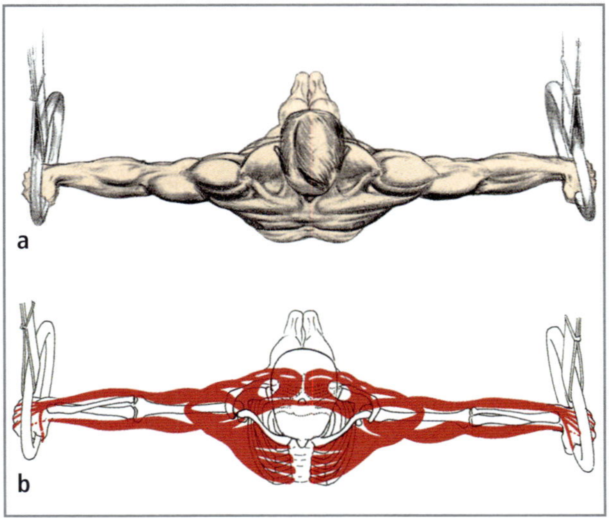

Abb. 1-5 Maximalkraftaufwand von Rumpf und Armen zur Fixation von Schultergelenk und Schultergürtel für den Kreuzstütz an den Ringen (von oben) (aus: Tittel u. Seidel 2012; © mit freundlicher Genehmigung des Kiener Verlages)
a Bereits die naturalistische Darstellung verdeutlicht die plastische Formung der Rumpf- und Armoberfläche durch den stark angespannten M. pectoralis major, M. latissimus dorsi und M. deltoideus.
b Diese leisten in der Muskeldarstellung mit der Rhomboideus-Serratus-Schlinge die Hauptarbeit für die korrekte Ausführung des Kreuzstützes.

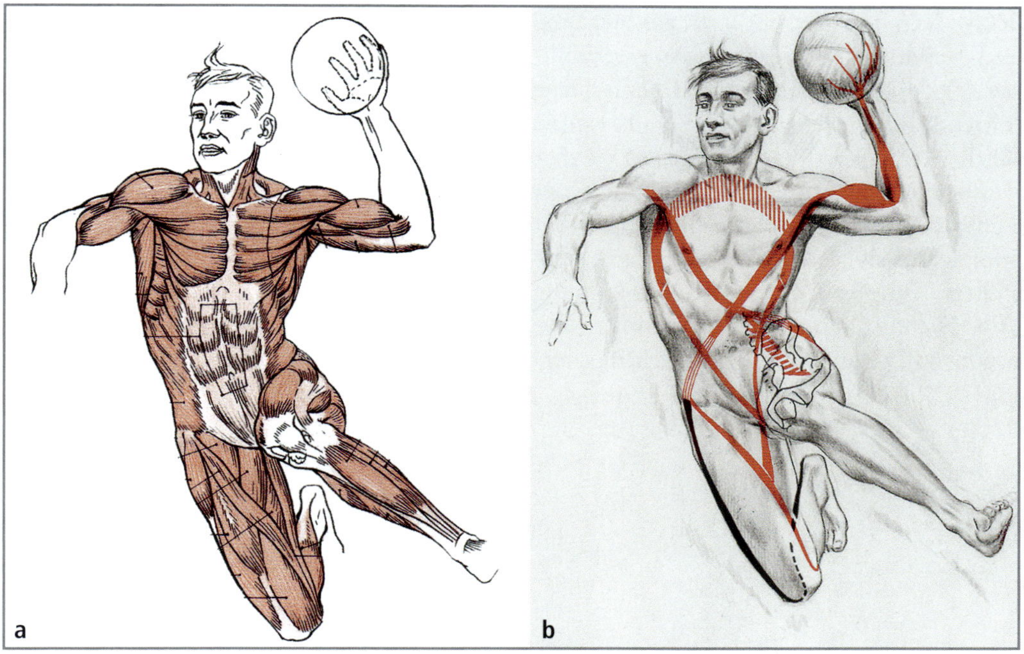

Abb. 1-6 Einsatz der Ganzkörper-Muskelschlingen für einen kraftvollen, explosiven Sprungwurf eines Handballspielers (aus: Tittel u. Seidel 2012; © mit freundlicher Genehmigung des Kiener Verlages)
a Das seit Jahren nur noch in Hallen auf relativ engem Raum durchgeführte Handballspiel erfordert einen athletisch geformten Körper, um sich erfolgreich bei einem Torwurf durchzusetzen.
b Die Darstellung verdeutlicht, dass der explosiv ausgeführte Wurf des Balles mit der linken Hand den Einsatz des gesamten Körpers erfordert, wofür die im Text aufgeführten Muskelschlingen mit ihrer Kraft- und Dehnungsfähigkeit verantwortlich sind.

kelquerschnitts den Rumpf gegen den Arm bewegen. Bei einem Blick auf den Athleten von oben hat man den Eindruck, als ob der Körper in einer großen kräftigen Muskelschürze hängt. Sie verdeutlicht: Die **Rhomboideus-Serratus-Schlinge** wird mit dem M. latissimus dorsi und M. pectoralis major zum Hauptträger der Körperlast.

In der **explosiven Sprungwurfphase**, die durch eine starke Abduktion und Auswärtsrotation des Armes, Verwringung des Rumpfes und Vordehnung der für den Wurf verantwortlichen Schultergelenks- und Rumpfmuskeln gekennzeichnet ist, zog sich der **Handballspieler** (▶ Abb. 1-6) einen Faserriss im M. serratus anterior zu, der die Gesamtkörper-Muskelschlinge Mm. rhomboidei – M. serratus anterior – M. obliquus abdominis externus und ihre Fortführung in die Schenkeladduktoren der kontralateralen Seite für mehrere Tage außer Kraft setzte. Der verletzte Spieler war, da er den Arm nicht mehr über die Horizontale heben konnte, nicht in der Lage, den Ball zu werfen. Fazit: Die erforderliche Wurfkraft kann nicht nur durch die Schultergelenks- und Schultergürtelmuskulatur allein erzielt werden, was zu erheblichen Fehlbelastungen der besprochenen Strukturen und schließlich zur Instabilität (»Werferschulter«) führen würde. Nur **funktionsfähige geschlossene Ganzkörper-Muskelschlingen**, in denen der M. serratus anterior für die Abduktions- und Außenrotationsbewegung sowie Stabilisierung des Schulterblattes (und Armes) eine führende Rolle spielt, sind die Voraussetzung für die Sprungkraft und Schärfe des Wurfes. Das bedeutet aus funktionell-anatomischer Sicht, dass **harmonische Bewegungen** der Sportlerschulter stets das gesamte System fordern. Eine Erkenntnis, die bei Planung und Durchführung des Trainings und prophylaktischer Ganzkörper-Kräftigungs- und Koordinationsprogramme (u. a. zur Sicherung der muskulären Balance zwischen Innen- und Außenrotatoren des Armes) zu beachten und zu nutzen ist.

Literatur

Literatur zu diesem Kapitel finden Sie im Anhang und unter www.schattauer.de/3052

2 Diagnostische Verfahren und Untersuchungstechniken

2.1 Klinische Untersuchung der Schulter

Casper Grim

2.1.1 Allgemeine Aspekte der Untersuchung

Vorbemerkungen

Die klinische Untersuchung der Schulter stellt in der Praxis nach wie vor den zentralen Pfeiler in der Diagnosefindung dar. Sie ist oft richtungsweisend für die weitere apparative Diagnostik und die Erarbeitung einer gezielten Behandlungsstrategie. Häufig sind eine adäquate Interpretation der bildgebenden Diagnostik und eine therapeutische Indikationsstellung erst durch eine Korrelation mit dem klinischen Befund möglich. Die Untersuchung erfolgt stets am entkleideten Oberkörper. Bei der **Inspektion** wird im Seitenvergleich im Wesentlichen zunächst auf Asymmetrien, Atrophien, die statische Scapula-Anbindung und die Schultergürtelposition geachtet. Im Folgenden wird eine Auswahl der klinisch relevanten Tests und Untersuchungen für die Schulter dargestellt.

Allgemeine Untersuchung

Zunächst sollte stets eine **orientierende Untersuchung der Halswirbelsäule** erfolgen. Dies insbesondere, um überlagernde, aber auch assoziierte Halswirbelsäulenpathologien wie radikuläre und insbesondere pseudoradikuläre Beschwerdebilder nicht zu übersehen. Hierzu zählen die Prüfung des aktiven und passiven Bewegungsumfangs, der Kompressions- und Distraktionstest sowie der Kemp- oder Spurling-Test. Bei Auffälligkeiten oder anderen Verdachtsmomenten kann dann eine zusätzliche segmentale Funktionsprüfung der Halswirbelsäule erfolgen. Für den **Spurling-Test** werden eine Lateralflexion und eine ispilaterale Rotation durchgeführt, worauf eine vorsichtige axiale Kompression folgt. Der Test wird positiv gewertet, wenn es zu einer Verstärkung der von der HWS in den Arm strahlenden Schmerzen kommt (Spurling 1947).

Bei der **Palpation** gewinnt der Untersucher Informationen über den Muskeltonus, die Hauttemperatur/-sekretion und die Trophik. Die typischen knöchernen Landmarken (Acromion, Coracoid, Spina scapulae und Tubercula) dienen hierbei als Orientierungshilfe. Die Untersuchung der Druckschmerzhaftigkeit einzelner Bereiche und ein Schmerzprovokationstest sollten allerdings erst später im Untersuchungsgang stattfinden.

Es folgt die **aktive Bewegungsprüfung** mit Dokumentation des Bewegungsumfangs mit besonderem Augenmerk auf den scapulothorakalen Rhythmus, die Bewegungsqualität, den Lauf der Scapula und die dynamische Scapula-Anbindung.

> ✘ Die Anamnese und die körperliche Untersuchung sind die beiden wegweisenden Elemente bei der Diagnosestellung.

Bewegungsumfang

Die allgemeine Bewegungsprüfung der Schulter erfolgt nach der Neutral-Null-Methode (NNM) und wird in der entsprechend vereinbarten Reihenfolge dokumentiert.
Die Prüfung der Bewegungsumfänge geschieht standardmäßig vor der Durchführung der spezifischen Funktions- und Provokationstests.

Scapula-Anbindung

Bei jedem Patienten mit Schulterproblemen ist sowohl auf die Scapula- und die Schultergürtelposition in Bezug auf den Rumpf zu achten (statisch) (► Abb. 2-1) als auch auf die Scapula-Anbindung bei der allgemeinen Bewegungsprüfung (dynamisch). Das Augenmerk liegt hierbei insbesondere auf der Bewegungsqualität und der dynamischen Anbindung der Scapula an den Rumpf bei den verschiedenen Bewegungen und Armpositionen. Bereits einfachste Provokationstests (Stützen gegen die Wand; Liegestützposition an der Untersuchungsliege, Halten eines kleinen Gewichts in mittlerer Flexion/Abduktion) können eine dynamische Insuffizienz der Scapulaführung (► Abb. 2-2) aufdecken.
Die Einteilung der Scapula-Anbindungsstörungen (Scapuladyskinesien) erfolgt nach Kibler in drei Typen:

- **Typ I:** prominenter Angulus inferior scapulae in Ruhe mit Rotation und dorsalem Tilt um eine horizontale Achse während der Bewegung
- **Typ II:** prominente Margo medialis in Ruhe mit dorsalem Tilt und Rotation um eine vertikale Achse
- **Typ III:** prominenter Angulus superior in Ruhe ohne wesentliches »scapular winging« bei Bewegung

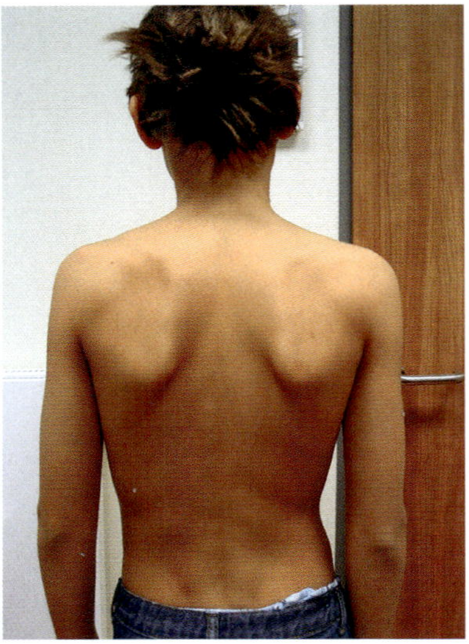

Abb. 2-1 Symmetrische statische Scapula-Anbindungsstörung

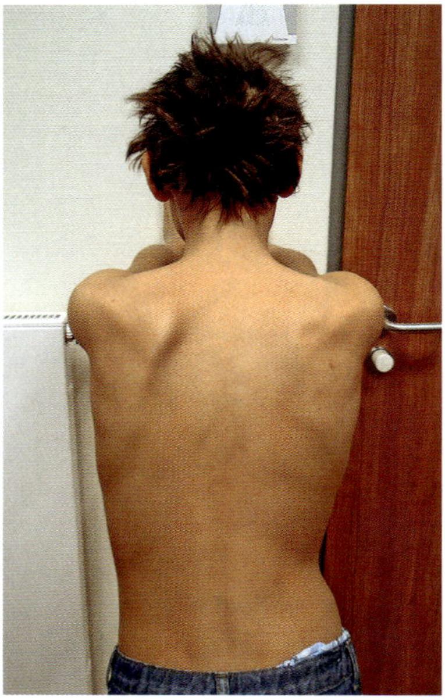

Abb. 2-2 Bei Stützfunktion an der Wand zeigt sich die Asymmetrie mit insuffizienter Scapulaführung links

Kapselmuster nach Cyriax

Das Kapselmuster wurde vom englischen Orthopäden James Cyriax beschrieben. Für jedes Gelenk kommt es bei Kapselveränderung zu einer gelenktypischen Bewegungseinschränkung, die sich aus dem für die Bewegung nötigen Kapselvolumen ergibt.
Für das Schultergelenk ist die zeitliche Reihenfolge der Bewegungseinschränkung: Außenrotation, dann Abduktion und schließlich Innenrotation.
Das Kapselmuster kann bei entzündlichen Veränderungen der Kapsel und des Gelenks (Entzündungsphase der Frozen Shoulder, Arthritis) schmerzhaft sein. Jedoch ist auch ein schmerzfreies oder schmerzarmes Kapselmuster ein Hinweis für eine kapsuläre oder artikuläre Beteiligung (ausgebrannte Frozen Shoulder, Omarthrose).

2.1.2 Klinische Tests zur Instabilitätsprüfung (Hyperlaxität und Schulterinstabilität)

Apprehension-Test

Die Untersuchung kann am sitzenden oder am stehenden Patienten durchgeführt werden. Der Apprehension-Test ist der wohl bekannteste Test zur Überprüfung der vorderen unteren Instabilität. Es wird versucht, durch ein Provokationsmanöver den Humeruskopf nach anteroinferior »herauszudrücken/-hebeln«.

Durchführung

Der Arm wird in 90 Grad Abduktion gebracht und dabei eine Außenrotationsbewegung ausgeführt. Gleichzeitig wird mit der anderen Hand die Scapula von oben fixiert und dann mit dem Daumen von hinten Druck auf den Humeruskopf ausgeübt, um ihn zusätzlich nach ventral zu verschieben (► Abb. 2-3).

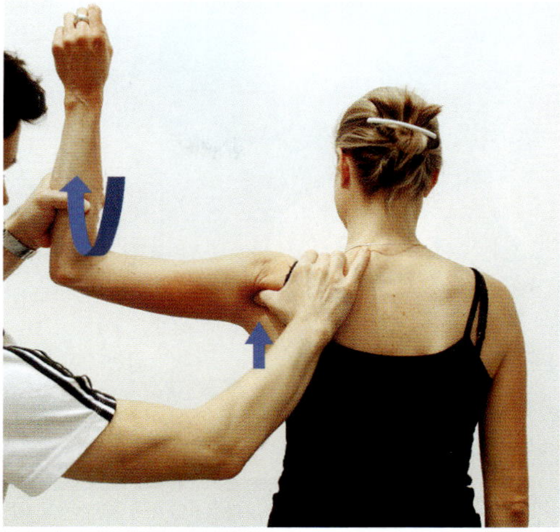

Abb. 2-3 Apprehension-Test

Ergebnis

Der Test wird als positiv gewertet, wenn eine »Apprehension« entsteht. Unsicherheit und/oder Ausweichbewegungen des Patienten oder eine verminderte Abduktion und Außenrotationsbewegung (als Schutz) sowie dabei auftretende Schmerzen werden als ein positives Apprehension-Zeichen gewertet. Der Patient versucht, mit diesen Ausgleichs- oder Ausweichbewegungen, die »erwartete Luxation« zu vermeiden und ihr gegenzusteuern.

Relocation-Test

Dieser Test kann vor dem Apprehension-Test eingesetzt werden. Hierbei wird der Apprehension-Test dann allerdings in Rückenlage ohne zusätzlichen Daumendruck durchgeführt.

Durchführung

In Rückenlage des Patienten rutscht dieser an die Kante der Untersuchungsbank, die Tischhöhe kann bei Bedarf entsprechend eingestellt werden, sodass in 90 Grad Ab-

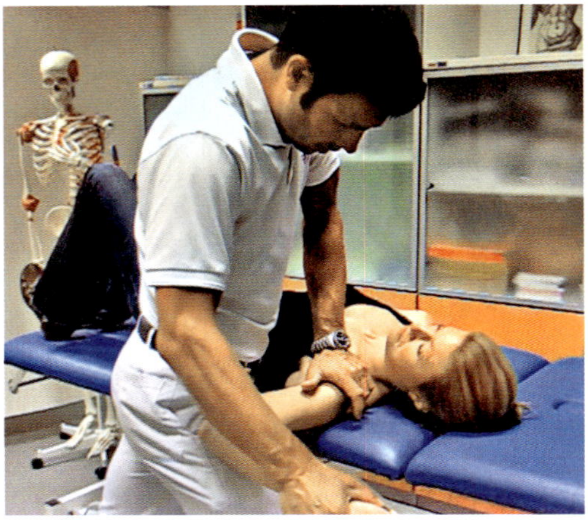

Abb. 2-4 Relocation-Test

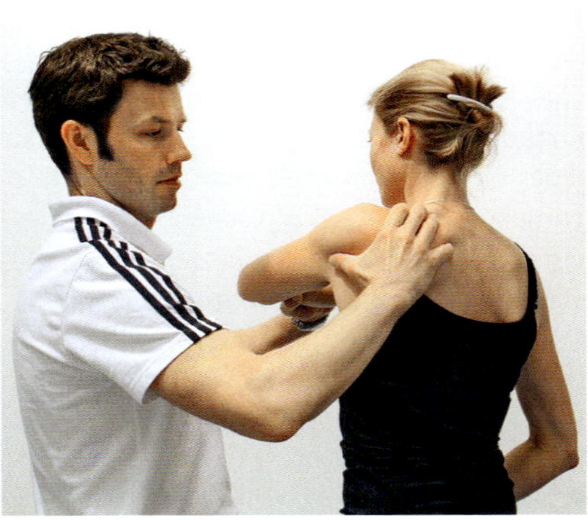

Abb. 2-5 Jerk-Test

duktion der Ellbogen auf dem Knie des Untersuchers ruhen kann. Es wird nun eine dosierte Außenrotationsbewegung im Sinne des Apprehensionsmanövers durchgeführt (► Abb. 2-4). Sobald diese Bewegung dem Patienten unangenehm wird oder er »gegenspannt«, wird mit der freien Hand des Untersuchers von anteroinferior manuell Druck auf den Oberarmkopf gebracht (manuelle Repositionierung/Relokation).

Ergebnis

Die Apprehension lässt nach, sodass die Außenrotationsbewegung in weiterem Umfang ausgeführt werden kann als vorher. Sie ist dem Patienten weniger unangenehm.

Jerk-Test

Der Jerk-Test dient zur Prüfung der hinteren Instabilität.

Durchführung

In 90 Grad Elevation wird der Arm innenrotiert, gleichzeitig wird ein axialer Druck entlang des Oberarmes in paralleler Richtung der Schultergelenkspfanne ausgeübt. Es folgt eine zunehmende horizontale Adduktion, mit der versucht wird, eine posteriore Subluxation auszulösen (► Abb. 2-5).

Ergebnis

Der Test wird als positiv gewertet, wenn eine posteriore Schublade bzw. Subluxation ausgelöst werden kann. Die nachfolgende zunehmende horizontale Adduktionsbewegung führt zu einer Reposition des Oberarmkopfs, was gelegentlich mit einem Schnappen (Clunk) einhergehen kann. Dies entsteht, wenn der subluxierte Kopf in die Pfanne zurückschnappt.

Kim-Test

Der Kim-Test dient zur Überprüfung der posterioren Kapsellabrumstrukturen.

Durchführung

In sitzender Position wird der Arm zunächst 90 Grad abduziert und im Ellbogen flektiert. Es wird eine axiale Stauchung über dem Ellbogen in das Schultergelenk appliziert. Dabei wird der Arm zunehmend über die Diagonale in Flexionsposition gebracht. Die Hand des Untersuchers, die mittig an den Oberarm greift, führt einen abwärts- und rückwärtsgerichteten Zug aus, sodass die Schulter nach posterior und posteroinferior »gehebelt/herausgezogen« wird (► Abb. 2-6, ► Abb. 2-7).

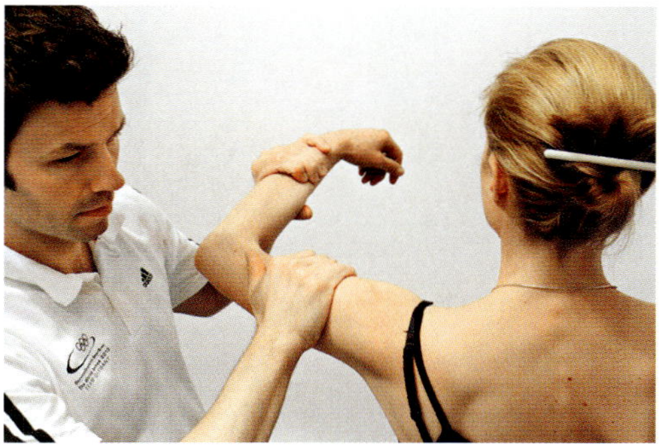

Abb. 2-6 Kim-Test mit nach posteroinferior gerichtetem Zug der schulternahen Hand

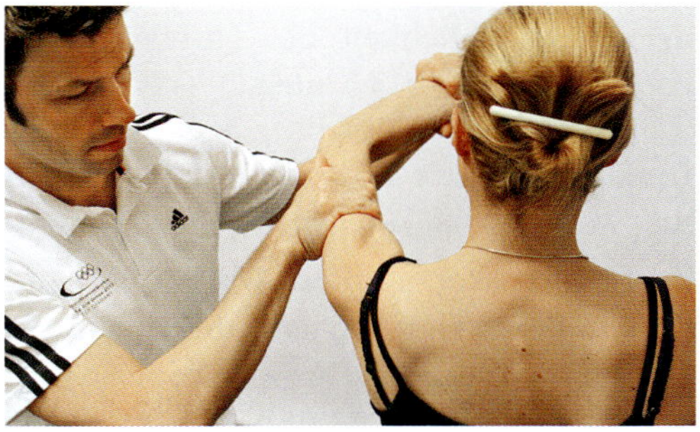

Abb. 2-7 Kim-Test mit nach posteroinferior gerichtetem Zug der schulternahen Hand und jetzt zunehmender Adduktions-Flexions-Bewegung

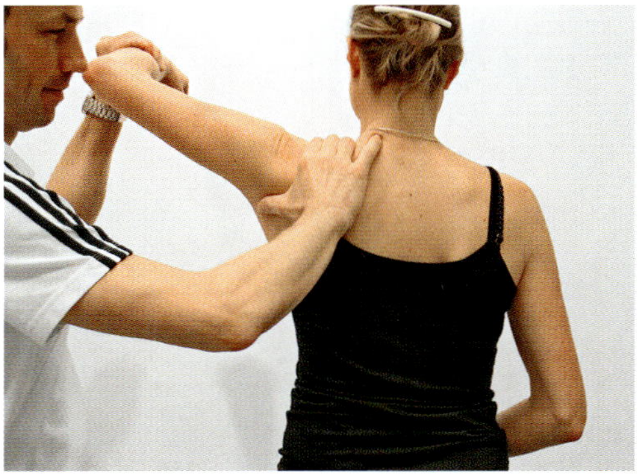

Abb. 2-8 Gagey-Zeichen

Ergebnis

Der Test gilt als positiv, wenn plötzlich Schulterschmerzen auftreten oder es zu einem Knacken im hinteren Bereich der Schulter kommt.

Gagey-Zeichen

Bei einer Hyperlaxität und bei hyperlaxen inferioren Bandstrukturen kann der Hyperabduktionstest nach Gagey positiv sein.

Durchführung

Der Oberarm des Patienten wird bei fixierter Scapula passiv maximal abduziert (► Abb. 2-8).

Ergebnis

Der Test wird als positiv gewertet, wenn eine glenohumerale Abduktion mit fixierter Scapula von mehr als 100 Grad möglich ist.

Sulcus-Zeichen

Das Sulcus-Zeichen kann bei Hyperlaxität positiv sein. Es entsteht durch eine vermehrte caudale Translation des Humeruskopfs.

Durchführung

Die Untersuchung kann am sitzenden oder stehenden Patienten vorgenommen werden. Es wird ein axialer Zug am entspannt hängenden Arm durchgeführt. Die freie Hand des Untersuchers fixiert hierbei zusätzlich die Scapula. Es wird versucht, den Oberarmkopf nach inferior aus der Pfanne zu ziehen (► Abb. 2-9).

Ergebnis

Kommt es zu einer vermehrten inferioren Translation, kann unmittelbar lateral vom Acromion eine Einziehung beobachtet werden. Diese Rinne wird auch als Sulcus bezeichnet.

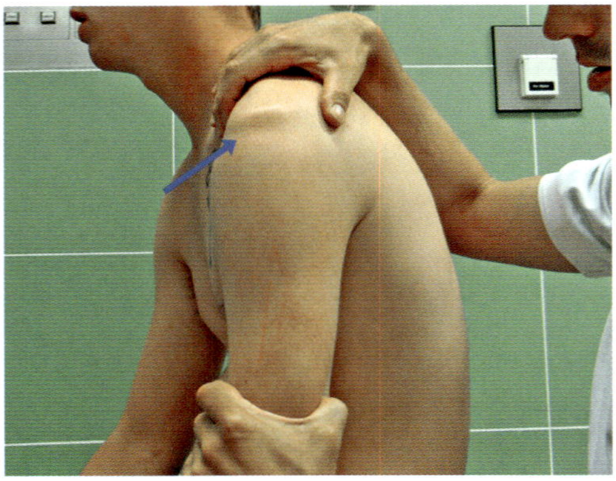

Abb. 2-9 Sulcus-Zeichen

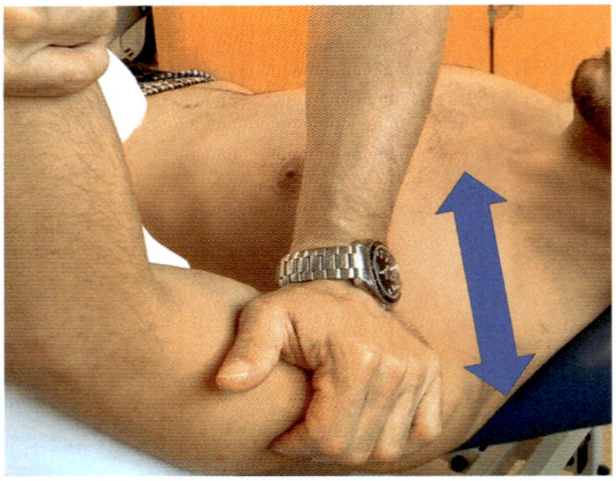

Abb. 2-10 Load-and-Shift-Test

Load-and-Shift-Test

Der Load-and-Shift-Test wird üblicherweise in Rückenlage vorgenommen und prüft die vordere und hintere Laxität der Schultergelenkkapsel. Besonders gut ist dieser Test auch als Narkoseuntersuchung einsetzbar.

Durchführung

Am liegenden Patienten wird der Arm abduziert und leicht außenrotiert. Zusätzlich wird ein axialer Druck in das Schultergelenk appliziert. Anschließend wird der Humeruskopf nach ventral und dorsal verschoben (► Abb. 2-10).

Ergebnis

Es wird das Ausmaß der anterioren und posterioren Translation bestimmt. Die kapsuläre Laxität kann nach Richtung und Ausmaß gut eingeschätzt werden. Die Einteilung erfolgt in drei Graden:

- **Grad 1:** Verschieblichkeit des Humeruskopfs bis an den Rand des Glenoids
- **Grad 2:** Verschieblichkeit des Humeruskopfs bis zur Hälfte seiner Breite, aber nicht darüber hinaus, spontane Reposition
- **Grad 3:** Verschieblichkeit des gesamten Humeruskopfs über den Glenoidrand hinaus, keine spontane Reposition

Vorderer und hinterer Schubladentest

Der Schubladentest wird in der Regel am sitzenden Patienten durchgeführt. Der Test dient zur Beurteilung der Kapsellaxität und der Verschieblichkeit des Humeruskopfs nach vorn bzw. nach hinten.

Durchführung

Am muskulär entspannten Patienten wird der Humeruskopf umfasst. Die Scapula wird mit der freien Hand fixiert und eine Translationsbewegung des Humeruskopfs in Glenoidebene ausgeführt (► Abb. 2-11).

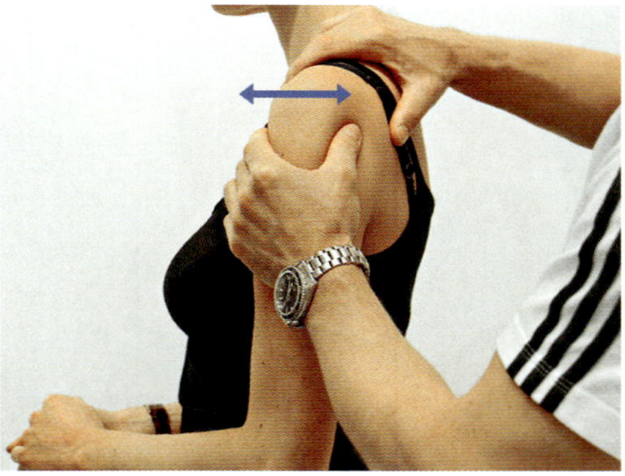

Abb. 2-11 Vorderer und hinterer Schubladentest zur Bestimmung der a.-p. Translation in der Glenoidebene

Ergebnis

Es wird das Ausmaß der anteroposterioren Translation bestimmt.

2.1.3 Klinische Tests zur Beurteilung der langen Bizepssehne bzw. des SLAP-Komplexes

Palm-up-Test

Durchführung

Der maximal gestreckte und supinierte Arm des Patienten wird in 90 Grad Flexion und mittlerer Abduktionsstellung gehalten. Der Widerstand des Untersuchers wird am Handgelenk ausgeübt. Der Patient wird dazu aufgefordert, den Arm in dieser Position zu halten (► Abb. 2-12).

Ergebnis

Der Test wird als positiv gewertet, wenn der Patient beim Anspannen Schmerzen im Bereich des Sulcus bicipitalis angibt.

O'Brien-Test (Active-Compression-Test)

Der Test wurde primär entwickelt, um eine Bizepssehnenankerläsion zu dedektieren. Häufig zeigen sich jedoch auch positive Ergebnisse bei Läsionen des Bizepssehnen-Pulleys. Zudem provoziert der Test auch Schmerzen im Bereich des AC-Gelenks. Voraussetzung ist die klinische Differenzierung zwischen Schmerzen, die lokal im AC-Gelenk oder in der Tiefe der Schulter auftreten.

Durchführung

Der Arm des Patienten wird in 90 Grad Flexion und 10 bis 15 Grad Abduktion zunächst maximal innenrotiert. Es erfolgt nun ein Druck von oben auf den gestreckten Arm (► Abb. 2-13). Der gleiche Test wird dann in Außenrotation mit dem Daumen nach oben ausgeführt (► Abb. 2-14).

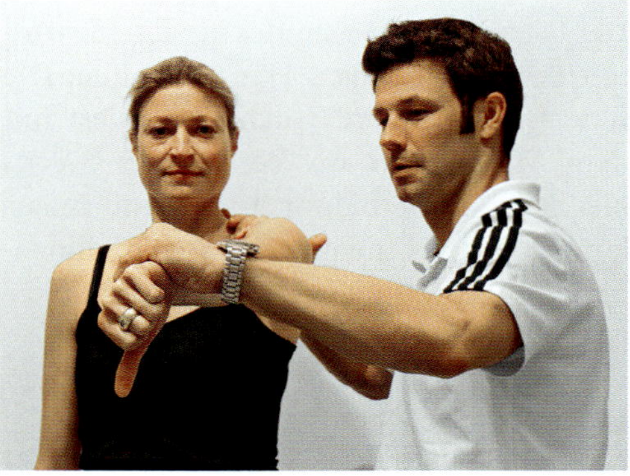

Abb. 2-13 O'Brien-Test mit zunächst Innenrotation

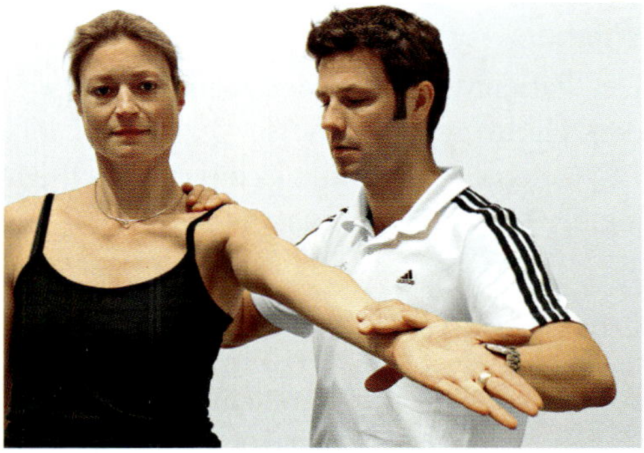

Abb. 2-12 Palm-up-Test

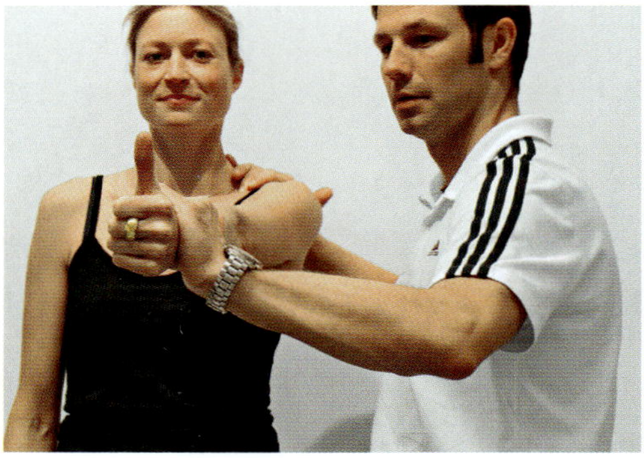

Abb. 2-14 O'Brien-Test mit Schmerzlinderung in Außenrotation

Ergebnis

Treten beim ersten Teil des Tests (Innenrotation) Schmerzen in der Tiefe der Schulter auf, die in der Außenrotationsposition deutlich geringer oder nicht vorhanden sind, ist der Test als positiv für eine Affektion der langen Bizepssehne bzw. des Bizepssehnenankers zu werten. Treten die Schmerzen im Bereich des AC-Gelenks auf, ist dies ein Hinweis auf eine AC-Gelenkpathologie (Fingertest).

Sulcus-Test nach DePalma

Mit diesem Test wird die lokale Druckschmerzhaftigkeit der langen Bizepssehne im Sulcus intertubercularis geprüft.

Durchführung

Der locker im Ellbogen flektierte Arm wird mit der gleichseitigen Hand gehalten. Die freie Hand des Untersuchers palpiert mit dem Mittelfinger im Verlauf des Sulcus bicipitalis. Tuberculum minus und majus können durch Innen- und Außenrotationsbewegungen »unter der Zeigefingerspitze hin- und herrotiert werden« (► Abb. 2-15).

Ergebnis

Der Test wird als positiv gewertet, wenn es zu lokalen Druckschmerzen im Bereich des Sulcus intertubercularis bzw. im Verlauf der langen Bizepssehne kommt.

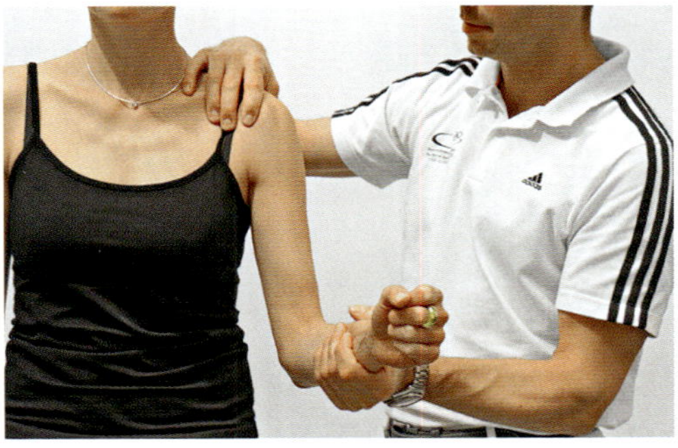

Abb. 2-15 Sulcus-Test nach DePalma

2.1.4 Klinische Tests zur Prüfung von Affektionen des Acromioclaviculargelenks

Sowohl für die lange Bizepssehne als auch für das AC-Gelenk ist der O'Brien-Test (Active-Compression-Test) aufschlussreich. Des Weiteren werden Schmerzen im Bereich des AC-Gelenks vom Patienten üblicherweise lokal identifiziert; der Patient kann mit der Fingerspitze auf die schmerzende Stelle zeigen. Kennzeichnend ist ein lokaler und isolierter Druckschmerz über dem AC-Gelenk.
Für das AC-Gelenk konnte nachgewiesen werden, dass ein einzelner Test eine nur geringe Treffsicherheit hat (Hegedus et al. 2008), die Kombination mehrerer AC-Gelenkstests erhöht also die diagnostische Sicherheit. Hingewiesen werden sollte darauf, dass der radiologische oder kernspintomografische Nachweis einer Arthrose im AC-Gelenk nur sehr wenig mit den klinischen Symptomen korreliert.

Fingerzeichen

Durchführung

Der Patient wird aufgefordert, das Punctum maximum seines Schmerzes selbst zu zeigen (► Abb. 2-16).

Ergebnis

Der Patient zeigt mit der gegenüberliegenden Hand typischerweise gezielt auf das AC-Gelenk. Hier findet sich dann auch ein lokaler Palpationsschmerz.

Cross-Body-Test

Bei diesem Test wird versucht, eine ventrale Kompression im Bereich des AC-Gelenks zu provozieren.

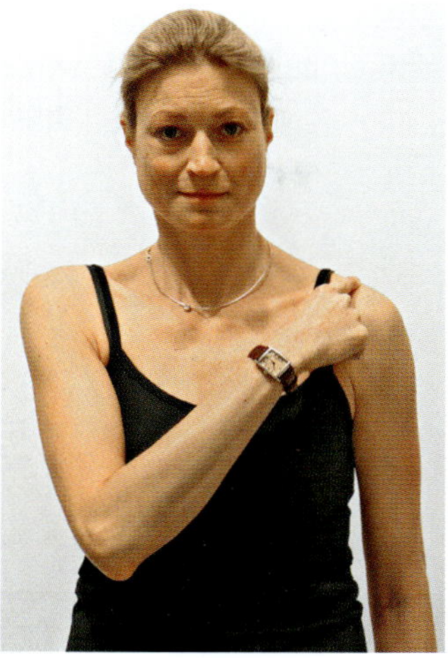

Abb. 2-16 Fingerzeichen

Durchführung

Die Hand des Patienten wird auf der gegenüberliegenden Schulter positioniert. Über einen Druck am Ellbogen (Adduktionsbewegung) erfolgt die ventrale Kompression des AC-Gelenks (► Abb. 2-17).

Ergebnis

Durch die Stauchung bzw. Kompression wird ein Schmerz ausgelöst, der regelmäßig ebenfalls gut lokalisierbar über dem AC-Gelenk ist.

Abduktionswiderstandstest

Durchführung

Der Patient hält die Arme beidseits 90 Grad flektiert vor dem Körper. Der Untersucher versucht, gegen den Widerstand eine Adduktionsbewegung durchzuführen (Patient spannt in Richtung Abduktion).

Ergebnis

Schmerzprovokation im Bereich des AC-Gelenks, ggf. sogar schmerzreflektorische Kraftminderung.

Hoher schmerzhafter Bogen

Durchführung

Bei einem hohen schmerzhaften Bogen wird in maximaler Abduktion die Bewegung passiv weiter- und eine forcierte Abduktionsbewegung durchgeführt (► Abb. 2-18).
Der Test entspricht in der Ausführung der passiven Bewegungsprüfung für die maximale Abduktion.

Ergebnis

Schmerzprovokation mit lokaler Schmerzangabe im Bereich des AC-Gelenks.

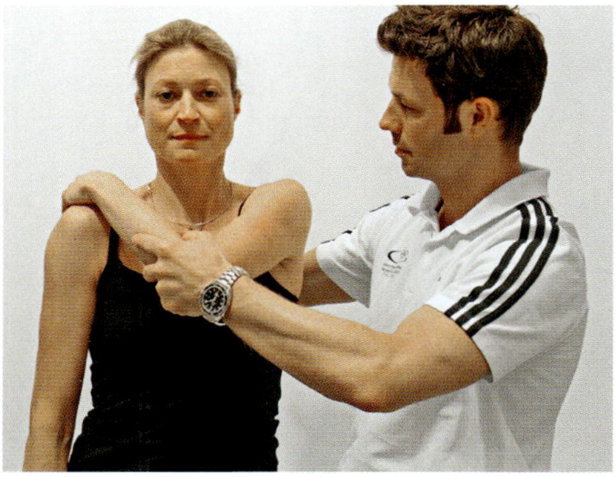

Abb. 2-17 Cross-Body-Test

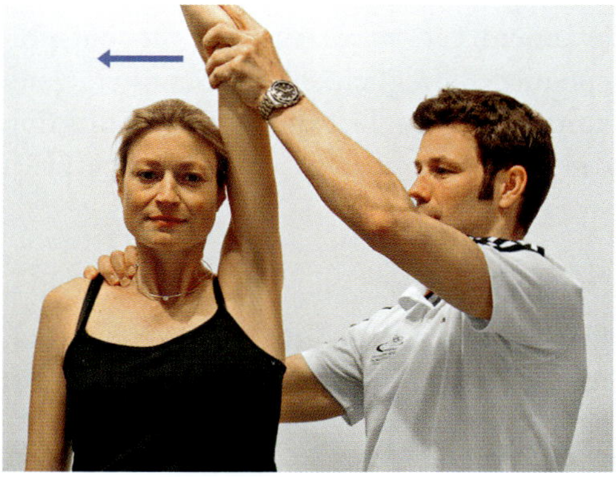

Abb. 2-18 Hoher schmerzhafter Bogen mit endgradiger Provokation der Abduktion

2.1.5 Klinische Tests zur Prüfung der Rotatorenmanschette

Hornblower-Zeichen

Beim Hornblower-Zeichen wird die Funktion des M. infraspinatus und M. teres minor überprüft. Dies findet vor allem Anwendung bei der Überprüfung von Defekten der posterioren Anteile der RM.

Durchführung

Der Patient wird aufgefordert, die Hand zum Mund zu führen.

Ergebnis

Aufgrund der fehlenden kraftvollen Außenrotation weicht der Arm in Richtung Innenrotation aus (Hand »hängt tief«). Der Patient versucht dies zu kompensieren, indem er den Ellbogen höher hebt und eine Abduktionsbewegung im Schultergelenk durchführt (► Abb. 2-19). Gelegentlich wird der Ellbogen sogar höher als die Hand gehoben.

Lift-off-Test

Der Lift-off-Test dient zur Überprüfung der Funktion des M. subscapularis. In Neutralposition können der M. pectoralis major und der M. latissimus dorsi eine kraftvolle Innenrotation vortäuschen. Bei entsprechender Beweglichkeit im Schultergelenk kann mit dem Lift-off-Test die Funktion des M. subscapularis isoliert gut überprüft werden.

Durchführung

Der Arm wird durch maximale Innenrotation auf den Rücken bzw. die untere bis mittlere Lendenwirbelsäule gelegt (► Abb. 2-20). Der Patient wird aufgefordert, die Hand vom Körper abzuheben (Lift-off, ► Abb. 2-21). Bei der Ausführung sollte der Ellbogen nicht gestreckt werden und die Hand nach Möglichkeit auf gleicher Höhe verbleiben.

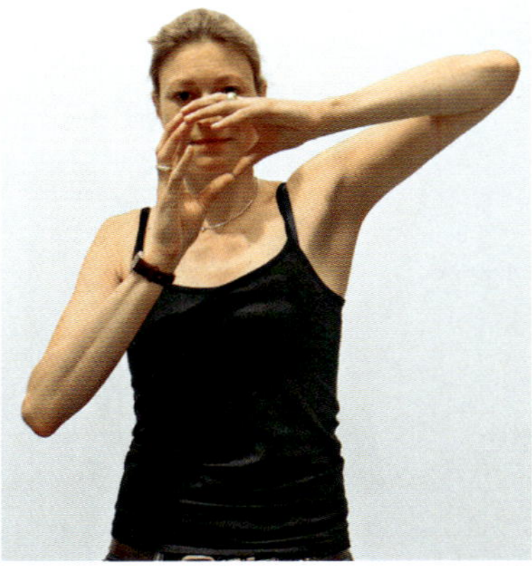

Abb. 2-19 Hornblower-Zeichen

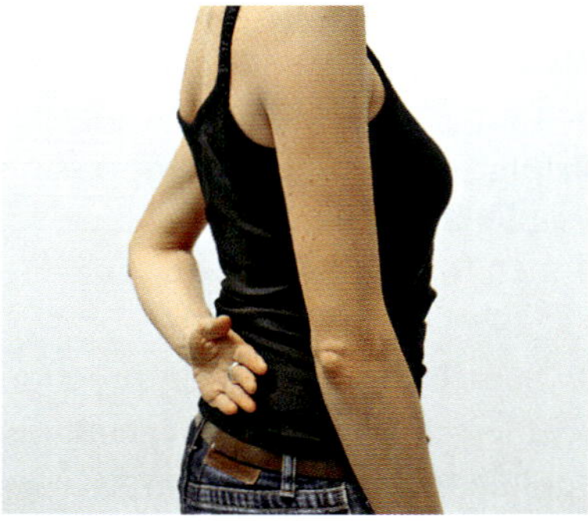

Abb. 2-20 Ausgangsposition für das Lift-off-Zeichen

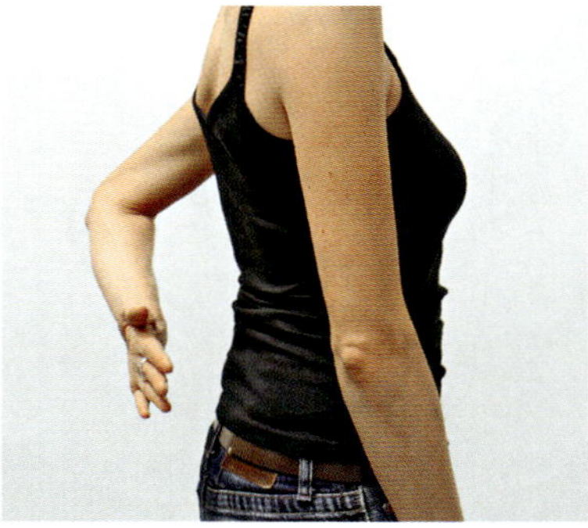

Abb. 2-21 Lift-off-Zeichen, hier mit weitem Abheben der Hand von der unteren LWS

Ergebnis

Der Test kann als positiv gewertet werden, wenn der Arm nicht vom Körper abgehoben werden kann. Gleichzeitig kann im Seitenvergleich die Kraftentwicklung beurteilt werden.

Belly-Press-Test (Napoleontest)

Der Belly-Press-Test dient zur Funktionsüberprüfung des M. subscapularis, insbesondere dann, wenn eine eingeschränkte Beweglichkeit die Durchführung des Lift-off-Tests nicht erlaubt.

Durchführung

Der Patient wird aufgefordert, die flache Hand auf seinen Bauch zu drücken. Der Ellbogen soll hierbei ca. 90 Grad flektiert sein. Bei zunehmendem Druck auf den Bauch (Innenrotationsbewegung) soll der Ellbogen in der gleichen Position vorne und in der gleichen Ebene wie die Hände gehalten werden können (► Abb. 2-22).

Ergebnis

Der Test wird als positiv gewertet, wenn die Ellbogen nicht vorne gehalten werden können und der Patient das Handgelenk flektiert. Gelegentlich wird zusätzlich die Schulter angehoben.

Bear-Hug-Test

Der Bear-Hug-Test dient zur klinischen Überprüfung des M. subscapularis.

Durchführung

Die Hand des Patienten wird auf die kontralaterale Schulter gelegt und der Ellbogen in gleicher Ebene horizontal vor dem Körper gehalten (► Abb. 2-23). Der Untersucher versucht nun, die Hand gegen den Widerstand des Patienten von der Schulter zu lösen (► Abb. 2-24). Bei der Ausführung sollte es zu einem Widerstand in Innenrotation kommen.

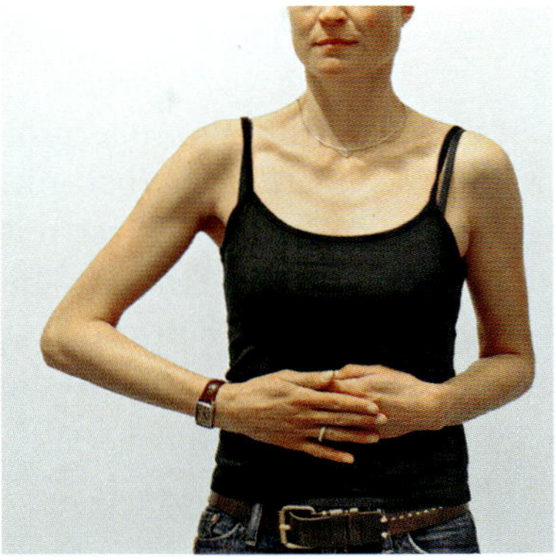

Abb. 2-22 Belly-Press-Test

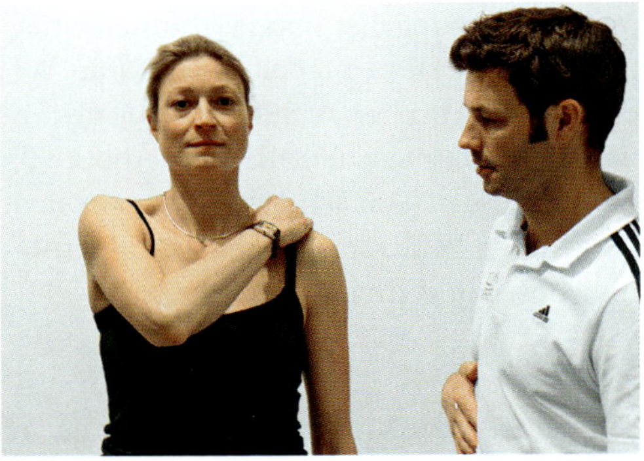

Abb. 2-23 Ausgangsposition für den Bear-Hug-Test

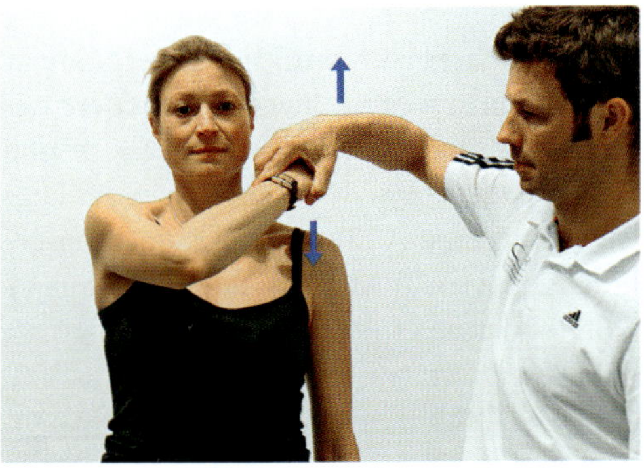

Abb. 2-24 Durchführung des Bear-Hug-Tests

Ergebnis

Der Test wird als positiv gewertet, wenn der Patient dem Abheben der Hand durch den Untersucher nicht entgegenwirken kann.

Jobe-Test

Der Jobe-Test dient zur Funktionsüberprüfung des M. supraspinatus. Hierbei gilt, dass beim Empty-can-Test (Jobe-Test mit Innenrotation, ► Abb. 2-25) vermehrt die posterioren Anteile und beim Full-can-Test (Jobe-Test mit Außenrotation) vermehrt die anterioren Anteile des M. supraspinatus überprüft werden können.

Durchführung

Beide Arme werden in 90 Grad Abduktion und ca. 30 Grad Flexion (Scapulaebene) gebracht und zunächst maximal innenrotiert (empty can). Der Untersucher übt nun Widerstand aus und versucht, die Arme des Patienten nach unten zu drücken (► Abb. 2-25). Beim Full-can-Test wird der Arm vor dem ausgeübten Widerstand in eine Außenrotationsposition gedreht.

Ergebnis

Schmerzen oder Kraftminderung weisen auf eine Läsion des M. supraspinatus hin.

Außenrotations-Lag-Zeichen

Der Test dient zur Funktionsüberprüfung der Außenrotatoren, hier insbesondere des M. infraspinatus und des M. teres minor. Geprüft wird, ob die Muskulatur in der Lage ist, den in eine Außenrotationsposition gebrachten Arm in der gleichen Position zu halten oder ob er »zurückfällt« (lag-sign).

Durchführung

Der Untersucher führt den im Ellbogen 90 Grad flektierten Arm in eine Außenrotationsposition (submaximal). Der Patient wird nun aufgefordert, den Arm selbstständig in dieser Position zu halten (► Abb. 2-26).

Ergebnis

Der Test wird als positiv gewertet, wenn der Arm in Innenrotation zurückweicht (► Abb. 2-27).

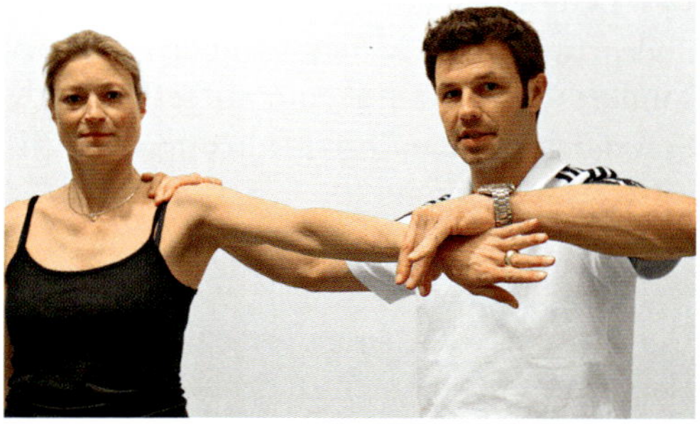

Abb. 2-25 Jobe-Test, hier als Empty-can-Test

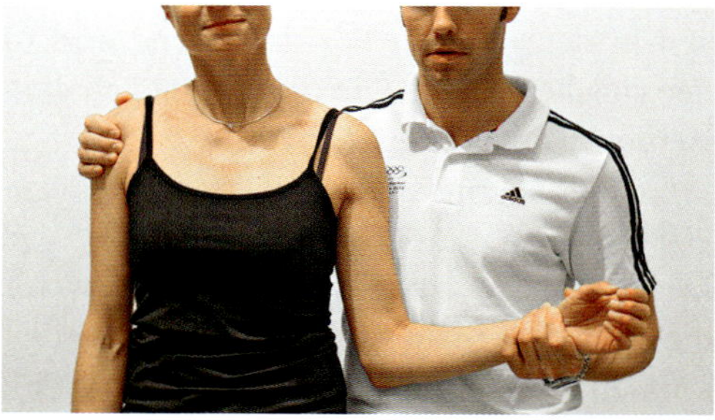

Abb. 2-26 Ausgangsposition für das Außenrotations-Lag-Zeichen

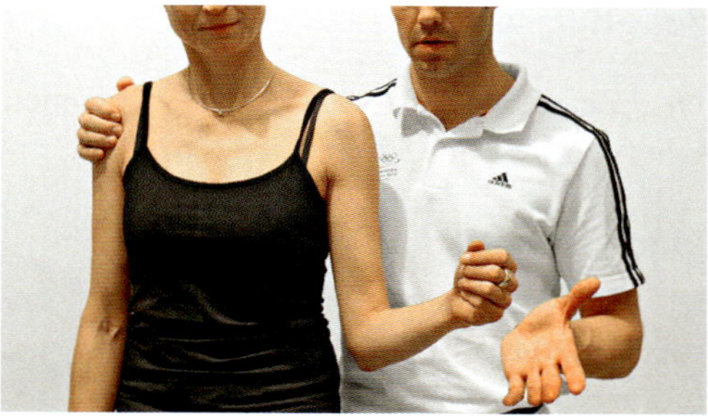

Abb. 2-27 Positives Außenrotations-Lag-Zeichen mit Zurückweichen des Armes aus der Außenrotationsposition

2.1.6 Klinische Tests zur Provokation eines Impingements

Hawkins-Zeichen

Durchführung

Der Arm wird 90 Grad flektiert und dann vom Untersucher passiv forciert innenrotiert (► Abb. 2-28). Bei der Durchführung empfiehlt sich eine Flexion im Ellbogen.

Ergebnis

Schmerzprovokation bei forcierter Innenrotation.

Neer-Zeichen

Beim Impingement-Test nach Neer wird versucht, die vorderen Anteile des Tuberculum majus mit dem Acromion und dem CA-Band in Konflikt zu bringen.

Durchführung

Es wird eine passive Elevation mit Innenrotation des zu untersuchenden Armes durchgeführt. Die Scapula wird hierbei fixiert (► Abb. 2-29).
In modifizierter Art und Weise kann bei 90 Grad Flexion im Ellbogen und Fixation der Scapula eine gute Kontrolle der Elevation und Innenrotation der Schulter erreicht werden.

Ergebnis

Bei forcierter Elevation und Innenrotation wird eine Schmerzprovokation ausgelöst.

Literatur

Literatur zu diesem Kapitel finden Sie im Anhang und unter www.schattauer.de/3052

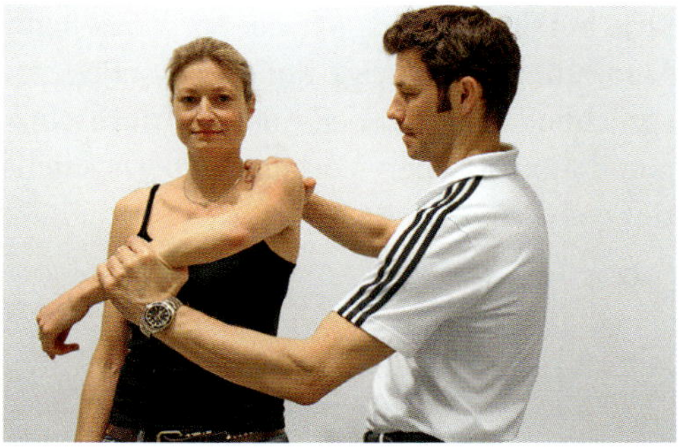

Abb. 2-28 Impingement-Test nach Hawkins

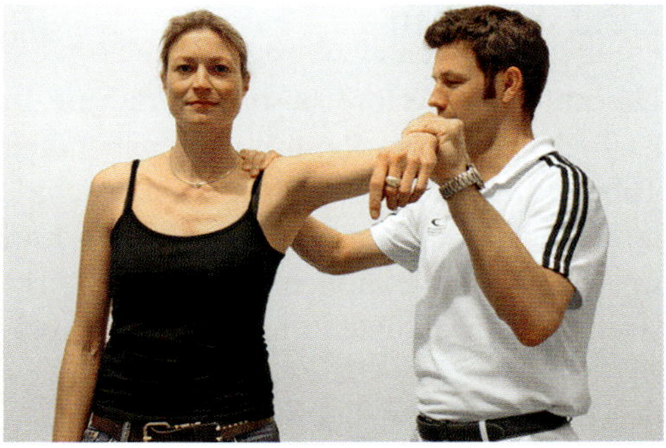

Abb. 2-29 Impingement-Test nach Neer

2.2 Bildgebende Diagnostik

Claudia Schueller-Weidekamm

2.2.1 Einleitung

Die bildgebende Diagnostik unterstützt die klinische Untersuchung in der Abklärung von Schulterschmerzen bei Sportlern. Die einzelnen diagnostischen Verfahren wie Ultraschall (US) und Röntgen oder die Schnittbildverfahren wie Magnetresonanztomografie (MRT) und Computertomografie (CT) weisen für die unterschiedlichen Fragestellungen je eigene Stärken und Schwächen auf und sollten daher im jeweiligen klinischen Kontext individuell eingesetzt werden. Gerade bei Sportlern spielt die personalisierte Medizin eine wichtige Rolle und sollte entsprechend auch bei der Auswahl des richtigen diagnostischen Verfahrens berücksichtigt werden.

> Es gilt für alle bildgebende Verfahren, dass die Untersuchung immer in Kenntnis der Klinik interpretiert und im gesamten Kontext gesehen werden sollte.

2.2.2 Röntgen

Die anteroposteriore (a.-p.) Aufnahme in leichter Außenrotation mit profilgebendem Tuberculum majus und die axiale Schultergelenksaufnahme mit abduziertem und in 90 Grad im Ellbogen flektiertem Arm sind Standardeinstellungen für die primäre Abklärung bei Schulterschmerzen (► Abb. 2-30). Speziell bei traumatischen Fragestellungen wie Schulterluxationen oder Frakturen kommen diese Standardaufnahmen zum Einsatz. Auf eine Fehlstellung des Humeruskopfs in Relation zum Glenoid oder auf knöcherne Läsionen am Glenoid oder am Humeruskopf sollte besonders geachtet werden (► Abb. 2-31). Viele knöcherne Verletzungen sind bereits anhand dieser Aufnahmen, falls diese korrekt eingestellt werden, beurteilbar, und eine CT ist nur in unklaren Fällen indiziert.

Spezialaufnahmen der Schulter werden entsprechend der Fragestellung optional zusätzlich angefertigt. Für die Beurteilung des coracoacromialen Bogens eignet sich die **Outlet-Aufnahme**, die mit einem 15 Grad nach caudal auf das AC-Gelenk ausgerichteten Zentralstrahl erfolgt (► Abb. 2-32a–e). Mithilfe der Outlet-Aufnahme (oder Y-Aufnahme) wird der subacromiale Raum beurteilt. Das Acromion kann auf dieser Aufnahme als einer der vier unterschiedlichen **Typen nach Bigliani** eingeteilt werden (Bigliani u. April 1986). Prädisponierend für ein laterales (externes) Impingement sind Typ II (flachbogige Form) und vor allem Typ III (hakenförmige Form). Des Weiteren sind subacromiale oder subclaviculäre Osteophyten oder Knochensporne relevant für die Impingementsymptomatik und sollten auf der Outlet-Aufnahme oder ggf. auf der Rockwood-Aufnahme mit 30 Grad nach caudal gerichtetem Zentralstrahl auf die Acromionspitze beurteilt werden. In vielen

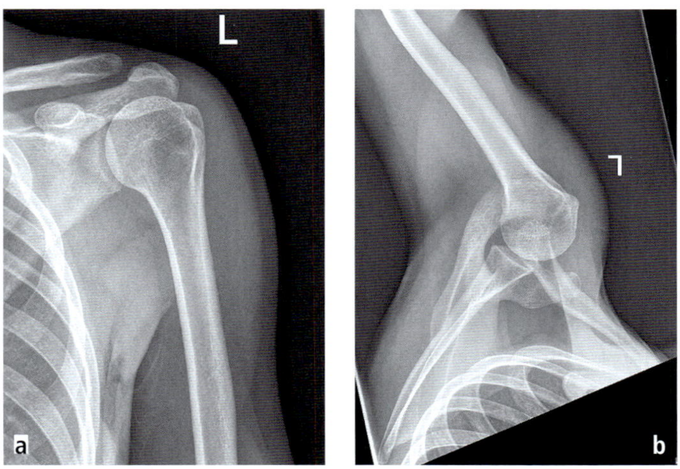

Abb. 2-30 Standardaufnahme anteroposterior
a Mit profilgebendem Tuberculum majus
b Axiale Aufnahme in mäßiger Außenrotation und Abduktion

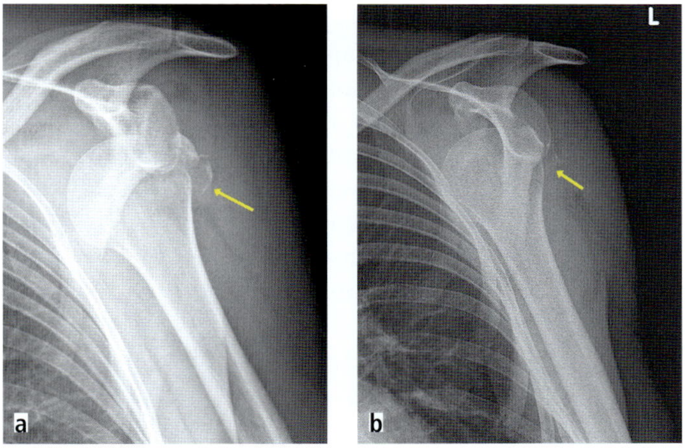

Abb. 2-31 31 Jahre alter Skateboarder nach Sturz. Anteroposteriore und Scapula-Y-Aufnahme der linken Schulter. Kann aufgrund einer Schulterluxation die axiale Aufnahme nicht durchgeführt werden, besteht die Möglichkeit einer Zusatzaufnahme, der Scapula-Y-Aufnahme, bei der sich der Humeruskopf direkt auf das Glenoid projizieren sollte. In diesem Fall ist der Humeruskopf nach ventrocaudal luxiert. Ein knöcherner Ausriss mit disloziertem Fragment ist posterolateral des Tuberculum majus erkennbar (Pfeil).

a Die anteroposteriore Aufnahme zeigt einen Abriss des Tuberculum majus.

b In der Scapula-Y-Aufnahme ist die ventrocaudale Dislokation des Humeruskopfs ersichtlich.

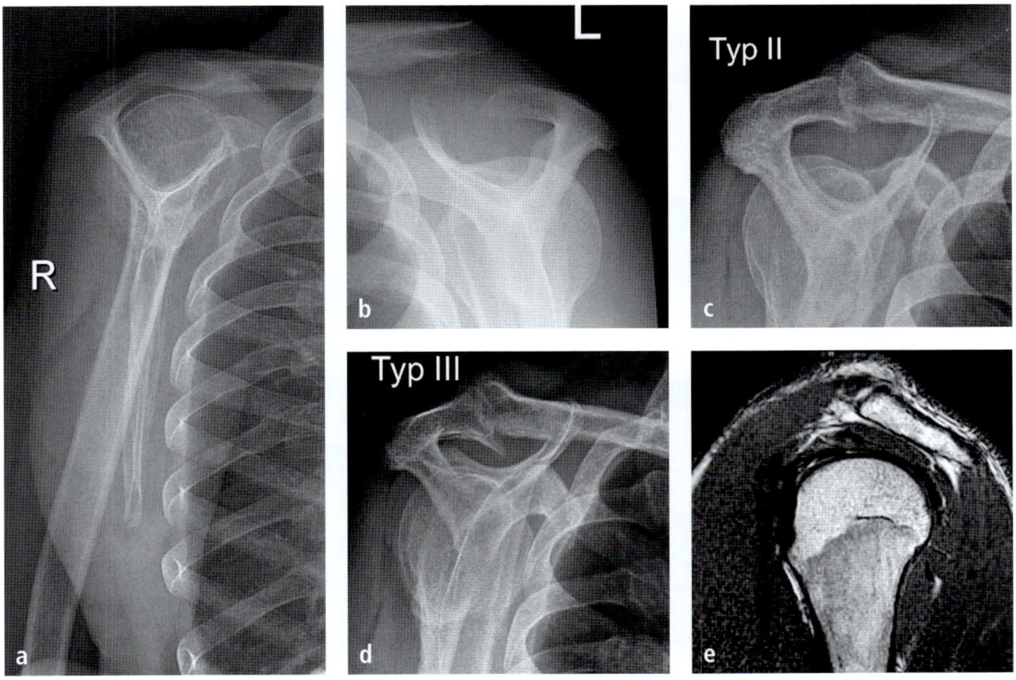

Abb. 2-32 Die Outlet-Aufnahme beurteilt den subacromialen Raum und die Form des Acromions.

a Bei dieser 50 Jahre alten Patientin weist der deutliche Humeruskopfhochstand auf eine komplette Ruptur der Rotatorenmanschette hin.

b AC Typ I: flach

c AC Typ II: flachbogig

d AC Typ III: hakenförmig

e AC Typ IV: invers

Fällen wird Kalk in der Bursa subacromialis/subdeltoidea oder in der Supraspinatus-/Infraspinatussehne überlagerungsfrei dargestellt. Verkalkungen in der Rotatorenmanschette (RM) sind jedoch mit Sonografie sensitiver nachweisbar. Eine weitere Ursache für eine externe Impingementsymptomatik ist ein Os acromiale, das durch eine fehlende Verknöcherung eines der Ossifikationszentren des Acromions entsteht.
Die Form des Acromions wird nach Bigliani in vier unterschiedliche Typen eingeteilt:

- flach (AC Typ I, ► Abb. 2-32b)
- flachbogig (AC Typ II, ► Abb. 2-32c)
- hakenförmig (AC Typ III, ► Abb. 2-32d)
- invers (AC Typ IV, ► Abb. 2-32e)

Die **Zanca-Aufnahme** mit einem 15 Grad von caudal nach cranial auf das AC-Gelenk gerichteten Zentralstrahl ermöglicht die Beurteilung des AC-Gelenkspalts und die Stellung der lateralen Clavicula (► Abb. 2-33a).

Für eine genauere Beurteilung von Verletzungen der acromio- oder coracoclaviculären Bänder können ggf. bei chronischen AC-Gelenkverletzungen zusätzliche Aufnahmen unter Belastung mit 5 kg angefertigt werden (► Abb. 2-33b, c). Dabei empfiehlt es sich, Vergleichsaufnahmen mit der Gegenseite durchzuführen, um einen habituellen Claviculahochstand auszuschließen (► Abb. 2-33d). Die axiale Aufnahme in Outlet- oder transaxillärer Einstellung ist ergänzend für eine Beurteilung der horizontalen Stellung der lateralen Clavicula in Relation zum Acromion von besonderer Bedeutung. Verletzungen der Deltotrapezoidfaszie führen zur dorsalen (Rockwood IV und V) oder ventralen Verhackung unter dem Proc. coracoideus (Rockwood VI). Dezentrierungen des Humeruskopfs in der Gelenkpfanne, z. B. aufgrund von Instabilitäten, führen zu erhöhter Belastung des Gelenks und zu frühzeitiger Omarthrose.

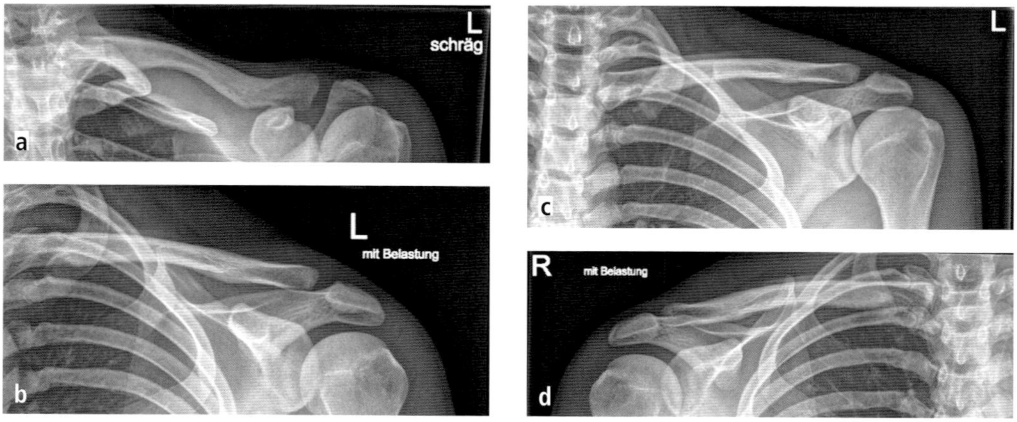

Abb. 2-33 Zanca-Aufnahme zur Beurteilung des AC-Gelenksspalts und der lateralen Clavicula.
a Zanca-Aufnahme zur Beurteilung des AC-Gelenksspalts und der lateralen Clavicula mit 15 Grad von caudal nach cranial auf das Acromioclaviculargelenk gerichtetem Zentralstrahl
b Aufnahme der oberen Thoraxapertur links mit Belastung von mindestens 5 kg zur Beurteilung einer Bandverletzung der coracoacromialen oder -claviculären Bänder
c Aufnahme der oberen Thoraxapertur links ohne Belastung
d Vergleich mit der Gegenseite zum Ausschluss eines habituellen Claviculahochstandes

2.2.3 Computertomografie

Die Multidetektor-Computertomografie (MDCT) bietet durch die Erstellung eines 3-D-Datensatzes die Möglichkeit, beliebige Ebenen multiplanar zu reformatieren (► Abb. 2-34). Je nach Fragestellung können bestimmte anatomische Strukturen als Maximumintensitätsprojektion (MIP), Surface-Technik (SSD) oder in Volume-Rendering-Technik (VRT) durch Subtraktion von umgebendem Gewebe mit bestimmten Dichtewerten erstellt werden. Diese Techniken bieten dem Chirurgen einen guten Überblick über die anatomischen Verhältnisse und erleichtern die präoperative Planung (► Abb. 2-35).

Der Einsatz der CT ist bei komplexen Frakturen zu empfehlen. Durch die hochauflösende Darstellung wird die genaue Lage der einzelnen Knochenfragmente sichtbar und der Nachweis von winzigen freien Gelenkkörpern gewährleistet. Wichtige Aspekte für die Operationsplanung sind das Knochenangebot und die Knochensubstanz, die anhand der Dichte der Spongiosa und der Dicke der Corticalis beurteilt werden können. Patienten mit einer traumatisch ausgelösten rezidivierenden Schulterinstabilität profitieren von einer CT-Untersuchung. Die CT kann das genaue Ausmaß der Glenoidverletzung abklären und ist für die Operationsindikation hilfreich. Die Größe des anteroinferior gelegenen knöchernen Defekts am Glenoid (ossäre Bankart-Läsion) kann entweder im Längsdurchmesser oder prozentuell gemessen an der Gesamtfläche des Glenoids bestimmt werden. Das intakte Glenoid besitzt eine Birnenform, während die Bankart-Läsion einer »abgebissenen« Birne ähnelt (► Abb. 2-36).

Die Messung von Pfannendeformitäten, die üblicherweise nach Walch eingeteilt werden, ist für die Beurteilung der Defekte bei Omarthrose relevant, spielt jedoch für die Sportlerschulter nur eine untergeordnete Rolle. Der Nachweis einer Pfannendeformität vom Typ C, der **primär dysplastischen Pfannenretroversion**, ist bedeutend, da diese Deformität gehäuft zu Luxationen neigt.

Vorteile der CT-Arthrografie sind eine hochauflösende Abklärung von knöchernen traumatischen Läsionen und gleichzeitig durch Markierung mit Kontrastmittel eine indirekte Beurteilung des Labrums. Ein Riss in das Labrum wird durch iodhaltiges Kontrastmittel markiert, während bei

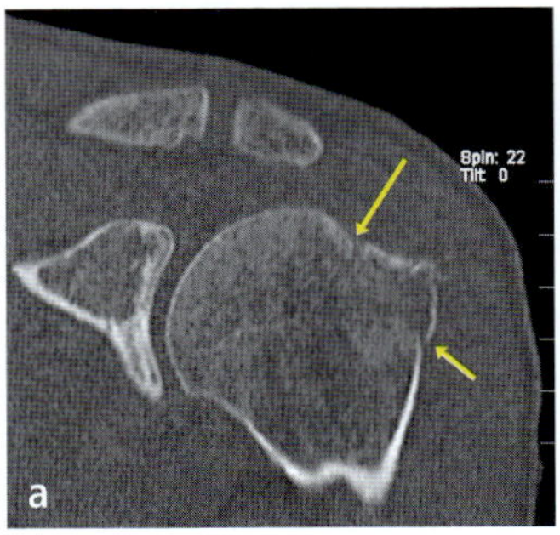

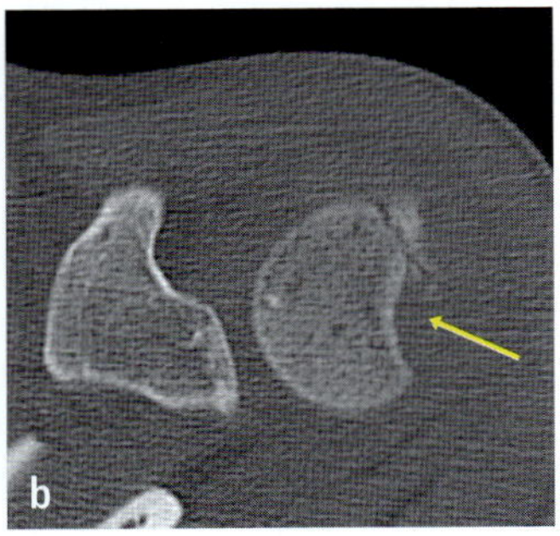

Abb. 2-34 Die Multidetektor-Computertomografie generiert einen dreidimensionalen Datensatz, wodurch eine Reformatierung in beliebigen Ebenen möglich ist. Bei diesem 31 Jahre alten Patienten nach Skiunfall ist die Avulsionsfraktur am Tuberculum majus durch die Frakturlinie und die Diskontinuität der Corticalis erkennbar (Pfeile in **a**).

a Koronare Reformation der linken Schulter mit Avulsionsfraktur des Tuberculum majus (Pfeile)

b Axiale Reformation der linken Schulter mit Hill-Sachs-Delle (Pfeil)

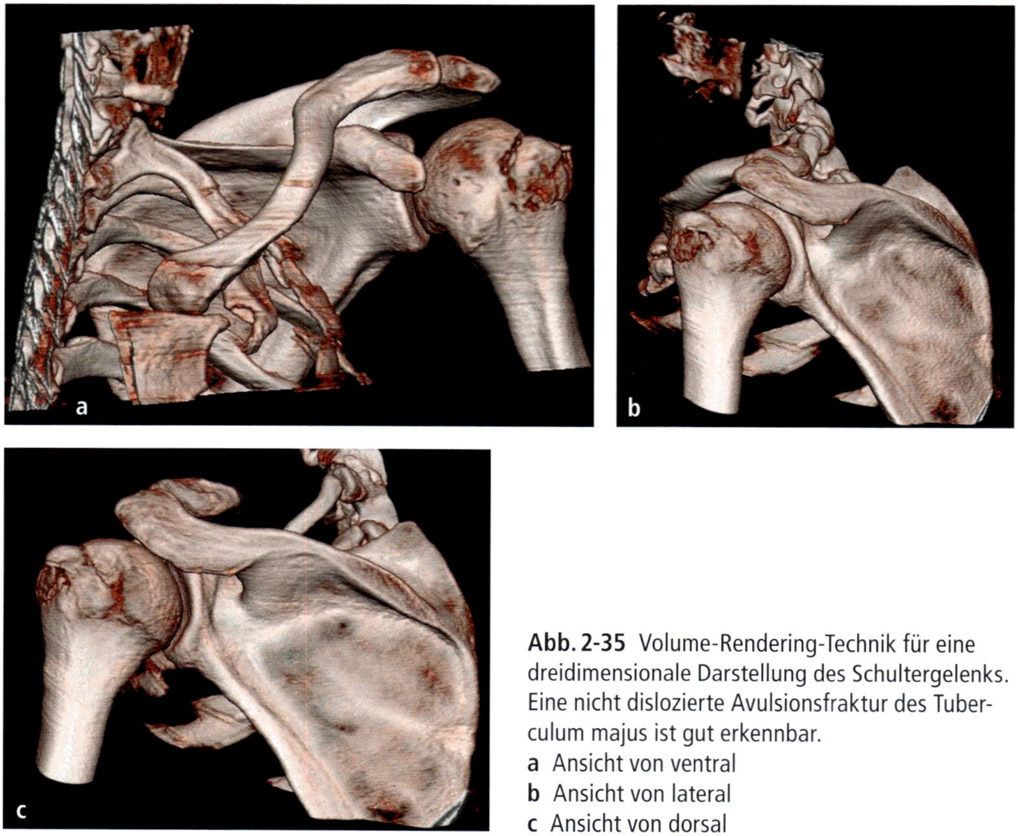

Abb. 2-35 Volume-Rendering-Technik für eine dreidimensionale Darstellung des Schultergelenks. Eine nicht dislozierte Avulsionsfraktur des Tuberculum majus ist gut erkennbar.
a Ansicht von ventral
b Ansicht von lateral
c Ansicht von dorsal

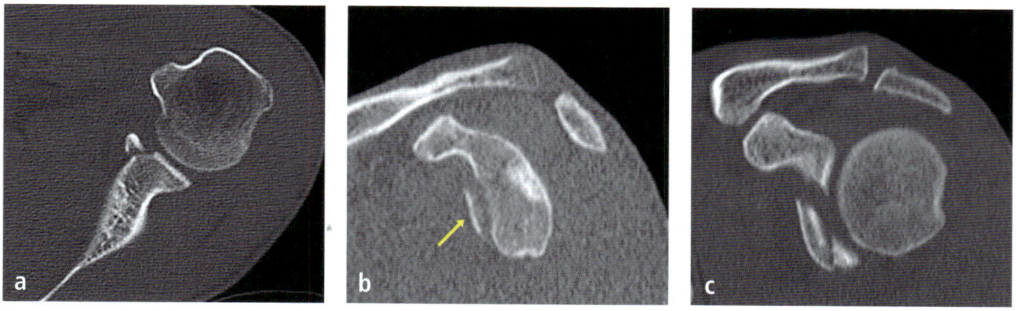

Abb. 2-36 Multidetektor-Computertomografie der linken Schulter eines 36 Jahre alten chinesischen Kampfsportlers nach vorderer Schulterluxation. Für die Operationsplanung ist die Bestimmung der Größe des anteroinferioren Pfannenranddefekts (ossäre Bankart-Läsion) entscheidend.
a Die axiale Ebene zeigt die Stufenbildung des frakturierten vorderen unteren Glenoids und somit eine Reduktion der Größe des Glenoids, was eine erhebliche Auswirkung auf die Schulterstabilität in der Pfanne hat.
b In der parasagittalen Ebene imponiert die Pfanne wie eine »abgebissene Birne« (Pfeil).
c In der paracoronalen Ebene ist ebenfalls die ossäre Bankart-Läsion erkennbar.

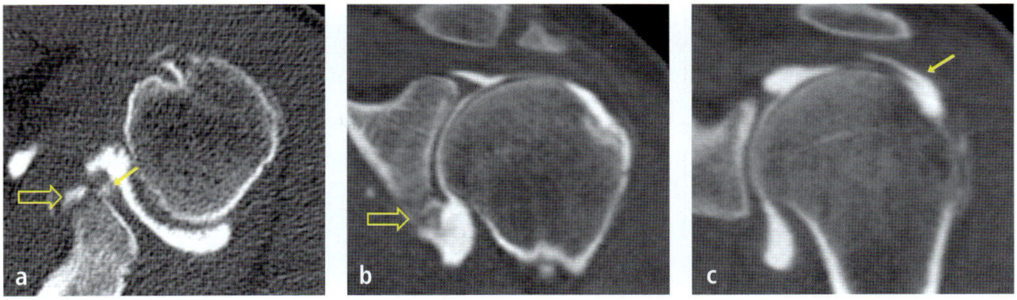

Abb. 2-37 CT-Arthrografie eines Patienten mit rezidivierenden Schulterinstabilitäten und knöcherner Bankart-Läsion.
a Unterspültes anteroinferiores Labrum (dünner Pfeil) sowie hochauflösende Beurteilung des knöchernen Defekts (offener Pfeil)
b Hochauflösende Beurteilung des knöchernen Defekts (offener Pfeil)
c Das intraartikuläre Kontrastmittel markiert den artikularseitigen Partialriss der Supraspinatussehne auf der sagittalen Reformation (Pfeil).

einem Abriss das Labrum unterspült wird (► Abb. 2-37).

2.2.4 Magnetresonanztomografie

Die Magnetresonanztomografie (MRT) spielt für die Bildgebung im muskuloskeletalen Bereich eine Schlüsselrolle. Durch den hohen Weichteilkontrast sowie die beliebig wählbare Ebene ist eine genauere Darstellung der extra- und intraartikulären Strukturen möglich. Ein großer Vorteil der MRT ist die ganzheitliche Beurteilung der Strukturen unter besonderer Berücksichtigung von Knorpel, Knochenmark und der kapsulolabroligamentären Strukturen. Durch die Beurteilung des Knochenmarks mithilfe der MRT sind Knochenmarkskontusionen, Fissuren und Stressreaktion sowie Osteomyelitis und Manifestationen hämatologischer Erkrankungen beurteilbar. In den meisten Fällen ist eine MRT-Untersuchung ohne Kontrastmittel für Fragen wie okkulte Frakturen, transmurale Sehnenrupturen der RM, Muskelatrophie der RM etc. ausreichend (► Abb. 2-38). Partialrupturen der RM

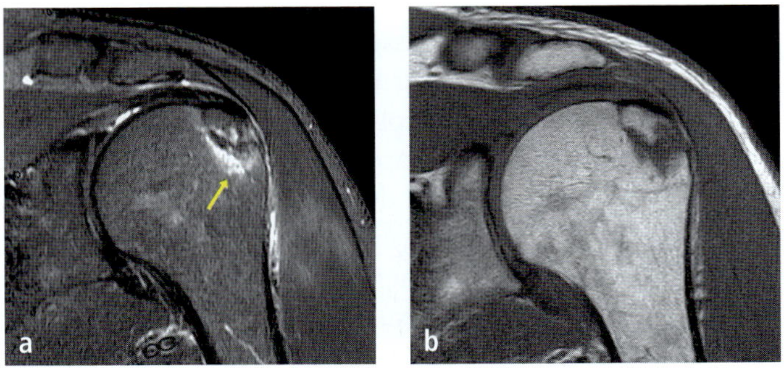

Abb. 2-38 3-Tesla-MRT der linken Schulter nach Skiunfall. Impressionsfraktur im Bereich des Tuberculum majus mit umgebendem Knochenmarksödem. Die Supraspinatussehne ist intakt.
a Impressionsfraktur sichtbar auf der paracoronalen STIR, umgebendes Knochenmarksödem (Pfeil)
b Impressionsfraktur sichtbar auf T1

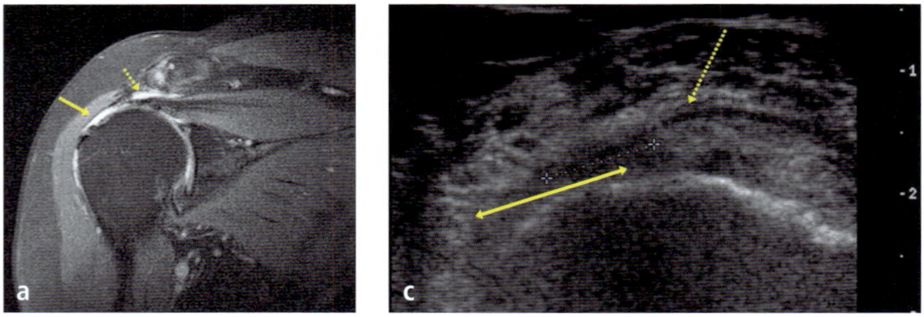

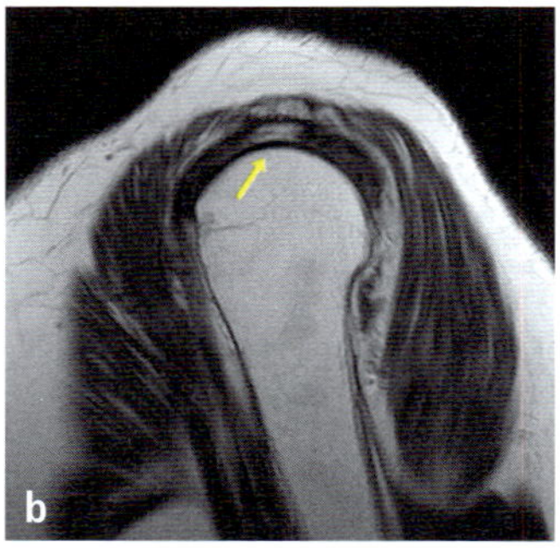

Abb. 2-39 MRT der rechten Schulter mit lateraler Impingementsymptomatik. Circa 1,5 cm langer, insertionsnaher transmuraler Riss (durchgehender Pfeil in **a** u. Pfeil in **b**) der Supraspinatussehne (Grad 2 bei noch erhaltenem Muskelvolumen). Die flüssigkeitsmarkierte Bursa subacromialis/subdeltoidea (gestrichelter Pfeil in **a** u. **c**) führt zusammen mit dem Erguss im Glenohumeralgelenk zu einem prädiktiven Wert von 95 % für eine transmurale Rotatorenmanschettenruptur.
a Paracoronale, fettgesättigte, protonengewichtete Sequenz **b** Parasagittale T2-gewichtete Sequenz **c** Korrespondierende Sonografie zeigt den echofreien Riss der Supraspinatussehne im Längsschnitt mit der flüssigkeitsmarkierten darüberliegenden Bursa (gestrichelter Pfeil).

(► Abb. 2-39) werden in der konventionellen MRT laut einer Metaanalyse mit einer Sensitivität von 63,6 % und einer Spezifität von 91,7 % beurteilt, während für die transmurale Ruptur die Sensitivität bei 92,1 % und die Spezifität bei 92,9 % liegt (De Jesus et al. 2009, Magee 2009).

Die Indikation zur intraartikulären Kontrastmittelinjektion wird beim Sportler großzügiger gestellt. Die MR-Arthrografie (MRA) ermöglicht eine verbesserte Abgrenzung der intraartikulären Strukturen. Vor allem die Beurteilung des labroligamentären Komplexes und der Gelenkskapsel sowie der artikularseitigen Oberfläche der RM wird durch die intraartikuläre Flüssigkeit verbessert (Hodler et al. 1992, Palmer et al. 1993). Eine Metaanalyse von De Jesus zeigt, dass die Sensitivität für partielle RM-Läsionen für die MRA bei 85,9 % und die Spezifität bei 96 % liegt, während die transmurale Ruptur in der MRA mit einer Sensitivität von 95,4 % und einer Spezifität von 98,9 % beurteilt werden kann (De Jesus et al. 2009). Obwohl einige Studien zeigen konnten, dass posteriore Labrumläsionen auch sonografisch beurteilbar sind, so ist die MRT die Methode der Wahl für die Abklärung von kapsuloligamentolabralen Läsionen. Die Sensitivität für die Diagnostik von Labrumläsionen liegt für die konventionelle MRT bei 83 % und kann mit intraartikulärer Kontrastmittelgabe auf 98 % erhöht werden. Beide Verfahren, die MRT und die MRA, weisen eine Spezifität von bis zu 100 % auf (Magee 2009).

Bei Verdacht auf Verletzungen der glenohumeralen Bänder – insbesondere bei einer Ruptur der Subscapularissehne und nach einer vorderen Schulterluxation – kommt die MRT zum Einsatz. Die MRA ermöglicht bei fraglicher Kapselruptur durch den Nachweis von extraartikulärem Kontrastmittel eine eindeutige Diagnose (► Abb. 2-40).

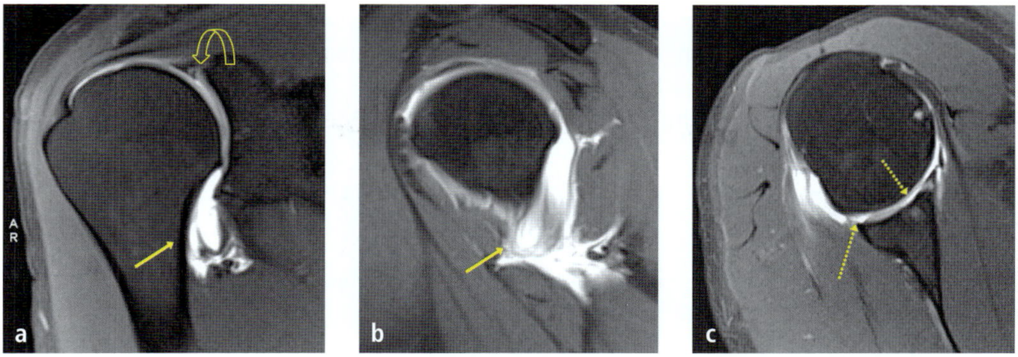

Abb. 2-40 MR-Arthrografie der rechten Schulter mit vorderer Mikroinstabilität. Die fettgesättigten T1-gewichteten Bilder zeigen eine Ruptur des hinteren inferioren glenohumeralen Ligaments (sowie der Gelenkskapsel mit extrakapsulärer Kontrastmittelansammlung). Ein intrinsisches Impingement mit posterosuperiorer Komponente bei Pseudolaxität wurde klinisch diagnostiziert.
a Paracoronale Aufnahme: Ruptur des hinteren inferioren glenohumeralen Ligaments (humeral avulsion of the glenohumeral ligament [HGL]-Läsion; gerader Pfeil), SLAP-Läsion (gebogener Pfeil), welche in eine Perthes-Läsion im mittleren Drittel des Glenoids übergeht
b Parasagittale Aufnahme: Ruptur des hinteren inferioren glenohumeralen Ligaments (Pfeil)
c Knorpelläsion am vorderen und hinteren Glenoidrand (gestrichelte Pfeile)

Liegt posttraumatisch ein Gelenkerguss vor, ist eine intraartikuläre Kontrastmittelinjektion unnötig, da der Erguss als natürlicher Arthrografie-Effekt wirkt.

Die Beurteilung des glenohumeralen Knorpelbelags sollte in der MRT vorgenommen werden. Bei speziellen Fragestellungen nach einer GLAD-Läsion (GLAD: glenolabral articular disruption) sind hochauflösende Knorpelsequenzen zu bevorzugen (► Abb. 2-41).

Die intravenöse Kontrastmittelinjektion ist bei der Frage nach Tumoren oder Infektionen indiziert.

Sequenzen

Für die native MRT empfiehlt sich ein Protokoll mit T1-gewichteten Sequenzen sowie T2- oder Protonendichte-(PD-)gewichteten, fettgesättigten Sequenzen in paracoronaler Ebene zur Scapula hin geneigt sowie parasagittale T2-gewichtete Sequenzen und axiale dünnschichtige Gradienten-Echo-Sequenzen für die Beurteilung des Knorpels, der Gelenkpfanne und der Sehnen der RM. In der axialen Sequenz sollte das AC-Gelenk mit abgebildet werden.

> **!** Ein Fallstrick für die Beurteilung der Supraspinatussehne ist der **Magic-Angle-Effekt**, der bei parallel zueinander gebündelten Strukturen wie der Sehne auftritt, wenn diese in einem Winkel von 55 Grad zum Hauptmagnetfeld verläuft.

Für die MR-Arthrografie werden vorzugsweise T1-gewichtete Sequenzen mit Fettunterdrückung in drei verschiedenen Ebenen empfohlen. Wurden vor der MRA keine nativen MRT-Bilder angefertigt, dann sollten eine PD-FS- oder STIR-Sequenz und eine T1-gewichtete Sequenz in paracoronaler Ebene in das Protokoll aufgenommen werden. Aus Erfahrung der Autorin ist die T1-gewichtete FS-Sequenz in ABER-Position sinnvoll, um die Frage nach einer artikularseitigen Supraspinatussehne, einer Verletzung des Bizepsankers mit angrenzender Labrumläsion oder nach Bankart-Varianten wie Perthes- oder ALPSA-Läsionen zu beantworten (► Abb. 2-42).

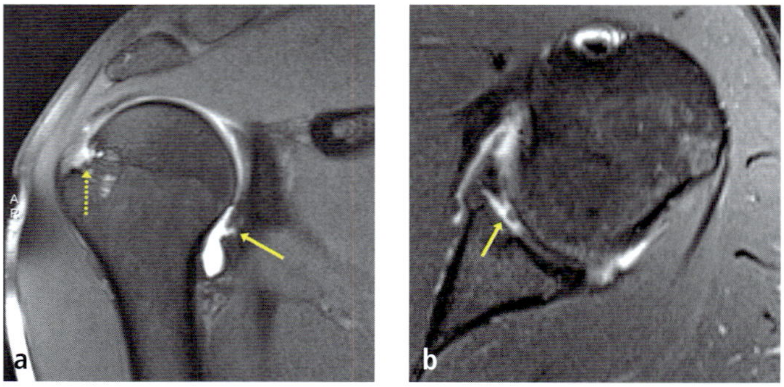

Abb. 2-41 GLAD-und PASTA-Läsion
a Dieser 26 Jahre alte Patient weist nach einem Skiunfall in der T1-gewichteten, fettunterdrückten paracoronalen MRT mit intraartikulärer Kontrastmittelinjektion einen posttraumatischen Knorpeldefekt am unteren Pfannenrand, angrenzend an das Labrum auf (durchgehender Pfeil). Zusätzlich liegt eine PASTA-Läsion vor (gestrichelter Pfeil in **a**).
b 54 Jahre alter Patient mit chronischem Gelenkerguss. In der protonengewichteten, fettunterdrückten Sequenz markiert sich der großflächige Knorpeldefekt am vorderen Pfannenrand (Pfeil in **b**). Der Gelenkerguss weist einen arthrografischen Effekt auf.

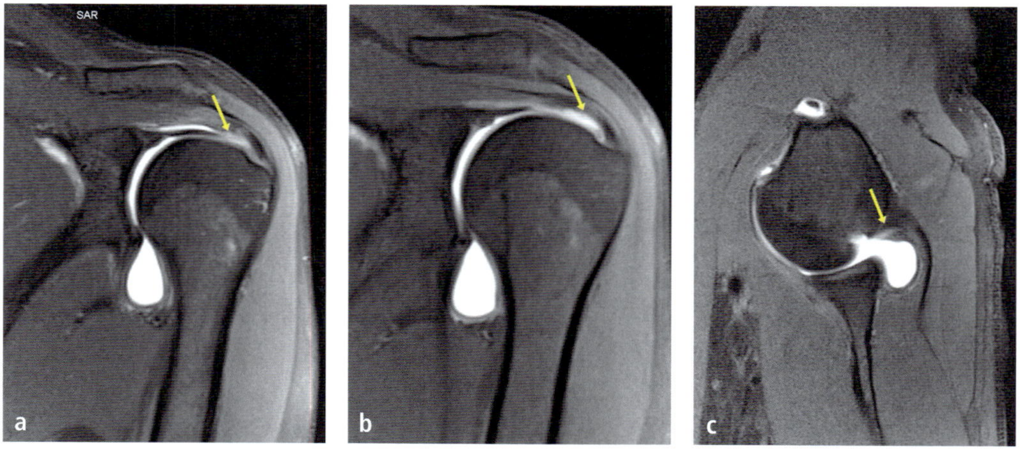

Abb. 2-42 3-Tesla-MR-Arthrografie der linken Schulter eines 31 Jahre alten Bodybuilders.
a Auf der paracoronalen protonengewichteten, fettunterdrückten Sequenz und
b auf der T1-gewichteten, fettunterdrückten Sequenz wurde eine insertionsnahe partialseitige Ruptur der Supraspinatussehne suspiziert (Pfeil in **a** und **b**)
c Diese bestätigte sich allerdings in der ABER-Position nicht (Pfeil)
Die genannten Sequenzen entsprechen signalreichen artikularseitigen Veränderungen einer mukoiden Degeneration.

2.2.5 Ultraschall

Der Ultraschall (US) erreicht durch die hohe Auflösung mit 14- bis 20-MHz-Schallköpfen im oberflächlichen Bereich eine sehr hohe Sensitivität und Spezifität für den Nachweis von Kalkdepots in der RM oder in der Bursa subacromialis/subdeltoidea und ist damit sogar dem Röntgen überlegen(► Abb. 2-43). Bereits »Präkalzifikationen« oder weiche Kalzifikationen können mit dem US als echoreiche Veränderungen erkannt werden, die jedoch aufgrund der zu geringen Dichte noch keine dorsale Schallauslöschung aufweisen und auch im Röntgen nur teilweise bei genauester Betrachtung nachweisbar sind. Die Doppler-Sonografie kann die mit der Schmerzsymptomatik korrelierende Neovaskularisation in der Umgebung der Kalkdepots beurteilen (Beggs 2011).

Das AC-Gelenk ist sonografisch aufgrund seiner oberflächlichen Lage gut zu beurteilen. Sowohl Bänder und Kapsel als auch Gelenksspalt sowie Osteophyten oder Erosionen oder Normvarianten, wie z. B. ein Os acromiale, sind beurteilbar.

In einer Kadaverstudie erzielte der US einen hohen negativen prädiktiven Wert und eine hohe Spezifität von 99 % für das hintere inferiore Labrum. Daraus ist zu schließen, dass ein sonografisch regelrecht erscheinendes Labrum mit hoher Sicherheit keinen Riss aufweist. Die Unterscheidung zwischen Degeneration und Labrumriss ist mit dem US nicht ausreichend möglich (Taljanovic et al. 2000). Aufgrund der unzureichenden Datenlage wird jedoch empfohlen, bei Verdacht auf Labrum- oder Kapselläsionen eine MRT-Abklärung, wenn möglich eine MRA, durchzuführen (Nazarian et al. 2013).

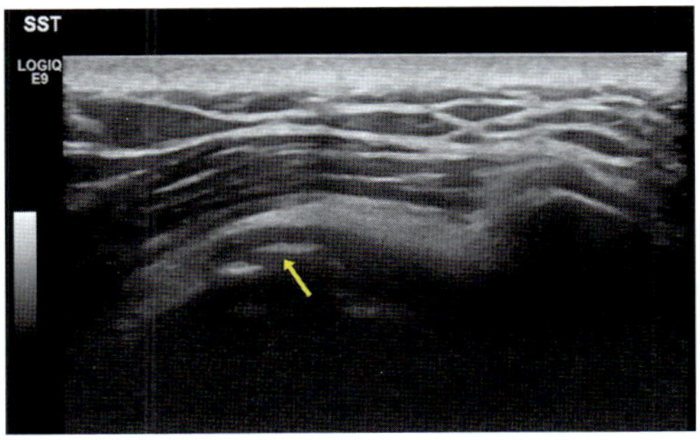

Abb. 2-43 Ultraschall-Längsschnitt durch die Supraspinatussehne. Das etwa 4 mm große Kalkdepot ist echoreich mit dorsaler Schallauslöschung intratendinös erkennbar (Pfeil).

Der US als dynamisches Verfahren unterstützt die klinische Untersuchung bei Verdacht auf Instabilität der Bizepssehne durch Funktionstests in Innen- und Außenrotation. Liegt eine Ruptur des Lig. transversum bzw. eine transmurale Ruptur des oberen Anteils der Subscapularissehne vor, dann luxiert die Bizepssehne in der Außenrotation nach medial. Pathognomonisch dafür ist das »**empty sulcus sign**«.

Impingement-Tests zur Beurteilung eines subacromialen Impingements durch den sonografischen Nachweis eines verringerten acromiohumeralen Abstands und einer vermehrten Flüssigkeitsansammlung in der subacromialen Bursa sind hilfreich. Eine Verdickung des coracoacromialen Bands als weitere Ursache eines externen Impingements ist ebenfalls im US gut darstellbar. Ebenso bei fraglichen Partialrupturen versus mukoider Degeneration der RM ist der US durch die dynamische Untersuchung in geübter Hand vorteilhaft. Laut Literatur weist der US eine Sensitivität von 66,7 % und eine Spezifität von 93,5 % für Partialrupturen auf (De Jesus et al. 2009). Ein wichtiges sekundäres Zeichen für eine transmurale Ruptur der RM ist eine Flüssigkeitsansammlung sowohl in der Bursa subacromialis/subdeltoidea als auch im glenohumeralen Gelenk. Diese Kombination von Flüssigkeitsansammlungen weist einen positiven prädiktiven Wert von 95 % und eine Spezifität von

99 % auf (Hollister et al. 1995). Ein weiteres sekundäres Zeichen für eine RM-Ruptur mit einem hohen prädiktiven Wert und einer Spezifität von 100 % ist eine Hyperostose an der Tuberositas majus und ein kombinierter Gelenkerguss (Jacobson et al. 2004).
Knöcherne Verletzungen sind im US durch die Darstellung von Impressionen der Corticalis (typische Hill-Sachs-Delle) oder durch Diskontinuität der Corticalis nachweisbar (► Abb. 2-44a, b). Entsprechend ist eine Aussage über dislozierte Frakturfragmente zwar möglich, auf das Röntgen bzw. bei komplexen Frakturen auf die CT kann jedoch in der Regel nicht verzichtet werden.

✘ Bedeutend ist der Einsatz des US für diagnostische und therapeutische Interventionen. Die Gelenkinfiltration für die MR- oder CT-Arthrografie ist ultraschallgezielt einfach durchführbar und ermöglicht die direkte Kontrolle der KM-Injektion.

Bei einer Tendinosis calcarea wird in einigen Institutionen das »Dry-Needling« oder eine Barbotage durchgeführt, um die Kalkdepots zu zerstoßen und herauszuspülen (Serafini et al. 2009). Einige Studien konnten zeigen, dass der intraoperative US die Auffindung der Kalkdepots wesentlich verbessert (Sabeti-Aschraf et al. 2010).

2.2.6 Indikationen zur Bildgebung bei speziellen Pathologien der Sportlerschulter

Pathologien der Rotatorenmanschette

Am häufigsten ist die Supraspinatussehne in ihrem Insertionsbereich – der Crescent-Zone oder Rim Rent – betroffen.
Es wird zwischen Partialrupturen und Full-Thickness-(transmurale)-Rupturen unterschieden (► Abb. 2-44d, h). Artikularseitige insertionsnahe Partialrupturen sind häufiger als bursaseitige Partialrupturen und betreffen in über 85 % der Fälle die Supraspinatussehne. Liegt eine transmurale Subscapularissehnenruptur mit Beteiligung des Lig. transversum vor, dann ist die Stabilität der Bizepssehne im Sulcus bicipitalis aufgehoben und die Sehne tendiert zu einer medialen Luxation in der Außenrotation der Schulter (► Abb. 2-46a, b). Bei einer transmuralen Ruptur der superioren Fasern der Subscapularissehne kommt es zu einer caudalen Luxation der Bizepssehne (► Abb. 2-47a, b). Die mediale Luxation kann sonografisch in der Funktionsüberprüfung bei Außenrotation bewiesen werden. In der MRT ist das »empty sulcus sign« auf der axialen Ebene nachweisbar (► Abb. 2-46a). Die Partialruptur des oberen Anteils des Subscapularissehne ist am besten in der parasagittalen Ebene erkennbar (► Abb. 2-47a).
Routinemäßig wird für die Primärdiagnostik bei der Frage nach einer RM-Pathologie das Röntgen eingesetzt (Nazarian et al. 2013). Zum einen weisen indirekte Zeichen wie corticale Irregularitäten am Tuberculum majus mit einer Sensitivität von 90 % und einem negativen prädiktiven Wert von 96 % auf eine Ruptur der RM hin (Wohlwend et al. 1998). Ein Humeruskopfhochstand wird als Ausdruck einer höhergradigen RM-Läsion gewertet (► Abb. 2-32a). Zum anderen werden Informationen über subacromiale oder acromioclaviculäre Osteophyten, AC-Gelenkarthrose oder ein Os acromiale gewonnen, die zu einem Impingement der RM führen können.
Für die weiterführende Diagnostik bei v. a. Verletzungen der RM ist der US für eine rasche Diagnose und weitere Therapieentscheidung hervorragend geeignet (► Abb. 2-39c). Eine transmurale Ruptur kann sonografisch mit einer Sensitivität von 92,3 % und einer Spezifität von 94,4 % diagnostiziert werden.

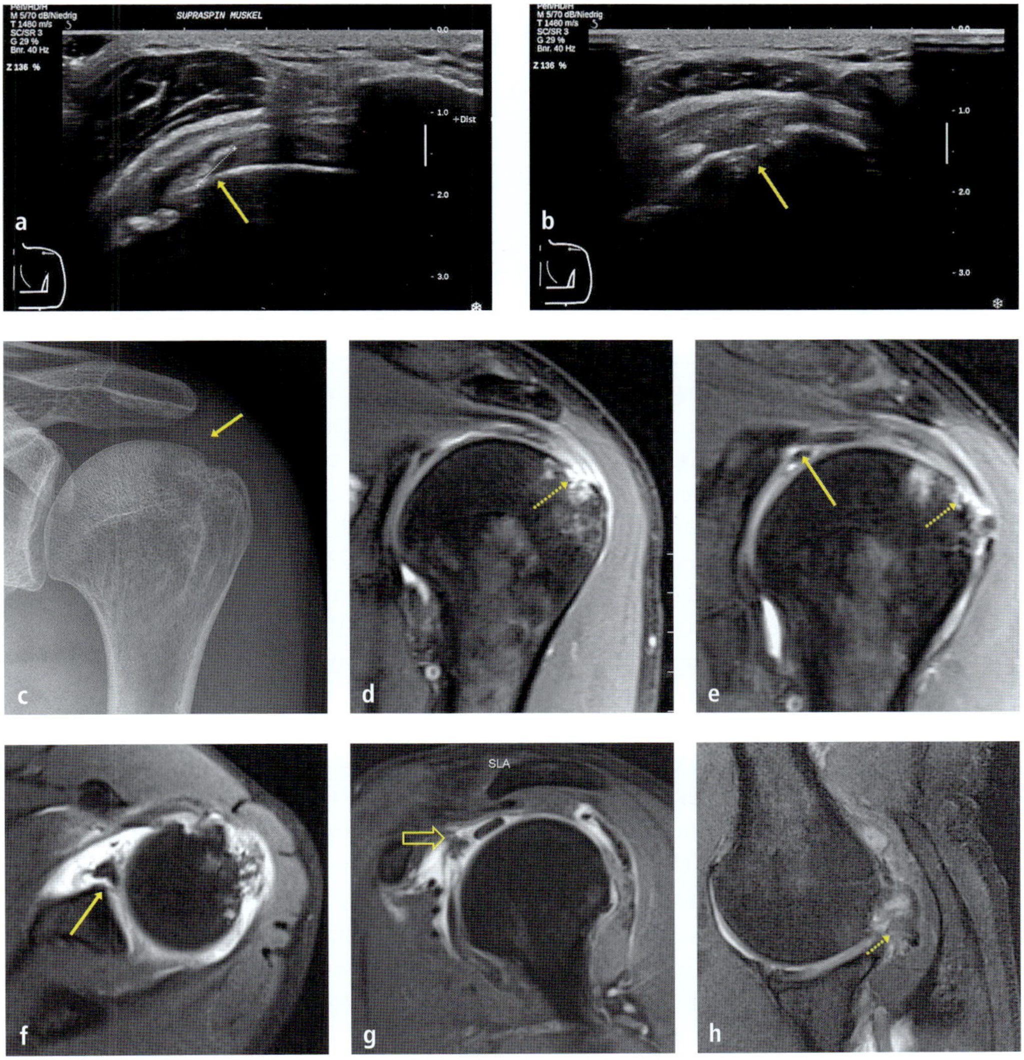

Abb. 2-44 42 Jahre alter Patient mit Unfall während des Wakeboardens

a Der Longitudinalschnitt im Ultraschall entlang der Supraspinatussehne rechts zeigt eine knöcherne, 6 mm große Knochenschuppe im Insertionsbereich der Sehne (Pfeil).

b Im Transversalschnitt des Tuberculum majus ist eine Diskontinuität der Corticalis erkennbar (Pfeil), die auf einen knöchernen Ausriss hinweist.

c Das korrespondierende anteroposteriore Röntgen zeigt den knöchernen Ausriss, der primär als fragliche Verkalkung der Sehne missinterpretiert wurde (Pfeil).

d u. **e** Paracoronale protonengewichtete fettunterdrückte Sequenz

f axiale,

g parasagittale und

h ABER-Position T1 mit Fettunterdrückung.

Die 3-Tesla-MR-Arthrografie des Wakeboarders zeigt eindrucksvoll die Avulsionsfraktur im Bereich der Supraspinatussehne (gestrichelte Pfeile in **d**, **e** u. **h**) im Sinne einer transmuralen Ruptur sowie eine Läsion des Rotatorenintervalls (offener Pfeil in **g**). Das anterosuperiore Labrum ist kontrastmittelumspült und vom Glenoid abgehoben (Pfeil in **e** u. **f**) und wurde auch arthroskopisch als SLAP-Läsion bestätigt.

Die Sensitivität beträgt für Partialrupturen 66,7 %, die Spezifität 93,5 % (De Jesus et al. 2009). Im Vergleich zur MRT ist die Auflösung des US höher und die Untersuchung für den Patienten angenehmer. Können die Schmerzen des Patienten mit dem US-Befund erklärt werden, ist keine weitere Diagnostik notwendig. Anzumerken ist jedoch, dass der Einsatz der MRT aufgrund der auftretenden Begleitverletzungen des kapsulolabroligamentären Komplexes bei RM-Läsionen dennoch in vielen Fällen gerechtfertigt ist (► Abb. 2-44d–h).

Für eine Abklärung der postoperativen Reruptur der RM weist der US eine Zuverlässigkeit von 89 % mit einer Sensitivität von 91 % und einer Spezifität von 86 % auf und ist somit als diagnostisches Verfahren empfehlenswert (Prickett et al. 2003).

Die CT-Arthrografie (CTA) spielt eine untergeordnete Rolle, da intratendinöse oder bursaseitige Partialrupturen der RM nicht erkannt werden können. Eine bedeutendere Rolle spielt die CTA jedoch bei der postoperativen Abklärung, da die Metallartefakte in der MRT die Beurteilung der Untersuchung deutlich einschränken können (Nazarian et al. 2013) (► Abb. 2-48a–c).

Die MR-Arthrografie ist bei artikularseitigen Partialrupturen der MRT und dem US eindeutig überlegen. Die MRA weist eine Zuverlässigkeit (accuracy) von 90 bis 98 %, eine Sensitivität von 95,4 % und eine Spezifität von 98,9 % für transmurale Rupturen bzw. eine Sensitivität von 85,9 % und eine Spezifität von 96 % für Partialrupturen auf (Stoppino et al. 2013, Waldt et al. 2007, De Jesus et al. 2009). Die MRA verbessert folglich die Sensitivität um mehr als 22 % und die Spezifität um 4,3 % für die Beurteilung von partiellen RM-Läsionen (De Jesus et al. 2009). Für das therapeutische Outcome nach kompletter Ruptur spielt es keine Rolle, ob nur eine geringe Retraktion der Sehnenstümpfe (< 1 cm), eine mittelgradige (1 bis 3 cm) oder eine höhergradige (> 3 cm) vorliegt. Dennoch sollte dies im radiologischen Befund erwähnt werden. Chronische Rupturen der RM sind mit einer Atrophie und fettigen Infiltration der Muskulatur assoziiert (Zanetti 1998, Waldt et al. 2007). Das Ausmaß der Muskelatrophie und insbesondere die Muskelverfettung sind laut verschiedenen Studien von Goutallier, Iannotti, Melado und Gerber ein Indikator für das postoperative Outcome nach Versorgung einer RM-Ruptur (Goutallier et al. 2006, Iannotti et al. 1996, Gerber u. Walch 2002, Mellado et al. 2005). In diesen Studien wird belegt, dass Patienten mit einer fettigen Infiltration/Degeneration der RM von mindestens 50 % (Stadium 3 und 4 nach Goutallier [Goutallier et al. 1994]) nicht von einer Versorgung der RM-Ruptur profitieren (Goutallier et al. 2010). Burkhart konnte jedoch widerlegen, dass auch bei einer fettigen Infiltration der Grade 3 und 4 eine Operation bei über 86 % der Patienten vorteilhaft ist (Burkhart et al. 2007). Die Einteilung von Goutallier wurde ursprünglich in der CT entwickelt, kann jedoch für die MRT genauso übernommen werden (► Tab. 2-1).

Eine weitere von Zanetti publizierte Methode zur Beurteilung der Muskelatrophie des

Tab. 2-1 Einteilung der RM-Läsionen nach Goutallier (Goutallier et al. 2010)

Grad	Beschreibung
	normale Muskulatur
1	vereinzelte streifige intramuskuläre Verfettungen
2	Fettmasse < Muskelmasse
3	Fettmasse = Muskelmasse
4	Fettmasse > Muskelmasse

M. supraspinatus ist das **Tangentenzeichen**. Diese Methode berücksichtigt allerdings nicht die Muskelverfettung (Zanetti et al. 1998). Auf den parasagittalen MRT-Sequenzen wird eine Gerade zwischen dem höchsten Punkt des Coracoids und der Spina scapulae gelegt. Diese wird als Tangente in Bezug auf den M. supraspinatus verwendet. Reicht dieser bogenförmig über die Tangente hinaus, liegt ein regelrechtes Muskelvolumen vor (► Abb. 2-45).

Im Vergleich zu Röntgen und US sind Verkalkungen aufgrund der Signalauslöschungen in der MRT deutlich schlechter nachweisbar. Gradientenechosequenzen sind zwar durch eine Verstärkung der Signalaus-

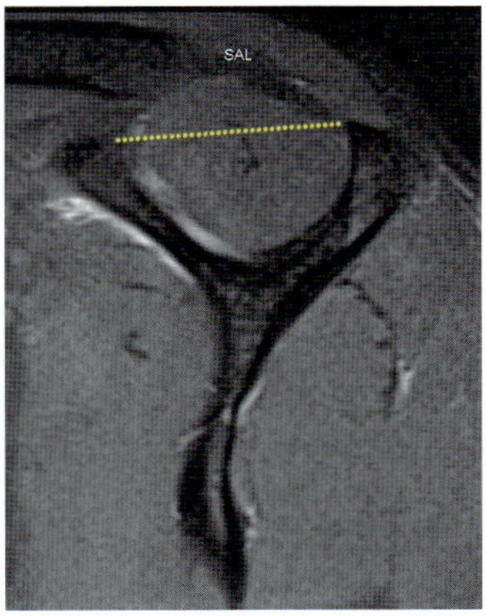

Abb. 2-45 Auf der parasagittalen Ebene kann in der CT und MRT eine Verbindung zwischen Coracoid und der Spina scapulae gezogen werden, die als Tangente zum Muskelbauch des M. supraspinatus dient. Bei regelrechter Muskelausbildung sollte der Muskelbauch über die Tangente hinausragen wie in diesem Beispiel.

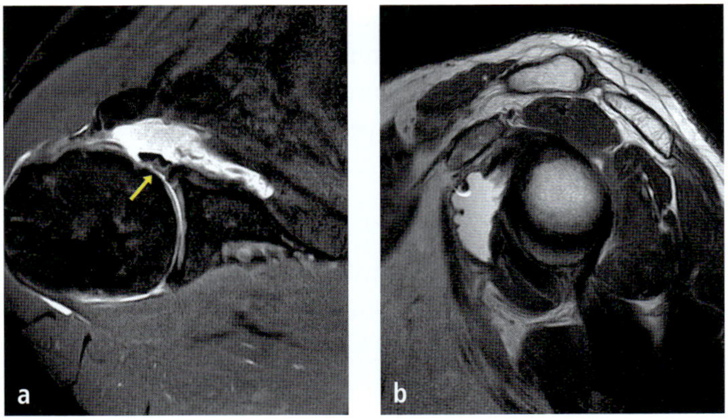

Abb. 2-46 3-Tesla-MRT eines 52 Jahre alten Boxers
a Die axiale protonengewichtete Sequenz zeigt die komplette Ruptur der Subscapularissehne mit entsprechender medialer Luxation der Bizepssehne (Pfeil) in der Außenrotationsstellung.
b Auf der parasagittalen T2-gewichteten Sequenz fehlen > 50 % des M. subscapularis im superioren Anteil. Der Recessus retrocoracoidalis ist flüssigkeitsgefüllt.

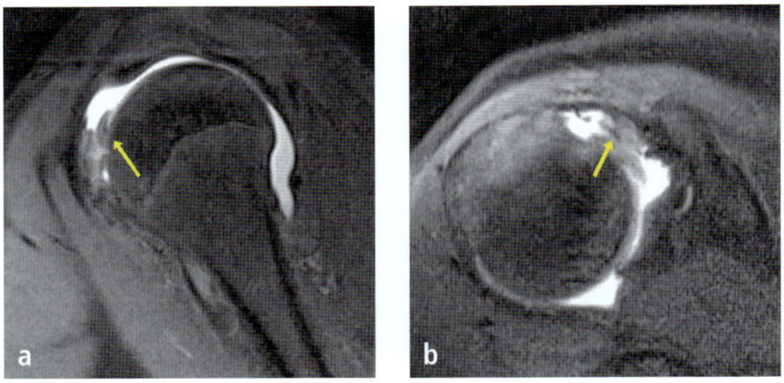

Abb. 2-47 Parasagittale T1-gewichtete fettunterdrückte Sequenz
a Mit transmuraler Ruptur der Subscapularissehne im superioren Anteil und konsekutiver Caudalverlagerung der Bizepssehne (Pfeil) sowie
b medialer Luxation der Bizepssehne auf der axialen Sequenz (Pfeil).

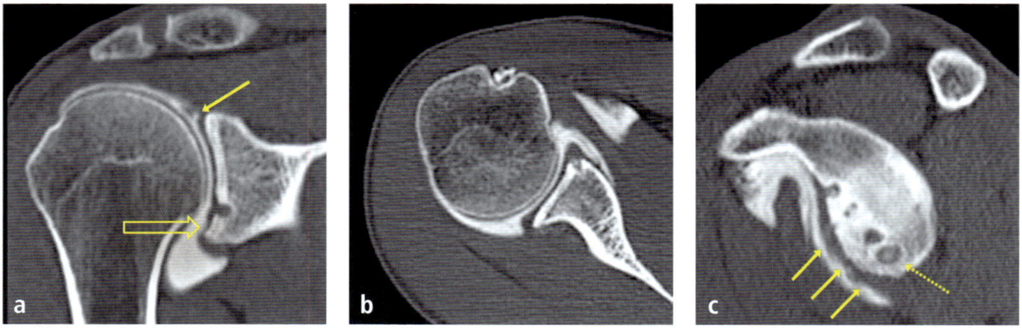

Abb. 2-48 CT-Arthrografie. Reformation bei Z.n. Bankart-Operation
a Paracoronal **b** Axial **c** Parasagittal
Die bioresorbierbaren Schrauben sind noch nicht vollständig resorbiert (gestrichelter Pfeil in **c**). Das anteroinferiore Labrum weist oberflächliche Defekte auf (durchgezogene Pfeile in **c**), ist jedoch nicht vom Pfannenrand abgehoben. Knorpeldefekt am inferioren Pfannenanteil (offener Pfeil in **a**). Nebenbefundlich zeigt sich ein sublabraler Recessus (dünner Pfeil in **a**).

löschungen der Verkalkungen sensitiver, allerdings kann die Differenzierung zwischen postoperativen/postarthroskopischen Metallartefakten und den Signalauslöschungen durch die Kalkdepots zu einem diagnostischen Dilemma führen. Hilfreich ist in solchen Fällen die Korrelation mit dem Röntgen- oder Ultraschallbefund (► Abb. 2-43).

Externes Impingement

Das externe Impingement wird in das subacromiale (Outlet-Impingement) und in das subcoracoidale Impingement eingeteilt.

Subacromiales Impingement

Das subacromiale Impingement, das für 44 bis 65 % des Schulterschmerzes (Painful arc) verantwortlich ist, wurde von Neer als Kompression subacromialer Strukturen, insbesondere eine Kompression des distalen Anteils der vorderen Fasern der Supraspinatussehne meistens gegen den vorderen Anteil des Acromions oder gegen das coracoacromiale Band, gegen subacromiale Osteophyten (Neer-Osteophyten) und/oder gegen das AC-Gelenk beschrieben. Typischerweise treten im Rahmen des externen subacromialen Impingements die sogenannten **Rim-Rent-Tears** der Supraspinatussehne auf (► Abb. 2-41a, b). Die distalen Anteile der Supraspinatussehne sind aufgrund der Minderperfusion besonders vulnerabel. Partialrupturen der distalen Supraspinatussehne an der Footprintstelle sind häufiger artikularseitig lokalisiert und werden auch **PASTA-Läsionen** (PASTA: partial articular-sided tendon avulsion tear) genannt (Snyder et al. 1991, Campbell u. Dunn 2008). Nach Neer wird das subacromiale Impingement in drei verschiedene Stadien, bezogen auf Ätiologie und Alter der Patienten, unterteilt (Neer 1983):

- Im ersten, reversiblen Stadium treten Ödeme und Einblutungen in die subacromiale Bursa auf, häufig bei unter 25-Jährigen,
- das zweite, irreversible Stadium ist durch Fibrose und Tendinose der RM bei den 25- bis 40-Jährigen charakterisiert,
- während es im dritten Stadium zu Rupturen der RM durch Spornbildung am Acromion gehäuft bei über 40-Jährigen kommt.

Bigliani stellte fest, dass die **Form des Acromions** ebenfalls entscheidend für ein subacromiales Impingement ist. Der hakenförmige Typ C des Acromions führt am häufigsten zur Impingementsymptomatik (Bigliani u. April 1986) (► Abb. 2-32d). Neben diesen Ursachen beschrieb Habermeyer weitere Faktoren: eine Hypertrophie der RM oder eine inkompetente RM, die als Folge bei Außenrotation und Abduktion zwischen 60 und 120 Grad gegen das Acromion stößt und zu einem schmerzhaften Impingement führt (Painful arc) (Habermeyer 1989, Neer 1983).

Subcoracoidales Impingement

Das subcoracoidale Impingement wird unterschiedlich diskutiert. Le Huc und Dumontier warfen die Hypothese auf, dass durch eine anteriore Subluxation des Humeruskopfs eine Kompression des Bizeps-Pulleys (Synonym: Rotatorenintervall) und der Subscapularissehne zwischen dem Humeruskopf, dem coracoacromialen Band und dem Coracoid verursacht wird. Die Läsionen der artikularseitigen Anteile der Subscapularissehne sind jedoch laut Gerber daraus nicht erklärbar. In der CT und MRT sind auf den axialen Schichten ein deutlich reduzierter coracohumeraler Abstand (Normwert: > 9 mm in Neutralstellung; > 6,7 mm in Adduktion) und eine Läsion der Subscapularissehne nachweisbar. Klinisch kann der Impingementschmerz durch eine Elevation, Adduktion und Innenrotation ausgelöst werden.

Risikofaktoren für das subcoracoidale Impingement sind posttraumatische Veränderungen des Coracoids, ein ausgeprägter, nach lateral reichender Proc. coracoideus oder eine vorausgegangene hintere Kapselraffung mit Innenrotationsdefizit. Bei Verdacht auf ein subcoracoidales Impingement ist die Lagerung der Schulter in Innenrotation vorteilhaft, um den reduzierten coracohumeralen Abstand zu demonstrieren.

Schulterinstabilitäten

Matsen teilte ursprünglich die Schulterinstabilitäten in atraumatische und traumatische Instabilitäten ein (Matsen et al. 1994). Neben der atraumatischen multidirektionalen, meist bilateralen Instabilität, die zunächst durch eine konservative Rehabilitation behandelt und sekundär durch einen inferioren Kaspelshift versorgt wird (AMBRII) (► Abb. 2-49), treten bei Sportlern

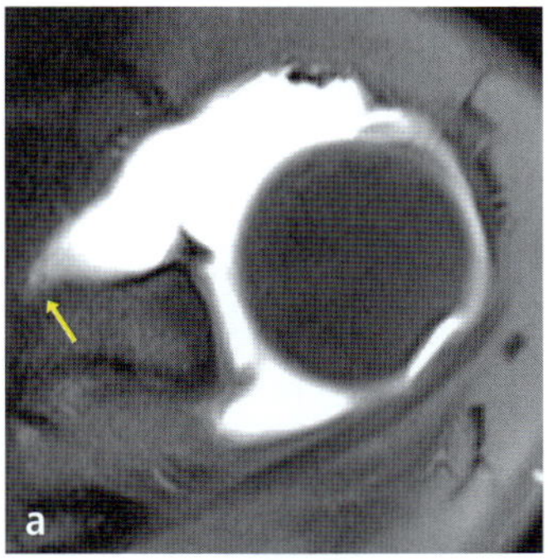

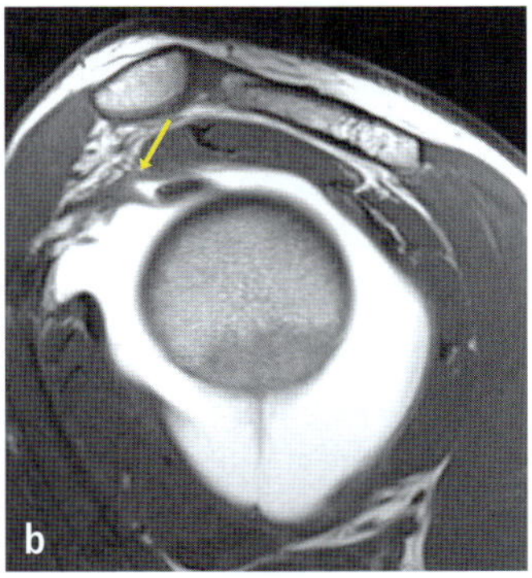

Abb. 2-49 AMBRII: 26 Jahre alte Leistungsschwimmerin mit chronischer Schulterinstabilität.
a 3-Tesla-MR-Arthrografie T1FS axial
b Parasagittal
In diesem Fall wurden etwa 25 ml Kontrastmittel in das glenohumerale Gelenk injiziert. Die Kapsel ist extrem voluminös und setzt etwa 3 cm distal des Glenoids am Scapulahals an (Pfeil in **a**). Der Bizeps-Pulley ist intakt (Pfeil in **b**). Diese multidirektionale atraumatische Schulterinstabilität wurde konservativ mit gezielter Physiotherapie behandelt.

traumatische unidirektionale Instabilitäten auf, begleitet von einem Bankart-Defekt und guten Erfolgen nach operativer Versorgung (TUBS).
Neben dem singulären Trauma des Sportlers kommt es, insbesondere bei »Überkopf«-Sportarten, gehäuft zu repetitiven Mikrotraumata, die wiederum zu den posterosuperioren oder anterosuperioren Impingements durch Mikroinstabilitäten führen.

Mikroinstabilitäten: inneres Impingement

Die Domäne in der Abklärung von Schulterinstabilitäten ist die MRA. Die KM-Injektion ermöglicht eine bessere Abgrenzbarkeit des Labrums, der Bänder und der Kapsel, die sämtlich eine wesentliche Rolle bezüglich der internen Stabilität des Humeruskopfs in der Gelenkpfanne spielen. Die beiden wichtigsten inneren Impingementtypen sind das **posterosuperiore Impingement (PSI)** und das **anterosuperiore Impingement (ASI)**. Bei den »Überkopf«-Sportarten tritt durch die extreme Außenrotation und gleichzeitige Abduktion der Schulter das posterosuperiore Impingement auf. Die Mikroinstabilitäten werden durch Überdehnungen der vorderen Schultergelenkskapsel bei extremer Außenrotations- und Abduktionsstellung sowie durch einen »Peel-back«-Mechanismus (► Posterosuperiores Impingement) verursacht.

Posterosuperiores Impingement

Walch beschrieb 1992 zum ersten Mal das posterosuperiore Impingement als Ausdruck eines Konflikts zwischen den posterioren Anteilen der Supraspinatussehne und der Infraspinatussehne zum posterosuperioren Labrum des Glenoids (Walch et al. 1992). Dieser Konflikt wird durch die ABER-Position hervorgerufen, die naturgemäß zu einer Kompression des Tuberculum majus mit den artikularseitigen Anteilen der Supra- und Infraspinatussehne im Insertionsbereich gegen Pfannenrand und Labrum führt.
Dieses Konzept wurde von Jobe weiterentwickelt, der als Ursache die repetitiven Mikrotraumata durch eine forcierte ABER-Position bei »Überkopf«-Sportlern beschrieb. Laut Jobe entsteht als Folge des PSI eine Überdehnung der vorderen Gelenkskapsel, was wiederum zu einer vorderen Mikroinstabilität führen dürfte (Jobe 1995).
Burkhardt und Morgan dagegen entwickelten ein Konzept des **»Peel-back«-Mechanismus** (Burkhardt u. Morgan 1998). Durch die wiederholende Belastung auf das posteriore inferiore glenohumerale Band verkürzt und verdickt sich dieses, was einerseits zu einem Defizit der Innenrotation (GIRD) führt und andererseits den Humeruskopf nach posterosuperior zieht. Folglich steht der Humeruskopf asymmetrisch in der Gelenkpfanne und ermöglicht durch die posterosuperiore Verlagerung eine Laxität der vorderen Gelenkskapsel. Die Außenrotation wird dadurch erweitert. Für Schwimmer und »Überkopf«-Sportler ist der größere Bewegungsumfang der Schulter von Vorteil. Die typischen daraus resultierenden Verletzungen sind artikularseitige Partialrupturen des posterioren Anteils der Supraspinatussehne und Verletzungen des superioren Labrum (SLAP II) (► Abb. 2-50). Eine assoziierte Pathologie bei »Überkopf«-Sportlern ist in diesem Kontext die Bennett-Läsion, eine Verkalkung des posteroinferioren Labrums.

Anterosuperiores Impingement

Das anterosuperiore Impingement (ASI, gehäuft bei Schwimmern) wird als eine Form des intrinsischen Impingements klassifiziert, die bei horizontaler Adduktion und Innenrotation ausgelöst wird. In dieser Position kommt es zu einer Einklemmung des

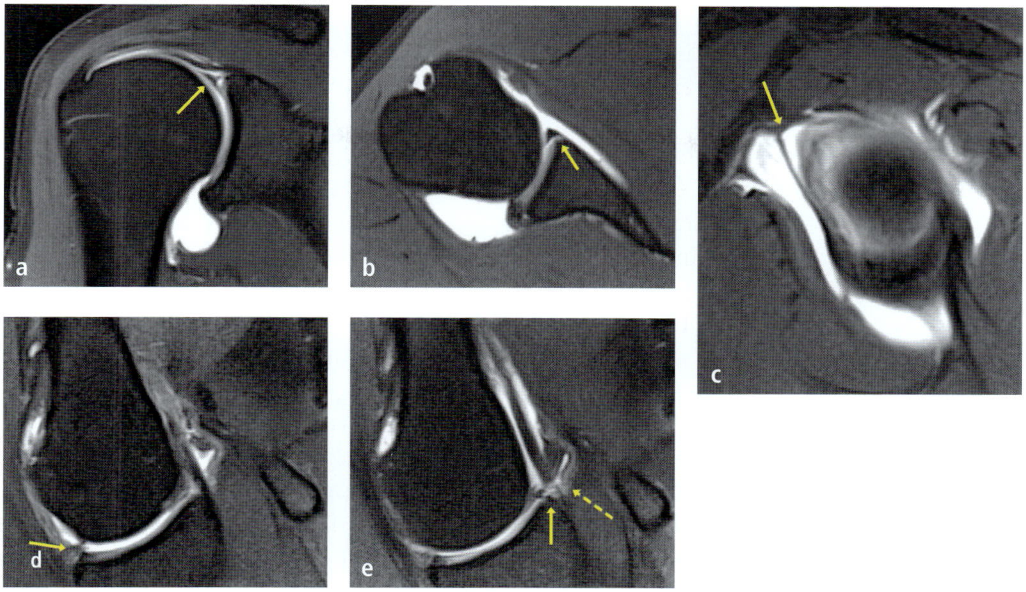

Abb. 2-50 Posterosuperiores Impingement: MR-Arthrografie eines 35 Jahre alten Leistungsschwimmers mit hinteren Schulterschmerzen. T1-gewichtete, fettunterdrückte Sequenzen:
a Paracoronal **b** Axial
c Parasagittal **d** u. **e** in ABER-Position
Das Labrum ist als Korbhenkel verlagert (SLAP III) (Pfeil in **a–c**, **e**), der Bizepsanker imponiert intakt. Die MR-Bilder in ABER-Position (**d–e**) zeigen die »Kissing Lesions«: Einriss des posterosuperioren Labrums (durchgezogener Pfeil in **e**) und artikularseitige Partialruptur (gestrichelter Pfeil in **e**) des posterioren Anteils der Supraspinatussehne und des anterioren Anteils der Infraspinatussehne, was im Zusammenhang mit dem posterosuperioren Impingement zu werten ist. Wie bei den »Überkopf«-Sportarten findet beim Kraularmzug eine Belastung in ABER-Position statt. Die vordere Kapsel ist überdehnt und das hintere glenohumerale Band verdickt (Pfeil in **d**).

Bizeps-Pulleys und der Subscapularissehne gegen den anterosuperioren Anteil des Glenoids (Schueller-Weidekamm 2012).
Bei repetitiver und forcierter Krafteinwirkung entstehen Einrisse der artikularseitigen Subscapularissehne und Partialrupturen des vorderen Anteils der Supraspinatussehne sowie Läsionen der Bizeps-Pulleys und gelegentlich SLAP-Läsionen (► Abb. 2-51). Dies kann eine Instabilität der Bizepssehne mit medialer Subluxation verursachen und die anterosuperiore Translation des Humeruskopfs bewirken. Ob das ASI eine Folge des destabilisierenden Effekts aufgrund einer Pulley-Läsion oder RM-Verletzung ist, wie von Habermeyer postuliert wird, oder ob die Verletzungen der genannten Strukturen durch die Mikroinstabilität auftreten, wie von Gerber und Sebesta vermutet, ist noch nicht gänzlich geklärt (Habermeyer et al. 2004, Gerber u. Sebesta 2000). Tatsache ist, dass die Verletzungen der stabilisierenden Strukturen durch das ASI verstärkt werden. Wie bereits erwähnt, können die Partialrupturen der RM sowohl sonografisch als auch in der MRT abgeklärt werden. Die Bizeps-Pulley-Verletzungen können im US allerdings nur indirekt durch den Nachweis

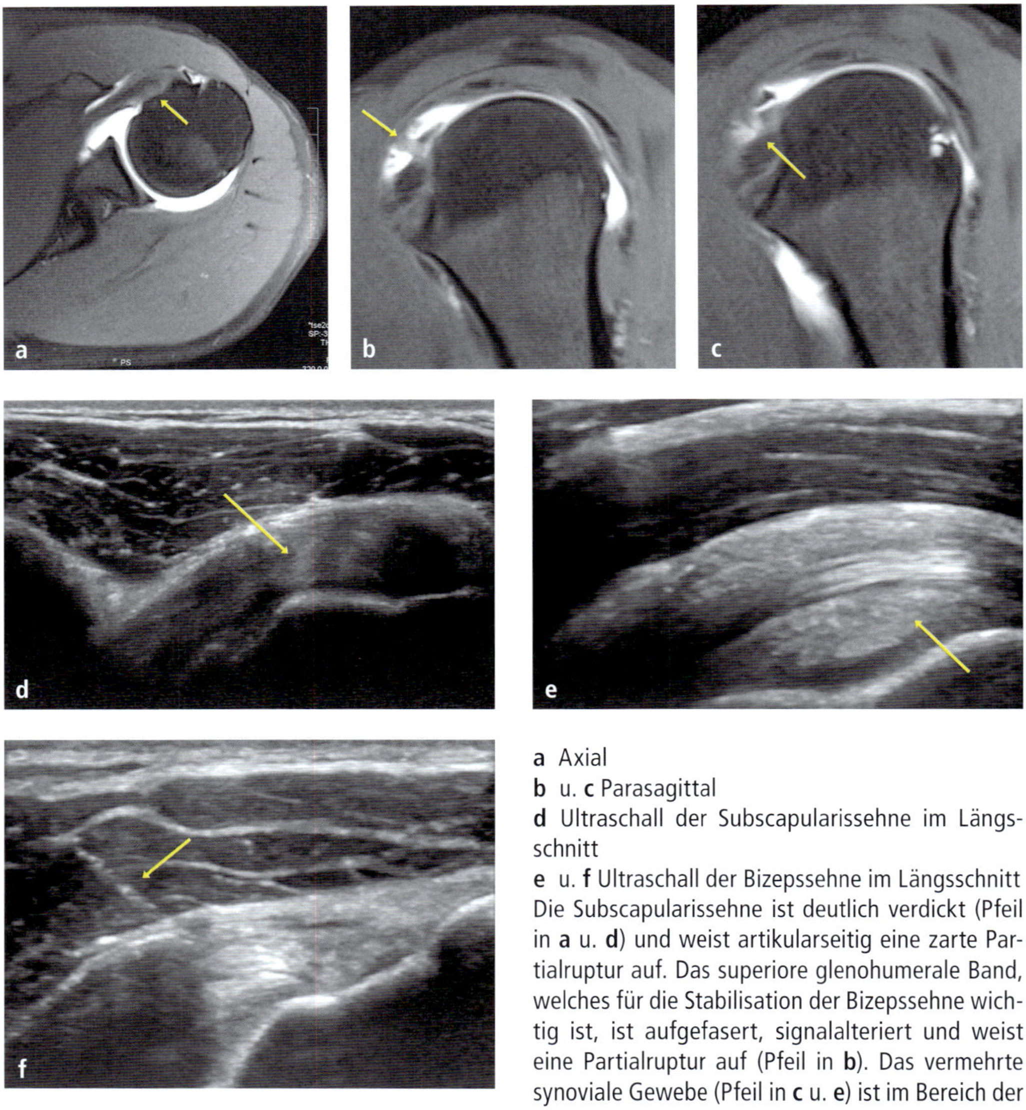

Abb. 2-51 Anterosuperiores Impingement: MR-Arthrografie einer 24 Jahre alten Leistungsschwimmerin mit vorderen Schulterschmerzen. T1-gewichtete, fettunterdrückte Sequenzen:

a Axial
b u. **c** Parasagittal
d Ultraschall der Subscapularissehne im Längsschnitt
e u. **f** Ultraschall der Bizepssehne im Längsschnitt
Die Subscapularissehne ist deutlich verdickt (Pfeil in **a** u. **d**) und weist artikularseitig eine zarte Partialruptur auf. Das superiore glenohumerale Band, welches für die Stabilisation der Bizepssehne wichtig ist, ist aufgefasert, signalalteriert und weist eine Partialruptur auf (Pfeil in **b**). Das vermehrte synoviale Gewebe (Pfeil in **c** u. **e**) ist im Bereich der Bizepssehne sonografisch nachweisbar. Nach peritendinöser Infiltration in den Sulcus bicipitalis (Pfeil in **f** deutet auf die Nadelspitze hin) zeigte sich eine deutliche klinische Besserung der Beschwerden.

der instabilen Bizepssehne in der Funktionsüberprüfung nachgewiesen werden. Die MR-Arthrografie ist die Methode der Wahl für den Nachweis einer Bizeps-Pulley-Verletzung. Penetriert das intraartikulär injizierte KM durch das Bizeps-Pulley in die Bursa subacromialis/subdeltoidea, dann ist dies, vorausgesetzt die RM ist intakt, als pathognomonisches Zeichen für eine komplette Pulley-Läsion zu werten (► Abb. 2-52).

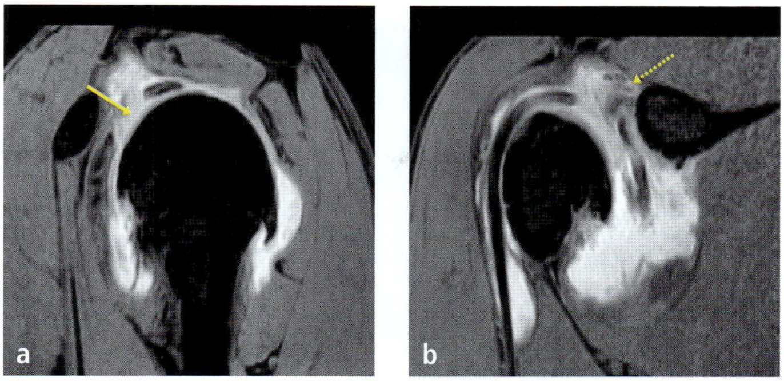

Abb. 2-52 MR-Arthrografie der rechten Schulter mit parasagittalen und paracoronalen fettgesättigten T1-gewichteten Sequenzen.
a Anterosuperiores Impingement mit Verletzung des Rotatorenintervalls (Pfeil)
b Verletzung des Bizepsankers bei SLAP-Läsion (Pfeil).

Posttraumatische Schulterinstabilität

Die posttraumatische Schulterinstabilität nach einem singulären Trauma ist assoziiert mit Verletzungen des Glenoids, des Humeruskopfs oder des kapsulolabroligamentären Komplexes. Die für die Stabilität der Schulter wichtigen paarigen inferioren glenohumeralen Bänder weisen einen »hängemattеartigen« Verlauf auf und werden daher im englischen »hammock« genannt. Das **J-Zeichen** weist auf der paracoronalen Sequenz auf eine humeralseitige Ruptur des sonst wie ein »U« geformten inferioren glenohumeralen Bands hin (HAGL = humeral avulsion of glenohumeral ligament) (► Abb. 2-40a–c).

Frozen Shoulder

Der Ausdruck Frozen Shoulder (von Codman 1934 erstmals verwendet) beschreibt die klinischen Symptome schleichender Schmerzen mit deutlicher Einschränkung der aktiven und passiven Elevation und Außenrotation. Neben vielen verschiedenen Ursachen kann die Frozen Shoulder auch posttraumatisch oder postoperativ entstehen. In der MRT sind die typischen Veränderungen der Frozen Shoulder oder adhäsiven Kapsulitis am besten auf den parasagittalen Sequenzen beurteilbar (► Abb. 2-53). Das retrocoracoidale Fettdreieck ist durch vermehrtes synoviales oder entzündliches Gewebe teilweise oder komplett verstrichen. Des Weiteren zeigte Mengiardi, dass ein verdicktes coracohumerales Band und eine Kapselverdickung im Bereich des Bizeps-Pulley sowie ein verdicktes inferiores glenohumerales Ligament charakteristische Zeichen für die Frozen Shoulder sind (Mengiardi 2004).

Verletzungen des Acromioclaviculargelenks

Osteophyten und Auftreibungen des Kapsel-Band-Apparats sind häufige Veränderungen bei älteren Sportlern. Bei Zerrungen der superioren Kapsel und des Bands ist im US eine Auftreibung und Kapseldistension durch das Hämatom oder den Erguss nachweisbar. Bei Rissen der RM kann durch die hindurchtretende Flüssigkeit aus der Bursa subacromialis/subdeltoidea in das AC-Gelenk ein Ganglion des AC-Gelenks entstehen. Dieses Phänomen wird **Geyser-Zeichen** genannt (Blankstein et al. 2005). Der Discus kann sonografisch im oberflächlichen Bereich als echoärmere Struktur abgegrenzt werden. Für die genauere Beurteilung nach AC-Gelenkverletzungen eignet sich die MRT mit einer oberflächlichen Spule und hochauflösenden Sequenzen. Die paracoronale Ebene sollte für die MRT-Sequenzen gewählt werden, um die coracoclaviculären und -acromialen Bänder darzustellen (► Abb. 2-54). Im Röntgen wird das AC-Gelenk am suffizientesten mit der Zanca-Aufnahme beurteilt. Bei chronischem Trauma können ggf. Aufnahmen mit 5 kg Belastung und mit Seitenvergleich angefertigt werden.

Normvarianten und Labrumläsionen

Normvarianten und SLAP-Läsionen

Um eine korrekte Diagnose einer anterosuperioren Labrumläsion zu stellen, müssen die Normvarianten bekannt sein (Rhee et al. 2012). Der in etwa 75 % der Fälle vorkommende sublabrale Recessus oder Sulcus liegt

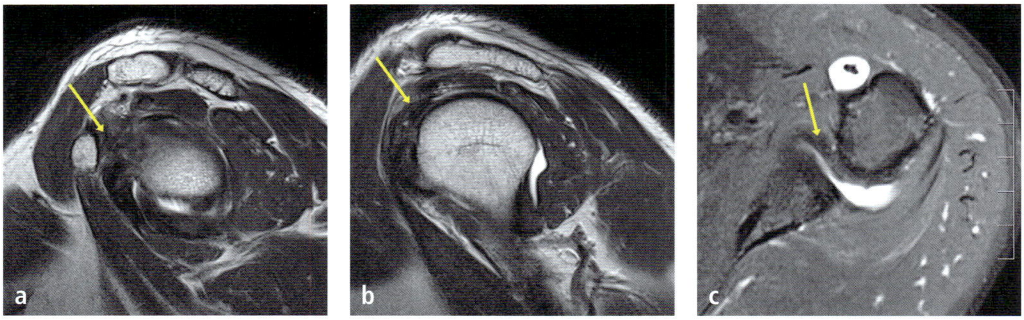

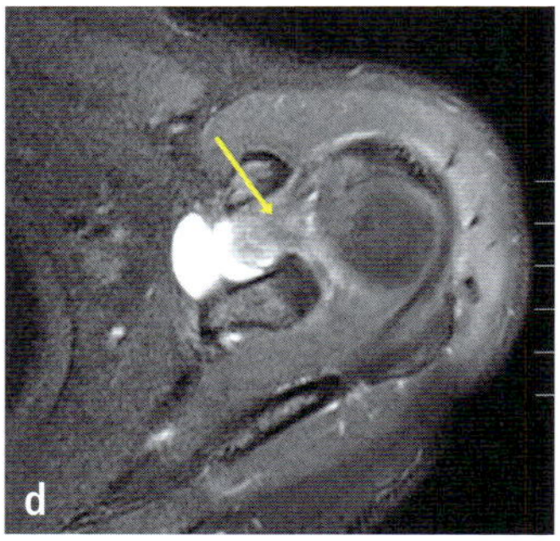

Abb. 2-53 Frozen Shoulder: 53 Jahre alter Patient mit deutlicher Bewegungseinschränkung der Schulter und Nachtschmerz
a u. **b** 3-Tesla-MRT mit parasagittaler T2-gewichteter Sequenz. Diese zeigt das vermehrte synoviale Gewebe mit entsprechend komplett verstrichenem retrocoracoidalem Fettgewebe (Pfeil in **a** u. **b**).
c u. **d** 3-Tesla-MRT mit axialer protonengewichteter, fettunterdrückter Sequenz. Das vermehrte synoviale Gewebe umgibt die lange Bizepssehne (Pfeil in **d**). Das untere glenohumerale anteriore Band ist verdickt (Pfeil in **c**).

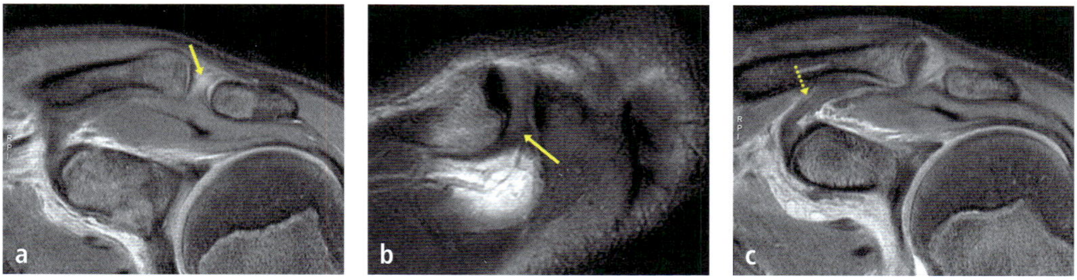

Abb. 2-54 3-Tesla-MRT des AC-Gelenks bei einem 15 Jahre alten Mountainbiker nach Sturz vom Rad
a u. **c** Paracoronale protonengewichtete fettunterdrückte Sequenz
b Axiale T2-gewichtete Sequenz. Die coracoclaviculären Bänder sind intakt (gestrichelter Pfeil in **c**). Der Gelenksspalt ist erweitert und der sonst signalärmere Discus nur noch rudimentär abgrenzbar (Pfeil in **a** u. **b**).

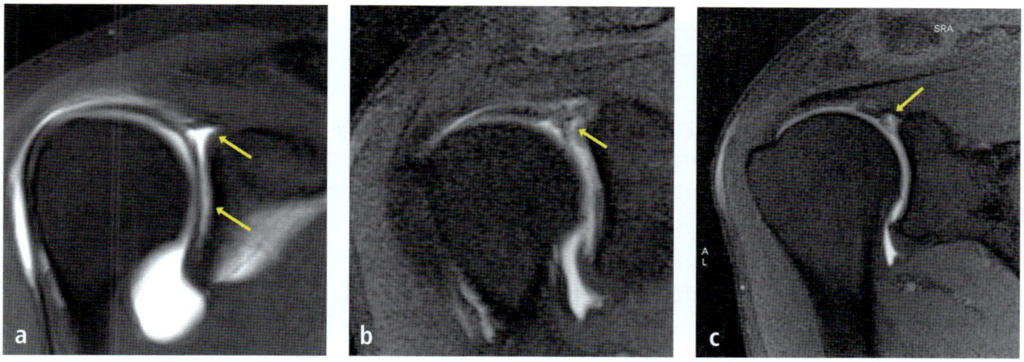

Abb. 2-55 Paracoronale fettunterdrückte T1-gewichtete Sequenz der MR-Arthrografie.
a Tiefer sublabraler Recessus von der 12-Uhr- bis zur 3-Uhr-Position (Pfeile in **a**). Das Labrum ist glatt begrenzt und von regelrechter Signalintensität.
b u. **c** Im Gegensatz dazu zeigt sich bei dem 32 Jahre alten Patienten das Labrum deutlich signalalteriert mit einem anterosuperioren Einriss bis in den Bizepsanker reichend (SLAP II) (Pfeil in **b** u. **c**).

zwischen der 10-Uhr- und 2-Uhr-Position und verläuft direkt entlang des glenoidalen Knorpelbelags nach medial und vertikal. Die SLAP-Läsion ist von dem sublabralen Recessus durch die eher nach lateral und horizontal reichende, meistens etwas unscharf irregulär verlaufende Signalalteration nachweisbar, die sich je nach Typ in den Bizepssehnenanker ausdehnt (SLAP-Typen II und IV) (► Abb. 2-44e, f, h, ► Abb. 2-55b, c) oder das Labrum wie ein Korbhenkel nach lateral verlagert (SLAP-Typ III) (► Abb. 2-50a–e). Eine Signalsteigerung nach posterior in das hintere Drittel des superioren Labrums weist eine Sensitivität von 54 % und eine Spezifität von 74 % in der konventionellen MRT bzw. von 69 % und 54 % in der MRA für eine SLAP-Läsion auf (Tuite et al. 2005). Eine doppelte lineare Signalsteigerung weist auf das Vorliegen eines sublabralen Recessus und einer gleichzeitigen SLAP-Läsion hin. Ganglien sind mit Labrumrissen oder Degenerationen assoziiert und können in der Differenzierung zwischen Labrumriss oder Normvariante weiterhelfen.

Mit einer Prävalenz von 7 bis 17 % ist das sublabrale Foramen oder »sublabral hole« eine weitere häufige Variante des Labrums. Das Labrum ist von der 12-Uhr- bis zur 3-Uhr-Position vom Glenoid abgelöst (► Abb. 2-55a) und kann isoliert oder in Kombination mit dem sublabralen Recessus, der nur in der 12-Uhr-Position direkt am Bizepsanker aufgefunden wird, vorkommen.

Glenohumerale Bänder

Eine große Variabilität besteht für die glenohumeralen Bänder. Das superiore glenohumerale Band entspringt am anterosuperioren Labrum oder gemeinsam mit der Bizepssehne vom supraglenoidalen Tuberkel oder gemeinsam mit dem mittleren glenohumeralen Band. Das mittlere glenohumerale Band kann in 20 bis 30 % der Fälle fehlen. Der Ursprung des mittleren glenohumeralen Bands ist variabel. Es entspringt entweder vom anterosuperioren Labrum, vom Scapulahals, von der Bizepssehne oder vom superioren bzw. inferioren glenohumeralen Band und inseriert am Tuberculum minus. Bei einer strangförmigen Verdickung des mittleren glenohumeralen Bands ist darauf zu achten, ob das anterosuperiore Labrum nachweisbar ist. In bis zu 6,5 % der Fälle liegt ein Buford-Komplex vor, der durch ein verdicktes mittleres glenohumerales Band und ein fehlendes anterosuperiores Labrum charakterisiert ist (► Abb. 2-56). Der Buford-Komplex muss von einem Riss des anterosuperioren Labrums abgegrenzt werden.

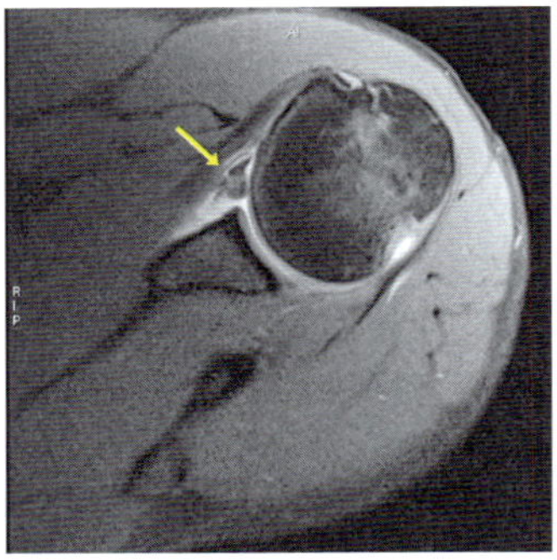

Abb. 2-56 In der axialen fettunterdrückten T1-gewichteten Sequenz zeigt sich ein fehlendes vorderes Labrum sowie ein verdicktes mittleres glenohumerales Band (Pfeil), welches auf die Normvariante Buford-Komplex hinweist.

Instabile Labrumläsionen

Zu den instabilen Labrumläsionen zählt die **Bankart-Läsion**, die typischerweise durch eine vordere Schulterluxation ausgelöst wird. Das anteroinferiore Labrum fehlt, ist deutlich verkleinert oder weist eine KM-Unterspülung mit Abhebung vom Pfannenrand oder mit knöchernem Defekt des angrenzenden anteroinferioren Pfannenrandes von der 3-Uhr- bis zur 6-Uhr-Position (► Abb. 2-57a–c) auf. Diagnostische Schwierigkeiten kann der Nahbezug des mittleren glenohumeralen Bands zu dem anteroinferioren Labrum bereiten, da auf einzelnen Schichten die Flüssigkeit zwischen Labrum und Band einen Labrumriss vortäuschen kann. Kleine ossäre Bankart-Fragmente können in der MRT oder MRA leicht übersehen werden, insbesondere wenn es sich um ein nichtrezentes Trauma handelt und sich das Knochenmarksödem bereits zurückgebildet hat. Durch die höhere Auflösung ist die CTA der MRT im Nachweis von knöchernen Verletzungen überlegen. Die Größe des Knochenfragments ist entscheidend für die weitere Therapieplanung,

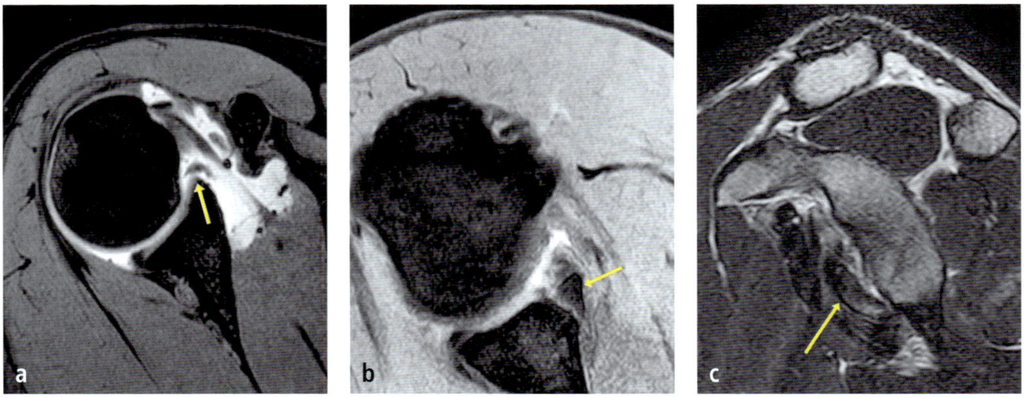

Abb. 2-57 Axiale fettunterdrückte T1-gewichtete Sequenz
a Das anteroinferiore Labrum ist vom Glenoidrand ohne knöcherne Beteiligung abgehoben (Pfeil).
b u. **c** Bankart-Läsion mit knöcherner Beteiligung (Pfeil)

assoziierte Veränderungen nach vorderer Schulterluxation sind Hill-Sachs-Läsionen des posterocranialen Humeruskopfs sowie Läsionen des inferioren glenohumeralen Bands.

Bei der viel seltener auftretenden hinteren Schulterluxation sind analoge Pathologien am posteroinferioren Glenoid **(reversed Bankart-Läsion)** und an der vorderen Humeruskopfzirkumferenz **(reversed Hill-Sachs-Läsion)** nachweisbar (► Abb. 2-58).

Die Perthes- und die ALPSA-Läsion sind Bankart-Varianten. Die **Perthes-Läsion** ist durch ein abgehobenes und unterspültes Periost am anteroinferioren Pfannenrand charakterisiert (► Abb. 2-59). Das Labrum ist jedoch nicht vom Ligament oder von der Kapsel abgerissen. Vorteilhaft für die Diagnose der Perthes-Läsion ist die ABER-Position in der MRA, da der vermehrte Zug auf die Kapsel und das Periost dieses vom Knochen abhebt. Die **ALPSA-Läsion** ist eine chronische Verletzung, die durch ein verdicktes und nach medial verlagertes Labrum charakterisiert ist (► Abb. 2-60).

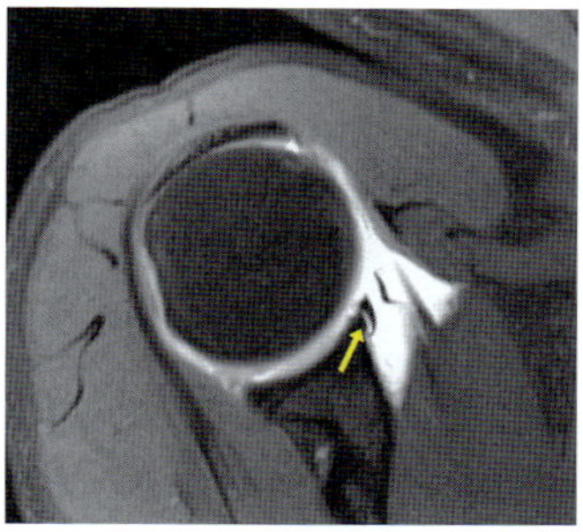

Abb. 2-59 Perthes-Läsion. Axiale T1-gewichtete MR-Arthrografie eines 31 Jahre alten Handballers. Das anteroinferiore Labrum ist vom Pfannenrand gemeinsam mit dem Periost abgehoben (Pfeil).

Die **HAGL-Läsion** wiederum ist eine Läsion der humeralen Seite und durch eine Ablösung des inferioren glenohumeralen Bands vom Humerus gekennzeichnet. Anstelle des typischen U-geformten Ligaments imponiert diese als »J« (► Abb. 2-40a–c). Diese Pathologie kann in seltenen Fällen mit einer Avulsionsfraktur der knöchernen Insertion des inferioren Bands vorkommen (BHAGL).

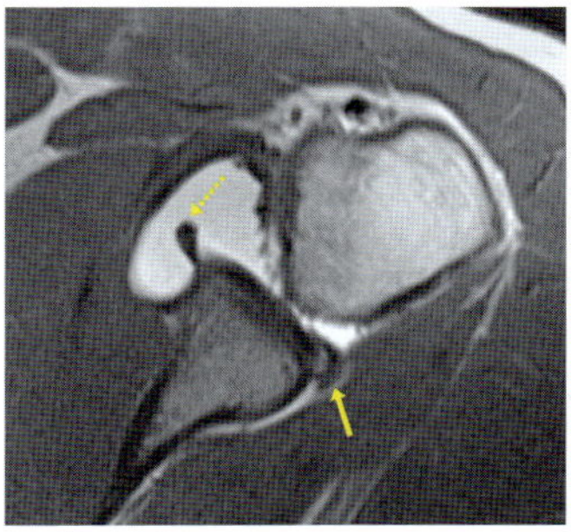

Abb. 2-58 Reversed Bankart-Läsion. Axiale T1-gewichtete MR-Arthrografie eines 28 Jahre alten Patienten nach hinterer Schulterluxation. Das posteroinferiore Labrum ist vom Pfannenrand abgehoben und unterspült (durchgehender Pfeil). Prominentes ventrales inferiores glenohumerales Band (gestrichelter Pfeil).

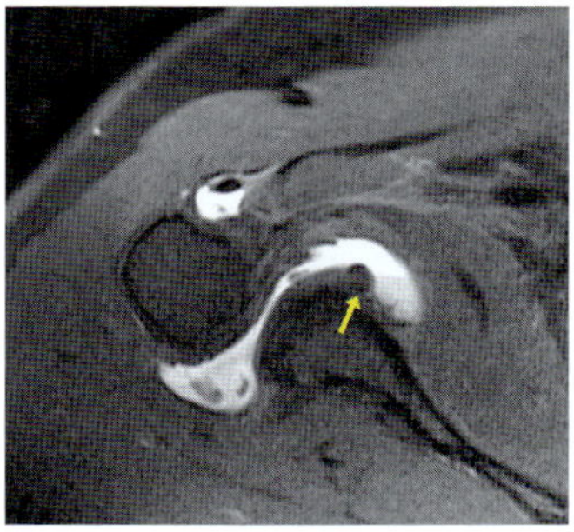

Abb. 2-60 ALPSA-Läsion. Axiale T1-gewichtete MR-Arthrografie eines 15 Jahre alten Eishockeyspielers nach rezidivierenden Schulterluxationen. Das Labrum ist wie ein Schneckenhaus eingerollt und gemeinsam mit dem inferioren glenohumeralen Band nach medial an den Scapulahals verlagert (Pfeil).

Zusammenfassend lässt sich festhalten, dass zur primären bildgebenden Diagnostik bei jedem posttraumatischen Patienten mit Schulterschmerz das Röntgen indiziert ist. Der US ist zwar sehr sensitiv und spezifisch in der Abklärung von Pathologien der RM, allerdings bleibt bei unauffälliger RM dennoch keine andere Wahl, als eine weiterführende MRT-Abklärung durchzuführen. Zahlreiche, im US nicht diagnostizierbare Differenzialdiagnosen können ursächlich für den Schulterschmerz sein. Bei Schulterinstabilitäten sollte die MRA oder CTA zum Einsatz kommen. Mit der MRT können wichtige Fragen nach Läsionen des Bizeps-Pulleys oder Labrumläsionen oder subtilen RM-Läsionen beantwortet werden, wobei der MRA aufgrund der höheren Sensitivität und Spezifität Vorrang zu geben ist.

Literatur

Literatur zu diesem Kapitel finden Sie im Anhang und unter www.schattauer.de/3052

3 Injektionstechniken an der Schulter

Casper Grim

3.1 Einleitung

Lokale Injektionen im Bereich der Schulter sind seit Jahren ein wichtiger Bestandteil sowohl der Therapie als auch der Diagnostik von Schulterbeschwerden. Besonders im Sport sind solche Infiltrationen nicht mehr wegzudenken. Dabei haben sich verschiedene Anwendungsbereiche bewährt und sind therapeutisch sinnvoll. Eine Gefahr liegt jedoch in der unkorrekten Indikation respektive der falschen Applikation.

Als Medikamente kommen im Wesentlichen Lokalanästhetika und Corticoide zur Anwendung; in den letzten Jahren werden daneben auch Hyaluronsäure- und »Platelet-rich plasma-(PRP-)«Präparate zunehmend eingesetzt. Für diese Substanzen gibt es jedoch nur eine schwache Evidenz. Aufgrund der Komplexität des Schultergelenks und seiner benachbarten Strukturen besteht die Herausforderung zunächst darin, eine präzise Diagnose zu stellen und in der Folge die konservative, nichtoperative Therapie ggf. durch eine gezielte Injektionsbehandlung zu ergänzen. Besonders die gezielte Anwendung von Lokalanästhetika kann durch die isolierte Schmerzausschaltung in der Diagnosestellung und somit auch in der Entwicklung eines Therapiekonzepts äußerst hilfreich sein. Der Fokus liegt im Folgenden nicht auf den Anwendungsbereichen der einzelnen Medikamente, sondern auf der korrekten Durchführung der Injektionsbehandlung. Die jeweiligen aktuellen Anti-Doping-Regularien der WADA (World Anti-Doping Agency) und NADA (Nationale Anti-Doping Agentur) sind bei jeder Injektions- oder Infiltrationsbehandlung im Sport zu prüfen und zu beachten.

3.2 Hinweise

3.2.1 Allgemeine Hinweise

Die Angaben zur Häufigkeit von Gelenkinfektionen nach Injektionen schwanken erheblich und werden zwischen 1 : 3.000 und 1 : 100.000 (Kruse 2008, Geirsson et al. 2008, Bock u. Strohmeier 2001, Steinmeyer 2005, Rozental u. Sculco 2000) angegeben. Als Hauptursache wird hierbei eine unzureichende **Asepsis** bei der Injektion angesehen. Die Asepsis ist, wie z. B. in den AWMF-Leitlinien »Hygienemaßnahmen für intraartikuläre Punktionen und Injektionen« (AWMF 2008) beschrieben, streng einzuhalten. Das bedeutet z. B. auch, dass dem Arzt bei Gelenkpunktionen und -injektionen an der Schulter wie auch an anderen großen Gelenken und bei der Wirbelsäule eine Assistenz zur Seite stehen sollte. Ebenfalls sind die Einwirkzeit des jeweiligen Desinfektionsmittels und die zusätzlich verlängerte Einwirkzeit für die achselnahen Proprioni-Bakterien zu beachten. Gerade die infiltrative Anwendung von Glucocorticoiden erhöht die Gefahr einer Infektion im Bereich der behandelten Gewebestrukturen. Dementsprechend kann eine Verringerung der Gesamtanzahl der Corticoidinjektionen durch sorgfältige Indikationsstellung zu einer verminderten Anzahl mitunter schwerer Komplikationen führen. In der Regel ist eine einmalige Injektion mit einem Corticoid, soweit indiziert, für eine erfolgreiche Symptomlinderung ausreichend. Wird eine erneute Injektion notwendig, sollte diese erst nach etwa drei bis vier Wochen erfolgen. Ferner ist die Zahl der Injektionen, gemäß der vom Hersteller empfohlenen Dosierungsanleitung, auf drei bis vier pro Jahr zu beschränken.

> **!** Die Infiltration von Glucocorticoiden erhöht die Gefahr einer Infektion, wodurch mitunter schwere Komplikationen auftreten können. Deshalb sollte die Anzahl der Injektionen möglichst gering gehalten werden.

Ein unkritischer und großzügiger Einsatz von Cortikoidinjektionen ist abzulehnen. Eine noch strengere Indikationsstellung ist im Wachstums- und Jugendalter geboten.

> **!** Aufgrund der ab dem 50. Lebensjahr zunehmend auftretenden Defekte der RM kann es bei einer geplanten subacromialen Infiltration zu einer unbeabsichtigten intraartikulären Injektion kommen.

3.2.2 Hinweise für die (Corticoid-) Injektion

Für eine (Corticoid-)Injektion sind folgende Hinweise zu beachten (nach Holland 2012):

- Corticoidinjektion intraartikulär nur bei aseptischer Arthritis und aktivierter Arthrose
- Indikation überprüfen und Risikoaufklärung dokumentieren
- Corticoid in Dosis und Galenik dem Gelenk anpassen
- auf zeitlichen Mindestabstand zwischen Injektionen achten
- Asepsis streng nach Leitlinien
- sofort handeln bei geringstem Verdacht auf Infektion
- Applikation in Sehnen, Unterhaut und Fettgewebe vermeiden
- orale Corticoid-Gabe ist der Depotinjektion vorzuziehen (**Cave:** WADA-Reglement)

3.3 Subacromiale Infiltration

Die subacromiale Infiltration wird am auf der Untersuchungsbank sitzenden Patienten durchgeführt, der den Arm entspannt in neutraler Rotation hängen lässt. Dabei ruht die Hand, z. B. auf dem Oberschenkel/Schoß, und der Ellenbogen hängt frei. Der Therapeut stellt sich hinter dem Patienten auf. Die posterolaterale Acromionkante und der Proc. coracoideus stellen die wichtigsten Bezugspunkte dar. Zusätzlich empfiehlt es sich hierbei besonders, die anterolaterale Acromionkante zu palpieren. Idealtypischerweise erfolgt die Palpation mit dem Daumen im »soft spot« bzw. an der posterolateralen Acromionkante, während mit dem Zeigefinger wechselnd das Coracoid und die anterolaterale Acromionkante identifiziert werden kann. Auf diese Weise lässt sich sowohl für die intraartikuläre als auch für die subacromiale Infiltration eine gute Richtungskontrolle sicherstellen. Während bei der glenohumeralen Injektion auf die Spitze des Coracoids gezielt wird, kann für die subacromiale Infiltration – ebenfalls ausgehend vom »soft spot« – die Nadel ansteigend und parallel zum Acromion vorgeschoben werden. Bei Zweifel kann mit der Nadel dorsal die knöcherne Acromionkante »palpiert« und die Nadel dann etwas weiter caudal am Knochen entlang nach ventral vorgeschoben werden (▸ Abb. 3-1 [2]). Sollte bei der Injektion ein **Widerstand** auftreten, wird die Injektionsnadel etwas zurückgezogen und vorzugsweise weiter nach cranial gerichtet. Der **häufigste Fehler** ist die Platzierung der Nadel in die RM. Alternativ kann die Nadel von lateral eingeführt werden. Hierzu sollte die laterale Acromionkante als Orientierung dienen. Der Einstich erfolgt ca. 3 bis 4 cm caudal und etwas dorsal der anterolateralen Acromionkante. Auch hier kann bei Richtungsunsicherheit mit der Nadel zunächst die Acromionkante »palpiert« werden.

3.4 Intraartikuläre glenohumerale Injektion

3.4.1 Dorsaler Zugang

Auch im Falle des dorsalen Zugangs sitzt der Patient auf der Untersuchungsbank und lässt den Arm entspannt in neutraler Rotation hängen, während die Hand auf dem Oberschenkel/Schoß ruht und der Ellenbogen frei hängt. Wiederum stellt sich der Therapeut hinter dem Patienten auf und benutzt als wichtigste Bezugspunkte die posterolaterale Acromionkante und den Proc. coracoideus. Die Nadel wird nun ca. 2 cm caudal und medial der posterolateralen Acromionkante im »soft spot« eingestochen und nach anterior in Richtung des Proc. coracoideus geführt (▸ Abb. 3-1 [3]). Die Länge der Injektionsnadel sollte an den Weichteilmantel angepasst und der Kolben mit Leichtigkeit und ohne großen Widerstand zu drücken sein, wenn die Nadel tatsächlich im Glenohumeralgelenk liegt. Die Injektionstechnik von dorsal hat sich für die glenohumerale Injektion als besonders »treffsicher« erwiesen (Daley 2011).

3.4.2 Ventraler Zugang

Unter den gleichen Bedingungen wie bei den zuvor erläuterten Methoden wird die Nadel medial des Humeruskopfs und ca. 1 cm lateral des Proc. coracoideus in Verlängerung der Linie zum AC-Gelenk eingesetzt und nach dorsal in einem leicht nach außen abfallenden Winkel (Scapulaebene) eingeführt (▸ Abb. 3-1 [4]). Auch hier sollte bei der Injektion kein merklicher Widerstand auftreten. Der Zugang eignet sich besonders für die Punktion größerer Gelenkergüsse.

3.5 Infiltration der langen Bizepssehne

Die Infiltration der langen Bizepssehne bzw. die Infiltration der Sehnenscheide der langen Bizepssehne sollte nach Möglichkeit unter Ultraschallkontrolle durchgeführt werden. Erschwert wird die Prozedur dadurch, dass die Bizepssehne mit ihrer Sehnenscheide tief unter dem Deltamuskel liegt und mit der Nadel nicht bzw. schlecht palpiert werden kann. Zudem kann die Injektion mit einem Corticoid in die Sehne selbst aufgrund der proteolytischen Steroideffekte zusätzlich das Risiko eines Sehnenrisses bewirken. Alternativ ist speziell für die lange Bizepssehne und für junge Patienten/Athleten z. B. eine Injektion mit Hyaluronsäure zu erwägen.
Bei der Palpation können das Tuberculum minus und das Tuberculum majus durch Drehen des hängenden Armes unter dem palpierenden Zeigefinger identifiziert werden. Der Sulcus intertubercularis liegt direkt zwischen den beiden Tubercula. Der Eintrittspunkt der Nadel wird mit der Ultraschallsonde festgelegt. Dann wird die Nadel in einem 45-Grad-Winkel in der Längsachse der Sonde ausgerichtet und in Richtung der Sehnenscheide der langen Bizpessehne

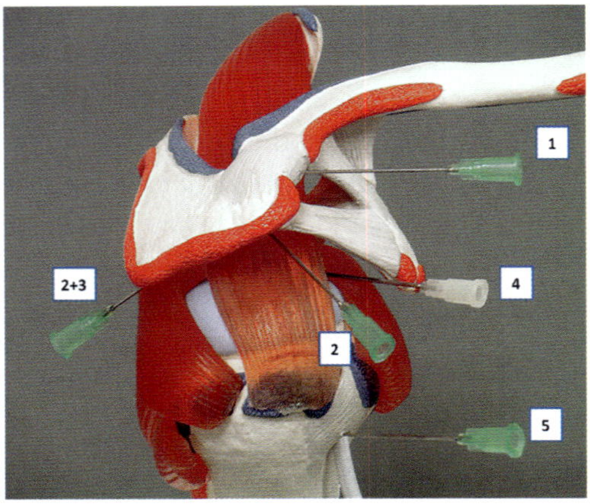

Abb. 3-1 Darstellung der Nadellage bei den wichtigsten therapeutischen und diagnostischen Injektionen am Schultergelenk
1 AC-Gelenk intraartikulär
2 Subacromiale Infiltration
3 Glenohumeralgelenk intraartikulär von dorsal, gleiche Nadeleintrittsstelle wie bei der subacromialen Infiltration von dorsal; Nadelführung hier jedoch nicht parallel zum Acromion, sondern etwas flacher und auf die Coracoidspitze zielend
4 Glenohumeralgelenk intraartikulär von ventral
5 Infiltration der langen Bizepssehne

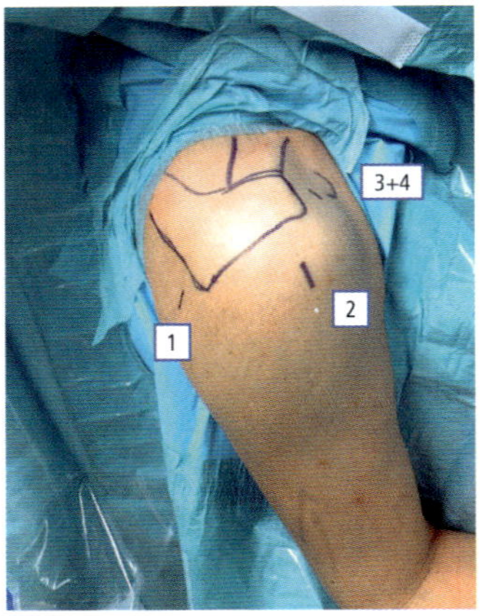

Abb. 3-2 Die »Injektionsportale« werden analog zu den Arthroskopieportalen gewählt
1 Posterior
2 Anterolateral
3 Ventral
4 AC-Gelenk. Dieses kann mit flacher Winkelung gut etwas oberhalb des ventralen »Portals« erreicht werden.

unter fortgesetzter Ultraschallkontrolle vorgeschoben (► Abb. 3-1 [5]). Die Sehne selbst sollte nicht infiltriert werden. Die eingespritzte Flüssigkeit sollte sich sichtbar in der Sehnenscheide verteilen. Dieser Effekt ist gleichzeitig Erfolgs- und Qualitätskontrolle und kann unter Sicht im Ultraschall überprüft werden.

3.6 Intraartikuläre Injektion des Acromioclaviculargelenks

Die Palpation des Gelenkspalts zwischen Acromion und lateraler Clavicula gelingt meist problemlos, bereitet dem Ungeübten jedoch mitunter Schwierigkeiten. Bei adipösen Patienten kann die Palpation besonders schwierig sein, sodass eine sichere Identifikation des Gelenkspalts mittels Ultraschall sehr hilfreich sein kann. Am sitzenden Patienten wird der laterale Aspekt des Schlüsselbeins, der anterolaterale und vordere Acromionrand getastet. Folgt man dem vorderen Acromionrand bei der Palpation in Richtung Clavicula, lässt sich typischerweise eine kleine V-förmige Grube ertasten. Diese ist der vordere Eingang zum AC-Gelenk (► Abb. 3-1 [1]). Zusätzlich sollte auch der hintere Eingang zum AC-Gelenk identifiziert werden, da die »Winkelung« des AC-Gelenks individuell sehr unterschiedlich sein kann. Eine Injektion von cranial ist deutlich schwieriger und aufgrund möglicher Osteophyten nicht zu empfehlen. Es gilt zu beachten, dass das Gelenk meist nicht mehr als 2 ml aufnehmen kann.
Die »Injektionsportale« sind in Abbildung 3-2 eingezeichnet.

✘ Tipps für die Zugänge zur Schulter

- bei großem Erguss Punktion von ventral bevorzugen
- bei muskelkräftigen Patienten Punktion von dorsal bevorzugen
- Injektions-/Punktionszugänge in Analogie zu den Arthroskopiezugängen
- das Legen des ventralen Zugangs ist für den Ungeübten häufig deutlich schwieriger und nicht präzise: Gefahr der Fehlpositionierung der Nadel

3.7 Auszug aus den Antidopingregularien mit Hinweisen zum Einsatz von Glucocorticoiden im Sport

Für Glucocorticoide gilt: Die systemische Gabe von Glucocorticoiden durch »orale, rektale, intravenöse oder intramuskuläre Verabreichung ist **im Wettkampf** verboten« (NADA 2014). D.h. der verbotene Wirkstoff darf bei einer Wettkampfkontrolle nicht nachgewiesen werden. Deshalb ist eine durchgehend erforderliche systemische Behandlung an eine **medizinische Ausnahmegenehmigung** (TUE) gebunden. Dabei handelt es sich in der Regel um die Behandlung chronischer Erkrankungen, wie z.B. Morbus Crohn, Colitis ulcerosa oder rheumatische Erkrankungen. Sollte im Rahmen einer Notfallbehandlung (z.B. allergischer Schock) oder über einen kurzfristigen Zeitraum in der wettkampffreien Zeit der **systemische Einsatz** von Glucocorticoiden erforderlich sein, muss dies umgehend vom behandelnden Arzt dokumentiert und bei der NADA angezeigt werden. Dermale (auf der Haut), nasale (an der Nase), buccale (an der Mundschleimhaut), ophthalmische (am Auge), otologische (am Ohr) oder gingivale (am Zahnfleisch) Anwendungen müssen hingegen nicht bei der NADA angezeigt werden. Gleiches gilt seit dem 1.1.2011 für nichtsystemische Anwendungen wie die Inhalation oder die Injektion in große Gelenke, an Sehnen oder Muskelansätzen. Die »Erklärung zum Gebrauch« **(Declaration of use)** entfällt. Grundsätzlich sollte bei einer Dopingkontrolle jede Cortisonbehandlung angegeben werden.

Literatur

Literatur zu diesem Kapitel finden Sie im Anhang und unter www.schattauer.de/3052

4 Pathologie und Operationstechniken

4.1 Subacromiales Impingement des Schultergelenks

Matthias Muschol, Hans-Gerd Pieper

4.1.1 Einleitung

Beschwerden des Schultergelenks im Sport werden häufig auf eine pathologische Veränderung im Subacromialraum zurückgeführt. Eine genaue Differenzierung der Pathogenese ist zur Therapie erforderlich, da zahlreiche knöcherne und weichteilige Strukturen sowie funktionelle Beeinträchtigungen verantwortlich sein können (Ogon u. Ogon 2003).

Der Begriff »**Impingementsyndrom**« geht auf den amerikanischen Chirurgen Charles Neer aus dem Jahre 1972 zurück. Er beschrieb damit Schulterschmerzen, deren Ursache in einer anatomischen Enge zwischen Humeruskopf und Acromion liegt. Er teilte das Impingementsyndrom in drei Stadien ein (► Tab. 4-1) (Neer 1972). Bereits 100 Jahre zuvor wurde von Duplay der Begriff der »Periarthropathia humeroscapularis« (PHS) geprägt (Duplay 1872). Beide Termini beschreiben jedoch nur die Pathologie, ohne auf die nähere Pathogenese einzugehen. Daher sollten diese beiden Begriffe schulterchirurgisch zur Terminierung der Beschwerdeursache zurückhaltend verwendet werden. Insbesondere bei Wurf- und »Überkopf«-Sportlern treten ventrale Schulterbeschwerden vermehrt aufgrund einer muskulären Dysfunktion, wie z. B. einer Instabilität oder scapulären Dyskinesie, auf (Muschol u. Pieper 2007, Pieper u. Muschol 2014). In diesen Fällen würde eine reine subacromiale Dekompression zu schlechten Ergebnissen führen (Ogon u. Ogon 2003, Glousman 1993, Jobe u. Kvitne 1989).

Tab. 4-1 Stadieneinteilung des Impingementsyndroms nach Neer 1972

Stadium	Beschwerden	Alter	Pathologie	Prognose	Therapie
1	bei Überlastung	unter 25 Jahre	Ödem und Einblutung	reversibel	konservativ
2	nach Belastung	25–40 Jahre	Fibrosierung der Bursa, Tendinitis	meist reversibel	konservativ, operativ bei Therapiepersistenz
3	permanent, Pseudoparalyse	über 40 Jahre	RM-Ruptur, knöcherne Sporne	nicht reversibel	operativ

4.1.2 Pathogenese

Der subacromiale Raum wird anatomisch cranial durch den Fornix humeri, gebildet aus dem Acromion, dem Lig. coracoacromiale, dem Coracoid, dem AC-Gelenk, dem M. deltoideus, und caudal durch den Humeruskopf begrenzt. Innerhalb dieses Raums liegen die Bursa subacromialis/subdeltoidea sowie die Sehnen der RM.

Jegliche Pathologien, die eine Einengung dieses Raums bedingen, führen zu einem subacromialen Impingement. Neer unterteilte diese Pathologien in zwei Gruppen (► Tab. 4-2): Zum einen sind dies knöcherne Veränderungen des Acromions bzw. AC-Gelenks, welche ein sogenanntes **Outlet-Impingement** verursachen. Zum anderen sind es pathologische Veränderungen der RM wie Rupturen, Verkalkungen etc., der Bursa subacromialis/subdeltoidea wie auch der Biomechanik der Bewegungs- und Muskelfunktionen, die als sogenanntes **Non-Outlet-Impingement** bezeichnet werden (Neer 1990). Letztere werden in den folgenden Kapiteln näher dargestellt.

Seltener besteht ein coracoidales Impingementsyndrom mit einer Einengung der Sehne des M. subscapularis zwischen dem Coracoid und dem Tuberculum minus. Die Pathogenese ist idiopathisch, iatrogen oder posttraumatisch (Radas u. Pieper 2004). Im Rahmen der klinischen Differenzialdiagnostik ist an ein solches Einengungssyndrom zu denken und durch eine kernspintomografische Untersuchung abzuklären. Einzelne Fallstudien ergaben positive Therapieverläufe nach lateraler Coracoidabtragung (Dines et al. 1990, Rockwood et al. 2004).

Das Outlet-Impingement beinhaltet folgende knöcherne Pathologien, die von cranial einengen:

- Acromionform und ventraler Acromionsporn
- instabiles Os acromiale
- hypertrophe AC-Gelenkarthrose mit Osteophyten

Tab. 4-2 Klassifikation des Impingementsyndroms nach Neer 1990

Outlet-Impingement	Non-Outlet-Impingement
Acromionform und ventraler Acromionsporn	Schwächung Humeruskopfdekompressoren (z. B. RM-Ruptur, Bizepssehnenruptur)
instabiles Os acromiale	Hochstand des Tuberculum majus
hypertrophe AC-Gelenkarthrose	Tendinitis calcarea der RM
	chronische Bursitis subacromialis
	muskuläre Dysbalance der scapulothorakalen Muskulatur (Scapuladyskinesie)
	Schrumpfung der dorsalen Gelenkkapsel
	Instabilität (z. B. posterosuperiores Impingement)
	neurologische Pathologien (z. B. HWS)

Acromionform und ventraler Acromionsporn

In zahlreichen Publikationen wurde über den Zusammenhang der Acromionform bzw. -neigung und der Schädigung von Schleimbeutel und RM-Sehnen diskutiert (Ogon u. Ogon 2003). Nach Nicholson und Bigliani werden drei »Typen« des Acromions unterschieden. Die Klassifikation beruht auf einer nativradiologischen »Supraspinatus-Outlet-View«-Aufnahme. Die Krümmungsform wird von flach (»flat«, Typ I), über gleichmäßig gebogen (»curved«, Typ II) zu hakenförmig (»hooked«, Typ III) eingeteilt (► Abb. 4-1). Eine erhöhte Inzidenz des Impingementsyndroms und der damit verbundenen Schädigung der Bursa bzw. RM wurde mit dem Typ III korreliert (Nicholson et al. 1996, Morrison u. Bigliani 1987, Bigliani et al. 1986). Demgegenüber haben aber Zuckerman und Toivonen in Untersuchungen darlegen können, dass diese Einteilung starken untersucherspezifischen und technischen Einflüssen unterliegt. In einer anatomischen Studie mit 110 Acromionpräparaten und drei ausgewiesenen Schulterspezialisten berichten Zuckerman et al. über eine Korrelation der Typenklassifikation aller drei Untersucher in nur 22 % und von jeweils zwei Untersuchern in 72 % (Zuckerman et al. 1997). Auch eine Veränderung der Röntgenröhrenprojektion führt zu einer differenten Darstellung des Acromions und damit auch des Acromiontilts (Zuckerman et al. 1992, Toivonen et al. 1995). Aus diesen Gründen halten die Autoren die Bigliani-Einteilung des Acromions diagnostisch für unsicher und damit schlecht geeignet, um eine therapeutische Konsequenz daraus zu ziehen.

Der ventrale Acromionsporn hingegen stellt eine ligamentäre Verknöcherung der anterolateralen Kante des Acromions im Ansatzgebiet des Lig. coracoacromiale dar. Eine Korrelation besteht zur mechanischen Belastung (Ogata u. Uthoff 1990). Beschrieben wurden diese Ausziehungen bereits von Neer 1986 als »traction spurs«, welche er gehäuft bei chronischen Impingementsyndromen und unabhängig von AC-Gelenkarthrosen vorfand (► Abb. 4-2). Bigliani et al. fanden 1986 in einer Untersuchung von 140 Kadaverschultern bei 70 % der Fälle mit RM-Rissen einen ventralen Acromionsporn. Aus der resultierenden knöchernen Vergrößerung

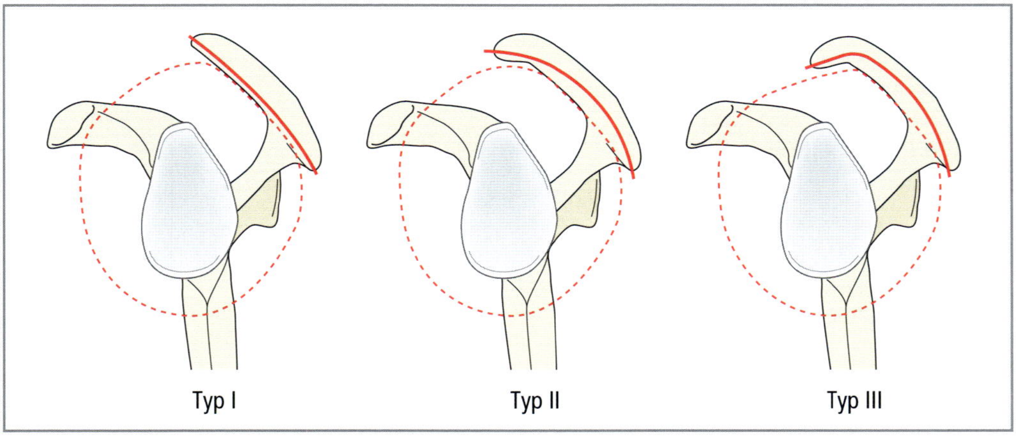

Abb. 4-1 Einteilung der Acromionform nach Bigliani (Bigliani et al. 1986)

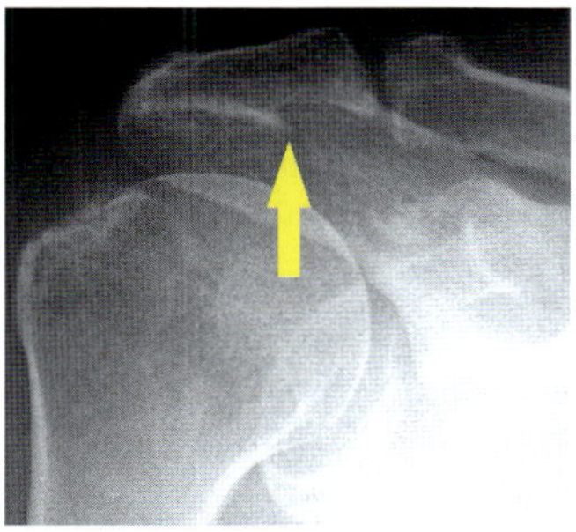

Abb. 4-2 Traktionsosteophyt am acromialen Ansatz des Lig. coracoacromiale

der subacromialen Fläche kann auf eine Einengung des Subacromialraums rückgeschlossen werden.

Instabiles Os acromiale

Das Acromion entwickelt sich bis zum 25. Lebensjahr aus vier Knochenkernen: Prä-, Meso-, Meta- und Basiacromion. Das Os acromiale stellt eine ausbleibende Verknöcherung dar und wird meist zufällig im Rahmen der radiologischen Diagnostik festgestellt. Gruber beschrieb 1863 erstmalig ein Os acromiale (Gruber 1863). Die Inzidenz beträgt 1 bis 8 %, am häufigsten besteht es mesoacromial. Ein symptomatisches Os acromiale ist selten. Kurtz et al. empfahlen eine komplette Ausschlussdiagnostik, bevor ein Os acromiale als pathologische Ursache angesehen werden sollte (Kurtz et al. 2006). Beschwerden können zum einen vom knöchernen Defekt selber ausgehen und sind dann meist mit einer lokalen Druckschmerzhaftigkeit verbunden. Bei deutlicher Instabilität kann es zum anderen in der Elevationsbewegung des Armes zu einer Flexion des Fragments unter Deltoideusanspannung mit einer Verengung des subacromialen Raums kommen. Hieraus resultieren dann die typischen klinischen Impingementzeichen mit zusätzlichen Schmerzen bei Überkopfbewegungen, nächtlichen Beschwerden und einem »Knacken« in der Schulter. Bei der klinischen Untersuchung findet sich ergänzend zu den klassischen Befunden ein lokaler Druckschmerz über dem Acromion sowie zeitweise eine tastbare Instabilität des Os acromiale (Kurtz et al. 2006).

Arthrose des Acromioclaviculargelenks

Die Arthrose des AC-Gelenks kann neben einer lokalen Schmerzhaftigkeit mit Belastungs- und Ruhebeschwerden zusätzlich durch caudale Osteophyten zu einer Verminderung des subacromialen Raums führen. Abhängig von der Osteophytengröße und -form kann eine mechanische Beeinträchtigung der RM-Sehnen mit nachfolgender Teil- oder Komplettruptur entstehen (► Abb. 4-3). Bei einem gleichzeitigen lateralen Acromionsporn besteht eine doppelte Einengung des subacromialen Raums.

Die Pathogenese des Non-Outlet-Impingements umfasst die Schwächung der Humeruskopfdepressoren, z. B. durch einen RM-Defekt oder eine Ruptur der langen Bizepssehne, den Hochstand des Tuberculum majus durch z. B. eine Fraktur, die Tendinitis calcarea der RM, die chronische Bursitis und eine Störung des Gleitmechanismus, wie z. B. bei der muskulären Dysbalance der

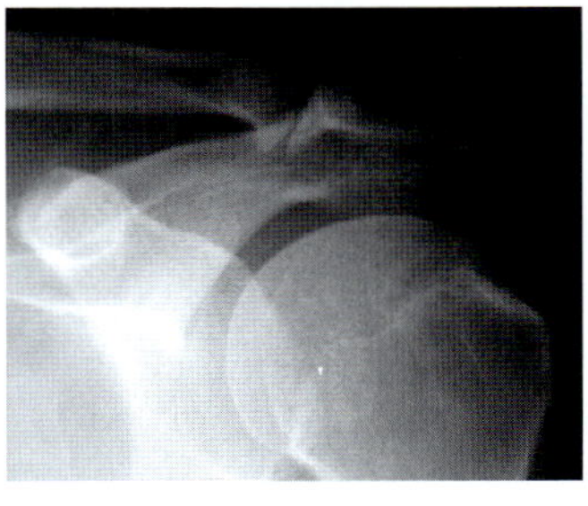

Abb. 4-3 Arthrose des Acromioclaviculargelenks mit caudalem Osteophyten

scapulothorakalen Muskulatur, beim postero- und anterosuperioren Impingement, der hinteren Kapselschrumpfung sowie bei neurologischen Pathologien (Nervenkompressionen, z. B. N. suprascapularis oder cervicale Neuropathien).

4.1.3 Therapie

Die Unterteilung in ein Outlet- und ein Non-Outlet-Impingement beeinflusst die Therapie. Beim Non-Outlet-Impingement sind die entsprechenden pathologischen Veränderungen differenziert zu behandeln, wie in den nachfolgenden Kapiteln dargestellt.
Zahlreiche konservative wie operative Therapien des subacromialen Impingementsyndroms sind in der Literatur beschrieben. Einigkeit herrscht in der Literatur, dass erfolgreiche operative Maßnahmen erst bei erfolgloser konservativer Therapie indiziert sind (Ellman 1990, Wurnig 2000).

Konservative Therapie

Primär ist eine Schonung der betroffenen Schulter mit Meidung von Überkopfbewegungen Grundlage jeglicher Therapie, um wiederkehrende Reizungen zu vermeiden. Konservative Maßnahmen umfassen physikalische Behandlungen wie Kryo-, Wärme- oder Elektrotherapie sowie Iontophorese und Akupunktur als antiinflammatorische und analgetische Therapien (Berry et al. 1980, Morrison et al. 1997). Medikamentös ist die orale und lokale Anwendung von nichtsteroidalen Antirheumatika (NSAR) erfolgreich (Rockwood et al. 2004). Infiltrationen mit Lokalanästhetika subacromial oder intraartikulär ins AC-Gelenk mit oder ohne Corticoidgabe konnten in klinischen Studien als sehr effektiv nachgewiesen werden (Berry et al. 1980, Min et al. 2013, Jacob u. Sallay 1997). Aufgrund der bekannten lokalen wie systemischen Nebenwirkungen des Cortisons (z. B. Sehnendegeneration, Osteoporose) ist die Anwendungsfrequenz begrenzt (Wurnig 2000, Min et al. 2013).
Die physiotherapeutische Behandlung umfasst verschiedene Therapieansätze: Mobilisation des Schultergelenks zur Bewegungsverbesserung, Kräftigung der Humeruskopfdepressoren zur Erweiterung des Subacromialraums, Meidung kräftigender Übungen für den M. deltoideus und Stabilisierung der scapulothorakalen Muskulatur zur Behebung einer scapulären Dyskinesie. Die Effektivität dieser Maßnahmen ist in zahlreichen Studien nachgewiesen, über Dauer, Frequenz und Intensität der Behandlungen liegen jedoch keine validierten Daten vor (Kromer et al. 2009, Morrison et al. 1997).

Operative Therapie

Das Ziel der operativen Therapie beim Outlet-Impingement ist die Erweiterung des subacromialen Raums. Die subacromiale Dekompression, wie 1972 von Neer als offenes Verfahren beschrieben, war über Jahre der Standard (Neer 1972, Rockwood et al. 2004). Ellman beschrieb 1987 als Erster die arthroskopische Technik mit knöcherner Acromioplastik (Ellman 1987). Diese hat sich mittlerweile als Standardverfahren etabliert.
Grundlage jeglichen operativen Therapievorgehens ist die diagnostische Arthroskopie des Schultergelenks. Es erfolgt zunächst der diagnostische Rundgang des Glenohumeralgelenks über das dorsale Standardportal zur Evaluation möglicher intraartikulärer Veränderungen. Bereits hier können Pathologien eines Non-Outlet-Impingements (z. B. bei einer RM- oder Bizepssehnenläsion) diagnostiziert und entsprechend weiterthe-

rapiert werden. Bei unauffälligem intraartikulärem Befund wird das Arthroskop anschließend über das dorsale Standardportal nach subacromial geführt. Je nach Reizzustand der Bursa subacromialis ist eine Entzündung mit Rötung sichtbar. Zusätzlich können Auffaserungen des Bursablattes an der Acromionunterseite und auf der RM sichtbar sein. Diese sind pathognomonisch für eine mechanische Bedrängung der RM an der Acromionunterkante und damit für ein Impingementsyndrom (engl.: to impinge = anstoßen). Bei Verwachsungen und Verklebungen der Bursablätter sind ggf. zunächst ein zusätzlicher lateraler Zugang und ein Lösen der Verklebungen mit einem stumpfen Trokar zur diagnostischen Befundung erforderlich. Diese umfasst die Betrachtung der RM von cranial zum Ausschluss einer bursaseitigen Teilruptur sowie der Acromion- und AC-Gelenkunterfläche zum Ausschluss einer knöchernen Bedrängung (Wurnig 2000). Bei einem Os acromiale sollte mit dem Tasthaken eine Instabilität der Acromionunterfläche abgeklärt werden. Nach der Diagnostik des Subacromialraums wird eine subacromiale Dekompression durch Bursaresektion mittels Shaver und/oder elektrothermischer Instrumente (Vaporisations- und Koagulationsinstrumente, z. B. Vapr®) durchgeführt. Letztere ermöglichen eine gleichzeitige Blutstillung, was das operative Vorgehen erleichtert. Die Verwendung eines arthroskopischen Pumpsystems ist aufgrund eines konstanten Flüssigkeitsdurchstromes (Kühlung) und Druckes im subacromialen Raum hilfreich. Die Entfernung des Schleimbeutels sollte zunächst an der Unterseite des Acromions, danach auf der Oberseite der RM erfolgen. Die Weichteilresektion ist so weit fortzuführen, bis am Vorderrand und an der lateralen Acromionkante die Ansätze des M. deltoideus sichtbar sind. Medial ist eine Ablösung des Lig. coracoacromiale zu vermeiden. Hier kann es aufgrund der intraligamentären Lage der Art. thoracoacromialis zu stärkeren, schwerer stillbaren Blutungen kommen. Die weiteren knöchernen operativen Maßnahmen sind den folgenden drei Pathologien zugeordnet.

Acromionsporn und Acromion Typ III nach Bigliani

Bei einem ventralen Acromionsporn oder einem Acromion Typ III nach Bigliani wird eine knöcherne Abtragung im Rahmen der subacromialen Dekompression empfohlen. Bei der offenen, von Neer 1972 beschriebenen Methode wird neben der Bursektomie mittels eines Meißels von oben außen vorne nach unten innen hinten der Sporn bzw. die caudale Ausziehung des Acromions abgetragen (► Abb. 4-4). Das Nachglätten erfolgt mit einer Ziehraspel. Anfangs wurde eine komplette Abtrennung des Lig. coracoacromiale empfohlen, heutzutage wird aufgrund postoperativer Komplikationen durch eine craniale Instabilität des Fornix humeri

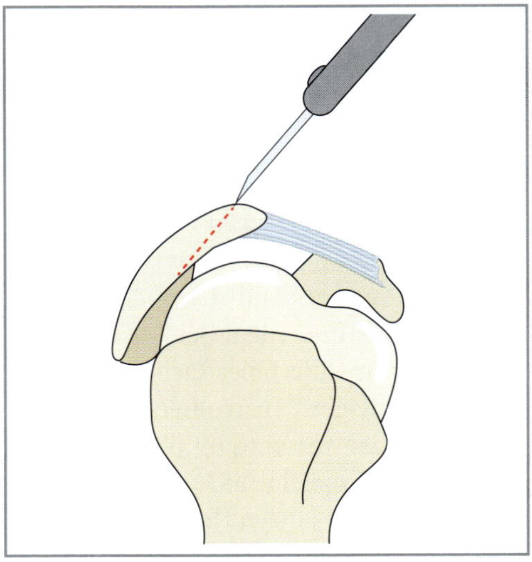

Abb. 4-4 Offene Acromioplastik nach Neer

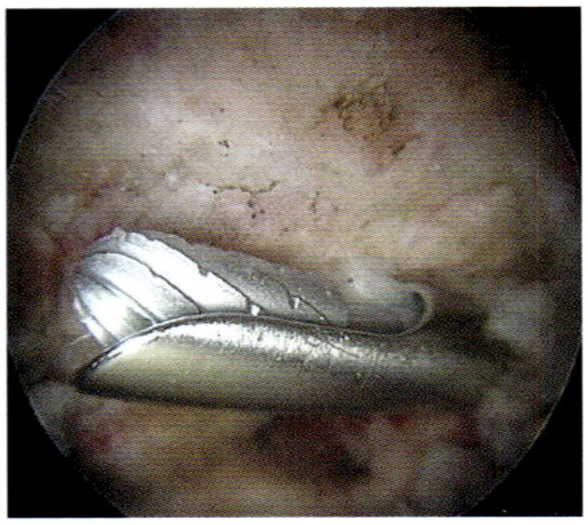

Abb. 4-5 Arthroskopische Acromioplastik mittels Acromionizer

jedoch nur zu einer Teilablösung oder einer Glättung geraten. Zugangsbezogen ist eine Spaltung oder acromiale Ablösung des M. deltoideus erforderlich, wodurch postoperative Komplikationen wie Schmerz, Kraftverlust oder Muskelabriss resultieren können (Groh u. Simoni 1994). 70 bis 90 % gute Ergebnisse nach offener Anwendung sind beschrieben (Hawkins et al. 1988, Neer 1972).

Arthroskopisch werden die Osteophyten mittels einer zapfenartigen Fräse abgetragen (Acromionizer) (► Abb. 4-5). Dazu wird nach Freilegung der knöchernen Sporne die Fräse von lateral eingeführt. Die Resektionstiefe richtet sich nach dem radiologischen Befund und kann mittels des bekannten Durchmessers des Acromionizers festgelegt werden. Es werden zwei Nuten in der Technik nach Ellman vorgelegt und anschließend die knöcherne Fläche dazwischen abgetragen (Ellman u. Gartsman 1993). Mittels Tasthakens kann das Ausmaß und die oberflächliche Glätte überprüft werden. Bei ausreichender Resektion wird die Oberfläche mit einem elektrothermischen Instrument gegen kleinere Blutungen verschweißt (Ogon u. Ogon 2003). Ellman erreichte 88 % gute Ergebnisse nach ein bis drei Jahren (Ellman 1987). Die arthroskopischen Ergebnisse zahlreicher Studien sind mit denen der offenen Technik bei geringerer intra- und postoperativer Komplikationsrate vergleichbar (Lazarus et al. 1994, Wurnig 2000).

Os acromiale

Die operative Therapie eines symptomatischen Os acromiale sollte erst erfolgen, wenn konservative Maßnahmen keine Linderung erreichen, und richtet sich nach der Lokalisation und Größe des Fragmentes. Bei einem kleinen, prä- oder mesoacromialen Fragment ist eine Resektion ohne wesentliche Beeinträchtigung des Ansatzes des M. deltoideus mit guten Ergebnissen verbunden. Bei größeren, meist mesoacromialen Fragmenten ist eine offene Refixation mit und ohne Knocheninterponat sinnvoll. Die Ergebnisse sind unabhängig von der Osteosyntheseform zufriedenstellend, wenn auf einen Erhalt des Muskelansatzes und der Durchblutung geachtet wird. Eine Resektion eines größeren mesoacromialen Fragmentes ist meist mit einer Schwächung des Ansatzes des M. deltoideus und damit mit einem schlechten Ergebnis verbunden. Dies sollte die Ausnahme bei fehlgeschlagener Refixation bleiben. Die alleinige arthroskopische subacromiale Dekompression hat in der Literatur bei kleiner Fallzahl sehr unterschiedliche Ergebnisse erbracht (Kurtz et al. 2006).

Hypertrophe AC-Gelenkarthrose

Bei einer hypertrophen AC-Gelenkarthrose wurde anfangs das sogenannte Coplaning, eine subacromiale Dekompression mit Abtragung der caudalen Osteophyten am AC-Gelenk, offen oder arthroskopisch angewandt (Rockwood et al. 2004). Aufgrund schlechter postoperativer Ergebnisse bei diesem Vorgehen wird nun zur subacromialen Dekompression mit zusätzlicher lateraler Clavicularesektion nach Mumford entweder offen oder arthroskopisch geraten

(Fischer et al. 1999). Die laterale Clavicula wird dabei um 5 bis 10 mm offen von cranial oder arthroskopisch von caudal über ein zusätzliches anterolaterales Portal abgetragen. Die dorsale Gelenkkapsel sowie die coracoclaviculären Bänder, die für den Erhalt der Gelenkstabilität entscheidend sind, sind zu bewahren. Trotz radiologischem Arthrosenachweis sollte bei fehlender klinischer Symptomatik am AC-Gelenk lediglich die Acromionunterfläche adressiert werden (Fischer et al. 1999).

4.1.4 Nachbehandlung

Nach subacromialer Dekompression

Die Nachbehandlung nach offener oder arthroskopischer subacromialer Dekompression beinhaltet zum einen die postoperative Wundversorgung, die analgetische wie antiphlogistische Medikamentengabe und physikalische Maßnahmen wie Kryotherapie. Zur Vermeidung von postoperativen subacromialen Vernarbungen und Verklebungen ist Physiotherapie ab dem ersten postoperativen Tag nicht nur zur Wiedererlangung der freien Schulterbeweglichkeit, sondern auch zur Koordination, Stabilisation und korrekten Funktion der Humeruskopfdepressoren sowie der scapulothorakalen Muskulatur, wie von Kibler postuliert, von entscheidender Bedeutung (Kibler et al. 2001). Weiterhin ist die Berücksichtigung der funktionellen Kette (kinetic chain) im Rahmen der Core Stability, insbesondere bei »Überkopf«-Sportlern, wie z. B. Tennisspielern oder Handballspielern etc., zu beachten (Muschol u. Pieper 2007). Eine Wiederaufnahme von sportlichen Belastungen, insbesondere Überkopftätigkeiten, sollte befundabhängig ab der sechsten postoperativen Woche möglich sein. Dabei ist auf eine ausreichende Scapulakontrolle zu achten.

Nach Fragmentresektion beim Os acromiale

Beim Os acromiale ist nach Resektion eines kleinen instabilen Fragmentes die postoperative Nachbehandlung identisch zum Schema nach subacromialer Dekompression. Bei operativer Stabilisierung wird eine Immobilisation in einer Schlinge mit rein passiven Übungen für sechs Wochen empfohlen. Nach radiologischer Kontrolle kann eine aktiv-assistive und später aktive Bewegungstherapie erfolgen. Weitere radiologische Kontrollen sind bis zur sicheren knöchernen Durchbauung durchschnittlich nach acht bis zwölf Wochen erforderlich. Sportliche Überkopfbelastungen, insbesondere mit kraftvoller Anspannung des M. deltoideus, sollten erst bei vollständiger knöchernen Heilung, die bis zu vier bis fünf Monate postoperativ dauern kann, begonnen werden (Kurtz et al. 2006).

Nach Mumford-Operation

Um eine stabile Weichteilheilung und gute narbige Interponatbildung im Resektionsspalt zu erreichen, sollten nach einer Mumford-Operation arthroskopisch wie offen jegliche Bewegungen über der Horizontalen (90 Grad Flexion) für die ersten sechs Wochen unterlassen werden. Der Arm sollte zur Nacht in einer Armschlinge am Körper ruhiggestellt werden, um etwaige Bewegungen im Schlaf zu vermeiden. Medikamentöse wie physikalische Maßnahmen entsprechen hinsichtlich Kryotherapie, NSAR-Gabe etc. den bereits genannten. Physiotherapeutisch sind aktive Bewegungen im erlaubten Bewegungsumfang unter gleichzeitiger Scapulakontrolle zu trainieren. Insbesondere eine Scapuladyskniesie sowie die Core Stability sind zu berücksichtigen. Ab der sechsten postoperativen Woche ist eine freie Beweglichkeit gestattet. Ab der zwölften postoperativen Woche ist bei Beschwerdefreiheit eine Freigabe für schwere Überkopftätigkeiten und -sportarten möglich.

Literatur

Literatur zu diesem Kapitel finden Sie im Anhang und unter www.schattauer.de/3052

4.2 Internes Impingement des Schultergelenks

Christian Teusch, Casper Grim

4.2.1 Einleitung

Der Begriff »Impingement« beschreibt zunächst ganz allgemein ein Anstoßen oder Einklemmen. Der amerikanische Chirurg Charles Neer prägte den Begriff des »**Impingementsyndroms**« der Schulter. Damit werden Schulterschmerzen beschrieben, deren Ursache in einer anatomischen Enge zwischen Humeruskopf und Acromion liegt. Durch diese Enge kommt es zu einem Anstoß- bzw. Einklemmungsphänomen, typischerweise also ein Anstoßen der RM im Subacromialraum.

Das **interne Impingement** ist ein wesentlich jüngerer Begriff und beschreibt das Anstoßen bzw. Einklemmen der RM-Anteile zwischen dem Humeruskopf und dem Labrum glenoidale bzw. dem Glenoid. Es handelt sich also um ein Anstoßen auf der Innenseite bzw. der gelenkwärts gerichteten Seite der RM. Hierdurch entsteht in den meisten Fällen früher oder später eine strukturelle Läsion der RM mit Folgeverletzung im Bereich des hinteren/oberen Labrums bzw. des SLAP-Komplexes. Die Strukturen kommen typischerweise bei maximalen Abduktions-/Außenrotationpositionen miteinander in Kontakt (► Abb. 4-6).

Athleten mit einem internen Impingement betreiben folglich meist »Überkopf«-Sport-

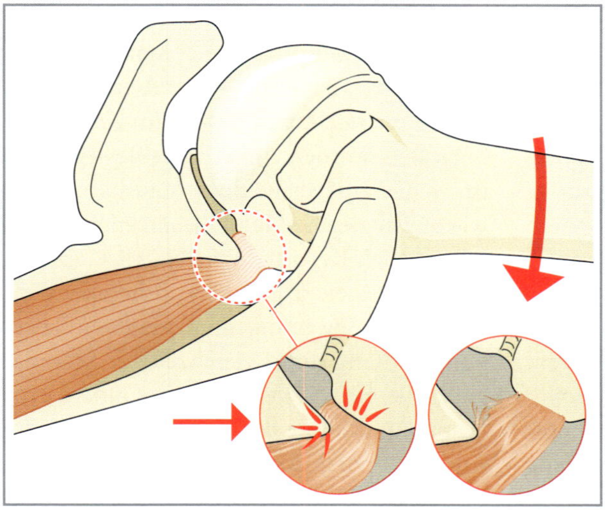

Abb. 4-6 Schematische Darstellung des internen Impingements beim »Überkopf«-Sportler. In maximaler Abduktions-/Außenrotationsposition kommt es zum Kontakt zwischen dem hinteren/oberen Glenoidrand und der Innenseite der Rotatorenmanschette.

arten, die eine Schlag- oder Wurfbewegung erfordern (Baseball, Volleyball, Handball etc.).
Gleichbedeutend zum internen Impingement werden häufig auch Begriffe wie »Thrower's Shoulder« und »Swimmer's Shoulder« verwendet. Die Erkrankung wird hauptsächlich bei jungen Athleten beobachtet.

4.2.2 Pathogenese

Der nichttraumatische Schulterschmerz ist eine Herausforderung in der klinischen Diagnostik. Er äußert sich meist in einem hinteren Schulterschmerz bei Abduktion und maximaler Außenrotation – entsprechend der Wurfbewegung. Beim Pitching tritt dies vor allem in der späten Cocking Phase (► Abb. 5-26) und in der Beschleunigungsphase (► Abb. 5-27) auf. Die Werfer berichten von einer »müden Schulter« und oft auch von einem Verlust an Geschwindigkeit bei einzelnen Würfen. Gründe hierzu sind meist fehlende Erholungsphasen innerhalb einer Saison oder insgesamt eine sehr hohe Pitch-Anzahl, diese dann vor allem unter Wettbewerbsbedingungen.
Klinisch äußert sich die Kompression der Infraspinatus- und Supraspinatussehne am hinteren Anteil des Tuberculum majus im bereits erwähnten hinteren Schulterschmerz.
Es zeigt sich eine Hyperflexibilität mit anteriorer Laxität durch repetitive Mikrotraumata im Sinne eine ständigen und wiederholten »Überdehnung« der ventralen Kapselanteile. Die Adaptation der Werferschulter führt im Verlauf einer Sportlerkarriere zu einer deutlichen Einschränkung der Beweglichkeit bzw. zu einer Verschiebung des Bewegungsumfangs zugunsten der Außenrotation und auf Kosten der Innenrotation – hieraus entstand auch die Bezeichnung **GIRD**: glenohumeral internal rotation deficit. Die dorsalen Kapselanteile vernarben durch rezidivierende Mikrotraumata (Anstoßen). Hier entstehen manchmal sogar extrakapsuläre Ossifikationen in den dorsalen Kapselanteilen.
Bei vermehrter Außenrotation kommt es folglich zu einem gleichzeitigen Defizit der Innenrotation. Im Verhältnis zur gesunden (Handschuh-)Seite bedeutet dies im Mittel 10 bis 15 Grad mehr Außenrotation und etwa 10 bis 15 Grad Einbußen bei der Innenrotation.
Parallel hierzu verschlechtert sich bei vielen Athleten die Kontrolle über den Schultergürtel und es kommt zu einer dynamischen Störung der Scapula-Anbindung. Bei schlechter bzw. fehlender Scapula-Anbindung resultiert eine relative Schwäche der RM. Dieser Pathomechanismus unterstützt die Entwicklung des internen Impingements. Hierdurch wird das Anstoßen der Sehnenanteile des M. infraspinatus und M. supraspinatus am Glenoidrand/Labrumrand sogar begünstigt. Die bei Werfern resultierenden Traktions- und Scherkräfte an der langen Bizepssehne führen ihrerseits zu einer zusätzlichen Schädigung des posterioren und posterosuperioren Labrums.
Oft berichten die Werfer über das Gefühl, dass ihre Schulter nach vorne »rutscht« und vor allem nach Trainingseinheiten der Arm insgesamt taub wird. Die US-Amerikaner nennen es »Dead Arm Syndrome«.

4.2.3 Klinische Untersuchung

Die Diagnose »internes Impingement« wird klinisch gestellt. Bei der klinischen Untersuchung imponiert oft eine Asymmetrie der Schultergürtel. Die dominante Wurfseite steht im Verhältnis tiefer. Der **Apprehension-Test** oder der **Test nach Neer** sind häufig positiv.

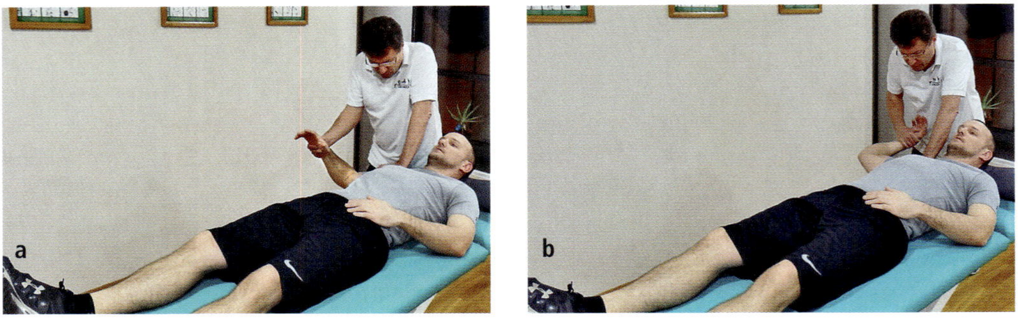

Abb. 4-7 Rotationsprüfung. Hier gezeigt mit stabiler Ausgangsposition in Rückenlage. Der Untersucher bringt den Arm aus der 90-Grad-Abduktionsposition in:

a maximale Innenrotation und
b maximale Außenrotation.
Das passive Bewegungsausmaß wird im Seitenvergleich überprüft.

Rotationsprüfung

Anschließend wird die **Innen- und Außenrotation** des Wurfarmes im Vergleich zur Handschuhseite untersucht (► Abb. 4-7). Oft haben die Pitcher auf der Wurfseite ein geringes Defizit bei der Innenrotation, da sich ihr Knochen-Muskel-Apparat den Belastungen anpasst. Die Anatomie hat sich verändert, um ein größeres Ausmaß an Außenrotation zu erreichen mit Verlust der Innenrotation. Dies zeigt sich meist in einem Defizit von ca. 10 bis 15 Grad Innenrotation und einer gleich großen Zunahme der Außenrotation.

Kibler-Test

Dieser Test ist ein Schulterblattstabilisationstest. Hierbei wird das Schulterblatt am hinteren Thorax fixiert, während der Athlet den Wurfarm komplett über 150 Grad Elevation anhebt und diese Position 15 Sekunden lang hält (► Abb. 4-8). Beim inneren Impingement lässt sich bei Werfern immer wieder eine Schwäche der Schulterblattretraktoren – Mm. rhomboideus major und minor – im Vergleich zu den Schulterblatthebern – M. levator scapulae – beobachten.

Jobe-Test

Beim Jobe-Test (► Abb. 4-9) handelt es sich um einen Subluxation-Repositions-Test. Hierbei zeigt sich ein endgradiger Schmerz im hinte-

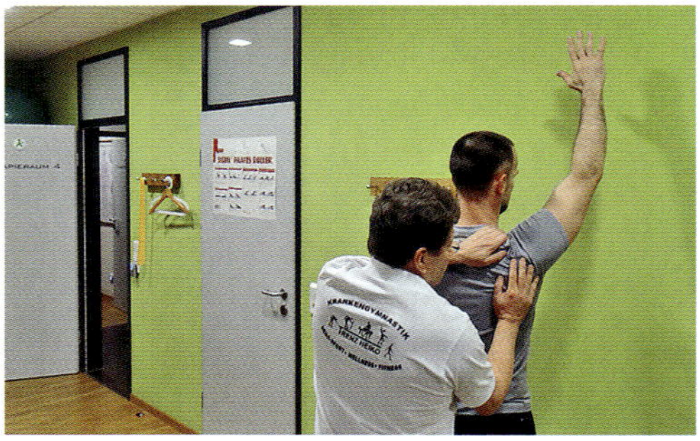

Abb. 4-8 Kibler-Test

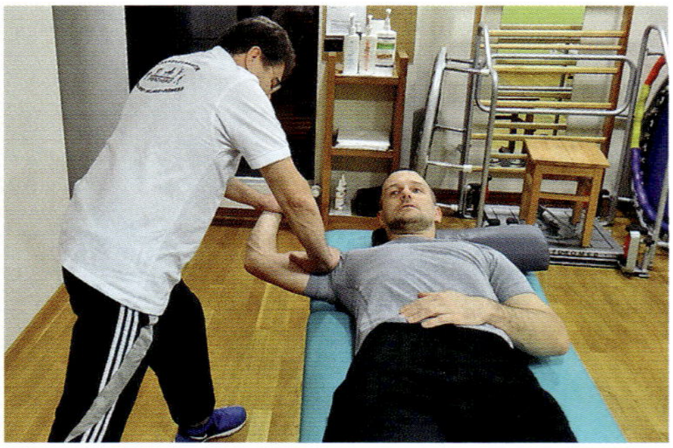

Abb. 4-9 Jobe-Test

ren Schultergelenkanteil im Grenzbereich der Außenrotation bei 90 Grad Abduktion. Die Position wird auch 90/90-Position genannt. Dieser hintere Kapselschmerz geht einher mit einem internen Impingement.

4.2.4 Weitere Diagnostik

Neben der klinischen Untersuchung und einem »high index of suspicion« ist vor allem die MRT, ggf. mit intraartikulärer Kontrastmittelgabe zur besseren Darstellung von Labrum-SLAP-Läsionen und RM-Läsionen, wegweisend für die Darstellung von Strukturpathologien. Bei Kontraindikationen gegen eine MRT kann in Ausnahmefällen eine Arthro-CT durchgeführt werden.

4.2.5 Nachbehandlung

Das interne Impingement ist zunächst eine Domäne der konservativen Behandlung, die mehrere Elemente und Stufen enthält:

- Zunächst Ruhe und Ausschalten der auslösenden »Noxe« (Wurfbewegung). Die schmerzhafte Entzündung/Irritation von Bursa, Sehne und Kapsel kann hierdurch zur Ruhe kommen.
- Gabe von NSAIDs. Injektionen mit einem Corticoid sollten sehr zurückhaltend eingesetzt werden.
- Kräftigungsübungen von RM, periscapulärer Muskulatur und dorsaler Kette.
- Erarbeitung einer suffizienten dynamischen Scapulakontrolle.
- »Rebalancierung« der Schultergelenkkapsel, Dehnen der posteroinferioren Kapsel (► Abb. 4-10, ► Abb. 4-11).
- Sportartspezifisches Techniktraining.
- Integration der dynamischen Scapulastabilisierung in die sportartspezifische Belastung/Bewegung.
- Eine operative Behandlung kommt bei Versagen der konservativen Therapie und/oder bei Vorliegen von Strukturpathologien in Betracht bzw. auch bei einem GIRD > 25 Grad im Seitenvergleich.
- Labrumläsionen, SLAP-Läsionen und größere Schäden an der RM sollten frühzeitig operativ versorgt werden.

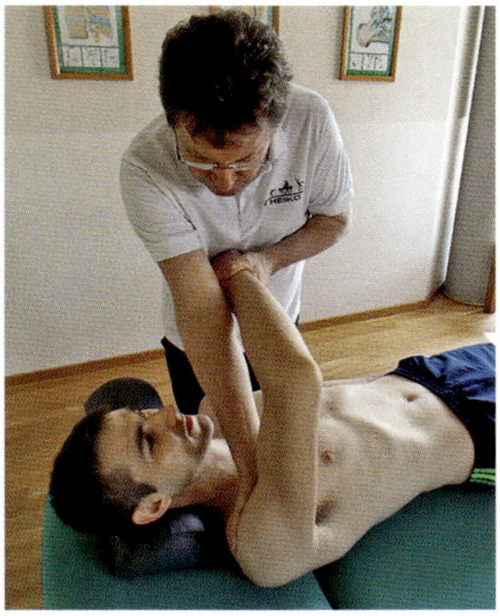

Abb. 4-10 Dehnung der posteroinferioren Kapsel

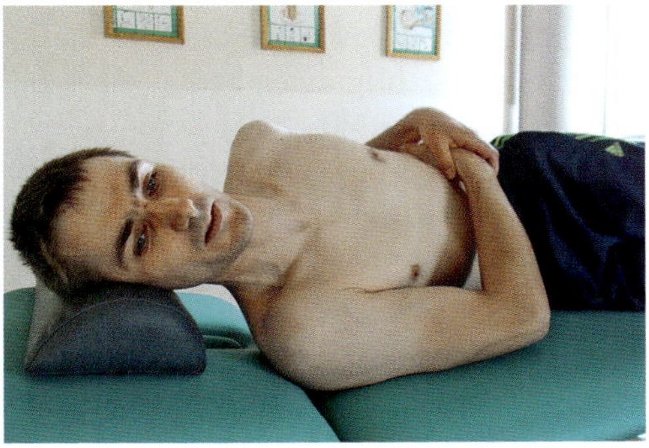

Abb. 4-11 Sleeper's Stretch; hier in geringer Flexion und nicht in der klassischen 30-Grad-Abduktionsposition

Literatur

Literatur zu diesem Kapitel finden Sie im Anhang und unter www.schattauer.de/3052

4.3 Physiologisch-strukturelle Adaptationen der Sportlerschulter und pathologische Ausprägungen

Peter U. Brucker, Philipp Proier

4.3.1 Einleitung

Der Schultergürtel ist die mit Abstand beweglichste Gelenkkette des menschlichen Körpers und umfasst als integrale Bestandteile drei echte Gelenke (Glenohumeral-, Acromioclavicular- und Sternoclaviculargelenk) sowie zwei gelenkartige Verbindungen (Scapulothorakal- und Subacromialraum), wobei Beeinträchtigungen bereits eines Bestandteils der Gelenkkette zu einer generellen Dysfunktion des gesamten scapulothorakohumeralen Bewegungsmusters führen können. Bei den meisten »Überkopf«-Sportarten ist das Glenohumeralgelenk als mobilster Anteil in der scapulothorakohumeralen Gelenkkette das zentrale Element zur Erbringung der erforderlichen Wettkampfleistung. Es unterliegt dementsprechend sportartspezifischen Adaptationsvorgängen, die jedoch nicht selten aufgrund akuter oder chronischer Überlastungen bzw. Mikrotraumata in ein pathologisches Zustandsbild münden.

Die Art und Ausprägung von spezifischen adaptativen, morphologischen oder pathomorphologischen Veränderung an der Schulter ist abhängig von der jeweiligen Sportart bzw. -disziplin und damit vom jeweiligen Bewegungs- und Anforderungsprofil, aber auch wesentlich vom Alter des Sportlers und von seiner zeitlichen Exposition. Grundsätzlich muss hier die »Sportlerschulter« in viele Untergruppierungen gegliedert werden (► Tab. 4-3). Allerdings unterscheiden sich auch innerhalb der Untergruppierungen (z. B. Wurfsportarten) die Sportarten signifikant voneinander, was insbesondere auf die unterschiedliche Wurftechnik aufgrund der unterschiedlichen Form bzw. Gewichte der Wurfgeräte zurückzuführen ist.

In der orthopädischen Literatur wird meist das Wurfmodell (Burkhart et al. 2003, Meister 2000) zur Erläuterung des komplexen biomechanischen Ablaufes der Schulter(gürtel)bewegungen bei »Überkopf«-Sportarten herangezogen.

Die Wurfbewegung wird dabei unterteilt in eine Ausholphase (»Early Cocking Phase«) bis zum Erreichen einer maximalen Außenrotationsstellung (»Late Cocking Phase«). In ungefähr horizontaler Abduktionsstellung des Oberarmes und maximaler Außenrotation geht die Ausholbewegung in die Wurfphase über, welche auch als Beschleunigungsphase (»Acceleration Phase«) bezeichnet wird und mit dem Zeitpunkt der Freigabe des Wurfgerätes (»Ball Release«) endet. Diese geht dann nahtlos in die Abbremsphase (»Deceleration Phase«) über, in

Tab. 4-3 Untergruppierungen der Sportlerschulter entsprechend des Anforderungs-/Technikprofils der jeweiligen Sportart

Art der Sportlerschulter	Beispiele
Wurfsportarten	Basketball, Handball, American Football, Baseball, Speerwurf, Diskuswurf, Hammerwurf
Schlagsportarten	Volleyball, Tennis, Badminton
Stoßsportarten	Kugelstoß, Boxen
Schwungsportarten	Schwimmen, Skilanglauf
»gewichtstragende« Sportarten	Turnen, Klettern, Ringen, Gewichtheben

der die kinetische Energie, die nicht auf das Sportgerät übertragen wird, schlussendlich vom Gewebe absorbiert werden muss. Die Wurfbewegung endet mit der Durchzugsphase (»Follow-through-Phase«), bei der der Arm innenrotiert und adduziert wird (Meister 2000). Als kritische Phasen, sowohl für überlastungsbedingte strukturelle Adaptationen als auch Schädigungen, gelten insbesondere das Ende der Aushol- und der Beginn der Beschleunigungsphase sowie die Abbremsphase (Burkhart et al. 2003).

4.3.2 Strukturelle Adaptation der Sportlerschulter

Wie jedes Organ passen sich auch die Schulter und der Schultergürtel an sportspezifische Belastungen an. Dies betrifft praktisch alle muskuloskeletalen Gewebe am Schultergürtel und führt zu ossären, ligamentären, kapsulären, labralen und muskulären Adaptationen. Um während der Beschleunigungsphase einer Wurf- oder Schlagbewegung eine maximale Geschwindigkeit zu erzielen, ist es für den Athleten essenziell, eine höchstmögliche glenohumerale Innenrotationsgeschwindigkeit zu erzielen. Hierzu bedarf es einer optimalen Kombination und Koordination eines größtmöglichen Beschleunigungsweges und einer höchstmöglichen Innenrotationskraft.

Zunahme der Außenrotation und Abnahme der Innenrotation

Die repetitive Durchführung derartiger unilateraler sportartspezifischer Bewegungen, insbesondere Wurfbewegungen, führt zu einer Zunahme der Außenrotation auf der dominanten im Vergleich zur nicht dominanten Seite. Da der gesamte Rotationsumfang des Schultergelenks jedoch nicht relevant gesteigert werden kann, kommt es gleichzeitig zu einer Abnahme der Innenrotation (► Abb. 4-12). Strukturell findet diese Adaptation im Wachstumsalter vorwiegend im Humerus durch eine vermehrte humerale Retrotorsion (Levine et al. 2006, Meister et al. 2005), nach der Wachstumsphase jedoch in den periartikulären Weichteilgeweben durch Elongation mit Pseudolaxität der anterioren sowie Kontraktur und Verdickung der posteroinferioren Kapselregionen statt (Burkhart et al. 2003).

Humerale Retrotorsion

Die adaptive ossäre Retrotorsion der Humeruslängsachse beeinflusst direkt den Bewegungsumfang des Schultergelenks durch Vermehrung der Außenrotation und Verringerung der hohen Innenrotation. Diese erhöhte Torsion des Humerusschaftes im Erwachsenenalter bei Spitzenathleten entsteht jedoch bereits vor dem Erreichen der Skelettreife durch rezidivierende sportliche Wurfbelastungen, insbesondere in der wachstumskritischen Phase zwischen dem 12. und 15. Lebensjahr (Hibberd et al. 2014, Myers et al. 2006). Während Profi-Volleyballspieler im Durchschnitt eine um 9,6 Grad vermehrte humerale Retrotorsion im Vergleich zur nicht dominanten Seite zeigen, weist ein Normalkollektiv an beiden Oberarmen dagegen nur eine diskrete Asymmetrie der humeralen Retrotorsion auf (Schwab u. Blanch 2009).

4.3.3 Adaptation versus Pathologie – wo ist der Übergang?

Eine klare Grenze zwischen der physiologischen Adaptation an die wurf- bzw. sportspezifischen Anforderungen an den Schultergürtel einerseits und den pathophysiologischen mit konsekutiv strukturellen Veränderungen andererseits existiert

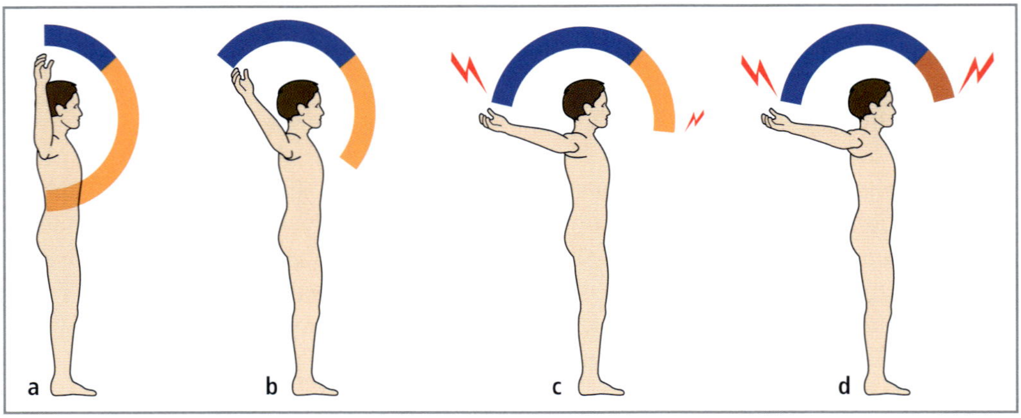

Abb. 4-12 Gesamtbewegungsausmaß der Schulterrotation
a bei einer Normalperson
b nach Adaptation
c bei einer exzessiven Ausprägung
Aufgrund des zunehmenden Außenrotationsgewinnes kommt es konsekutiv zu einem Verlust der Innenrotation, was aus Performance-Aspekten zwar zu einem verlängerten Beschleunigungsweg führt, jedoch zuungunsten eines verkürzten Bremsweges. Schlussendlich resultieren hieraus zwei kritische Phasen der Wurfbewegung (Blitzpfeile), in denen es zu strukturellen Läsionen kommen kann: 1. maximale Außenrotationsstellung (»Late Cocking Phase«), 2. verkürzte Abbremsphase.
d Besonders risikogefährdet sind Athleten, die neben der exzessiven Ausprägung eines Außenrotationsgewinnes und eines Innenrotationsverlustes gleichzeitig eine Verminderung des Gesamtbewegungsausmaßes der Schulterrotation und damit eine zusätzliche Verkürzung des Bremsweges aufweisen.
(blau: Beschleunigungsweg, orange: Bremsweg, rot: kritisch verkürzter Bremsweg)

nicht, sodass der Übergang als fließend zu bezeichnen ist. Diese pathologischen Veränderungen sind im Gegensatz zu anderen Formen der Sportlerschulter am umfangreichsten an der Werferschulter untersucht (► Tab. 4-4).

Meist verlaufen die adaptativen Vorgänge asymptomatisch oder oligosymptomatisch und bleiben primär unbehandelt. Ein therapiebedürftiger Übergang einer physiologischen Adaptation einer Werferschulter – im Sinne einer vermehrten Außenrotation mit erhöhter anteriorer Translationskomponente – in einen klinisch relevanten pathologischen Zustand liegt dann vor, wenn die Instabilität und damit auch die sekundäre Impingementproblematik symptomatisch wird. Nichtsdestotrotz ist auf die Wichtigkeit präventiver Maßnahmen zur primären Vermeidung einer symptomatisch werdenden Werferschulter hinzuweisen (Beitzel et al. 2014). Des Weiteren gilt es zu bedenken, dass bereits asymptomatische Werferschultern strukturelle Veränderungen am Glenohumeralgelenk, z. B. an der RM, an der langen Bizepssehne, an der Kapsel und am Labrum sowie an den periartikulären ossären Strukturen haben können (Beitzel et al. 2013, Fredericson et al. 2009).

Als relevante symptomatische und damit pathologische Veränderungen können gewertet werden:

- **Posterosuperiores Impingement (PSI)**
  Die repetitiven Ausholbewegungen führen im Verlauf zu einer Dehnung der ventralen Kapselstrukturen mit konsekutiv

Tab. 4-4 Adaptation versus Pathologie und deren Übergänge bei der Werferschulter

Adaptation	←— Übergang —→ (strukturelles Korrelat)	Pathologie
Innenrotationsverlust	posteriore Kapselkontraktur	GIRD > 18°, ASI
Außenrotationsgewinn	anteriore Pseudolaxität humerale Retrotorsion	PSI
wurfspezifisches Scapula-Setting		Scapuladsykinesie
Resultierende Pathologien aus ASI, PSI, GIRD und Dyskinesie		
		artikulärseitige RM-Läsionen
		humerale Zysten
		SLAP-Läsionen
		Bennett-Läsion

GIRD: glenohumerales Innenrotationsdefizit, ASI: anterosuperiores Impingement, PSI: posterosuperiores Impingement, SLAP: superiores Labrum von anterior nach posterior

anteriorer Subluxation des Humeruskopfes. Gleichzeitig verursacht eine relevante Verkürzung der dorsalen Kapselstrukturen eine posterosuperiore Verlagerung des humeralen Rotationszentrums (Burkhart et al. 2003). Bei endgradiger Außenrotation und Abduktion in der Ausholphase kommt es zu einem Anschlagen des Tuberculum majus am posterosuperioren Glenoidrand mit Einklemmen der Unterfläche der RM, welche zu einer artikulärseitigen Läsion der Supraspinatussehne (PASTA-Läsion) führen kann. Hierbei kann gleichzeitig eine korrespondierende Läsion im Bereich des posterosuperioren Labrums bis hin zur Ablösung des Bizepssehnenankers im Sinne einer superioren Labrumläsion (SLAP-Läsion) entstehen (Walch et al. 1992). Des Weiteren können durch das posterosuperiore Impingement (PSI) Knochenmarködeme und Zystenformationen im Tuberculum majus und am oberen Glenoid auftreten (Kaplan et al. 2004).

- **Anterosuperiores Impingement (ASI)**
  In der Endphase eines Wurfes kommt es zu einer Innenrotation und horizontalen Adduktion des Wurfarmes. Bei gleichzeitig vermehrter anteriorer Translation des Humeruskopfs kann dies – als Pendant zur PASTA-Läsion beim PSI – in artikularseitigen Läsionen der cranialen Subscapularissehne sowie am superioren glenohumeralen Ligament (SGHL) resultieren (Habermeyer et al. 2004). Darüber hinaus kann beim anterosuperioren Impingement (ASI) das Pulleysystem der langen Bizepssehne mitbeteiligt sein, welches eine weitere anteriore Translation des Humeruskopfs begünstigen kann.
- **Glenohumerales Innenrotationsdefizit (GIRD)**
  Die Verkürzung der dorsalen Kapselstrukturen führt zu einem glenohumeralen Innenrotationsdefizit (GIRD). Beschrieben wird hierbei die Differenz der Innenrotation bei 90 Grad abduziertem Oberarm zwischen der dominanten

(Wurfarm) und der nicht dominanten oberen Extremität. Als pathologisch werden in der Literatur Werte für ein Innenrotationsdefizit zwischen 15 Grad und 25 Grad angegeben (Hibberd et al. 2014), wobei auch ein Grenzwert von 18 Grad postuliert wird (Kibler et al. 2013). Im Gegensatz zu den Erwachsenen wird bei Adoleszenten ein GIRD vorwiegend durch die zunehmende Retrotorsion der Humeruslängsachse während der Wachstumsphase und weniger durch eine Weichteiladaptation im Sinne einer posteroinferioren Kapselkontraktur erklärt (Hibberd et al. 2014). Unter überlastungs- bzw. verletzungspräventiven Aspekten ist das GIRD kritisch zu sehen, da dies zu einem verkürzten Abbremsweg führt (bei gleichzeitig verlängertem Beschleunigungsweg durch die vermehrte Außenrotation). Schlussendlich besteht hier die Gefahr, dass die exzentrische Kraftentwicklung der – bereits im Trainingsprozess unterrepräsentierten – Außenrotatoren nicht ausreicht, den maximal beschleunigten Arm innerhalb des verkürzten Abbremsweges ohne mechanisches Impingen suffizient abzubremsen. Hierbei kann es zu überlastungsbedingten Veränderungen der posterosuperioren RM und der angrenzenden ossären Strukturen (Tuberculum majus) kommen (Beitzel et al. 2013).

- **Pathologien der langen Bizepssehne (Tendinopathien, SLAP-Läsionen)**
  Die lange Bizepssehne ist bei sportspezifischen Bewegungen großen Scher- und Torsionskräften ausgesetzt, welches sich unter anderem in Tendinopathien der langen Bizepssehne äußern kann (Ahrens u. Boileau 2007). Darüber hinaus entstehen SLAP-Läsionen, insbesondere bei Wurfsportarten, durch den »Peel-back«-Mechanismus (Burkhart u. Morgan 1998), welcher die Torquierung der langen Bizepssehne im Rahmen der Ausholbewegung beschreibt. Dabei wird die lange Bizepssehne einer massiven Vorspannung ausgesetzt. Bei der anschließenden Beschleunigungsphase während der Wurfbewegung werden die entstehenden Kräfte von der Insertionszone am posterosuperioren Labrum absorbiert, wobei hieraus SLAP-Läsionen vom Typ 1 bzw. Typ 2 nach Snyder und Kollegen (Snyder et al. 1990) entstehen können.
- **Scapuladyskinesie**
  Die Scapula führt eine komplexe dreidimensionale Bewegung bei verschiedenen sportartspezifischen Bewegungen der oberen Extremität durch. Viele Wurf-, Schlag- bzw. andere »Überkopf«-Sportarten führen zu einer sportartbedingten einseitigen Trainingsbelastung, die insbesondere kräftige glenohumerale Innenrotatoren zur Folge hat, jedoch die Außenrotatoren unterrepräsentiert lässt. Durch diese muskuläre Dysbalance kann die Scapula dynamisch nicht mehr adäquat am Rumpf stabilisiert werden. Die Dysbalance äußert sich in einer ökonomisch ungünstigen Kraftübertragung bei der Wurfbewegung (Kibler 1998). Klinisch zeigt sich hierbei ein dissoziierter scapulothorakaler Rhythmus, gemäß der Klassifikation nach Kibler (Kibler u. McMullen 2003) mit einer Prominenz des Angulus inferior und der Margo medialis scapulae sowie einer vermehrten Lateralisierung und Abduktionsstellung der Scapula (Burkhart et al. 2003, Kibler u. McMullen 2003).
- **Weitere sportartspezifische Pathologien**
  Die Benett-Läsion wird in der Literatur vorwiegend bei Baseball-Pitchern beschrieben (Bennett 1941). Sie entsteht durch repetitiven Zug an den dorsalen

Kapselstrukturen mit Ausbildung einer Ossifikation des posterioren Anteils des inferioren glenohumeralen Ligamentes (pIGHL), welche sich im Verlauf zu einem symptomatischen Enthesiophyten entwickeln kann (Bennett 1941).

Eine isolierte Atrophie des M. infraspinatus auf der dominanten Seite findet sich gehäuft bei (Beach-)Volleyballspielern, die jedoch nicht durch ein klassisches Nervenkompressionssyndrom des N. suprascapularis in der Incisura scapulae bzw. spinoglenoidalis verursacht wird, sondern möglicherweise durch die repetitiven abrupten Abbremsbewegungen nach Ballkontakt mit maximaler exzentrischer Kontraktion des M. infraspinatus, wobei durch diese Muskelzüge ein Dehnungsschaden des N. suprascapularis diskutiert wird (Lajtai et al. 2009).
Eine Osteolyse der distalen Clavicula dagegen tritt als Überlastungsphänomen gehäuft bei Gewichthebern auf und wird durch belastungsinduzierte Mikroläsionen des subchondralen Knochens und konsekutive Regenerationsmechanismen erklärt, welche insgesamt zu zystischen Läsionen der lateralen Clavicula und auch zu pathologischen Frakturen führen können (Gelber et al. 2008).

4.3.4 Fazit

Die Sportlerschulter zeigt spezifische strukturelle Adaptationen an die repetitiven sportarttypischen Bewegungsmuster des Schultergürtels. Diese Adaptationen dienen vorwiegend der Optimierung der Beschleunigungsphase, sowohl quantitativ hinsichtlich des Beschleunigungsweges (Außenrotationsgewinn) als auch qualitativ (verstärkte Innenrotationskraft), allerdings zuungunsten der Abbremsphase (verkürzte Bremsstrecke bei Innenrotationsverlust und abgeschwächte [exzentrische] Außenrotationskraft). Dies ermöglicht zwar eine maximale Ausschöpfung der biomechanischen Gegebenheiten des Schultergürtels unter Performance-Aspekten, birgt jedoch die Gefahr einer supraphysiologischen Adaptation mit strukturell-pathologischen Veränderungen durch Überlastungen bzw. Mikrotraumata.

Literatur

Literatur zu diesem Kapitel finden Sie im Anhang und unter www.schattauer.de/3052

4.4 Läsionen der Rotatorenmanschette

Rolf Michael Krifter

4.4.1 Einleitung

Das Schultergelenk stellt im Zusammenspiel mit den scapulothorakalen Bewegungen eine außergewöhnliche Gelenkverbindung des Armes zum Körper dar. Besonders die Tätigkeiten mit langen Hebeln und viel Kraft im Überkopfbereich stellen enorme Herausforderungen an das sensible Konstrukt der RM dar. Sie überträgt als komplexe Struktur aus mehreren Muskeln und kapsulären Anteilen durch die Form des Kugelgelenks enorme Belastungen und ist für Beschleunigungs- und Abbremsbewegungen – besonders bei »Überkopf«-Sportarten – verantwortlich. Läsionen der RM sind eine häufige und schmerzhafte Problematik der oberen Extremität, die im Laufe des Lebens beinahe jeden betrifft.

Nach einer evolutionären Entwicklung des Vierfüßlers zum aufrechten Gang muss die menschliche Schulter mit um 90 Grad veränderten anatomischen Grundvoraussetzungen leben und im Arbeits-/Sportbereich enorme Kräfte verteilen. Heute führt der schwächste Muskel der RM (M. supraspinatus) die häufigste Bewegung der Anteversion als Starterbewegung aus. Läsionen der Sehne des M. supraspinatus (SSP) sind daher besonders häufig. Das Glenohumeralgelenk erlaubt die größten Bewegungsumfänge aller menschlichen Gelenke. Durch den enormen Ausschlag in allen Freiheitsgraden ist die Schulter notwendigerweise mit reichlich Schmerzrezeptoren ausgestattet, um vor frühzeitiger Überlastung oder Verletzung der statischen Kapsel-Band-Strukturen geschützt zu sein.
Um den weiten Bewegungsausschlag in allen drei Ebenen zu ermöglichen, bedarf es auch einer guten Führung, einer idealen Balancierung und eines Zusammenspiels von statischen und dynamischen Funktionen, die nur bei entsprechender Innervation und Nozizeption funktionieren. Daher zählen Sehnenpathologien des Schultergelenks zu den schmerzhaften Geschehnissen, die uns als Mediziner herausfordern.
Im steigenden sportlichen Anspruch unserer Gesellschaft verschwimmen heute die Grenzen aus degenerativen Prozessen, traumatisch bedingten Veränderungen und chronisch repetitiven Überlastungsschäden bei einer Prävalenz von 5 bis 35 % (Araújo et al. 2011). Je nach Defektausmaß und -form ist aufgrund des erhöhten Anspruchs an Funktion und Kraft bei Sportlern heute das Ziel, die Progredienz einer Läsion zu verhindern und wieder in den Sport zurückzufinden (return to sport). Dafür sind vorrangig noch reparable Veränderungen der RM zu heilen und die Balance des anterioren und posterioren Käftepaares im Glenohumeralgelenk zu erhalten.
Unter der Zielsetzung eines sportlichen Funktionserhalts sind bei verzögerter Behandlung rein debridierende Eingriffe oder ein Sehnentransfer nicht mehr erfolgreich. Sie münden bei Verschlechterung in die Möglichkeiten der inversen Schulterendoprothetik, auf die hier nicht weiter eingegangen wird. Die häufigen Teilläsionen (PASTA-Läsion) der RM werden speziell in einem eigenen Kapitel (► Kap. 4.5) abgehandelt. Die speziellen Untersuchungen und Beschreibungen der klinischen Tests der RM sind im ► Kap. 2.1.5 nachzulesen.

Historie

Die Geschichte chirurgischer Eingriffe an der RM ist relativ jung. 1912 wird erstmals von einer RM-Naht zur Versorgung einer Instabilität in Rostock berichtet (Bauman et al. 2008). Speziell durch die Fortschritte der Gelenkarthroskopie und der modernen Schnittbildgebung haben sich Wissen, Möglichkeiten und Techniken zur Behandlung der RM massiv verbessert. Heute sind **arthroskopische Techniken** für den Schulterspezialisten zum Standard geworden, die insbesondere dem Sportler mit hohem Funktionsanspruch durch deren Vorteile von minimaler Gewebstraumatisierung, kürzerem Krankenhausaufenthalt und spezifischer Versorgungsmöglichkeit auch bei kleineren Läsionen dienlich sind (Benson et al. 2010). So ist der Fokus immer stärker auf Partial-/Teilläsionen und spezielle Bereiche und Belastungen der RM gerichtet, sodass heute schon bei Partialläsionen frühzeitige Behandlungsmöglichkeiten und gute Ergebnisse verfügbar sind. Nach einer Ära von biomechanischen Untersuchungen und Belastungstests unterschiedlicher Refixationstechniken geht der derzeitige Fokus vermehrt in Richtung biologischer Heilungsunterstützung.

Allgemeines

Tätigkeiten und Belastungen der Schulter sowie der RM sind im Alltag, bei der Arbeit und im Sport mit ähnlichen Bewegungsmustern vergleichbar. Jedoch sind beim Sportler Risiken für mögliche traumatische oder chronische Verletzung häufiger anzutreffen. Sportarten mit erhöhter Sturzgefahr und Hochrasanzsportarten führen gehäuft zu traumatischen Verletzungen der RM. Bei »Überkopf«- und Schlägersportarten kann es speziell durch vielfache Repetitionen sportartspezifischer Bewegungen im Rahmen von Training oder Wettkampf zu besonderen Belastungen oder chronischen Verletzungen der RM kommen.

✘ **»Schulterfeindliche« Sportarten**
Speerwerfen, Snowboard, Golf, Skateboard, Tennis, Volleyball, Schwimmen, Handball, Kajak/Rudern, Hockey, Kampfsportarten, Fußball.

✘ Besonders bei »Überkopf«-Sportarten sind die funktionellen und biomechanischen Belastungen der RM enorm.

Die Notwendigkeit entsprechender Führung und Stabilität und der Bedarf eines maximalen Bewegungsausschlags stellt eine enorme Herausforderung an die anatomischen, statischen und dynamischen Strukturen der Schulter dar.
Ein Maximalausschlag im Glenohumeralgelenk führt bei ungenügender Innervation und Anpassung zu Verletzungen des Kapsel-Sehnen-Ansatzes und/oder des Labrum-/Glenoidrandbereichs im Inneren des Gelenks. Training kann eine langsame strukturelle Anpassung bzw. Adaptation der kapsulären und sehnigen Gewebe ebenso erzeugen wie eine Erhöhung des Bewegungsumfangs des Glenohumeralgelenks. So beobachtet man z. B. an der Seite des dominanten Wurfarmes meist einen weiteren Bewegungsausschlag in der Ausholbewegung der Abduktions-Außenrotations-Bewegung.
Bei Verringerung der scapulothorakalen Beweglichkeit kommt es vorzeitig zum intraartikulären Anschlag der RM am Glenoidrand mit entsprechenden Folgeläsionen.
Schlägersportarten haben Auswirkungen auf Anatomie und Gewebe durch Verlängerungen des Hebels, speziell wenn eine ungenügende Stabilisierung vorliegt.

Anatomische Grundlagen und Besonderheiten des Aufbaus der Rotatorenmanschette

Die RM ist ein hochkomplexes Konstrukt aus vier Muskeln sowie deren Sehnen und Bandstrukturen, die sich von der Scapula/dem Glenoid und dem Coracoid zum Humerus ausspannen.
Als einzige Sehne des Körpers strahlt die RM im artikulären Bereich mit Fasern um 90 Grad gewinkelt am Tuberculum majus ein. Die Sehneninsertionen verschmelzen mit den Bandstrukturen der Kapsel im Ansatz am Humerus und bestehen artikulärseitig eher aus Kollagen vom Typ I (65 bis 80 % der Trockenmasse) und Elastin (1 bis 2 % der Trockenmasse) (Junqueira u. Carneiro 1996a; Löffler u. Petrides 1997). Im bursaseitigen Anteil findet sich hingegen nichtmineralisierter Faserknorpel, der hauptsächlich aus Typ-II-Kollagen besteht.
Eine weitere Besonderheit stellt die in zwei Schichten verlaufende craniodorsale RM dar. In zwei Blättern läuft der innere Anteil des M. infraspinatus unter dem M. supraspinatus an das Tuberculum majus.
Folgende Muskeln stellen die Hauptakteure der RM mit der Verschmelzung mit den Kapselbändern dar:

- M. subscapularis (SSC) und Lig. glenohumerale medius und inferius
- M. supraspinatus (SSP), Lig. glenohumerale superius und Lig. coracohumerale
- M. infraspinatus (ISP) mit dorsalen Kapselbändern
- M. teres minor (TM)

Eine straffe und wichtige Formation zur Fixation der langen Bizepssehne (LBS) im Sulcus intertubercularis bilden die kreuzenden Bandstrukturen der glenohumeralen Bänder (superiores glenohumerales Ligament [SGHL], mittleres glenohumerales Ligament [MGHL], coracohumerales Ligament [CHL]) und Ausläufer des anterioren SSP-Ansatzes (Fasciculi obliquus), den sogenannten **Pulley** (Umlenkpoller). Seine Funktion ist den statischen Kräften zuzuordnen. Vermehrte Bewegungen der LBS (normales Gleiten im Ausmaß von ca. 2 cm, quere Verschiebung minimal) führen bei Instabilitäten und Einrissen des Pulleysystems zu deutlichen Beschwerden, die dem kritischen anterioren Ansatzbereich der SSP oder aber auch der LBS selbst zuzuschreiben sind. **Pulley-Läsionen** sind meist chronisch schmerzhafte, therapieresistente Strukturveränderungen, die trotz ihrer kleinen Verletzungspathologie große Auswirkungen auf die Schmerzhaftigkeit haben und auch in der Bildgebung schwer abzugrenzen sind.
Die **Innervation** der RM-Muskulatur erfolgt durch den N. subscapularis (SSC), den N. suprascapularis (SSP, ISP) und den N. axillaris (TM). Verletzungen dieser Nerven führen zu einem Ungleichgewicht bzw. Kraftverlust und folglich zu Veränderungen der Biomechanik.
Eine temporäre Innervationsstörung kann bei »Überkopf«-Sportlern im Falle von Ventilmechanismen, selten im Rahmen von Ganglien auftreten (sogenanntes **Volleyballer-Syndrom**). Dabei kommt es durch ein Ganglion zu einer Bedrängung des N. suprascapularis.

4.4.2 Klassifikation

RM-Rupturen werden wie folgt eingeteilt:

- **partielle** Läsionen
- **komplette** Rupturen

Klassifikation der cranialen RM-Ruptur nach Snyder

Darüber hinaus wird je nach **Lokalisation** der Läsion in der Sehne unterteilt in artikulärseitige, bursaseitige und intratendinöse (zentrale) oder komplette Läsionen. Zusätzlich wird die **Größe** der Läsion beurteilt (▶ Tab. 4-5).

Tab. 4-5 Klassifikation der cranialen RM-Ruptur nach Snyder (1993)

Klasse	Lokalisation
A	**a**rtikularseitig
B	**b**ursaseitig
C	**k**omplett (**c**omplete)
Typische Größe	**Beschreibung**
Grad 0	intakte RM, Normalbefund
Grad 1: < 1 cm	oberflächige Auffaserung oder Komplettruptur bis 1 cm
Grad 2: < 2 cm	oberflächiger Substanzdefekt oder Komplettruptur bis 2 cm
Grad 3: < 3 cm	tiefer Substanzdefekt oder Komplettruptur bis 3 cm
Grad 4: > 3 cm	fortgeschrittene Partialruptur oder komplexe Ruptur von über 3 cm

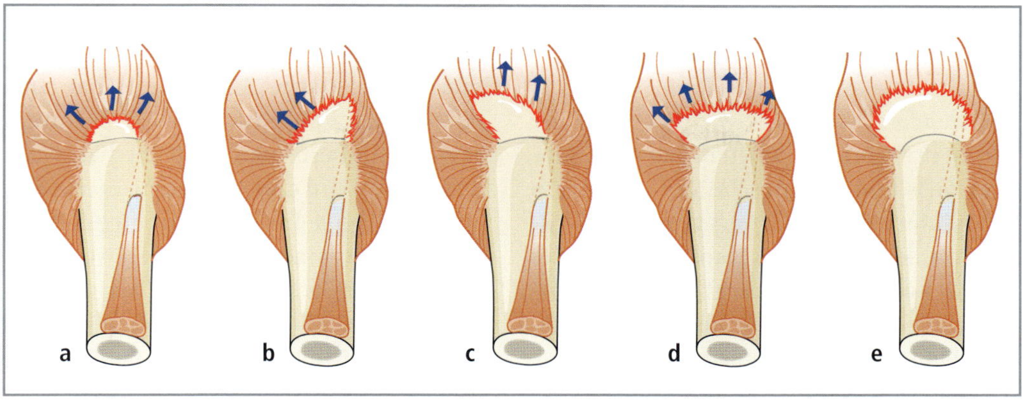

Abb. 4-13 Rupturformen der cranialen RM (nach Ellman 1993)
a Halbmondförmig (crescent) **b** Revers L-förmig **c** L-förmig **d** Trapezoidal **e** Massive Ruptur

Klassifikation nach Rupturformen (Ellman)

Je nach Konfiguration der primären Rissbildung und Zugrichtung an den Sehnenansätzen ergibt sich eine unterschiedliche Form des Risses. Die Form der RM-Ruptur stellt einen wesentlichen Faktor für die Verminderung der Kraftübertragung und die Prognose dar. Der biomechanisch besonders wichtige Anteil der SSP ist vor allem der anteriore Ansatz, direkt posterior des Sulcus bicipitalis. Rupturen im nachfolgenden mittigen Teil des RM-Ansatzes, im sogenannten **rotator-cable**, sind klinisch weniger relevant und können bei intaktem vorderem und hinterem Zügel lange kompensiert bleiben. Abbildung 4-13 zeigt verschiedene Rupturformen der cranialen RM (SSP/ISP).

In Cadaver-Tests, die die Autoren ausführten, zeigte sich im **maximalen Load-to-failure-Test** deutlich häufiger ein **knöchernes** Ausreißen (► Abb. 4-14) des anterioren Anteils der SSP-Sehne, wogegen weiter dorsale Anteile ein sehniges Versagen zeigten.

Die Rissform sollte während einer Arthroskopie im Rahmen einer Refixation immer zur Darstellung gebracht werden. Unter Verwendung einer Fasszange kann ein Zug an den Schenkeln des Risses ausgeübt werden, um ein besseres Verständnis der mobilen Anteile zu erhalten. Häufiger kommt es zu einem Abweichen der RM nach dorsal durch den verstärkter Zug des ISP und des tiefen Blattes der cranialen RM (sogenanntes Kulissen-Phänomen).

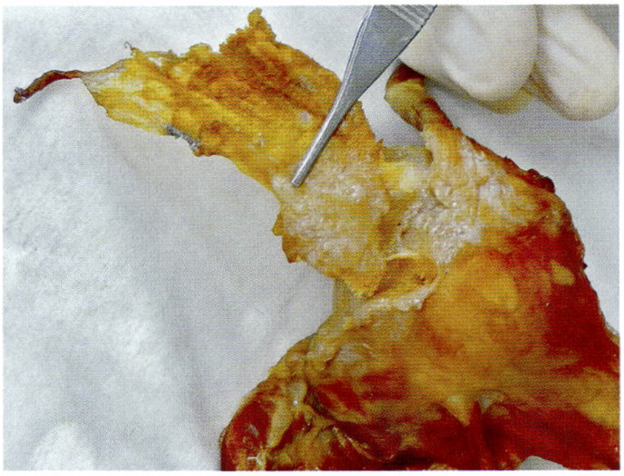

Abb. 4-14 Knöcherner Ausriss des anterioren Anteils der SSP-Sehne im maximalen Load-to-failure-Test (© Dr. RM Krifter; Cadaverstudie UPMC, Sportsmedicine Fellowship, Pittsburgh University)

Klassifikation der SSC-Läsionen nach Lafosse

Ein weiterer, besonders wichtiger Teil der RM ist ihr ventraler Anteil mit dem M. subscapularis und seinem sehnigen Ansatz am Tuberculum minus. Er verschmilzt im Ansatz mit den anterioren Kapselbändern des MGHL und IGHL und zeigt einen bandförmig glatten Oberrand. Seine meist traumatisch bedingten Läsionen sind nach Lafosse (Lafosse et al. 2007), wie in Tabelle 4-6 angegeben, klassifizierbar.

Tab. 4-6 Klassifikation von SSC-Läsionen nach Lafosse et al. (2007)

Typ	Rissform
1	partielle Läsion des oberen Drittels
2	komplette Läsion des oberen Drittels
3	Läsion der oberen zwei Drittel
4	komplette Ablösung der Sehne mit zentriertem Humeruskopf und fettiger Degeneration < 50 %
5	komplette Ablösung der Sehne mit Coracoidimpingement und fettiger Degeneration > 50 %

Klassifikation nach Retraktionsgrad

Eine prognostische Auswirkung hat auch die Weite der Retraktion des Sehnenstumpfes vom Humeruskopf nach medial. Nach Patte (1990) wird diese unterschieden in drei Grade (► Abb. 4-15). Höhergradige Retraktionen zeigen eine direkte Korrelation zur Rupturgröße. Sie sind prognostisch ungünstiger und meist mit einem höheren Grad an Inaktivitätsatrophie der Muskulatur vergesellschaftet.

✘
- Verletzungen des SSC werden größtenteils traumatisch verursacht!
- Verletzungen der cranialen RM (SSP/ISP) entstehen hauptsächlich degenerativ-schleichend!
- Massenrupturen enden meist in großen U-förmigen Veränderungen.

4.4.3 Pathogenese

Grundsätzlich muss nach der Ursache zwischen **traumatischen** und **degenerativen** Verletzungen der RM unterschieden werden. Die Trennung ist schwierig, da traumatische Rupturen meist auf dem Boden von

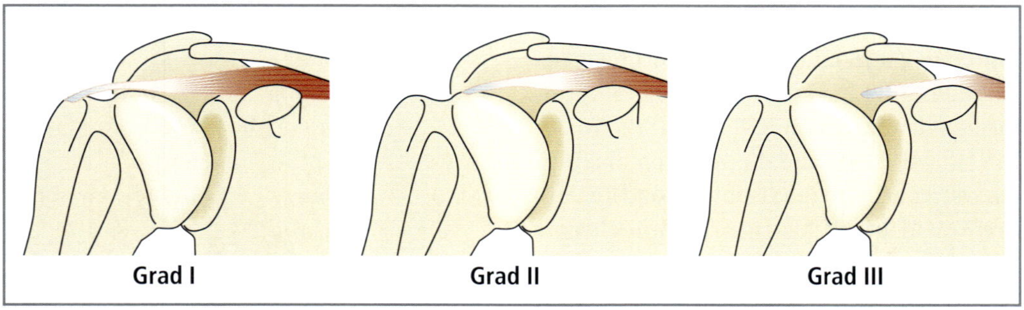

Abb. 4-15 Retraktionsgrade der RM nach Patte (1990)
Grad I: Der Sehnenstumpf liegt zwischen Tuberculum majus und Apex.
Grad II: Der Sehnenstumpf liegt zwischen Apex und Glenoidrand.
Grad III: Der Sehnenstumpf liegt hinter dem Glenoidrand.

degenerativen Prozessen entstehen. Wenn die Läsionen klinische Relevanz erreichen, bestehen meist schon sichtbare Verletzungen (Bigliani et al. 1986).

Die Seite mit dem dominanten Arm zeigt eine höhere Inzidenz für RM-Läsionen. Dies spricht auch für eine Ätiologie durch vermehrte Belastungen.

Im Gegensatz zu früheren Annahmen ist eine Schädigung der RM beim Sportler durch Veränderungen oder stärkere Krümmung des Acromions weniger relevant als die Kombination aus nutritiv-metabolischen Faktoren und den negativen Auswirkungen der Schulterblattstellung.

Auf dem Boden vorbestehender Schäden durch allgemeine degenerative Veränderungen (Verminderung der Elastizität, chronische Durchblutungsverminderung, Einlagerung von Kristallen etc.) verändert sich die Gewebequalität mit Fasereinrissen meist im sogenannten kritischen Ansatzbereich. Je nach Belastungsspitze kann diese progrediente Verletzung **bursaseitig**, **gelenksseitig** oder **intratendinös** beginnen. Je nach Risskonfiguration kommt es zu einer mehr oder weniger schnellen Progredienz. Besonders Verletzungen mit einer Beteiligung des anterioren Insertionsbereichs am vordersten Tuberculum majus besitzen eine schlechtere Prognose und sind vermehrt beschwerdehaft.

Abbildung 4-16 zeigt ein histologisches Präparat des SSP-Ansatzes.

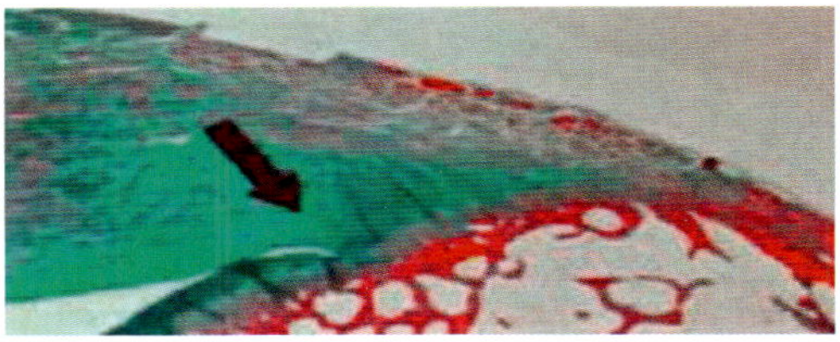

Abb. 4-16 Histologische Darstellung des SSP-Ansatzes

Altersabhängige Häufigkeit von RM-Läsionen

Die RM durchläuft eine altersabhängige Veränderung und »Abnutzung«, die bei Verletzungen derselben meist sprunghaft in eine progrediente Verschlechterung übergehen. Bei gehäufter Belastung kommt es zu kumulativen Mikroverletzungen. So wird eine Verletzungshäufigkeit bei »Überkopf«-Athleten im Alter von **unter 30 Jahren** zum Zeitpunkt der Sportausübung von über 35 % angegeben. MR-tomografische RM-Abnormalitäten von 80 bis zu 100 % bei Profisportlern im »Überkopf«-Sport werden von Jost berichtet, wobei keine kompletten Rupturen gesehen wurden und nur 21 % symptomatisch waren (Jost et al. 2005).

Sobald die Kontinuität der Sehnenkappe vollständig unterbrochen ist, also ein kompletter Einriss besteht, kommt es durch den Muskelzug zur Retraktion der Sehnenanteile vom originären Knochenansatz, sodass eine Selbstheilung unmöglich ist. Je nach Risskonfiguration und Beteiligung von krafttragenden oder nur kraftverteilenden Sehnenanteilen (z. B. kleinere halbmondförmige Ansatzruptur) kann ein »kompensierter« schmerzarmer bis schmerzfreier Zustand eintreten. Bei vermehrter Belastung ist meist eine Progredienz der Rupturgröße zu beobachten, die bei akuten Mehrbelastungen schlagartig weiterreißen kann.

Querschnittsuntersuchungen zeigten, dass Patienten, die **über 50 Jahre** alt sind, eine Prävalenz an RM-Läsionen von 15 bis 37 % aufweisen. Solange die Balance zwischen dem vorderen und hinteren Kräftepaar **(force couple)** der RM bestehen bleibt, ist eine normale Funktion der Manschette gewährleistet.

Zeigen sich bei Patienten im Alter **zwischen 40 und 50 Jahren** 5 bis 10 % partielle/komplette Läsionen der RM, findet man bei **über 60-Jährigen** bereits in etwa 60 % einen RM-Defekt unterschiedlichen Ausmaßes!

> ✘ Die Größe der RM-Läsion korreliert häufig **nicht** mit der biomechanischen Einschränkung oder der Klinik!

4.4.4 Klinische Erscheinung

- Sind **frische** traumatische Rupturen für den Patienten oftmals als hörbares Reißen, gefolgt von heftigem Schmerz im Schulterbereich, wahrzunehmen, verlaufen **degenerative** Veränderungen häufig schleichend und werden nur durch ein Bagatelltrauma ausgelöst.
- Sehnenansatzverletzungen der Schulter sind sehr schmerzhaft mit ziehendem Charakter, der sich diffus im ventrolateralen Schulterbereich äußert. Häufig strahlt der Schmerz bis an den lateralen Oberarm und den Ansatz des M. deltoideus aus.
- Ein spezifischer Kraftverlust kann in der Regel im Rahmen der klinischen Untersuchung herausgefiltert werden. Häufig zeigt sich auch ein schmerzhafter Bogen (Painful arc).
- Ein plötzlicher Schmerz mit Schmerzen in der Abbremsphase der Überkopfwurfbewegung wird von Burkhart als **Dead-Arm-Sign** bezeichnet und beschreibt Läsionen der dorsalen inneren Kapsel-RM-Anteile im Rahmen des posterosuperioren Impingements (Burkhart et al. 2003).
- Bei längeren Geschehen kommt es immer zu einer **Mitbeteiligung der HWS**. Durch den schmerzbedingten Hypertonus der schulterblattstabilisierenden Muskulatur, die an den Dornfortsätzen C4–7 der HWS entspringt, entwickelt sich eine einseitige Rotationsstörung der HWS, die sich auch als Nervenwurzelkompression mit deren entsprechenden Zeichen manifestieren kann. (Nicht selten werden diese Patienten erst nach aufwendiger neurologischer und bildgebender HWS-Abklärung beim Schulterspezialisten vorstellig.)
- **Differenzialdiagnostisch** müssen Plexusläsionen, Nervenwurzelkompressionen – in der Regel von HWS-Veränderungen –, eine amyotrophe Schulterdystrophie, periphere Nervenläsionen oder seltene Tumoren ausgeschlossen werden.

4.4.5 Bildgebende Diagnostik

Die Bildgebung der RM dient zur Darstellung der Ausdehnung der Ruptur, ihrer Folgeveränderungen von Muskelverfettung und eventueller Ursachen im knöchernen Skelett.

- **Röntgen:** Die digitale Projektionsradiografie in drei Ebenen **(true-ap, axiale und laterale y-Aufnahme)** als Standardbildgebung ermöglicht neben einer generellen Beurteilung der knöchernen Strukturen auch eine relative Einschätzung von RM-Läsionen durch ein Höhertreten des Humeruskopfs (Verminderung der acromiohumeralen Distanz). Eine Verringerung der Distanz auf weniger als 5 mm stellt bei chronischen Rupturen einen negativen prognostischen Wert dar (90 % SSP-Komplettruptur, 67 % ISP-Ruptur) (Borsa et al. 2008). Knöchern ist auf die Form des Acromions zu achten. Ein Os acromiale/Mesacromion (3 bis 15 % der Bevölkerung) ist als Auslöser frühzeitiger Läsionen der ventrocranialen RM-Läsion ebenfalls in Betracht zu ziehen.
- **Sonografie:** Diese ist das »Stethoskop des Orthopäden« und sollte zur grundlegenden Abklärung von RM-Beschwerden stets eingesetzt werden. Die Sonografie kann schnell in Zusammenschau mit der Klinik angewendet werden und stellt zudem eine dynamische, nebenwir-

kungsfreie und kostengünstige Art der Abklärung dar. Mit hochauflösenden Schallköpfen (> 10 MHz) lassen sich differenzierte Aussagen über die Struktur, Integrität und Qualität der RM treffen. Neben Veränderungen des Subacromialraums (Bursitiden) und der LBS (Gelenkflüssigkeit um die LBS bei Gelenkerguss) sind speziell die Veränderungen der RM (Auftreibungen, Einlagerungen und Konturunterbrechungen) gut abgrenzbar und im Seitenvergleich sehr gut zu beurteilen.

- **MRT:** Im Gegensatz zur CT ist die MRT in der Lage, alle weichteiligen Gewebestrukturen differenziert darzustellen. Speziell bei Verwendung von Kontrastmitteldistensionen (Arthro-MRT) lassen sich bereits Teilläsionen und minimale Kontrastmittelübertritte bei kleinen Rupturen abbilden (► Abb. 4-17, ► Abb. 4-18). Lediglich Kalkeinlagerungen (Tendinitis calcarea) sind schlecht abzugrenzen. Das Haupteinsatzgebiet der MRT im Bereich der RM ist neben der Rupturdiagnostik der Nachweis einer eventuellen Muskelverfettung. Der Verfettungsgrad der RM-Muskulatur wird primär anhand der CT-Aufnahme beurteilt (Goutallier et al. 1994), beschrieben (► Tab. 4-7) und ist prognostisch relevant. Fuchs und Mitarbeiter belegten in ihrer Studie 1999, dass die Beurteilungen auch anhand der MRT-Befundung vorgenommen werden können (Fuchs et al. 1999). Auf die häufig fehlende Korrelation von klinischer Auffälligkeit von unter 50 % bei 100 % positiven MRT-Befundungen bei »Überkopf«-Sportlern (Wasserball) sei jedoch hingewiesen (Klein et al. 2012).

Tab. 4-7 Einteilung der Verfettungsstadien der RM-Muskulatur nach Goutallier (1994)

Grad	Beschreibung
0	normaler Muskel, keine fettige Streifung
1	einzelne fettige Streifungen (► Abb. 4-19a)
2	weniger als 50 % fettige Streifung je Querschnittsfläche (mehr Muskel- als Fettanteil) (► Abb. 4-19b)
3	Fettanteil = Muskelanteil je Querschnittsfläche (► Abb. 4-19c)
4	mehr Fett- als Muskelanteil je Querschnittsfläche (► Abb. 4-19d)

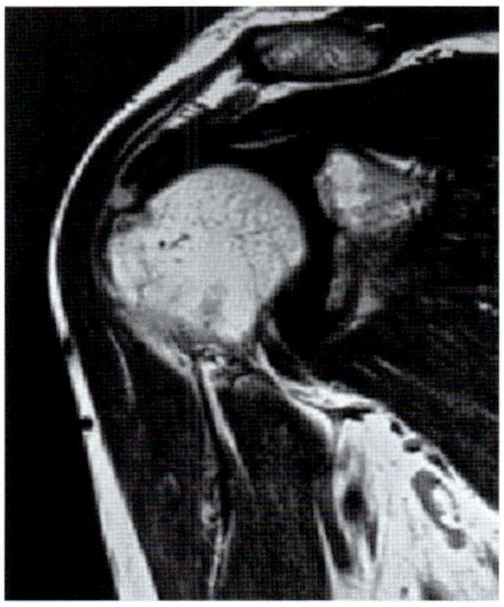

Abb. 4-17 MRT-Darstellung einer posttraumatischen subtotalen SSP-Ruptur mit Restfasern am Tuberculum majus ohne Verfettungszeichen

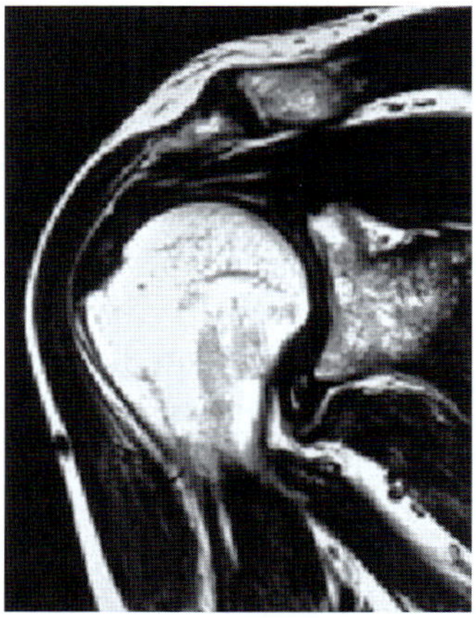

Abb. 4-18 MRT-Darstellung einer rein intratendinösen SSP-Läsion ohne Zeichen von Konturverlust

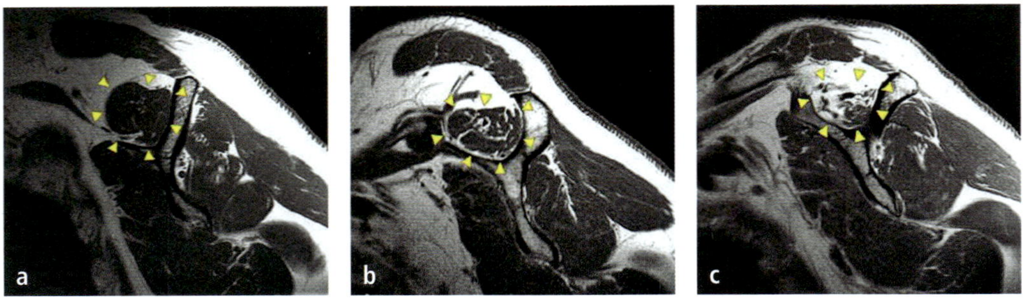

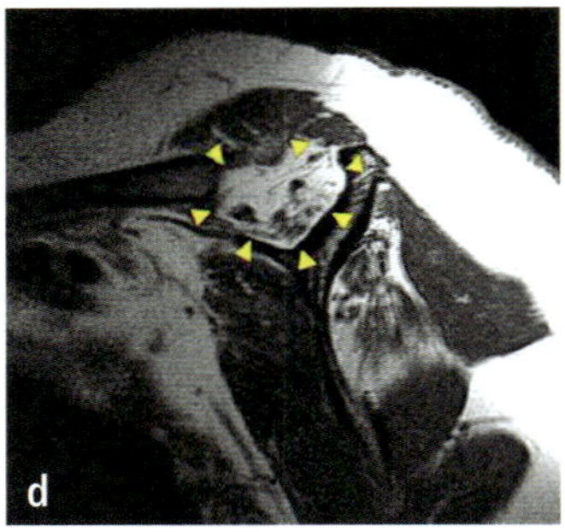

Abb. 4-19 Verfettungsstadien der RM-Muskulatur nach Goutallier (1994)
a Grad 1: minimale Fettanteile
b Grad 2: mehr Muskulatur als Fett
c Grad 3: Fettanteil = Muskulaturanteil
d Grad 4: mehr Fett als Muskulatur

4.4.6 Therapie

Grundsätzlich muss je nach Anspruch des Patienten zwischen konservativer Therapie und operativem Vorgehen unterschieden werden. Heute wird bei höherem sportlichem Anspruch auch noch in höherem Alter durch die Minimierung des Risikos, das verbesserte Verständnis und die guten operativ-therapeutischen Möglichkeiten im Rahmen einer Arthroskopie eher der operativen Therapie der Vorzug gegeben. Insbesondere im Langzeitverlauf erweisen sich die Ergebnisse der konservativen Therapie als eher nachteilig: Persistierende Kraftminderungen in über 90 %, progrediente Rupturgrößen und zunehmende Muskelatrophien bis zu 50 % sind beschrieben.

Als **Kontraindikationen** für ein **konservatives Vorgehen** sind Rupturen des SSC und ISP aufgrund der Dezentrierung als präarthrotisches Risiko zu sehen. Perakute Komplettrupturen im Rahmen von Luxationen stellen ebenfalls eine OP-Indikation dar. Ein hoher sportlicher Anspruch, Berufstätigkeit, Einarmigkeit oder die Notwendigkeit eines Rollstuhls werden ebenfalls eher einer OP-Indikation zugerechnet.

Konservative Therapie

✘ In allen Fällen von RM-Läsionen ist eine **eingehende Information** der Patienten über die ausgeprägte Schmerzhaftigkeit durch die dichte nozizeptive Versorgung und eine längere Rekonvaleszenz besonders wichtig!

PECH-Schema für die Schulter

Traumatische Verletzungen mit Zerrungen oder kleinen Einrissen im muskulären Teil oder auch Teilläsionen der Sehnenansätze werden initial durch das **PECH-Schema** (engl.: RICE-Schema) behandelt: Pause, Eis,

Kompression, Hochlagern. Die anfängliche Schonung wird kontrovers gesehen, eine langfristige vollständige Immobilisation sollte aber aufgrund von Perfusionsminderungen und Einschränkungen in den umliegend angrenzenden Gelenken vermieden werden. Der Arm sollte anfangs durch eine passagere Immobilisationsbandage (Desault-Verband, Raucofix-Weste, Schlinge etc.) von Alltagstätigkeiten entlastet werden, wodurch die RM-Anteile entlastend geschont und entspannt werden. Bei Einrissen mit Einblutungen ist an die Gefahr einer Schultersteife zu denken. Generell ist daher die Dauer der Schonung bei jüngeren Patienten eher etwas großzügiger als bei älteren/alten Patienten zu empfehlen.

Physiotherapie

Gezielte Bewegungsübungen bei zentrierten Gelenken ohne große Rupturen sollen die Schultermuskulatur kräftigen, die Gelenkführung rebalancieren, eine Dekoaptation bewirken und den Bewegungsumfang verbessern. Es sollte immer eine an den Patienten koordinativ angepasste Auswahl aus der Vielzahl an möglichen isometrischen, exzentrischen und geführten Übungen getroffen werden. Diese sollten stets schmerzadaptiert und langsam steigernd durchgeführt werden. Eine stufenweise Rückkehr zur vollen Belastung **(return to sport)** kann individuell schmerzadaptiert erfolgen. »Überkopf«- und Schlägersportarten sind erst nach langsamen kontrollierten Bewegungsübungen und kontrollierten Versuchsbelastungen zu erlauben, um einer ausreichenden Heilung Rechnung zu tragen, wobei der Schmerz als Indikator gilt.

> ✘ Standards können nur einen groben Anhalt zur Vorgabe geben. Jeder Schulterpatient ist individuell zu behandeln.

Medikamente

- **Entzündungshemmende Substanzen** aus dem Kreis der NSAR sind primär bei Akutverletzungen meist gut wirksam, da sie die lokale Beteiligung des Synovia und enthesiopathische Prozesse mindern.
- **Opioide** sind großzügig indiziert zur Behandlung der generell starken Schmerzen.
- **Myotonolytika** sind häufig auch hilfreich zur Vermeidung schmerzhafter Verspannungen im Schulter- und Umgebungsbereich der reaktiv mitbetroffenen Nackenmuskulatur.
- **Sedativa** (schlafanstoßende Medikamente) können bei Störungen der Nachtruhe zusätzlich helfen, um eine ausreichende Entspannung zu erreichen.
- **Antidepressiva** aus der Gruppe der trizyklischen Antidepressiva (z. B. Amitriptylin) und selektive Serotonin-Reuptake-Hemmer (SSRI) können bei längerdauernden Schmerzzuständen und Verletzungen helfen, ein chronisches Schmerzsyndrom und Komorbiditäten (Depression, psychosomatische Auffälligkeiten) zu vermeiden.
- **Lokale Injektionen** können sehr rasch helfen, da die Medikamente direkt appliziert werden. Häufig wird eine **Kombination aus Lokalanästhetikum und Steroiden** verwendet. Diese muss streng intraartikulär oder subacromial erfolgen, weshalb die Durchführung einem Fachspezialisten vorbehalten ist. Eventuell ist die Hilfe von sonografiegesteuerter Injektion anzuraten. Zu bedenken sind die zeitlich begrenzte Wirkung und die Überlastung der Sehnenkappe durch die temporäre Schmerzreduktion sowie die ausgeprägte Verminderung des Heilungspotenzials bei wiederholter Anwendung von Steroiden.
- Versuche mit in den SA-Raum appliziertem **sklerosierendem Polidocanol**

zeigten in einer kleinen Patientengruppe einen positiven Effekt bei therapieresistenten Schmerzen. Für diese Erfolge scheinen eine Beeinflussung der Neovaskulogenese und ein Remodelling verantwortlich zu sein (Bauman et al. 2008, Habermeyer et al. 2007, Hawkins u. Kennedy 1980, Benson et al. 2010, Fukuda et al. 1996).

Biologische Heilungsunterstützung

Vermehrt werden in Versuchen Wachstumsfaktoren und autolog konditioniertes Plasma (ACP) oder »platelet-rich plasma« (PRP) auch im Schultergelenk als Alternative zu Steroiden angewendet mit dem Wunsch einer verbesserten biologischen Sehnenheilung. Nebenwirkungen wurden bisher zwar nicht berichtet, jedoch ist anhand der derzeitigen Datenlage auch eine eindeutige positive Wirkung nicht bewiesen. Zudem sind die Häufigkeit oder die Konzentration der Faktoren noch nicht ausreichend bekannt.

Stoßwellenbehandlungen

Die Anwendung von radialen oder fokussierten Stoßwellen hat einen festen Stellenwert bei RM-Pathologien, chronischen RM-Läsionen und Verkalkungen. Je nach Stadium der Verkalkung (Gärtner-Klassifikation) und Lokalisation ist das Ziel der Behandlung die Verbesserung der Perfusion und des Stoffwechsels. Die Vorstellung einer mechanischen Zertrümmerung von Mineralisationen durch hochenergetische Impulse unter Narkose oder lokaler Betäubung sind nicht mehr zeitgemäß. Eine mehrfache niederenergetische Anwendung kann auch zur Schmerzlinderung und Lockerung von Hypertonien und Verquellungen der äußeren Muskulatur beitragen.

- Nur bei genauer Kenntnis der RM-Pathologie lässt sich durch eine gezielte Behandlung eine schnellstmögliche Heilung erreichen.
- Häufig sind kleinere bzw. partielle RM-Läsionen schmerzhafter als große Komplettrupturen.
- Bei Komplettrupturen sind die Überlastungen der angrenzenden RM-Sehnenansätze verantwortlich für die Schmerzauslösung.

Operative Therapie

Allgemeines

Früher galten operative offene Eingriffe an der RM meist als risikoreich und wenig Erfolg versprechend. Zudem gingen sie nach wochenlanger Immobilisation meist mit einer monatelangen Nachbehandlung einher. In den letzten 15 bis 20 Jahren hat sich dies jedoch geändert, da eine ausgeprägte Spezialisierung der Schulterchirurgie und ein Wandel zu arthroskopischen Eingriffen mit enormen Fortschritten stattfanden.

Seit die Schulterarthroskopie eingeführt wurde, hat sich das Wissen um Pathomechanismen und Läsionen des Schultergelenks und der RM vervielfacht. Durch die direkte intraartikuläre und subacromiale Ein- und Aufsicht konnten Pathologien und deren Läsionen nicht nur erstmals verstanden, sondern auch risikoarm und unter direkter Sicht behandelt werden. Neue Materialien und Techniken (knotenlose Anker, Nahtzangen, Doppelreihentechniken etc.) haben sich etabliert, sodass heutzutage arthroskopische Versorgungsmöglichkeiten nahezu aller sportspezifischen Läsionen der RM möglich sind.

Auch stellt das biologisch höhere Alter im Gegensatz zu früherer Meinung keine Kontraindikation mehr dar für das operativ-reparative Vorgehen.

Frische traumatische Läsionen, wie sie meist beim Ausüben von Sport auftreten, sind prognostisch günstig aufgrund der guten Durchblutung, der guten Sehenqualität und gut mobiler Sehnenränder.

Mögliche Pathologien der RM, die sich zur arthroskopischen Versorgung eignen, sind:

- SSC-Läsionen (meist posttraumatisch)
- SSP-Läsionen (meist Kombinationen von degenerativ und traumatisch)
- Bizepssehnen-/Pulley-Läsionen (häufig bei repetitiven »Überkopf«-Sportarten)
- SAD (bei hakenförmigen Acromionkonfigurationen)
- Fixation eines Mesacromions (bei persistierenden Knochenfugen)

Vorteile der Arthroskopie

Ein großer Vorteil der Arthroskopie ist primär die bessere Beurteilbarkeit der Strukturen. Speziell intraartikuläre und kleine Läsionen können mithilfe einer Arthroskopie unter genauer Sicht und Schonung der umgebenden Gewebe (Gefäße, Nerven) effektiv behandelt werden, ebenso wie die schrittweise Mobilisierung von RM-Anteilen (supraglenoidale und auch subacromiale). Durch eine sofortige und punktgenaue Blutstillung ist auch das Risiko von Verklebungen bzw. anhaftenden Vernarbungen minimiert und neben einer peniblen Repositionierung bei Reparaturen auch eine Beweglichkeitsprüfung unter Sicht möglich. Die deutlich zartere Behandlung der Gewebsstrukturen spielt insgesamt sicher eine wesentliche Rolle. Kriterien der hohen Primärstabilität bei minimaler Gewebstraumatisierung und biomechanischen Stabilität bis zur erfolgten fibroostotischen Einheilung sind heute weitgehend erfüllbar, sofern auch eine biologische Heilung ermöglicht wird.

✘ Arthroskopische RM-Operation: Tipps und Tricks

- Stellung der Schulter am Patienten und Funktion präoperativ untersuchen
- Verwendung eines Armhaltesystems (z. B. Spider, Fa. S & N, Trimano, Fa. Arthrex)
- intraartikuläre Injektion eines vasokonstriktiven Cocktails (Vasopressin und Lidocain) zur Gelenkdistraktion vor Einbringen des Trokars
- penible Inspektion des SSC-Sehenanteils unter Verwendung einer Fasszange
- Beurteilung des LBS- und des SLAP-Bereichs mit Tasthaken (Herausziehen der LBS aus dem Sulcus) und großzügige Versorgung der LBS (Tenotomie, Tenodese)
- Beurteilung des Pulleysystems und des SSP-Ansatzes unter Abduktion des Armes
- Nadel-Durchstich-Test bei Partialläsionen zur Qualitätsbeurteilung der Sehne
- Beurteilung der Risskonfiguration von lateralem Portal
- gute Mobilisierung der rupturierten RM
- Setzen von medialen Ankern (Knorpel-Knochen-Grenze) unter intraartikulärer Sicht
- supraglenoidale Mobilisierung bei Verlötungen oder Rupturen der SSP-Sehne
- Fixation des tiefen Blattes der RM
- Knüpfen/Knoten unter Abduktion zur Spannungsverminderung
- großzügige Anwendung von lateralen Fixationsankern zur flächigen Rekonstruktion und zum Umlegen der Knoten
- subacromiale Glättung von Apophyten/AC-Gelenk-Auftreibungen zur Verminderung der subacromialen Bedrängung des Refixationskonstrukts
- Beurteilung der Rekonstruktion unter dynamischer Bewegung und Sicht

! Bei degenerativen veralteten Rupturen mit narbigen Verwachsungen und minderer unelastischer Sehnenqualität oder intratendinösen Auffaserungen ist penibel auf die adäquate Mobilisierung der RM und eine gute Anfrischung des Knochenbettes **(Footprint)** zu achten. In diesen Fällen haben eine flächige Refixation und doppelreihige Techniken bei ausreichender Sehnenmobilisierung biomechanische Vorteile gezeigt.

Das Ziel ist eine spannungsarme Refixation und Wiederherstellung des sogenannten **force couple**, das besonders bei Mitbeteiligung der SSC-Sehne elementare Bedeutung erlangt. In diesen Fällen ist auch bei einem höhergradigen Verfettungsgrad der SSC-Muskulatur eine Refixation angeraten, um die Balance des Humeruskopfs zu erhalten.

Die Anwendung biologischer Augmentationen durch zell- oder wachstumsfaktorenbeladene **patches** oder **scaffolds** bei großen Rupturen mit dem Ziel einer verbesserten Kraftverteilung und begünstigten Zelleinheilung ist bis dato nicht vollständig belegt und nach wie vor Ziel rezenter Untersuchungen.

Rerupturen nach Versorgungen stehen in direktem Zusammenhang mit den Grundvoraussetzungen chirurgischer Technik, dem umgesetzten Können und einer gewünschten Einheilung. Frühe Versager (unter zwei Monaten) deuten auf eine ungenügende biologische Heilung hin, wogegen spätere Rerupturen meist im Bereich des Sehen-Muskel-Übergangs aufgrund von Überlastungen des biomechanischen Konstruktes zu finden sind.

Insgesamt hängen aber Rerupturen und ein klinisch erfolgreiches Outcome nicht direkt zusammen, da offenbar eine Destabilisierung der Sehnenränder und ein Voranschreiten von Rupturen verhindert werden.

4.4.7 Nachbehandlung nach operativer Refixation der Rotatorenmanschette

Aufgrund der hohen Varianz von RM-Läsionen, der Unterschiede in der Sehnenqualität, des Retraktionsgrades, der Mobilisierbarkeit, der Refixationstechnik und des endgültigen Refixationsergebnisses ist eine generelle standardisierte Nachbehandlung nicht empfehlenswert.

Eine individuelle Empfehlung sollte immer durch den behandelnden Operateur ausgegeben werden, um eine bestmögliche Remobilisation bei ausreichender Zeit zur Integration zu gewährleisten. Diese ist abhängig von der Sehnenqualität und -mobilität, der Rupturform und -größe, dem Rekonstruktionsergebnis, aber auch von patientenspezifischen Voraussetzungen wie Alter, Compliance und Comorbiditäten.

Ziele der Remobilisation nach RM-Operationen sind:

- Vermeidung einer Inaktivitätsatrophie
- Optimierung glenohumeraler Beweglichkeit
- Normalisierung der scapulothorakalen Fixation und Beweglichkeit
- Verbesserung der Koordination
- Wiederaufbau der Kraft
- Rückkehr zum Sportniveau

✘ Diese Ziele sind nur bei entsprechender Motivation, Compliance und Selbstverantwortung erreichbar. Voraussetzungen hierfür sind eine ausreichende Information und eine gute Kommunikation zwischen Arzt und Therapeut unter Berücksichtigung der Persönlichkeit des Patienten!

Zur Nachbehandlung sollte der behandelnde Arzt folgende Informationen angeben:

- durchgeführte Operation
- Dauer und Art der Immobilisierung (z. B. Desault-Verband für null bis sechs Wochen)
- Ausmaße und Zeitpunkt für:
  - passive Mobilisierung (z. B. AR 0–45 Grad, IR 0–90 Grad, ABD 0(30)–90 Grad, FLEX 0–90 Grad)
  - aktiv assistierte Mobilisierung
  - aktive Mobilisierung
  - Krafttraining und »Überkopf«-/Wurf-/Kampfsport

✘ Die Verwendung von **motorgetriebenen Bewegungsschienen** kann die Remobilisation bei immobilen Patienten unterstützen, eine aktive und umfassende spezialisierte physiotherapeutische Nachbehandlung aber nicht ersetzen.

4.4.8 Zusammenfassung und Ausblick

- Die RM stellt funktionell den wichtigsten strukturellen Bereich des Glenohumeralgelenks dar. Aufgrund seiner außergewöhnlichen Belastungen sind Läsionen häufig und oft bei Sportlern, besonders bei Überkopf- und Schlägersportarten, anzutreffen.
- Eine Abklärung von Beschwerden der Schulter sollte immer eine Läsion aller Anteile der RM in Betracht ziehen. Die Klinik und eine entsprechende Bildgebung sind wegweisend und erfordern die Kenntnis einer aktuellen Abklärung und Entscheidungshilfen für eine individuelle Therapieempfehlung.
- Bei Schmerzpersistenz unter konservativer Therapie ist die kombinierte arthroskopische Diagnostik und eventuelle Therapie empfehlenswert.
- In der Indikationsstellung operativer Vorgehen ist man durch die modernen Möglichkeiten der Arthroskopie, speziell bei traumatischen Verletzungen, großzügiger. Das Ziel einer schmerzfreien, uneingeschränkten kraftvollen Beweglichkeit oder eines »return to sport« ist im Falle von RM-Rekonstruktionen unter Einbeziehung der biologischen Voraussetzung erreichbar.
- Kleinere und frische Läsionen besitzen eine sehr gute Prognose und sollten auch prophylaktisch zur Vermeidung voranschreitender Rupturen versorgt werden.
- Bei individueller Behandlung und Remobilisation können gute Ergebnisse erreicht werden.
- Aufgrund schlechterer Ergebnisse sollten Zustände von retrahierten Sehnen mit atropher Muskelverfettung, wenn möglich, durch rechtzeitige Refixationen vermieden werden.
- Die modernen, versierten arthroskopischen Behandlungsmöglichkeiten unter Beachtung der biologischen Einheilung erreichen auch bei fortgeschrittenen Läsionen und individueller Versorgung sowie spezialisierter Nachbehandlung gute Ergebnisse.

Literatur

Literatur zu diesem Kapitel finden Sie im Anhang und unter www.schattauer.de/3052

4.5 Partialrupturen der Rotatorenmanschette

Frieder Mauch, Gerhard J. Bauer

4.5.1 Einleitung

Sportliche Überkopfaktivität bedeutet einen hohen Stress für die Schulter mit ihren statischen und dynamischen Stabilisatoren beim Beschleunigen und Abbremsen des Armes. Insbesondere die Muskulatur der RM ist hier großen Scherkräften zu Erhaltung des Gleichgewichts ausgesetzt (Lugo et al. 2008; Omoumi et al. 2011). RM-Rupturen können dabei ganz unterschiedliche Ausmaße annehmen. Es dominieren die meist dorsalen artikularseitigen SSP-Rupturen, die zusätzlich mit Labrumläsionen, Kapselverletzungen oder -insuffizienzen sowie SLAP-Läsionen auftreten können. Weitere Pathologien stellen die intratendinöse artikularseitige Auffaserung (Delamination) und die bursaseitigen Partialrupturen mit oder ohne Outlet-Impingement dar (Altchek u. Hatch 2001). Therapeutische Optionen berücksichtigen Lokalisation, Ausmaß und Tiefe der Läsion sowie das Vorhandensein von Begleitverletzungen und die Klinik des Sportlers bzw. seiner Situation. Obwohl die meisten der insbesondere kleineren Partialrupturen gut konservativ behandelt werden können, wird bei einigen »Überkopf«-Sportlern die Operation mit Arthroskopie notwendig. Die adäquate Therapie mit dem Wissen über die Pathogenese der Sportlerschulter ist für den Operateur die Voraussetzung, um die intraoperative Pathologie richtig einzuschätzen und dem Sportler wieder zu seinem ursprünglichen Leistungsniveau zu verhelfen.

4.5.2 Klassifikation

Klassifikation nach Ellman

Ellman unterteilt Partialrupturen in drei Grade (Ellman 1990), wobei die Klassifikation die betroffene Sehnenfläche sowie die Tiefe berücksichtigt (► Tab. 4-8).

Klassifikation nach Snyder

Snyder et al. klassifizieren die Defektgröße entsprechend ihrer flächigen Ausdehnung (Snyder et al. 1991). A1-Veränderungen sind synovitische Veränderungen mit einer Ausdehnung von 1 cm. Bei zweitgradigen Rupturen (A2) findet sich ein echter Teilschaden

Tab. 4-8 Einteilung der inkompletten RM-Läsionen (Ellman 1990)

Parameter	Klassifikation
Lokalisation	• A-Läsionen: artikularseitig • B-Läsionen: bursaseitig
Größe: Sehnenfläche + Tiefe	• Grad I: < ¼ Sehnendurchmesser oder < 3 mm tief • Grad II: < ½ Sehnendurchmesser oder < 3–6 mm tief • Grad III: > ½ Sehnendurchmesser oder > 6 mm tief

Tab. 4-9 Einteilung der RM-Teilläsionen (Snyder et al. 1991)

Grad	Typische Größe	Bezeichnung	Beschreibung
0	–	normale Sehne	intakte RM mit glatter Bedeckung durch Synovia und Bursa
I	<1 cm	minimale Läsion	oberflächliche bursale oder synoviale Irritation oder leichte Ausfransung der Kapsel in einem kleinen, umschriebenen Bezirk
II	<2 cm	echter Teilschaden	Ausfransungen oder Versagen einiger Sehnenfasern; zusätzlich synoviale, bursale oder kapsuläre Läsion
III	<3 cm	ausgeprägter Teilschaden	Fransen- und Rissbildung in Sehnenfasern, meist der SSP-Sehne; oft die gesamte Oberfläche einer Sehne betreffend
IV	>3 cm	sehr schwerer Teilschaden	zusätzlich zur Fransen- und Rissbildung in Sehnenfasern meist Lappenriss einer Sehne sowie Beteiligung mehr als einer Sehne; Übergang in kompletten Defekt

mit Aufrauung der Sehne oder Faserrupturen neben synovitischen Veränderungen in einem Areal von weniger als 2 cm. Bei Grad-III-Rupturen (A3) ist ein ausgeprägter Teilschaden mit Fragmentation der Sehnenfasern eingetreten, gewöhnlich in einer Ausdehnung von weniger als 3 cm. Sehr große Partialrupturen oder Lappenrisse werden als A4 klassifiziert. Die PASTA-Läsion ist als Sonderform der A3- oder A4-Läsion anzusehen, Ausdehnung und Lokalisation werden hier nicht berücksichtigt (► Tab. 4-9).

Klassifikation nach Magosch

Magosch et al. (2008) wiederum veröffentlichten eine Einteilung, die die longitudinale und sagittale Ausdehnung einbezieht.

Für die arthroskopische Einschätzung des eingetretenen Sehnenschadens halten die Autoren jedoch die Klassifikation von Snyder für besonders geeignet, bei der zusätzlich eine arthroskopische Evaluation des »Footprints« der SSP-Sehne am Humeruskopf erfolgt. Normalerweise gibt es nur einen minimalen Gap zwischen Sehneninsertion und Knorpel-Knochen-Grenze. Ein Freiliegen des Footprints kann deshalb als pathologisch bezeichnet werden. Die Defektgröße wird entweder in Millimeter oder Prozent angegeben, wobei als Faustregel ein Millimeter Defektstrecke ca. 10 % der Footprintausdehnung entspricht (Porat et al. 2008; Gartsman 2009). Die Bestimmung der Defektgröße sollte nach vorherigem Säubern der Partialruptur erfolgen. Ein Defekt, der größer als 50 % bzw. 6 mm ist, wird in der Literatur als Grenze zur Rekonstruktion angesehen (Castagna et al. 2009). Es soll hier aber darauf hingewiesen werden, dass eine standardisierte Klassifikation fehlt und die »Footprintgröße« variabel ist (Ide et al. 2005, Ruotolo et al. 2004).

4.5.3 Pathogenese

Läsionen der RM kommen beim Sportler traumatisch oder als Überlastung bei Sportarten wie Baseball, Tennis, Volleyball, Schwimmen und Handball vor. Für Kontaktsportarten wird die Inzidenz zwischen 3 % und 10 % angegeben (Tambe et al. 2009; Burkhart et al. 2003b). Läsionen der RM beim »Überkopf«-Sportler können aufgrund unterschiedlicher Pathomechanismen entstehen. Beim **inneren Impingement** kommt es bei maximaler Außenrotation und Abduktion zu einem unphysiologischen Kontakt der SSP-Sehne mit dem dorsocranialen Glenoid und Labrum. Durch repetitive Ausholbewegungen entstehen in der Folge strukturelle Schäden im Sinne artikularseitiger SSP-Sehnenrupturen und Rissbildungen am dorsocranialen Labrum (Walch et al. 1992; Jobe 1995; Walch et al. 1993). Burkhart et al. sehen die dorsale Kapselkontraktur und die Außenrotatoren als Hauptursache für das innere Impingement (Burkhart et al. 2003b). Sie postulieren durch die Kontraktion der dorsalen Strukturen (Kapsel/M. infraspinatus) eine Veränderung des Drehzentrums nach dorsocranial. Dagegen identifiziert Walch die ventrale Instabilität als Hauptursache für den unphysiologischen Kontakt. Neben dem inneren Impingement kann es aufgrund von Überlastungen der Manschette während des Trainings oder Wettkampfs zu einer **Dezentrierung des Humeruskopfs mit subacromialen Impingement und Bursitis** kommen (Jackson 1976). »Überkopf«-Sportler benötigen eine sehr feine Abstimmung zwischen thoracoscapulärer und glenohumeraler Bewegung. Die Scapuladyskinesie stellt eine weitere Ursache für ein mögliches Impingement dar (Burkhart et al. 2003a). Die Scapula steht hier protrahiert und nach cranial, sodass das Glenoid nach cranial und superior zeigt. Dies begünstigt eine Verletzung des posterioren Labrums und der SSP-Sehne. Eine weitere Ursache für Partialrupturen sind repetitive Überlastungskräfte im Bereich der RM und hier insbesondere die exzentrische Belastung am Ende der Wurfbewegung mit den zusätzlichen stabilisierenden Kraftmomenten (Park et al. 2002).

4.5.4 Therapie

Die Therapie sollte auf die individuellen Ansprüche des zu behandelnden Sportlers zugeschnitten sein. Berücksichtigt werden die Größe des strukturellen Schadens, das Vorliegen eines internen oder externen Impingements sowie die Beschwerden des Sportlers mit seinen Einschränkungen in der Sportart selbst. Akute und chronische Verletzungen sowie Verletzungen innerhalb der Saison bzw. außerhalb der Saison spielen dabei eine Rolle. Die Partialruptur beim »Überkopf«-Sportler stellt meistens – bis auf die akute Avulsionsverletzung – keine »Einzelverletzung« dar, sondern muss im Rahmen der Begleitpathologien betrachtet werden. In vielen Fällen werden die »Überkopf«-Sportler durch ein entsprechendes konservatives Therapieregime beschwerdefrei/-arm, sodass nur selten eine Operation notwendig wird. Prinzipiell stehen mit dem Débridement, der arthroskopischen transtendinösen Naht und der Vervollständigung der Partialruptur mit anschließender Naht drei unterschiedliche Operationsverfahren zur Verfügung.

Allgemeines

Allgemeingültige Regeln für die Arthroskopie des »Überkopf«-Sportlers sind auf ► S. 92 (Merke-Kasten) aufgeführt. Die Untersuchung auf ein Innenrotationsdefizit bei 90 Grad Abduktion gegenüber der Gegenseite sowie auf die ventrale Instabilität gehört notwendig zur präoperativen Prozedur. Bei der diagnostischen Arthroskopie weist ein »Drive-through-Zeichen« auf eine Laxität hin. Nach Anlage des ventralen Zugangs werden die Pulley- und SLAP-Region auf Instabilitäten untersucht. Anschließend wird der Arm aus der Extensionsvorrichtung genommen und in eine Außenrotations-/Abduktionsposition – analog zur Ausholbewegung – gebracht. Der Ansatz der SSP-Sehne und das posterosuperiore Labrum werden hier auf Veränderungen und pathologische »Anschlagphänome« getestet. Beim Vorliegen einer Pathologie der Manschette erfolgt zunächst ein Säubern des Bereichs mit dem Shaver, um das Ausmaß der Verletzung richtig einzuschätzen. Der freiliegende »Footprint« kann hier mithilfe eines Tasthakens oder dem Durchmesser des Shavers ermittelt werden und ergibt eine gute arthroskopische Bestimmungsmöglichkeit für die Tiefe des Defekts. Zusätzlich kann in diesem Abschnitt der Operation der Abgleich mit den präoperativen MRT-Aufnahmen erfolgen. Es empfiehlt sich die subacromiale Inspektion mit Bursablatt und coracoacromialem Bogen im nächsten Schritt, da nach eventueller Rekonstruktion eine Aussage über den Zustand der Bursa subacromialis und subdeltoidea nicht mehr adäquat möglich ist. Auch hier erfolgt der Abgleich mit den vorher durchgeführten Röntgenaufnahmen und den paracoronalen MRT-Bildern mit ggf. anschließender Bursektomie. Eine subacromiale Dekompression ist nur sehr selten indiziert. Nach diesem Rundgang fällt die Entscheidung über das weitere Vorgehen.

Débridement

Das Débridement ist bei kleineren Defekten der Klasse A1 und A2/Grad-I- und -II-Rupturen nach Ellman und bei einer Sehnenläsionstiefe von weniger als 50 % indiziert. Hierzu erfolgt das Débridement über das ventrale Portal mithilfe eines Shavers bis zur gesunden Sehne. Der Arm kann dazu ein wenig abduziert werden. Zusätzliche relevante Pathologien wie ventrale Instabilität sind durch Kapselplikaturen bzw. eine ventrale Kapsel-Labrum-Refixation eventuell mitzubehandeln. Eine relevante SLAP-Veränderung sollte bei entsprechender Instabilität therapiert werden.

Arthroskopische transtendinöse Rekonstruktion

Die Indikation zur transtendinösen Rekonstruktion besteht bei A2- und A3-Partialrupturen/Grad-III-Läsionen nach Ellman und einer Sehnenläsionstiefe von mehr als 50 % (► Abb. 4-20).

Das Vorgehen entspricht in der Vorbereitung exakt dem o. g. Vorgehen beim Débridement. Bei der Rekonstruktion können unterschiedliche Verfahren zur Anwendung kommen. Snyder (Snyder 2003) und später Lo und Burkhart (Lo u. Burkhart 2004) führten die arthroskopische transtendinöse Technik ein, deren Ziel es ist, das intakte bursaseitige Blatt zu belassen und nur das tiefere gerissene Blatt zu nähen und somit die medialen Aspekte des »Footprints« zu rekonstruieren. Die Kamera bleibt hierbei im dorsalen Portal und der »Footprint« wird gesäubert (► Abb. 4-21). Danach wird ein Anker in die medialen Aspekte des »Foot-

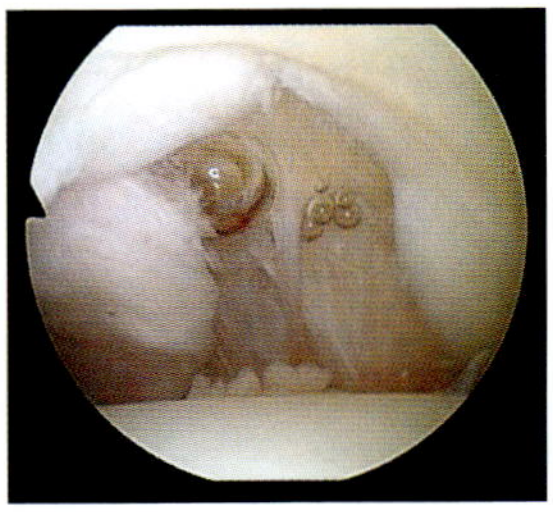

Abb. 4-20 Arthroskopischer Blick über das dorsale Portal einer rechten Schulter mit einer artikularseitigen Ruptur Typ A3 nach Snyder

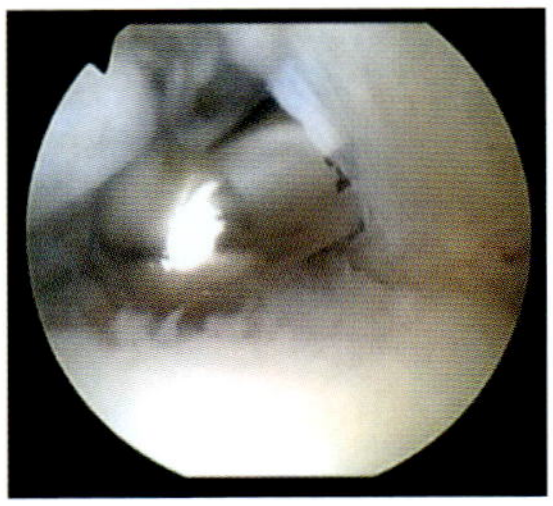

Abb. 4-21 Arthroskopischer Blick über das dorsale Portal einer rechten Schulter, Säuberung des »Footprints«

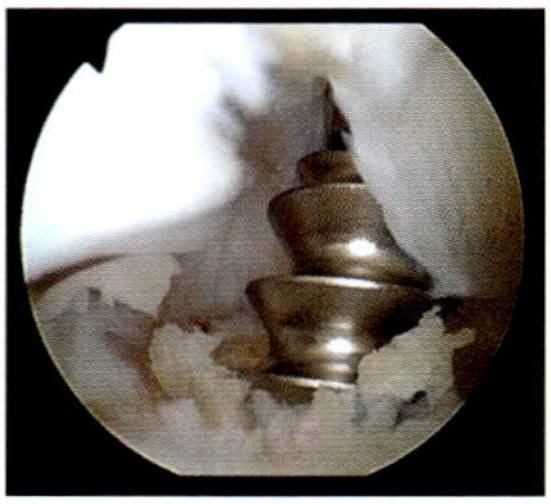

Abb. 4-22 Arthroskopischer Blick über das dorsale Portal einer rechten Schulter, Einbringen des Ankers in die medialen Anteile des »Footprints«

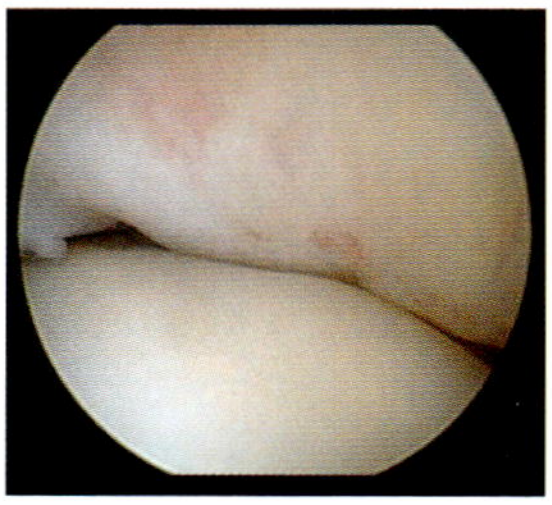

Abb. 4-23 Arthroskopischer Blick über das dorsale Portal einer rechten Schulter, Bild nach Rekonstruktion

prints« eingebracht (► Abb. 4-22). Es werden nun die medialen Anteile der Ruptur perforiert und die Fäden nach bursaseitig gezogen. Anschließend wird die Kamera in den subacromialen Raum umintubiert und die Fäden werden verknotet (► Abb. 4-23).
In der Folgezeit nach Einführung dieser Technik wurden verschiedene Modifikationen veröffentlicht. So beschreiben Spencer et al. eine All-Inside-Nahttechnik (Spencer Jr 2010), bei der nur das artikularseitige Blatt gefasst wird. Seo und Kollegen wiederum schildern eine modifizierte Technik, bei der die Fadenpaare bursaseitig noch lateral in einem knotenfreien Anker zusätzlich fixiert werden (Seo et al. 2011).

Vervollständigung der Teilruptur mit Rekonstruktion

Dieses Vorgehen ist bei der Sportlerschulter sehr selten – und nur bei A4-Rupturen nach Snyder/großen Grad-III-Rupturen nach Ellman indiziert. Hier wird das verbliebene sehr dünne bursaseitige Blatt der Ruptur entfernt. Die entstandene Komplettruptur wird analog zu den arthroskopischen oder Mini-open-Techniken rekonstruiert.

Wichtige allgemeine Schritte für die Arthroskopie beim »Überkopf«-Sportler

- präoperative Narkoseuntersuchung auf ein Innenrotationsdefizit gegenüber der Gegenseite
- Untersuchung der Laxität/Instabilität
- Untersuchung auf Drive-through-Sign
- Inspektion der Pulley-Region auf Instabilitäten
- Inspektion des SSP-Sehnenansatzes und des dorsalen Labrums in maximaler Außenrotation und Abduktion mit Anschlagphänomen
- Säubern des Defekts vor der Einteilung nach Snyder/Ellman
- Ausmessen des freiliegenden »Footprints« mit Shaver oder Tasthaken
- Korrelation des arthroskopischen Befunds am »Footprint« mit der MRT-Aufnahme (i. A. KM-Bilder)
- Inspektion der Bursa vor rekonstruktiven Eingriffen im Gelenk, da sonst eine Beurteilung nicht mehr adäquat möglich ist

Ergebnisse

Der Großteil der Literatur zu Partialrupturen beschäftigt sich mit dem Vorkommen bei der Normalbevölkerung und ist deshalb nur eingeschränkt auf »Überkopf«-Sportler übertragbar, die ein sehr anspruchsvolles Patientengut darstellen. Plate et al. untersuchten in einem aktuellen Review die Ätiologie der RM-Verletzung und ihre Therapie. Sie unterscheiden Kontaktsportler, Freizeit-»Überkopf«-Sportler und »High-Level«-»Überkopf«-Sportler (Plate et al. 2012). Dabei zeigt sich, dass die Gruppe der »High-Level«-»Überkopf«-Sportler insgesamt die schlechtesten Ergebnisse nach einer Operation hinsichtlich der Rückkehr zum vorherigen

Sportniveau aufweisen. Insgesamt können in dieser Gruppe nur 40 % der Sportler ihre Sportart wieder aufnehmen, während von den Freizeitsportlern 83 % und von den Kontaktsportlern 90,5 % wieder zu ihrer Sportart zurückkehren. Das Débridement stellt gerade bei den »High-Level«-»Überkopf«-Sportlern eine gute Möglichkeit der Versorgung dar, bei größeren Rupturen sollte die transtendinöse Technik angewendet werden. Auch Reynolds et al. zeigten an 82 Fällen von Profipitchern, dass das Débridement bei kleinen Rupturen ein gutes Verfahren ist, um die Rückkehr zum Sport zu ermöglichen (Reynolds et al. 2008).

4.5.5 Nachbehandlung

Die Nachbehandlung nach Rekonstruktion von Partialrupturen richtet sich prinzipiell nach den Prinzipien der Nachbehandlung der Vollschichtdefekte.
Es erfolgt für sechs Wochen die Lagerung in einem Schulterkissen oder in einer Schlinge mit dem Ziel der Sehnenheilung. In dieser Zeit werden assitiv-aktive Bewegungsübungen unter physiotherapeutischer Anleitung durchgeführt. In der zweiten Phase in der siebten bis zehnten Woche steht die aktive Mobilisation und Koordinationsschulung mit dem Ziel des funktionellen Einsatzes des Armes im Vordergrund, ab der elften Woche Kräftigung und Ergonomie. Drei Monate postoperativ sollten eine dynamische scapulothorakale Stabilisation, eine passive glenohumerale Beweglichkeit von 140 bis 150 Grad Flexion erreicht und ein Schürzen-/Nackengriff möglich sein.

Literatur

Literatur zu diesem Kapitel finden Sie im Anhang und unter www.schattauer.de/3052

4.6 Instabilität und Luxation des Schultergelenks

Casper Grim

4.6.1 Einleitung

Die Behandlung von Schultergelenkinstabilitäten spielt in der Sportmedizin eine große Rolle. In diesem Artikel werden die klassischen Verletzungsmuster bei anteroinferiorer Instabilität dargelegt und mittels der Patientenselektion Indikationen und Grenzen für ein arthroskopisches Vorgehen verdeutlicht. Zusätzlich wird auf die Verletzungen des superioren Labrums eingegangen, da diese isoliert, insbesondere aber auch in Kombination mit einer vorderen-unteren Labrumläsion vorkommen und für die Behandlung der Sportlerschulter eine besondere Bedeutung haben.

Epidemiologie

Exakte Zahlen zur Inzidenz der Schulterinstabilität sind nicht bekannt. Nach einer Studie von Steinbrück ist bei 5 bis 8 % aller akuten Verletzungen des menschlichen Körpers das Schultergelenk betroffen (Steinbrück 1999). Die Luxation des Schultergelenks ist dabei mit nahezu einem Drittel aller Schulterverletzungen eine der häufigsten Erkrankungen des Schultergürtels. Hovelius beschreibt in seinen Arbeiten eine Inzidenz von 1,7 bei Patienten in einem Altersbereich von 18 bis 70 Jahren (Hovelius 1982). Wird die Inzidenz pro Einwohner und Jahr angegeben, finden sich in der Literatur Zahlen von 8,2 bis 12,3 Luxationen pro 100.000 Einwohner im Jahr, wobei Männer ca. dreimal häufiger betroffen sind als Frauen und die Inzidenz der Luxation mit steigendem Alter abnimmt (Hovelius 1982, Kroner et al.

1989). In einer neueren Arbeit von Leroux wurden systematisch Patienten mit einer primären anterioren Schulterluxation, die eine geschlossene Reposition benötigten, erfasst.

Es wurden 20.719 Patienten mit einem mittleren Alter von 35 Jahren eingeschlossen. In 74,3 % waren Männer betroffen. Es wurde eine Inzidenz von 23,1 pro 100.000 Personen-Jahren errechnet. Bei 19 % der Patienten trat innerhalb des ersten Jahres eine erneute Luxation auf. 41,7 % dieser Patienten waren unter 20 Jahre alt (Leroux et al. 2013). Etwa 95 % der Schulterluxationen sind unidirektional und nach anteroinferior gerichtet. Bei 30 % der unidirektionalen Instabilitäten wurde zusätzlich eine Hyperlaxität (Schneeberger et al. 1998) beobachtet.

In lediglich 2 bis 4 % der Fälle findet sich eine nach posterior gerichtete Luxationsneigung. Robinson berichtet über eine Prävalenz von posterioren Schulterluxationen von 1,1 pro 100.000 Einwohner im Jahr. Auch hier liegt der Alterspeak der Männer bei 20 bis 49 Jahren. Die meisten posterioren Luxationen (67 %) sind ebenfalls traumatisch bedingt, die übrigen Fälle werden vor allem bei epileptischen Anfällen beobachtet (Robinson et al. 2011).

Multidirektionale Instabilitäten werden in 3 bis 5 % der Fälle gefunden (Schneeberger et al. 1998).

4.6.2 Klassifikation der Instabilität

Von verschiedenen Autoren wurden immer wieder unterschiedliche Klassifikationssysteme vorgestellt, von denen sich bisher jedoch keines hat durchsetzen können. Es liegen oftmals Mischformen der Schulterinstabilität vor, sodass sie sich mit einer einzigen Klassifikation nicht vollständig abbilden lässt. Für eine erfolgreiche Behandlung von Schulterinstabilitäten ist es jedoch von größter Wichtigkeit, eine sorgfältige Evaluierung und Patientenselektion vorzunehmen. Eine adäquate Klassifizierung des Instabilitätstyps ist somit für die angepasste Auswahl der Therapie unerlässlich.

Die verschiedenen Klassifikationen basieren meist auf der Luxationsursache und -richtung. Hinsichtlich der **Pathogenese** gilt es zunächst, traumatische Schulterluxationen von atraumatischen Instabilitäten zu differenzieren, da sich die spätere Behandlung grundsätzlich unterscheidet. Nach Matsen erfolgt diese Unterscheidung von atraumatischer und traumatischer Schulterinstabilität anhand von AMBRII und TUBS.

AMBRII

AMBRII bezeichnet den atraumatischen Ursprung (A), ist in der Regel mit einer multidirektionalen Instabilität (M) verbunden, zeigt sich bilateral (B) und wird in der Regel konservativ mit einer Rehabilitationsmaßnahme (R) behandelt. Nur nach sorgfältiger Analyse bei ausbleibendem Therapieerfolg kann eine operative Therapie in Form eines Verschlusses des Rotatorenintervalls (I) oder/und eines inferioren Kapselshifts (I) erfolgen.

TUBS

TUBS beschreibt das adäquate traumatische Ereignis (T) bei der Erstluxation, das in der Regel zu einer unidirektionalen Instabilität (U) mit anteroinferiorer Bankart-Läsion (B) führt. In diesen Fällen ist eine chirurgische Behandlung (S, surgery) vorzuziehen.

Diese klassische Einteilung ist zwar schon relativ alt und ungenau, in der Praxis aber einfach zu handhaben und zur Orientierung sehr hilfreich. Die Klassifikation nach Gerber bezieht zusätzlich den Aspekt der Hyperlaxität mit ein (► Tab. 4-10).

Es wird hierbei zwischen Instabilität und Hyperlaxität sowie zwischen traumatischer

Tab. 4-10 Klassifikation der Instabilität nach Gerber (Gerber 1997)

Typ	Charakteristik
1	chronisch verhakt
2	unidirektional, ohne Hyperlaxität
3	unidirektional, mit Hyperlaxität
4	multidirektional, ohne Hyperlaxität
5	multidirektional, mit Hyperlaxität
6	willkürlich

(unidirektional) und atraumatischer (multidirektional) Instabilität unterschieden (Gerber 1997). Die Hyperlaxität (► Abb. 4-24) kann mit einer Instabilität verbunden sein, diese muss aber keinen Krankheitswert besitzen.
Hinsichtlich der traumatischen anteroinferioren Schulterluxation können nach Gerber, wie unten aufgeführt, die Typen 2 und 3, d. h. traumatische vordere Schulterluxationen mit oder ohne Hyperlaxität, unterschieden werden. Im Rahmen arthroskopischer Stabilisierungsverfahren ist dies von größter Bedeutung, da sich die für den Therapieerfolg entscheidende Patientenselektion und damit verbundene Klassifikation der Instabilität häufig problematisch darstellt. Hinzu kommt, dass im Bereich des Leistungssports die Typen 2 und 3 von besonderer Relevanz sind, weil die anderen Subtypen eine Betätigung im schultergelenksbelastenden Leistungssport ohnehin nicht erlauben.
Neben der Unterscheidung zwischen traumatischer und atraumatischer Genese fügt Bayley (Lewis et al. 2004) die muskuläre Dysbalance **(positional instability)** als dritten ätiopathologischen Faktor hinzu (► Abb. 4-25, ► Tab. 4-11). Nach diesem Konzept führt die gestörte Innervation und/oder Ansteuerung der Schulter- und der Schultergürtelmuskulatur zu einer Positionsinstabilität. Messbare pathologische EMG-Muster verhindern hierbei eine koordinierte muskuläre Führung des Oberarmkopfs in der Schultergelenkspfanne. Es kann sowohl zu einer Fehlpositionierung und -steuerung der Scapula als auch der Oberarmkopfposition selbst kommen. Die Einteilung nach Bayley (Lewis et al. 2004) umfasst drei Hauptfaktoren, die nicht als starres System verstanden werden sollen, son-

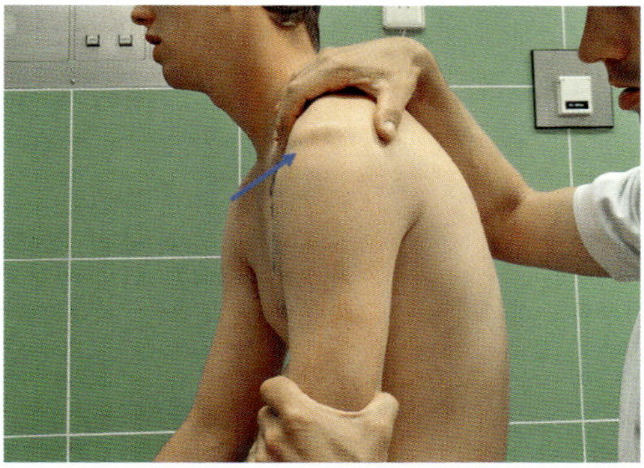

Abb. 4-24 Positives Sulcus-Zeichen bei Hyperlaxität. Der Untersucher führt eine axiale Traktion des Armes am sitzenden und entspannten Patienten durch, hierbei bildet sich eine sichtbare Rinne (Sulcus) unterhalb des Acromions. Hier bei einem Patienten mit zusätzlicher Haltungsinsuffizienz.

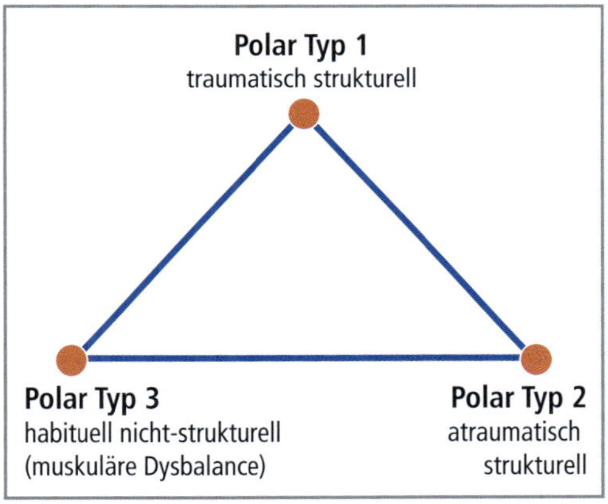

Abb. 4-25 Klassifikation der Instabilität nach Bayley (Lewis et al. 2004)

Tab. 4-11 Klassifikation der Instabilität nach Bayley (Lewis et al. 2004)

Polar Typ	Charakteristik
1 (traumatisch strukturell)	• adäquates Trauma • häufig anteroinferiore Band-Kapsel-Läsion (Bankart-Läsion) • meist einseitig • keine muskuläre Dysbalance
2 (atraumatisch strukturell)	• kein Trauma • struktureller Gelenkschaden • kapsuläre Dysfunktion • keine muskuläre Dysbalance • häufig bilateral
3 (habituell nicht-strukturell)	• kein Trauma • keine strukturellen Gelenkschäden • kapsuläre Dysfunktion • muskuläre Dysfunktion/ Dysbalance • oft bilateral

Tab. 4-12 Beigthon-Score: Screening-Test bei Hypermobilität

Test	Punkte
Handflächen können bei gestreckten Knien auf den Boden aufgelegt werden	1 Punkt
Überstreckbarkeit der Ellbogen um ≥10°, jeweils rechts und links	je Seite 1 Punkt
Daumen berührt den Unterarm	je Seite 1 Punkt
Überstreckung des Grundgelenks des kleinen Fingers auf 90°	je Seite 1 Punkt
Überstreckbarkeit der Kniegelenke um ≥10°	je Seite 1 Punkt

Bewertung: 0–2 Punkte = nicht hypermobil; 3–4 Punkte = moderat hypermobil; ≥5 Punkte = generalisierte Hypermobilität

dern es existieren Mischformen mit fließendem Übergang zwischen allen drei Gruppen entlang der Achsen des Dreiecks.

Erst nach ausführlich erhobener Anamnese und klinischer Untersuchung erfolgt die definitive Einteilung des Patienten in eine der Gruppen. Liegen strukturelle Schäden vor, wird die operative Therapie empfohlen. Bayley betont, dass eine vorhandene Dysbalance immer physiotherapeutisch behandelt werden soll und erst danach die strukturellen Läsionen chirurgisch saniert werden sollten. Die habituellen nichtstrukturellen Instabilitäten werden konservativ behandelt. Bei 50 % der Patienten mit einer Hyperlaxität ist diese mit einer generellen Bandlaxität assoziiert (Schneeberger et al. 1998). Zur Screening-Untersuchung der mit der Hyperlaxität verbundenen Hypermobilität empfiehlt sich der Beighton-Score (► Tab. 4-12) (Beighton 1973), der bei standardisierter Durchführung auch eine gute Reproduzierbarkeit zeigt (Junge et al. 2013). Die Prüfung auf eine generalisierte Hypermobilität kann auch auf einfache und schnelle Art Hinweise auf mögliche Differenzialdiagnosen wie ein Ehlers-Danlos- oder ein Marfan-Syndrom liefern.

Die Entscheidungsfindung für eine individuelle Beratung bezüglich der zu empfehlenden Therapie und Behandlung ist in der Praxis häufig nicht einfach. Die Klassifikationssysteme dienen hierbei als wichtige Entscheidungshilfe, jedoch hat es sich bewährt, ein Risikoprofil für den Patienten zu erstellen. Bei unselektierten Patienten mit anteriorer Schulterinstabilität sind die Rezidivraten deutlich höher.

Als **Risikofaktoren** gelten: Alter unter 20 Jahre, Kontakt-/Kampfsportarten, betroffene dominante Seite, eine große Hill-Sachs-Läsion und/oder ein knöcherner Glenoidranddefekt im a.-p. Röntgen sowie das Vorliegen einer Hyperlaxität. Balg und

Tab. 4-13 ISIS-Score (Balg u. Boileau 2007)

Prognosefaktor		**Punkte**
Anamnese		
Alter bei der Operation	≤20 Jahre	2
	>20 Jahre	0
sportliche Aktivität vor der Operation	Wettkampf	2
	Freizeitsport/kein Sport	0
Sportart	Kontaktsport oder forcierte Abduktion/Außenrotation	1
	andere	0
Klinische Untersuchung		
Schulterhyperlaxität	Hyperlaxität	1
	normale Laxität	0
a.-p. Röntgenaufnahme		
Hill-Sachs-Läsion	in Außenrotation sichtbar	2
	nicht sichtbar in Außenrotation	0
Substanzverlust des Glenoids	Konturverlust	2
	keine Läsion	0

Boileau (2007) entwickelten aus diesen Risikokriterien den »**Instability Severity Index Score**« **(ISIS)** (► Tab. 4-13).

✘ Bei einer Punktezahl über 6 ergibt sich ein theoretisches Reluxationsrisiko von über 60 %, sodass die alleinige Versorgung der Labrumläsion mittels arthroskopischem Bankart-Repair als nicht ausreichend eingestuft wird und alternative Versorgungsmethoden, wie z. B. eine Knochenspanoperationen, favorisiert werden.

4.6.3 Therapie bei ventraler Schulterinstabilität

Das optimale Management nach traumatischer anteriorer Schulter-Erstluxation wird auch weiterhin kontrovers diskutiert. Traditionell wurden die Patienten zunächst konservativ behandelt. Dies führte jedoch zu vermehrten Reluxationen. Die Stabilität des Schultergelenks wird durch ein komplexes Zusammenspiel aus statischen und dynamischen Strukturen bestimmt. Das Labrum glenoidale vergrößert die Gelenkfläche des Glenoids um ca. ein Drittel und optimiert die Gelenkkongruenz. Die Gelenkkonkavität wird durch das Labrum sogar fast verdoppelt. Der Kapsel-Labrum-Ligament-Komplex nimmt somit bei der Behandlung der traumatischen anteroinferioren Instabilität eine Schlüsselfunktion ein.

Bei der traumatischen anteroinferioren Erstluxation kommt es in über 90 % der Fälle zu einer isolierten oder kombinierten Verletzung des Kapsel-Labrum-Ligament-Komplexes vom anteroinferioren Glenoidrand (Yiannakopoulos et al. 2007; ► Abb. 4-26).

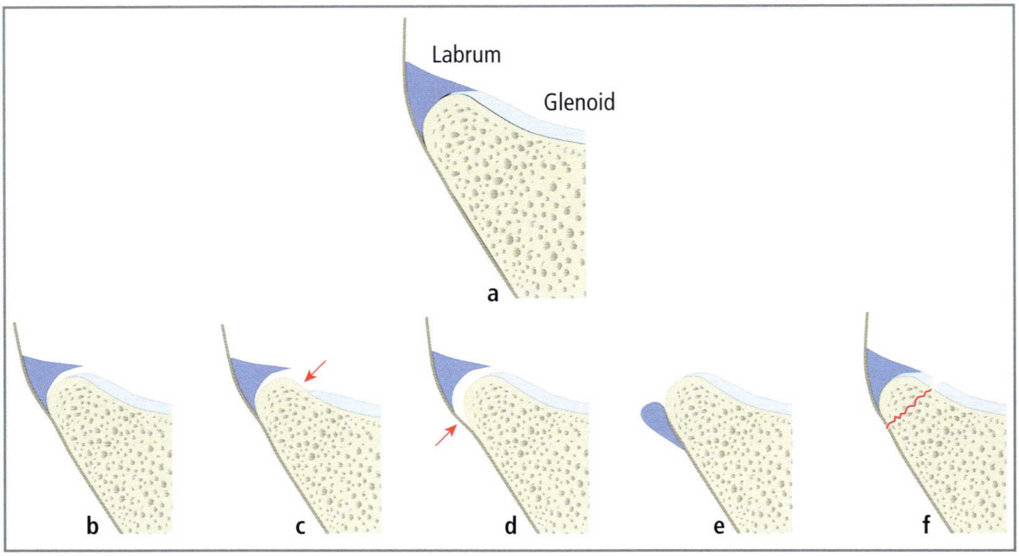

Abb. 4-26 Labrumläsionen
a normales Labrum **b** Bankart-Läsion **c** GLAD-Läsion (zusätzlicher anteriorer Knorpeldefekt)
d Perthes-Läsion **e** ALPSA-Läsion **f** knöcherne Bankart-Läsion

Die Inzidenz von Rezidivluxationen ist deutlich altersabhängig und beträgt nach konservativer Therapie für 10- bis 20-Jährige 94%, für 30- bis 40-Jährige immerhin noch ca. 50% (Rowe et al. 1978). Die neueren in der Literatur beschriebenen Ergebnisse der konservativen Therapie nach anteriorer Schulterluxation sind sehr heterogen. Bei einer Ruhigstellung in Innenrotation für ein Patientenkollektiv mit einem Alter von 15 bis 35 Jahren wird eine altersabhängige Reluxationsrate bis zu 86% nach fünf Jahren beschrieben. 74% der Patienten sind mit dem Ergebnis unzufrieden (Robinson et al. 2006, Jakobsen et al. 2007). Bei weiteren Untersuchungen konnte eine Ruhigstellung in Außenrotation die Reluxationsrate auf 26% im Vergleich zu 42% bei Innenrotationsruhigstellung senken (Itoi et al. 2007). Das Durchschnittsalter in diesem Kollektiv beträgt jedoch 36 Jahre. Zu ähnlichen Ergebnissen kommt auch die Arbeitsgruppe um Scheibel (Scheibel et al. 2009).

Liavaag beschreibt jedoch in einer randomisiert kontrollierten Studie Reluxationsraten von 31% bei Außenrotationsstellung und von 25% in Innenrotationsstellung (Liavaag et al. 2011). Das hier beschriebene Kollektiv hat ein Durchschnittsalter von 26 Jahren.

Unklar verbleibt die genau zu empfehlende Rotations- und Abduktionsposition des Armes während der Ruhigstellung. Gleiches gilt für die Ruhigstellungsdauer und das Patientenalter.

Eine konservative Therapie der posttraumatischen vorderen Schulterinstabilität bei einem jungen aktiven Patienten ohne begleitende Hyperlaxität erscheint wenig Erfolg versprechend.

Grundsätzlich stehen für die operative Versorgung bei traumatischer Schultergelenkinstabilität offene und arthroskopische Verfahren zur Verfügung.

Verschiedene Autoren haben bereits darauf hingewiesen, dass die Zugangswege bei **of-**

fener Stabilisierungsoperation des Schultergelenks die strukturelle Integrität und Funktion des M. subscapularis langfristig beeinträchtigen und die klinischen Ergebnisse negativ beeinflussen können (Scheibel et al. 2006). Ein entscheidender **Vorteil** des arthroskopischen Stabilisierungsverfahrens ist daher unter anderem die verminderte Traumatisierung des M. subscapularis, die mit dieser Technik erreicht wird. Geeignet für die operative Stabilisierung mit arthroskopischem Bankart-Repair sind traumatische unidirektionale Schulterluxationen mit keiner oder nur wenigen Rezidivluxationen. So konnte O'Neill in einer prospektiven Arbeit nachweisen, dass durch eine **strenge Patientenselektion** mit durchschnittlich drei präoperativen Rezidivluxationen mit einem arthroskopischen Bankart-Repair in über 95 % der Fälle ausgezeichnete Ergebnisse zu erzielen sind (O'Neill 1999). Der »ideale Patient« für ein arthroskopisches Vorgehen ist dabei ein jugendlicher Erstluxierer mit anteroinferiorer Instabilität nach adäquatem Trauma, Nachweis einer Hill-Sachs-Delle, Nachweis einer Bankart-Läsion und fehlender oder nur gering ausgeprägter Laxität.

Für das Indikationsspektrum einer arthroskopischen Stabilisierungsoperation nach traumatischer anteroinferiorer Instabilität lassen sich folgende günstige Bedingungen identifizieren (Bishop et al. 2011, Mather et al. 2011, Dann 2009):

1. Vorteilhaft ist:
   - traumatische Erstluxation bei Patienten unter 30 Jahren mit hohem Funktionsanspruch
   - Nachweis einer Hill-Sachs-Delle als Ausdruck eines adäquaten Traumas
   - Nachweis einer anteroinferioren Labrumläsion (Bankart-Läsion)
   - fehlende oder nur gering ausgeprägte Hyperlaxität
2. Ebenfalls von Vorteil ist:
   - chronisch rezidivierende, primäre, aber traumatische Schulterluxation mit und ohne Hyperlaxität und adäquater Substanz des Kapsel-Labrum-Komplexes
   - fehlende chondrale Glenoidläsion (GLAD-Läsion) oder fehlende anteroinferiore Pfannenrandfraktur
   - fehlende Pfannendysplasie und fehlende Malversion (v. a. Anteversionsstörung)
3. Günstig sind auch:
   - symptomatische Subluxationen

In einer experimentellen Untersuchung konnte Itoi bereits 2000 zeigen, dass ein Defekt von > 21 % der Glenoidlänge die Stabilität der Schulter signifikant reduziert (Itoi et al. 2000). Die Analyse der Form und der Substanz des Glenoids sollte bei der Wahl des passenden Operationsverfahrens nach anteroinferiorer Schulterluxation, also insbesondere bei vorliegenden Glenoiddefekten erfolgen. Für diese Befundkonstellationen eignen sich offene Stabilisierungsverfahren mit Refixation und/oder Verschraubung bei akuten Verletzungen und knöcherne Augmentationsverfahren bei chronischen Defekten. Hierzu zählen der **J-Span nach Resch**, die **Latarjet-Operation** mit Transfer des Coracoids an das anteroinferiore Glenoid und die **Augmentation des anteroinferioren Glenoids** mit einem freien Knochenspan. In einigen spezialisierten Kliniken werden die beiden letztgenannten Verfahren arthroskopisch oder arthroskopisch-assistiert durchgeführt. In der Regel handelt es sich hierbei aber um offene Operationsverfahren.

Es lässt sich ebenfalls ein Spektrum von ungünstigen Konditionen aufstellen, die als **Kontraindikation** oder Grenzen für ein klassisches arthroskopisches Vorgehen zu werten sind:

- große knöcherne Bankart-Läsionen (Glenoidfrakturen)
- Engaging-Hill-Sachs-Delle (Einhakmechanismus der Hill-Sachs-Delle am vorderen Glenoidrand in Außenrotation und Abduktion)
- Aplasie bzw. Hypoplasie des Labrum glenoidale und/oder substanzschwache Kapsel, IGHL und/oder MGHL
- HAGL-Läsion (humerale Avulsion der glenohumeralen Bänder)
- Instabilitätstyp 6 nach Gerber (willkürliche Instabilität)

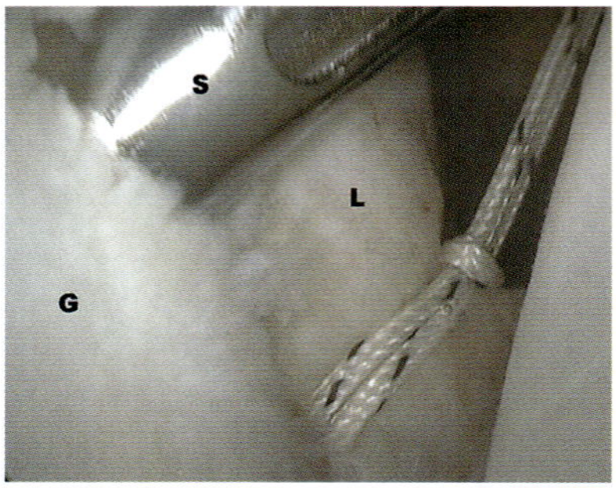

Abb. 4-27 Intraoperatives Bild einer rechten Schulter während eines arthroskopischen Bankart-Repairs
G: Glenoid, L: Labrum (hier mit einer Fadenschlaufe angeschlungen), S: Setzinstrumentarium mit Bohrung für einen knotenfreien Anker

Arthroskopische Technik

Bei der arthroskopischen Behandlung von Labrumläsionen wird zunächst eine Rekonstruktion des Kapsel-Labrum-Ligament-Komplexes angestrebt und eine ggf. vorhandene anteroinferiore Luxationstasche verkleinert und somit die Spannung des inferioren glenohumeralen Ligaments (IGHL) wiederhergestellt und/oder normalisiert. In den letzten Jahren hat eine rapide Entwicklung der Hardware stattgefunden, sodass eine Vielzahl unterschiedlicher bioresorbierbarer und nichtresorbierbarer Anker- und Fadenankersysteme mit entsprechender Ausreißfestigkeit zur Verfügung steht. Auch für das Durchstechen des Gewebes gibt es unterschiedliche Instrumente wie Haken, Zangen und Lassos. Die Fixation des möglichst atraumatisch aufgeladenen Gewebes erfolgt dann mit einem Fadenanker oder wahlweise durch Einbringen eines knotenfreien Ankers. Dieser bietet dem Operateur die Möglichkeit, zunächst das zu refixierende oder zu raffende Gewebe aufzuladen, um dann die adäquate Position und Höhe des Ankers zu bestimmen. Eine Titrierung der Spannung wird somit erleichtert (► Abb. 4-27). In gleicher Technik können auch die SLAP-Läsionen (SLAP II, Maffet V) versorgt werden. Durch die Verwendung von Matratzennähten ist eine sichere und flächige Fixation möglich, während eine von der Gelenkfläche abgewandte Verknotung das Risiko eines Knoten-Impingements verringert. Bei knotenlosen Ankern entfällt dieses Problem ohnehin.

Latarjet-Operation

Bei der modifizierten Latarjet-Operation wird das Coracoid mit den anhängenden Conjoint-Tendons (kurze Armbeuger) auf den Glenoidrand transferiert (► Abb. 4-28). Die Operation ist im Wesentlichen als Revisionsoperation mit anteroinferiorem Substanzdefekt des Glenoids und schlechter Gewebequalität geeignet. Die Osteotomie erfolgt am »Knie« des Coracoids, sodass ein gut 2,5 cm großer Knochenblock gewonnen wird. Das coracoacromiale Band wird mit einem kleinen Stumpf zur späteren Augmentation der vorderen Kapsel erhalten. Das Coracoid wird durch einen Subscapularissehnen-Split an der ⅔-Grenze gezogen und nach entsprechender Kapselpräparation am angefrischten Glenoidhals mit zwei

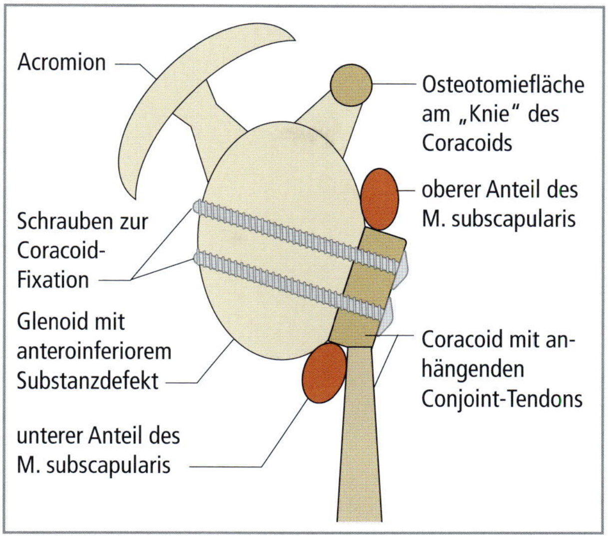

Abb. 4-28 Schematische Darstellung des Prinzips der Latarjet-Operation. Das osteotomierte Coracoid wird mit den anhängenden Conjoint-Tendons zwischen die obereren ⅔ und das untere ⅓ der Subscapularissehne geführt und am Glenoidrand verschraubt.

Schrauben fixiert. Es entsteht hierdurch der sogenannte »Triple verrouillage«-Effekt. Es kommt 1. zu einer Verstärkung der ventralen Kapsel durch das CA-Band, 2. zu einer Augmentation des vorderen Glenoidrandes und 3. dadurch, dass das Coracoid mit den anhängenden Conjoint-Tendons das untere Drittel der Subscapularissehne bei der Abduktion in der unteren Position hält, entsteht eine Art »Hängematten-Effekt«, durch den eine Barriere für die untere Luxationstasche gebildet wird.

J-Span-Plastik nach Resch und freier Knochenblocktransfer

Bei der J-Span-Plastik nach Resch wird ein bicorticaler Beckenkammspan gehoben, dessen Größe dem knöchernen Pfannenranddefekt entspricht. Dieser wird dann zur Augmentation des Glenoids genutzt (▸ Abb. 4-29). Die Präparation erfolgt mit einer Säge und einer kleinen Fräse, sodass ein J-förmiger Span entsteht. Der Span wird in ein mit dem Meißel vorbereitetes Lager am Glenoidhals eingebolzt. Der Span muss stufenlos mit dem Glenoidrand abschließen. Kleinere Überstände des Spans können mit einer Fräse angeglichen werden. Die Fixation erfolgt implantatfrei. Die Kapsel wird über dem Span verschlossen. Durch das Einbolzen des Spans am Glenoidhals kann gleichzeitig eine leichte Versionskorrektur des Glenoids vorgenommen werden. Das Operationsprinzip für den

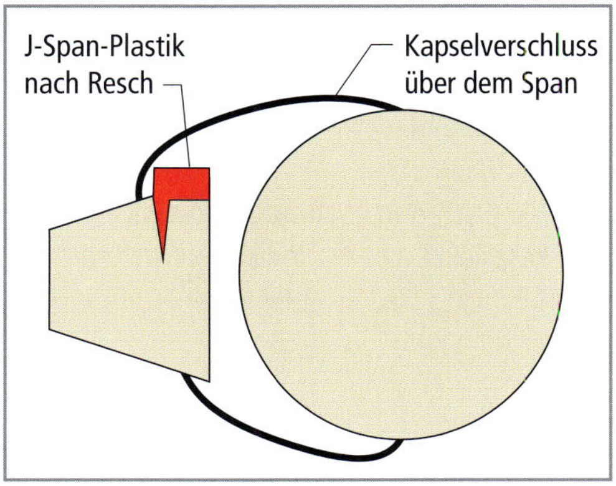

Abb. 4-29 Schematische Darstellung des Prinzips der J-Span-Plastik nach Resch. Ein J-förmiger Beckenkammspan wird in ein mit dem Meißel vorbereitetes Lager eingebolzt und der Glenoidranddefekt somit ausgeglichen.

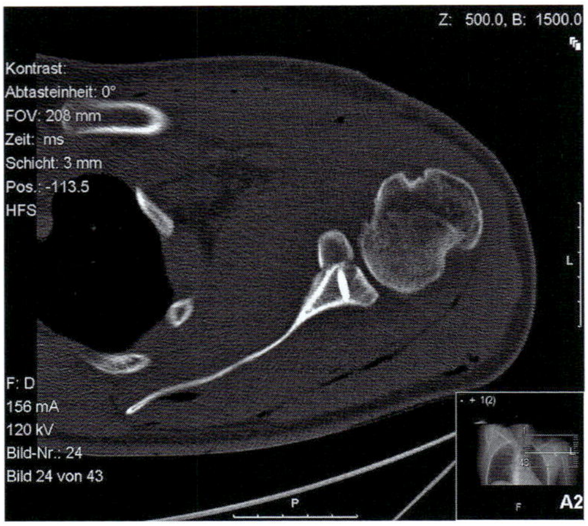

Abb. 4-30 Postoperatives CT eines Patienten mit großem chronischem anteroinferiorem Substanzdefekt am Glenoid. Hier Stabilisierung mit einem freien Knochenblock, der mit zwei 3,5-mm-Zugschrauben stabilisiert wurde.

freien Beckenkammspan erfolgt in gleicher oder ähnlicher Weise (► Abb. 4-30). Der Span wird hierbei jedoch mit zwei Schrauben am Glenoid fixiert. Die beiden Beckenkammspan-Verfahren sind im Wesentlichen als Revisionsoperation mit anteroinferiorem Substanzdefekt des Glenoids und noch ausreichender Gewebequalität geeignet.

Alle drei beschriebenen knöchernen Augmentationsverfahren für das Glenoid können offen, mini-open oder auch arthroskopisch durchgeführt werden. Das Operationsprinzip und die Indikation ändern sich hierbei nicht. Lediglich die technische Umsetzung ist anders.

Ergebnisse der arthroskopischen Bankart-Stabilisierung

Nach primärer arthroskopischer Stabilisierung einer traumatischen Bankart-Läsion lässt sich in der arthroskopischen Technik eine Reluxationsrate von 6 bis 10 % erreichen. Circa 80 % der Athleten können auf das gleiche sportliche Niveau wie vor der Verletzung zurückkehren (Harris et al. 2013, Imhoff et al. 2010, Kim et al. 2003). Auch die Re-Bankart-Operation ist Erfolg versprechend und wird mit einer Reluxationsrate von ca. 10 bis 15 % angegeben (Bartl et al. 2011, Shah et al. 2011). »Überkopf«- und »Kontakt«-Sportler können ebenfalls in etwa 80 % der Fälle auf ihr ursprüngliches Niveau zurückkommen (Castagna et al. 2012). Besonders wichtig für das Erreichen dieser guten Ergebnisse ist die sorgfältige präoperative Evaluierung der Patienten. Der ISIS-Score ist hierbei ein sehr hilfreiches Tool. Klinisch ist dieser jedoch dazu gedacht, zu evaluieren, ob eine arthroskopische Bankart-Läsion oder eine Knochenblockoperation für den Patienten indiziert ist. Hierbei ist insbesondere anzumerken, dass bei einem ISIS-Score > 6 mit einer Reluxationsrate von etwa 60 % gerechnet werden muss. Die Risikofaktoren sind in Tabelle 4-13 aufgeführt. Hierbei sei insbesondere nochmals auf die Relevanz der knöchernen Defekte am proximalen Humerus (Hill-Sachs-Delle) und am anteroinferioren Glenoid hingewiesen.

Sowohl die offene als auch die arthroskopische Behandlung der Schultergelenkinstabilität sind etablierte Therapieverfahren. Für eine erfolgreiche arthroskopische Stabilisierung der traumatischen Schulterinstabilität ist es von größter Bedeutung eine sorgfältige Evaluierung und Patientenselektion vorzunehmen. Die Typen 2 und 3 nach Gerber sind hier hervorzuheben. Alle anderen Luxations- oder Instabilitätsformen sind für den klassischen arthoskopischen Bankart-Repair ungeeignet.

Posteriore und multidirektionale Instabilität

In lediglich 2 bis 4 % der Fälle findet sich eine nach posterior gerichtete Luxationsneigung. Die meisten posterioren Luxationen (67 %) sind ebenfalls traumatisch bedingt, die übrigen Fälle werden vor allem bei epileptischen Anfällen beobachtet (Robinson et al. 2011).

Multidirektionale Instabilitäten (MDI) können in 3 bis 5 % der Fälle gefunden werden (Schneeberger et al. 1998). Insgesamt handelt es sich hier also um eine kleine und im Verhältnis seltene Subgruppe der Instabilitäten. Die Behandlung stellt jedoch häufig eine Herausforderung für Arzt und Patient dar. Beide Instabilitätstypen sind zunächst eine Domäne der konservativen Therapie.

Bei der **konservativen Therapie der MDI** steht die Normalisierung der neuromuskulären Kontrolle und der Scapula-Anbindung im Vordergrund.

Wesentliche Elemente der konservativen Therapie für die MDI sind:

- Haltungsschulung und Aktivierung der dorsalen Kette
- Erarbeiten des scapulothorakalen und des glenohumeralen Bewegungsrhythmus
- Erarbeiten der aktiven Humeruskopfzentrierung
- Propriozeptionsschulung
- Beseitigung muskulärer Dysbalancen (ventrale Verkürzung, dorsale Insuffizienz)

Diese Grundelemente spielen auch in der Impingementbehandlung und bei der posterioren Instabilität eine zentrale Rolle. Neben den klassischen physiotherapeutischen Elementen der Einzelbehandlung kommen hierbei insbesondere Biofeedback-Techniken sowie Spiegel- und Videokontrolle zur Anwendung. Die Verbesserung der Bewegungsqualität hat Vorrang vor dem eigentlichen Kraftaufbau. Isokinetische Testverfahren können zur Therapieüberwachung dienen. Bei Versagen einer drei- bis sechsmonatigen konservativen Behandlung kann bei kritischer Indikationsstellung eine operative Behandlung erwogen werden. Hierbei wird in arthroskopischer oder offener Technik ein Kapselshift zur Reduktion des Kapselvolumens vorgenommen.

Posteriore Instabilitäten sind oft mit einer multidirektionalen Instabilitätskomponente verbunden. Aspekte einer gestörten Bewegungsqualität können auch hier detektiert werden. Isolierte posteriore Instabilitäten finden sich häufig bei »Kontakt«- und »Überkopf«-Sportlern (Bottoni 2005) nach initialem Trauma. Ursache ist hierbei eine direkt nach posterior gerichtete Krafteinwirkung. Patienten mit einer posterioren Instabilität sollten zunächst konservativ behandelt werden. Der Aktivierung und Kräftigung der Außenrotatoren (M. infraspinatus und M. teres minor) kommt hierbei eine besondere Bedeutung zu. Zusätzlich werden auch hier Elemente der Koordinationsverbesserung genutzt. Bei Versagen der konservativen Therapie kann eine arthroskopische oder offene dorsale Stabilisierung vorgenommen werden. Die Weiterentwicklung der arthroskopischen Verfahren haben das Verständnis für Verletzungsmuster und intraartikuläre Begleitschäden enorm verbessert, sodass hier eine sehr gezielte Adressierung der Strukturpathologien (Kapsel/Labrum) vorgenommen werden kann.

> ✘ Die korrekte Patientenselektion und -führung sind für die erfolgreiche Behandlung der posterioren und multidirektionalen Instabilitäten entscheidende Faktoren.

4.6.4 Nachbehandlung

Die postoperativen Nachbehandlungsschemata bei Schultergelenkinstabilitäten und bei konservativ behandelter Instabilität sind mitunter sehr verschieden. Unter anderem liegt dies an unterschiedlichen Operationstechniken, Begleitverletzungen, unterschiedlichen sportlichen und/oder beruflichen Anforderungen und an unterschiedlichen medizinischen Konzepten.
Es gibt hierzu **keine** systematischen Untersuchungen.
Grundsätze (mit und ohne Operation) sind:

- alleiniges Erarbeiten des Bewegungsumfangs nicht ausreichend
- es liegt weniger ein Problem des Kraft-, sondern mehr des Koordinationstrainings vor
- Resequenzierung (»Einschleifen«) der Scapula- und Schultergürtelkontrolle
- erst bei stabilem Fundament (Scapula/Schultergürtel): längere, größere Hebel
- stufenweises Erarbeiten der aktiven Zentrierung des Humeruskopfs
- Verbesserung der dynamischen Oberkörperaufrichtung unter Einbezug der gesamten dorsalen Kette (Aktivierung der Rumpfspannung)
- progressiver Belastungsaufbau (isometrisch – konzentrisch – exzentrisch – koordinativ/propriozeptiv/reaktiv)

Allen postoperativen Konzepten gemeinsam ist eine anfangs passive Mobilisation des Schultergelenks und des Schultergürtels, die nach drei bis sechs Wochen in eine zunehmend aktive Mobilisation übergeht. Typischerweise werden in die Nachbehandlungskonzepte Bewegungslimitierungen integriert, um die rekonstruierte Struktur bis zur sicheren Einheilung zu schützen. Detaillierte Nachbehandlungspläne: s. Kapitel 6.5.

Literatur

Literatur zu diesem Kapitel finden Sie im Anhang und unter www.schattauer.de/3052

4.7 Läsionen der langen Bizepssehne

Dominik Popp, Volker Schöffl

4.7.1 SLAP-Läsionen

Einleitung

Die lange Bizepssehne setzt zu etwa gleichen Teilen am cranialen Glenoidrand und am superioren Labrum an, in das die lange Bizepssehne einstrahlt. Vier Insertionstypen werden unterschieden: ein posteriorer Ursprung (Typ I), ein hauptsächlich posteriorer Ursprung mit geringem Einstrahlen in die anteriore Labrumregion (Typ II), ein Sehnenansatz mit gleicher Einstrahlung ins anteriore und posteriore Labrum (Typ III) und schließlich ein hauptsächlich im anterioren Labrum gelegener Bizepssehnenansatz (Typ IV).

Klassifikation

Snyder beschrieb 1990 erstmals vier Typen von SLAP-Läsionen (Snyder et al. 1990) (► Abb. 4-31):

- **Typ I:** Degenerative Auffaserung des superioren Labrumrandes ohne Destabilisierung des Bizepssehnenankers. Die Inzidenz wird in der Literatur mit 9,5 bis 21 % angegeben und betrifft zum einen ältere Patienten, aber auch Sportler mit wiederholter Überkopfaktivität.

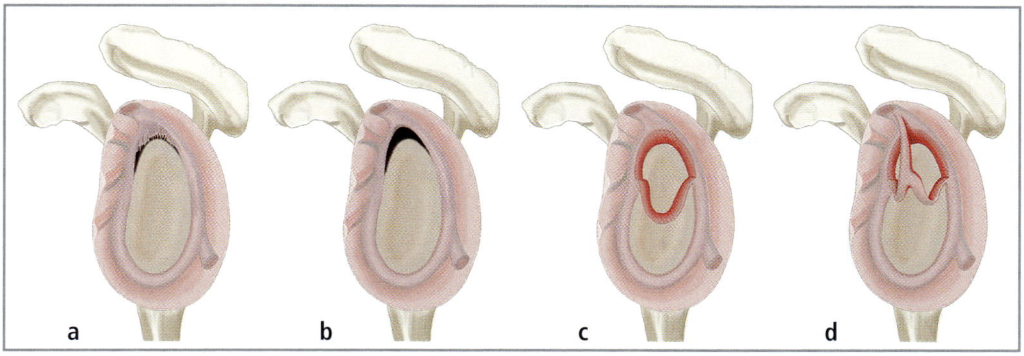

Abb. 4-31 SLAP-Typen I bis IV (mit freundlicher Genehmigung von Cynthia Starnes, nach Snyder et al. 1990)
a SLAP-I-Läsion **b** SLAP-II-Läsion **c** SLAP-III-Läsion **d** SLAP-IV-Läsion

- **Typ II:** Vom superioren Glenoidrand abgelöster labrobizipitaler Komplex mit Instabilität des Bizepssehnenankers. Typ II ist am weitesten verbreitet (Inzidenz 41 bis 55 %) und kann nochmals in drei Unterkategorien eingeteilt werden. Nach Ausdehnung des Risses unterscheidet man eine anteriore (Typ IIA), eine posteriore (Typ IIB) und eine sowohl nach anterior als auch nach posterior ausstrahlende Rissform (Typ IIC).
- **Typ III:** Labraler Korbhenkelriss mit potenziellem Einklemmungsrisiko in den Gelenkspalt. Der Bizepssehnenanker bleibt intakt. Die Häufigkeit wird mit 3 bis 15 % angegeben.
- **Typ IV:** Korbhenkelriss mit Einstrahlen in die lange Bizepssehne. Der betroffene Anteil am Durchmesser der Bizepssehne sowie die Länge des Einrisses sind variabel.

Nach sukzessiver Erweiterung existieren mittlerweile zehn Typen der SLAP-Läsion (► Tab. 4-14). Die Snyder-Klassifikation ist weit verbreitet und findet breite Anwendung. Unter praktischen Gesichtspunkten erscheint eine genaue Beschreibung der Verletzung unter Berücksichtigung der Lokalisation, der Morphologie, der Ausdehnung und der Begleitverletzungen wichtig.

Pathogenese

Grundsätzlich können zwei Arten der Entstehung von SLAP-Läsionen unterschieden werden: akute traumatische Verletzungen und chronische Läsionen als Folge von übermäßiger Beanspruchung.
Bei **akuten Verletzungen** kann anamnestisch häufig ein Sturz auf den ausgestreckten Arm oder ein plötzlicher, ruckartig ausgeübter Zug auf den Arm festgestellt werden. Beispielhaft hierfür sind der Griff in den Wurfarm bei Handballspielern, ein plötzlicher Zug beim Starten beim Wasserskifahren oder Kite-Surfing, das Abfangen des Körpergewichts bei Klettersportlern nach Abrutschen am Felsen oder bei Rugbyspielern das Tackling in den Gegner bei angelegter Schulter.
Chronische Läsionen des SLAP-Ankers betreffen in der Mehrzahl »Überkopf«-Sportler. Unter biomechanischen Gesichtspunkten bestehen Überkopfaktionen aus einer Reihe von koordinierten Bewegungen (Bewegungskette). Dabei müssen große Kräfte und Energiemengen übertragen werden, der Kraftfluss verläuft ausgehend von der Basis (meist der Untergrund/Boden) über die Beine, den Rumpf und den Rücken über die Schulter und den Arm zum Zielsegment (im Regelfall die Hand). Jede Veränderung

Tab. 4-14 SLAP-Klassifikation

Autoren	SLAP-Typ	Lokalisation (Uhr)	Beschreibung
Snyder et al. 1990	I	11–1	Auffaserung superiores Labrum mit intakter Bizepssehne
	II	11–1	Abriss LBC vom knöchernen Glenoidrand mit Medialisierung
	III	11–1	Korbhenkelriss des superioren Labrum bei intakter LBS-Verankerung
	IV	11–1	Korbhenkelriss mit Ausdehnung in die lange Bizepssehne
Morgan et al. 1998	IIA	11–3	Abriss LBC mit eher anteriorer Ausdehnung
	IIB	9–11	Abriss LBC mit eher posteriorer Ausdehnung
	IIC	9–3	Abriss LBC mit anteriorer und posteriorer Ausdehnung
Maffet et al. 1995	V	11–5	SLAP-Läsion mit Übergang in Bankart-Läsion
	VI	11–1	SLAP-Läsion mit anteriorem oder posteriorem Lappenriss (»Labrum-Flap«)
	VII	11–3	SLAP-Läsion mit Ausdehnung ins MGHL
Powell et al. 2004	VIII	7–1	SLAP-Läsion mit posteroinferiorem Labrumriss
	IX	7–5	SLAP-Läsion mit weiter Ausdehnung in das anteriore oder posteriore Labrum
	X	11–1	SLAP-Läsion mit Ausdehnung in das Rotatorenintervall

in der Bewegungskette kann abnormale Bewegungsabläufe und Kraftverläufe nach sich ziehen, die eine Schädigung des Labrums, der RM, des Kapsel-Band-Apparats und der langen Bizepssehne hervorrufen können (Greiwe u. Ahmad 2010).

Als Folge repetitiver Hyperabduktion und Außenrotation entwickeln »Überkopf«-Sportler eine Verschiebung des Bewegungsumfangs der Schulter mit Vergrößerung der Außenrotationsfähigkeit bei gleichzeitiger Minderung der Innenrotation. Dieses asymmetrische Bewegungsmuster wird als GIRD (Burkhart et al. 2003a) bezeichnet und ist häufig mit Schulterverletzungen, v. a. Labrumläsionen, verbunden. Die genaue Ursache des GIRD bleibt unklar. In der Literatur werden Veränderungen der Gelenkkapsel, vermehrte humerale Retroversion und Veränderungen der Knochensubstanz dafür verantwortlich gemacht.

Aktuell existieren im Wesentlichen zwei Modelle, die für die Entstehung von SLAP-Läsionen herangezogen werden:

- Nach Burkhart (Burkhart et al. 2003a) ist ein **internes Impingement** von RM und Labrum zwischen Humeruskopf und posterosuperiorem Glenoid ursächlich. Durch übermäßige Zugbelastung nach Beendigung der Wurfphase (Follow-

through-Phase) entsteht eine Verdickung und Kontraktur der posteroinferioren Kapsel unter Einbezug des posteroinferioren glenohumeralen Ligaments. Dadurch verschiebt sich das Gelenkzentrum bei Abduktions-/Außenrotationsbewegung nach hinten oben, das resultierende posterosuperiore Impingement begünstigt das Auftreten von SLAP-Läsionen.
- Eine andere Entstehungsursache beschreibt der sogenannte **Peel-back-Mechanismus** (Kuhn et al. 2005). Auch hier steht die Migration des Drehzentrums der Schulter bei Außenrotations-/Abduktionsbewegung nach posterosuperior – begünstigt durch die anterosuperiore Kapsellaxität – im Mittelpunkt. Dadurch kommt der in dieser Position eigentlich horizontal verlaufende intraartikuläre Anteil der langen Bizepssehne in eine eher vertikale und dorsale Position. Am Ansatz der langen Bizepssehne kommt es zu einer vermehrten Torquierung der Sehne mit Übertragen der Torsionskräfte auf das posterosuperiore Labrum. Durch repetitives Einwirken von Scher- und Torsionskräften auf den labrobizipitalen Komplex kann es zu SLAP-Läsionen vorwiegend vom Typ II kommen.

Eine zentrale Rolle in der Aufrechterhaltung eines optimalen glenohumeralen Gelenkspiels kommt der Scapula zu. Veränderte Scapulaposition und -beweglichkeit tragen zu einer ineffektiven Schulterkinematik mit erhöhtem Verletzungsrisiko des Labrums bei. Das Akronym »**SICK**« (scapular malposition/inferior medial border prominence/coracoid pain/dyskinesis of scapular movement; Burkhart et al. 2003b) bezeichnet ein pathologisches Bewegungsmuster, das in Folge vermehrter Scapulaprotraktion eine glenohumerale Hyperangulierung in Außenrotationsstellung verursacht. Dies führt im Zuge einer Überbelastung der dorsalen RM-Anteile und der anteroinferioren Kapselanteile zu einer Verstärkung des Peel-back-Mechanismus.

Diagnostik

Anamnestisch berichten die Sportler über eine plötzlich auftretende oder schleichende Verschlechterung der Schulterfunktion, begleitet von Schmerzen bei Überkopfbewegungen. Gelegentlich steht der nacht- und lageabhängige Schmerz im Vordergrund. Das sogenannte **Dead-Arm-Syndrom** (Barber et al. 2008) beschreibt das Phänomen, dass sportartspezifische Bewegungen nicht mehr mit der Dynamik vor Verletzungseintritt ausgeführt werden können. Weitere Symptome können unspezifische vordere Schulterschmerzen sein und ein Subluxationsgefühl oder ein Gelenkschnappen bei Ausholbewegungen.

In der Literatur wird eine Vielzahl von SLAP-Tests beschrieben, was nicht zuletzt zeigt, dass bisher noch kein ausreichend aussagekräftiger Test gefunden wurde. Häufig angewandte Tests sind Bizeps-Load-Test, O'Brien-Test, Crank-Test, Speed-Test, Yergason-Test und SLAPprehension-Test. Unter diesen konnte unter dem Gesichtspunkt von Sensitivität und Spezifität kein Goldstandard definiert werden (Popp u. Schoeffl 2013).

In der Diagnostik von Läsionen des labrobizipitalen Komplexes kommt der modernen Bildgebung (Arthro-CT, MRT mit intravenöser oder direkter KM-Applikation) eine Schlüsselrolle zu (Simoni et al. 2012). Aufgrund von Normvarianten, z. B. sublabraler Recessus, sublabrales Foramen, Buford-Komplex, sowie weiterer seltener Varianten wie die Pseudo-SLAP-Läsion, ist die Unterscheidung zur SLAP-Läsion oft schwierig zu bewerkstelligen.

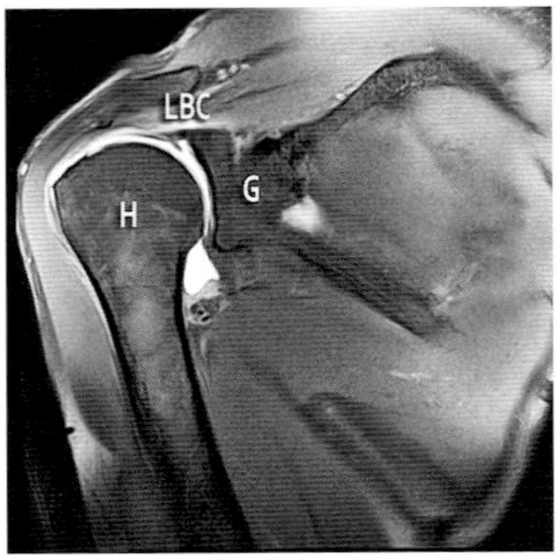

Abb. 4-32 Arthro-MRT (koronar T1 PDS FS): sublabraler Recessus
LBC: labrobizipitaler Komplex; H: Humeruskopf; G: Glenoid

Der **sublabrale Recessus** (► Abb. 4-32) bezeichnet die Ausbildung eines Sulcus zwischen dem labrobizipitalen Komplex und dem superioren Knorpel des Glenoids. Die Lokalisation liegt im Bereich der Ansatzstelle der langen Bizepssehne zwischen der 10-Uhr- und 3-Uhr-Position. Dieser Sulcus besitzt glatte Ränder und dehnt sich gewöhnlich nicht mehr als 2 mm in der Breite und 4 mm in der Länge aus (De Maeseneer et al. 2000). Die Interpretation eines sublabralen Recessus in der Literatur ist uneinheitlich. Mutmaßungen über chronische Mikrotraumata (Pfahler et al. 2003) als Entstehungsursache finden sich ebenso wie Berichte über das Vorkommen eines sublabralen Recessus bereits ab der 22. Schwangerschaftswoche bei Feten (Fealy et al. 2000). SLAP-Läsionen können bei Überbeanspruchung aus einem Recessus entstehen.

Als **sublabrales Foramen** bezeichnet man die kongenital bedingte Verschmelzungsstörung des Labrums mit dem Glenoidrand. Diese Normvariante findet sich bei 11 bis 15 % der Patienten (Williams et al. 1994). Die typische Lokalisation befindet sich anterior des Ansatzes der langen Bizepssehne und dehnt sich in das anteriore Labrum aus, meist zwischen der 12-Uhr- und 2-Uhr-Position. Das sublabrale Foramen hat ebenfalls eine glatte Begrenzung und reinseriert mit glattem Übergang am Glenoid.

Bei etwa 1,5 % der Patienten wird im Rahmen der Arthroskopie ein **Buford-Komplex** gefunden. Definitionsgemäß handelt es sich dabei um das kongenitale Fehlen des anterosuperioren Labrums zusammen mit Vorliegen eines kräftigen (»cord-like«) MGHL (Williams et al. 1994). Versehentliches Fixieren des Buford-Komplexes an den Glenoidrand kann zu schwerwiegenden Einschränkungen der Rotations- und Abduktionsfähigkeit führen.

Die Verbreitung der Arthro-CT ist im deutschsprachigen Raum gering, die Spezifität wird mit 50 bis 80 % angegeben (Simoni et al. 2012).

Im Vergleich von konventioneller MRT mit der **Kontrastmittel-MRT** zeigt sich eine signifikante Verbesserung der Sensitivität mit nur geringem oder fehlendem Verlust an Spezifität zugunsten der Kontrastmittel-MRT (Herold et al. 2003). Die Kontrastmittel-MRT kann mit intravenöser Verabreichung (indirekte Kontrastierung) oder über intraartikuläre Applikation (direkte Kontrastierung) durchgeführt werden. Die Vorteile der Arthro-MRT liegen in der besseren Darstellung der intraartikulären und synovialen Oberflächen durch die kontrollierte Distension der Gelenkkapsel. Nachteile sind mögliche Schmerzempfindung, Blutungsrisiko und Infektionsgefahr durch die invasive Applikation des KM. Zudem ist der logistische Aufwand erhöht.

Die indirekte Kontrastmittel-MRT ist nicht invasiv und erfreut sich zunehmender Popularität. Aufgrund der fehlenden Basalmembran und einer erhöhten Perfusion der Synovialmembran gelangt das intravenös applizierte Kontrastmittel in das Schultergelenk (Steinbach et al. 2002). Nachteilig wirkt sich aus, dass es zu einer generalisierten Signalverstärkung aller vaskularisierten Strukturen kommt, sodass Befunde oftmals überbewertet werden.

Therapie

Die Entscheidungsfindung in der Behandlung von SLAP-Läsionen setzt eine Berücksichtigung der individuellen Patientenvorgeschichte, eine sorgfältige klinische Untersuchung und eine detaillierte Analyse der Bildgebung voraus.

Konservative Therapiemaßnahmen können in Einzelfällen erfolgreich eingesetzt werden. Bei degenerativen Auffaserungen des freien Labrumrandes einer SLAP-I-Läsion kann ein konservatives Procedere initiiert werden, wenn keine weiteren pathologischen Befunde vorliegen.

Vorbeugend können bei »Überkopf«-Sportlern spezielle Übungen (Sleeper's Stretch, Cross-body adduction) durchgeführt werden, um die dorsalen Kapselstrukturen und das verkürzte IGHL aufzudehnen. Dadurch kann dem typischen dorsalocranialen Abgleiten des Humeruskopfs in Abduktions-/Außenrotationsstellung entgegengewirkt und der Stress auf den Bizepssehnenanker minimiert werden. Zusätzlich werden Muskelkräftigungsübungen der RM-Komponenten und, besonders bei Vorliegen eines SICK-Scapula-Syndroms, Stabilisierungsübungen der Scapula empfohlen. Das konservative Therapiekonzept sollte individualisiert erstellt werden in Abhängigkeit von Verletzungsmechanismus, funktionellem Anspruch und Aktivitätsniveau. Während die konservative Behandlung bei Sportlern ohne Überkopfaktivität zum Erfolg führen kann, bedürfen »Überkopf«-Sportler häufig einer operativen Therapie, um zum ursprünglichen Leistungsniveau zurückkehren zu können (Edwards et al. 2010).

Mit dem Fortschritt der arthroskopischen Techniken und Instrumente ist auch die Anzahl der operativen SLAP-Behandlungen gestiegen. Unterschiede bestehen hinsichtlich der Operationstechnik, der Patientenlagerung und des arthroskopischen Zugangs. Der Eingriff ist sowohl in Beach-Chair-Lagerung als auch in Seitenlage möglich. Zwei-Portal- und Drei-Portal-Techniken (dorsales Optikstandardportal, anteroinferiores Portal oberhalb des cranialen SSC-Sehnenrandes und optionales anterosuperiores Portal im ventralen Drittel des SSP) existieren ebenso wie eine Hybridoperation aus arthroskopischer und Mini-open-Technik. Erste Untersuchungen in den 90er-Jahren zeigten eine kurzzeitige Beschwerdebesserung nach einfachem arthroskopischem Labrumdébridement bei instabilen SLAP-Läsionen, allerdings mit zunehmender Verschlechterung im Laufe der Zeit (Brockmeier et al. 2009). Die aktuellen Empfehlungen sehen ein einfaches Débridement für SLAP-I-Läsionen nur dann vor, wenn aus anderen Gründen die Indikation zur Schulterarthroskopie gestellt wird.

Im Falle von SLAP-III-Läsionen (▸ Abb. 4-33) wird die Resektion des Korbhenkels emp-

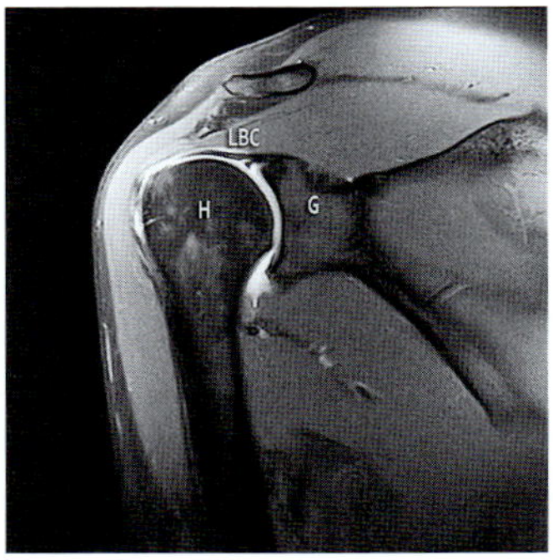

Abb. 4-33 Arthro-MRT (coronal T1 PDS FS): SLAP-III-Läsion
LBC: labrobizipitaler Komplex; H: Humeruskopf; G: Glenoid

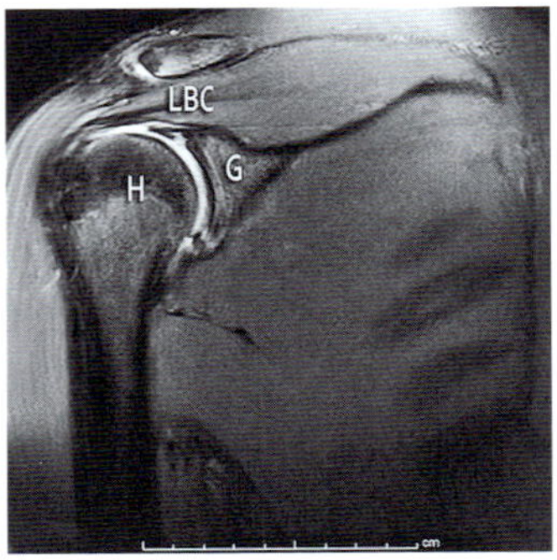

Abb. 4-34 Arthro-MRT (coronal T1 PDS FS): SLAP-II-Läsion
LBC: labrobizipitaler Komplex; H: Humeruskopf; G: Glenoid

fohlen. Einige Autoren (Lichtenberg et al. 2003) empfehlen die Refixation des Korbhenkels analog zur Meniskusrefixation, falls ein frischer traumatischer Riss vorliegt und dieser in der »rot-roten« Zone lokalisiert ist. Eine zusätzliche Stabilisierung des Bizepssehnenankers bei SLAP-I- und SLAP-III-Läsionen ist gewöhnlich nicht notwendig.

Für die häufigste Verletzungsform, die SLAP-II-Läsion (▶ Abb. 4-34), sind bezüglich der adäquaten operativen Versorgung die Diskussionen noch im Gange. Als SLAP-Repair bezeichnet man die Refixierung des labrobizipitalen Komplexes am superioren Glenoidrand mit transossären Nähten, Metallschräubchen, bioabsorbierbaren Tacks und bioresorbierbaren Ankern (▶ Abb. 4-35). Alternativ kann eine Tenotomie oder Tenodese der langen Bizepssehne in arthroskopischer (intraartikuläre Tenodese) oder Mini-open-Technik am proximalen Humerus (extraartikuläre Tenodese) durchgeführt werden.

Die Anwendung resorbierbarer Poly-L-Lactic-Acid-(PLLA-)Tacks ist wegen häufiger Komplikationen zurückgegangen. Beschrieben wurden Fehlplatzierungen und Ankerdislokationen, die zu ausgedehnter Fremdkörpersynovialitis und zu Knorpelarrosionen führten (Sassmannshausen et al. 2006). Stabilität und Verankerungssicherheit verbesserten sich durch die Entwicklung von Schraubankern, vereinzelt wurden jedoch lokale Osteolysen bis hin zu Glenoidrandfrakturen beschrieben. Aktuell erfahren knotenlose Anker zunehmende Aufmerksamkeit.

Die Ankerpositionierung bei arthroskopischem Repair sollte im 45-Grad-Winkel zur knöchernen Oberfläche des superioren Glenoidrandes erfolgen. Es existieren Techniken mit Ankerplatzierung anterior und/

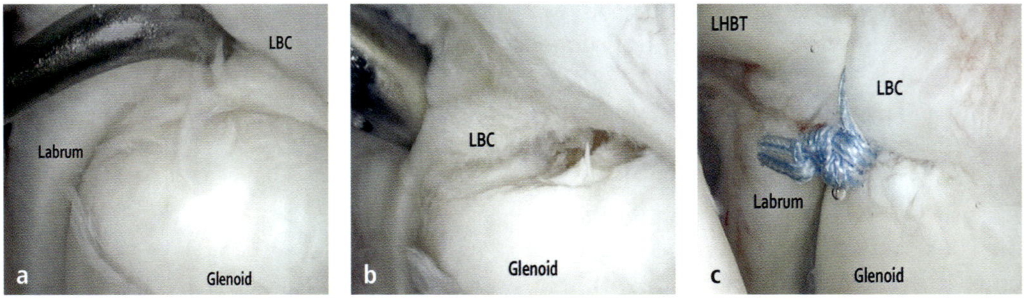

Abb. 4-35 Arthroskopie der Schulter mit SLAP-Repair
a Tasthakenuntersuchung bei SLAP-II-Läsion **b** Anfrischung knöcherner Glenoidrand **c** Refixation mittels Knochenanker
LBC: labrobizipitaler Komplex; LHBT: langer Bizepssehnenkopf

oder posterior des Bizepssehnenansatzes. Eine unerwünschte Raffung des MGHL sollte ebenso vermieden werden wie der Verschluss eines sublabralen Foramens, was zu einer Einschränkung der Außenrotationsfähigkeit führen kann. Die Nahttechnik (Matratzennaht oder einfache Nahttechnik) scheint keinen Einfluss auf das postoperative Ergebnis zu haben (Domb et al. 2007).
Als Folge der vielfach enttäuschenden Ergebnisse nach SLAP-Repair bei »Überkopf«-Sportlern hinsichtlich des Wiedererlangens des ursprünglichen Sportniveaus hat die primäre Bizepssehnentenodese mehr und mehr Bedeutung erlangt (Boileau et al. 2009). Die Tenodese kann arthroskopisch intraartikulär im cranialen Anteil des Sulcus bicipitalis durchgeführt werden. Bevorzugt wird jedoch die Mini-open-Tenodese nach vorheriger arthroskopischer Tenotomie. Diese kann entweder subpectoral erfolgen oder am Oberrand der Sehne des M. pectoralis major, was aufgrund der besseren Spannungseinstellung der Sehnen bevorzugt wird (Schöffl et al. 2011).
Typ-IV-Läsionen werden in Abhängigkeit von der verbliebenen Reststabilität des labrobizipitalen Komplexes behandelt. Bleiben bei stabilem labrobizipitalen Komplex zwei Drittel bis 50 % des Bizepssehnendurchmessers intakt, so ist die Resektion des Korbhenkels mit dem rupturierten Sehnenanteil die Therapie der Wahl. Bei Instabilität, degenerativem Aspekt oder Verlust von mehr als 50 % des Sehnenkalibers sollte eine Tenodese oder Tenotomie mit ggf. Refixation des Labrums durchgeführt werden.
Bei SLAP-V- bis SLAP-X-Läsionen erfolgt die Therapie des labrobizipitalen Komplexes analog zu Typ I bis IV mit zusätzlicher Behandlung der Begleitverletzungen.

Nachbehandlung

Nach SLAP-Repair oder LBS-Tenodese mit Refixation des superioren Labrums kommt es zu einer Ruhigstellung im Gilchrist-Verband für drei Wochen mit begleitender Physiotherapie unter passiver und aktiv-assistierter Beübung bis 90 Grad Abduktion/Elevation und Außenrotation bis zur Neutral-Null-Stellung. Ab der vierten Woche, nach Abnahme des Schulterverbands, erfolgt die Beübung in freiem Bewegungsausmaß mit zunehmender isometrischer Belastung im geschlossenen System. Ab der siebten postoperativen Woche sind ein zunehmender Kraftaufbau und eine medizinische Trainingstherapie, ggf. im Rahmen einer ambulanten Rehabilitationsmaßnahme, angezeigt.
Wurde eine isolierte LBS-Tenodese durchgeführt, so beträgt die Tragedauer des Schulterverbands zwei Wochen, Physiotherapie ist bis zum schmerzfreien Bewegungsausmaß erlaubt. Im Anschluss wird analog zum o. g. Nachbehandlungskonzept die Belastung zunehmend gesteigert und Kraft aufgebaut.

Literatur

Literatur zu diesem Kapitel finden Sie im Anhang und unter www.schattauer.de/3052

4.7.2 Pulley-Läsionen

Einleitung

Die lange Bizepssehne nimmt nach Durchlaufen des Sulcus bicipitalis einen bogenförmigen Verlauf innerhalb des glenohumeralen

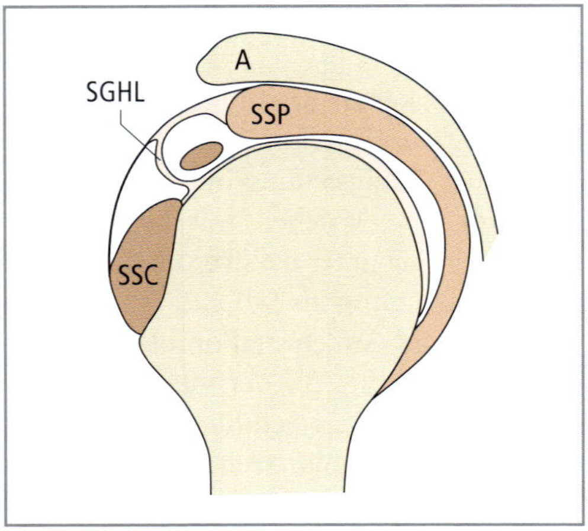

Abb. 4-36 Schemazeichnung Bizepssehnenpulley (mit freundlicher Genehmigung von Cynthia Starnes) A: Acromion; SSP: Supraspinatussehne; SSC: Subscapularissehne; SGHL: superiores glenohumerales Ligament

Gelenks. Das zentrale Stabilisierungskonstrukt bildet dabei das Pulleysystem, das eine Medialisierung der langen Bizepssehne verhindert.
Das Pulleysystem wird von vier Hauptbausteinen gebildet, dem superioren glenohumeralen Ligament (SGHL), das eine U-förmige Schlinge unterhalb der Bizepssehne bildet, dem coracohumeralen Ligament (CHL), das über die lange Bizepssehne hinweg läuft und zum einen in den vorderen Anteil der Supraspinatussehne am Tuberculum majus einstrahlt und mit einem weiteren Anteil an den cranialen Rand der Subscapularissehne am Tuberculum minus heranreicht. Von diesen beiden RM-Anteilen (Supraspinatus- und Subscapularissehne) fließen ebenfalls Fasern zur Verstärkung des Pulleysystems ein (► Abb. 4-36).

Klassifikation

Im deutschen Sprachraum findet die Klassifikation nach Habermeyer (Habermeyer et al. 2004) weite Verbreitung. Dabei werden vier Typen der Pulley-Läsion unterschieden, die sowohl arthroskopisch als auch kernspintomografisch abgegerenzt werden können:

- **Typ I:** isolierte Ruptur des superioren glenohumeralen Ligaments (SGHL)
- **Typ II:** Ruptur des SGHL und artikularseitige Partialruptur der angrenzenden Supraspinatussehne
- **Typ III:** Ruptur des SGHL und artikularseitige Partialruptur der angrenzenden Subscapularissehne
- **Typ IV:** Ruptur des SGHL und artikularseitige Partialruptur von Supraspinatus- und Subscapularissehne

Pathogenese

Ursächlich für die Entstehung der Pulley-Läsion können akute Traumata sein, z. B. durch Sturz auf den elevierten und innenrotierten Arm, daneben repetitive Mikrotraumata, z. B. bei »Überkopf«-Sportlern, oder degenerative Veränderungen.
Bereits die Ruptur des SGHL führt zur Instabilität der langen Bizepssehne; sind weitere Anteile des Pulleysystems betroffen, sind Subluxationen oder Luxationsereignisse die Folge. Pathologische Veränderungen an der langen Bizepssehne umfassen häufig Tendinitis oder Teilläsionen, weiterhin wurde das Auftreten eines anterosuperioren Impingements mit Läsionen des Pulleysystems assoziiert (Gerber u. Sebesta 2000).

Diagnostik

Die Untersuchung der betroffenen Schulter zeigt häufig Druckschmerz im Verlauf der langen Bizepssehne im ventralen Bereich des Schultergelenks. Zum Ausschluss eines Impingementsyndroms oder einer AC-Gelenkarthrose kann die Infiltration subacromial oder in das AC-Gelenk beitragen. Klinische Tests zur Detektion von Pulley-Läsionen, wie z. B. O'Brien-Test, Palm-up-Test oder Jobe-Test, sind mit niedriger Sensitivität und Spezifität belegt und nur bedingt zur Diagnosefindung geeignet.

Sonografisch gelingt der Nachweis einer Subluxation oder Luxation der langen Bizepssehne mit ausreichender Sicherheit, der Nachweis einer solitären Läsion des SGHL bleibt hingegen schwierig.

Goldstandard in der Darstellung von Pulley-Läsionen ist die MRT mit intraartikulärer KM-Gabe (Nakata et al. 2011). Kriterien, die mit hoher Spezifität und Sensitivität für das Vorliegen einer Pulley-Läsion sprechen, sind Kontinuitätsunterbrechung oder fehlender Nachweis des SGHL, Luxation der langen Bizepssehne in Richtung Subscapularissehne (► Abb. 4-37) und Tendinopathie der langen Bizepssehne (Schaeffeler et al. 2012). Die Subluxation der langen Bizepssehne und Partial-Läsionen der angrenzenden RM-Komponenten zeigen eine hohe Spezifität, aber eine niedrige Sensitivität für das Vorliegen einer Pulley-Läsion.

Falsch negative Resultate entstehen aus der Positionierung des Armes in Neutralstellung während der MRT-Untersuchung, in der eine orthotope Lage der langen Bizepssehne trotz vorhandener Pulley-Läsion vorgetäuscht wird.

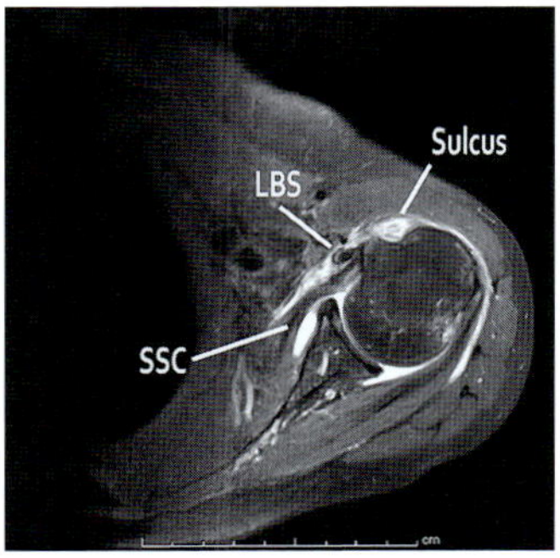

Abb. 4-37 Arthro-MRT Schulter (axial PD TSE FS): Luxation der langen Bizepssehne (LBS) bei Pulley-Verletzung. Die medialisierte LBS liegt der Subscapularissehne (SSC) auf. Leerer Sulcus bicipitalis.

Therapie

Entsprechend der Therapie der SLAP-Läsion, muss die Diagnose der Pulley-Läsion intraaoperativ bestätigt werden. Im Rahmen der Schulterarthroskopie muss nach Durchführung des Standardrundgangs über ein anteriores Portal die Tasthakenuntersuchung erfolgen, um tendinitische Veränderungen und Teilläsionen der langen Bizepssehne zu erfassen. Durch Herausluxieren der langen Bizepssehne aus dem Sulcus können Schäden der Pulleyschlinge visualisiert werden (Baumann et al. 2008). Durch Rotationsbewegung des Armes können der Ansatz der Subscapularissehne und die Supraspinatussehne dargestellt und Teilrupturen detektiert werden (► Abb. 4-38).

Im Vorgehen der Autoren schließt sich bei Instabilität der langen Bizepssehne durch Läsionen des Pulleysystems die Tenodese der langen Bizepssehne an. Bei sportlichem Anspruch und beruflicher Belastung ist die Mini-open-Tenodese in suprapectoraler Position zu bevorzugen (Schöffl et al. 2011). Alternativ kann die arthroskopische Tenodese mit Nahtankern durchgeführt werden. Vereinzelt werden offene Pulley-Repair-Techniken beschrieben (Werner et al. 2003), aussagekräftige Studien dazu stehen aus.

Nachbehandlung

Die Nachbehandlung nach arthroskopischer oder Mini-open-Tenodese der langen Bizepssehne erfolgt identisch zur Behandlung nach SLAP-Läsion.

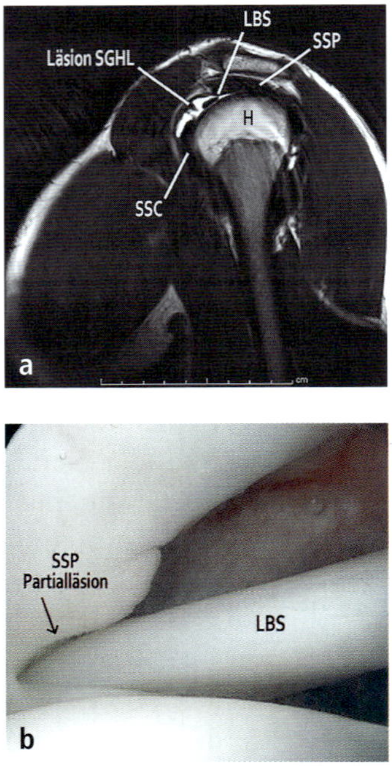

Abb. 4-38 Pulley-Verletzung Typ II
a Arthro-MRT Schulter (sagittal T2 TSE): Pulley-Verletzung Typ II mit Läsion des superioren glenohumeralen Ligaments (SGHL) und Teilläsion der Supraspinatussehne (SSP)
b Arthroskopie Schulter: intraoperativer Befund zu Abbildung 4-38a
SSC: Subscapularissehne; LBS: lange Bizepssehne; H: Humeruskopf

Literatur

Literatur zu diesem Kapitel finden Sie im Anhang und unter www.schattauer.de/3052

4.8 Verletzungen des Acromioclaviculargelenks – Luxationen

Malte Holschen, Jens D. Agneskirchner

4.8.1 Einleitung

Verletzungen des Schultereckgelenks stellen eine häufige Sportverletzung der Schulter dar. Betroffen sind neben »Kontakt«-Sportlern (Football, Rugby, Ringen etc.) vor allem Radsportler bzw. Triathleten. Die Verletzungen beruhen auf Schädigungen der acromio- und coracoclaviculären Bandstrukturen. Die Bandbreite reicht von der einfachen Distorsion bis hin zur kompletten Kontinuitätsunterbrechung von Acromion und lateraler Clavicula in der Frontal- und der Transversalebene.
Ein Großteil der AC-Gelenkverletzungen kann konservativ behandelt werden. Welche Verletzungen operativ stabilisiert werden müssen, ist umstritten. Das gilt auch für die zahlreichen Operationsverfahren, deren Spektrum durch arthroskopische Techniken noch erweitert wurde.
Während der ersten zwei Wochen nach dem Trauma spricht man von **akuten**, später von **chronischen** Verletzungen. Bei der operativen Therapie akuter Verletzungen steht die temporäre Stabilisierung des Schultereckgelenks im Vordergrund, damit die Bandstrukturen in anatomischer Position narbig verheilen können und somit langfristige Stabilität gewährleisten. Chronische Verletzungen müssen neben der temporären Stabilisierung auch mit einer autologen Augmentation durch Band- bzw. Sehnentransplantate versorgt werden.

Anatomische Grundlagen

Neben der Gelenkkapsel mit den acromioclaviculären Bändern wird das AC-Gelenk durch die coracoclaviculären Bandstrukturen, das ventrolaterale Lig. trapezoideum und das dorsomediale Lig. conoideum sowie die cranial verlaufende deltotrapezoidale Faszie stabilisiert.

4.8.2 Klassifikation

Klassifikation nach Tossy/Allman

Die Klassifikation nach Tossy/Allman beruht auf der radiologischen Position der lateralen Clavicula in Bezug auf das Acromion unter Belastung und unterscheidet **drei Schweregrade**. Werden die acromioclaviculären Bänder gezerrt, während die coracoclaviculären Bänder unversehrt bleiben, kommt es zu keiner radiologischen Veränderung (Typ I). Die Ruptur der acromioclaviculären Bänder in Kombination mit einer Zerrung der coracoclaviculären Bänder führt zu einer Dislokation um eine halbe Schaftbreite (Typ II). Die Dislokation um eine komplette Schaftbreite entsteht durch eine zusätzliche Ruptur der coracoclaviculären Bänder (Typ III).

Klassifikation nach Rockwood

Rockwood übernahm in seiner Klassifikation die Grade I–III nach Tossy/Allman und ergänzte **drei weitere Schweregrade** (► Abb. 4-39). Die Rockwood-IV-Verletzung geht von einer zusätzlichen Dislokation nach dorsal in der Transversalebene aus. Diese beruht auf der Verletzung der deltotrapezoidalen Faszie. Bei höhergradiger Zerreißung der deltotrapezoidalen Faszie kommt es zu einem ausgeprägten Hochstand der lateralen Clavicula um zwei oder mehr Schaftbreiten, wodurch die horizontale und vertikale Instabilität weiter gesteigert wird (Typ V). Die Dislokation der lateralen Clavicula unter das Coracoid stellt eine in Einzelfällen beschriebene Rarität dar (Typ VI).

Eine Schwäche auch der aktuell verwendeten Rockwood-Klassifikation ist, dass sie das Ausmaß der horizontalen Instabilität im AC-Gelenk nicht ausreichend erfasst. Beispielsweise treten horizontale Instabilitäten auch bei Rockwood-III-Verletzungen auf, werden aber hier nicht gesondert erfasst. Neuere Klassifikationen hierzu sind allerdings von verschiedenen Arbeitsgruppen bereits vorgeschlagen worden und Gegenstand aktueller Diskussionen. Eine abschließende Evaluation dieser neuen Bewertungssysteme mit Übernahme in den klinischen Alltag ist jedoch derzeit noch nicht möglich, sodass sie hier noch keine Erwähnung im Detail finden.

4.8.3 Pathogenese

Unfallmechanismen

Zwei verschiedene Unfallmechanismen können auf die stabilisierenden periartikulären Strukturen des AC-Gelenks einwirken: Die indirekte Verletzung entsteht durch einen Sturz auf die Hand bei anteflektierten Arm. Durch den folgenden Anprall des Humeruskopfs gegen das dorsale Acromion entsteht eine dorsale Verschiebung des acromialen Gelenkpartners des AC-Gelenks gegenüber dem claviculären Anteil. Diese Verschiebung kann auch durch ein direktes Anpralltrauma auf den ventralen Humerus und die Acromionvorderkante provoziert werden.

Abhängig vom Unfallereignis kommt es zu unterschiedlichen Schweregraden der Verletzung (► Kap. 4.8.2).

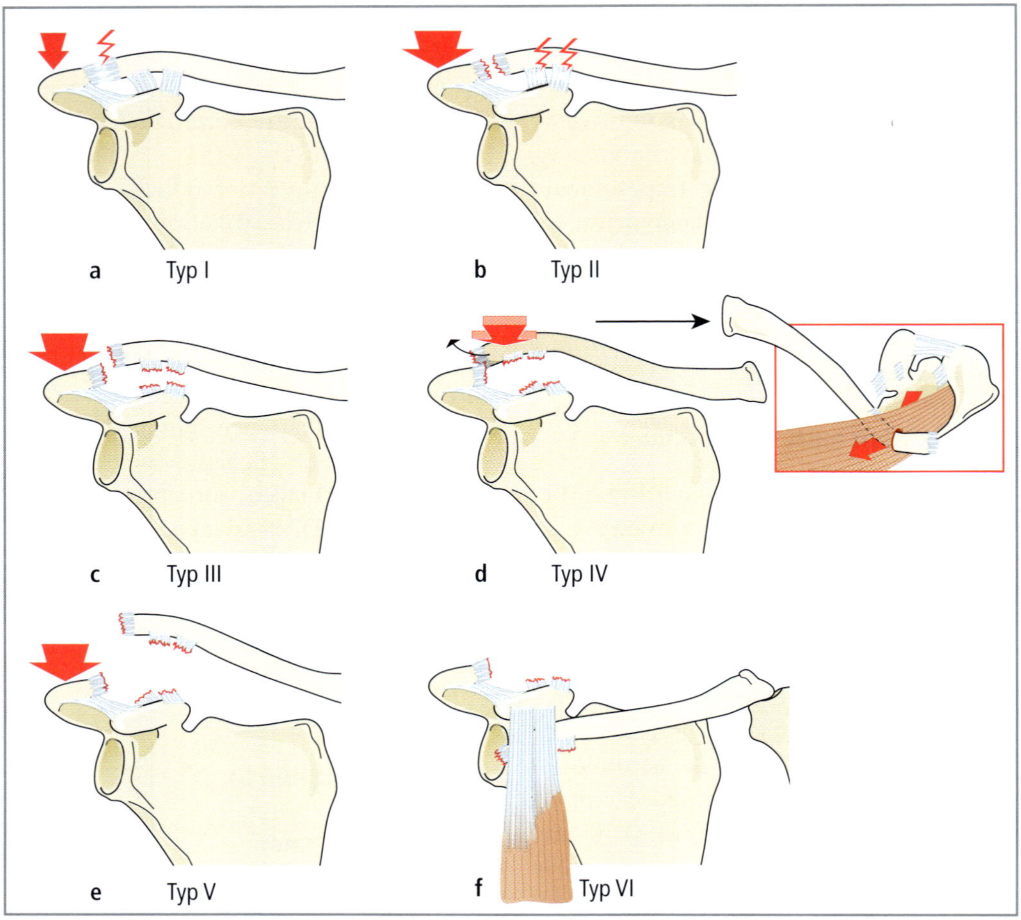

Abb. 4-39 Acromioclaviculäre Luxation, Einteilung nach Rockwood Typ I bis VI (aus Siewert 2006)
a Typ I: Zerrung der acromioclaviculären Bänder
b Typ II: Ruptur der acromioclaviculären Bänder und Zerrung der coracoclaviculären Bänder
c Typ III: Ruptur der acromioclaviculären und coracoclaviculären Bänder
d Typ IV: bidirektionale Instabilität mit Dislokation nach dorsal
e Typ V: ausgeprägte vertikale und horizontale Instabilität durch Riss der deltotrapezoidalen Faszie
f Typ VI: Luxation der lateralen Clavicula unter den Proc. coracoideus

4.8.4 Klinische Untersuchung

Bei der akuten Verletzung des Schultereckgelenks imponieren die Schonhaltung durch Anlegen des Armes an den Körper und die Beugung im Ellbogengelenk. Verletzungen vom Typ I und II nach Rockwood sorgen neben der Druckdolenz über der Schulterhöhe für Beschwerden bei einer Abduktion zwischen 120 und 150 Grad (oberer Painful arc) und bei Hyperabduktion.

Bei höhergradigen Verletzungen der stabilisierenden Strukturen kommt es zum Absinken der Scapula mit dem gesamten Arm gegenüber der lateralen Clavicula. Diese kann durch Druck von cranial wieder an das Acromion angenähert werden. Dieses

sogenannte **Klaviertastenphänomen** kann auch indirekt durch Reposition der Scapula mittels Cranialverschiebung des Armes zurück in das Niveau des Acromions festgestellt werden. Dies gelingt während der Narkoseuntersuchung am eindrucksvollsten. Zusätzlich zur vertikalen Instabilität kann eine horizontale Instabilität mit vermehrter Verschiebbarkeit des lateralen Claviculaendes nach dorsal bzw. seltener nach ventral bestehen (Typ Rockwood IV).
Häufig führen das Hämatom und die ausgeprägte Druckdolenz über dem AC-Gelenk dazu, dass das Klaviertastenphänomen und die horizontale Verschiebbarkeit des lateralen Claviculaendes nicht diagnostiziert werden können. Bei chronischen Instabilitäten kann hingegen allein die klinische Diagnostik häufig zu einer präzisen Klassifikation führen.

4.8.5 Bildgebende Diagnostik

Initial sind nach einer Sportverletzung des AC-Gelenks Röntgenaufnahmen in drei Ebenen (a.-p., Y-Aufnahme, axial) zu empfehlen. Anhand dieser Aufnahmen können bereits höhergradige Dislokationen diagnostiziert werden. Weiterhin sind diese Aufnahmen zur Darstellung von Begleitpathologien wie der lateralen Claviculafraktur, der Fraktur des Proc. coracoideus und der Schulterluxation unumgänglich. Zur Klassifikation der Instabilität nach Tossy/Allman bzw. Rockwood (► Kap. 4.8.2) eignet sich die Panoramaaufnahme beider AC-Gelenke im Seitenvergleich unter axialem Stress beider Arme durch jeweils 5 kg (► Abb. 4-40). Die Gewichte werden für diese Aufnahmetechnik mit Schlaufen an den Handgelenken befestigt, um falsch negative Befunde durch Anspannung der Muskulatur zu vermeiden. Neben der acromioclaviculären Distanz ist es sinnvoll, auch die coracoclaviculäre Distanz zu vermessen, um einen exakteren Seitenvergleich zu ermöglichen.

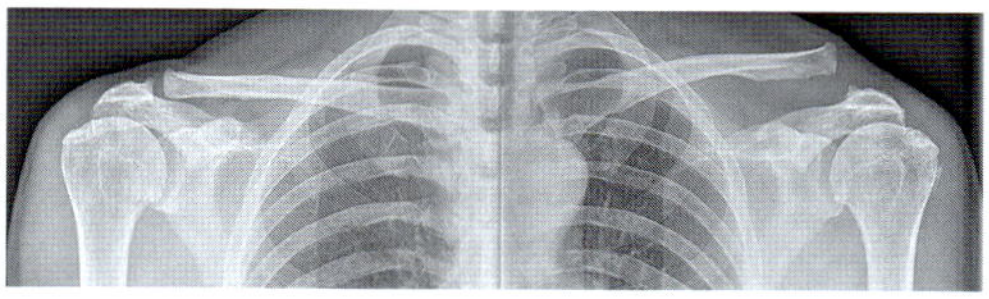

Abb. 4-40 Panaoramaaufnahme beider AC-Gelenke unter Belastung der Handgelenke mit jeweils 5 kg. Links liegt eine Rockwood-III-Verletzung mit Dislokation um mehr als eine Claviculaschaftbreite vor.

Die horizontale Instabilität kommt in den a.-p. Aufnahmen nicht zur Darstellung, weswegen bei Verdacht auf diese Luxationsform eine Aufnahme in der transaxillären Projektion durchzuführen ist. Da die horizontale Instabilität allerdings meist ein dynamisches Phänomen ist, das erst in bestimmten Armpositionen zum Tragen kommt, kann auch die axilläre Aufnahme falsch negativ bleiben. Daher hat sich den letzten Jahren die sogenannte **Alexander-Aufnahme** bewährt, die eine transscapuläre Stressaufnahme darstellt. Auf dieser wird eine horizontale Verschiebung des Acromions unter die laterale Clavicula, die dynamisch unter Adduktion des Armes auftritt, sichtbar.
Für geübte Untersucher lässt sich eine Verletzung des AC-Gelenks auch sonografisch beurteilen. Neben einem periartikulären Hämatom und einem intrartikulären Erguss besteht die Möglichkeit, den relativen Hochstand der lateralen Clavicula in Bezug auf das Acromion im Seitenvergleich zu zeigen und unmittelbar auszumessen. Diese Untersuchung kann wie die Panoramaaufnahme ebenfalls unter Belastung erfolgen. Weiterhin können unter guten Voraussetzungen Zerreißungen der deltotrapezoidalen Faszie mit dem konsekutiven Höhertreten der lateralen Clavicula (Rockwood-V-Verletzung), bei der die Clavicula schließlich unter der Subcutanfaszie liegt, visualisiert werden.

Da die Klassifikation der Verletzung anhand der nativradiologischen Belastungsaufnahmen erfolgt, spielt die MRT eine untergeordnete Rolle in der Akutdiagnostik. Wegen der Häufigkeit von Begleitverletzungen des Glenohumeralgelenks ist sie allerdings grundsätzlich in Erwägung zu ziehen. Eine Untersuchung unter Belastung ist dabei nicht möglich. Verletzungen der deltotrapezoidalen Faszie lassen sich ebenso wie Kontinuitätsunterbrechungen des Lig. coracoclaviculare und des Lig. acromioclaviculare abbilden. Auch Veränderungen des Discus articularis, osteochondrale Flakefrakturen und Bone-bruise-Verletzungen werden dargestellt.

4.8.6 Therapie

Konservative Therapie

Die Verletzungen Typ I und II nach Rockwood sind eine Domäne der konservativen Behandlung. Die Typ-III-Verletzung wird ebenfalls überwiegend konservativ behandelt. Allerdings wird die Therapie dieses Instabilitätsgrades äußerst kontrovers diskutiert. Die Erfahrung zeigt jedoch, dass »Überkopf«-Sportler und Sportler mit hohen körperlichen Ansprüchen von einer operativen Stabilisierung profitieren. Das jeweilige Vorgehen muss daher intensiv mit den Patienten besprochen und an die jeweiligen Ansprüche angepasst werden. Dabei muss der Patient auch darüber informiert werden, dass die Operation einer Verletzung mehr als zwei Wochen nach Trauma in der Regel mit einer biologischen Augmentation zu versorgen ist.
Initial wird die betroffene Seite bei der konservativen Therapie in einem Gilchrist-Verband für 14 Tage ruhig gestellt. Antiphlogistika und Kryotherapie lindern die Schmerzsymptomatik und reduzieren die Schwellung.
Für vier weitere Wochen sind größere Belastungen durch das Tragen schwerer Gegenstände und Überkopfarbeiten zu vermeiden. Die krankengymnastische Übungsbehandlung sollte auf die Wiederherstellung des scapulothorakalen Rhythmus abzielen.
Die teilweise empfohlenen Tapeverbände können die Stabilität nur wenig beeinflussen, sorgen jedoch für Hautmazerationen und können bei zunehmender Schwellung zu Gefäß- oder Nervenschäden führen.

Operative Therapie

Akute Verletzungen des AC-Gelenks

Die Typ-III-Verletzung ist, wie bereits oben beschrieben, eine fakultative OP-Indikation. Anders verhält es sich mit den Typ-IV- und -VI-Verletzungen. Die Typ-VI-Verletzung ist aufgrund der möglichen Gefäß- und Nervenschäden notfallmäßig zu versorgen und soll aufgrund der Seltenheit an dieser Stelle nicht weiter thematisiert werden. Typ-IV- und -V-Verletzungen gehen aufgrund der Zerreißung der deltotrapezoidalen Faszie mit höhergradiger horizontaler bzw. vertikaler Instabilität einher und haben keine ausreichende Selbstheilungstendenz.
Von den zahlreichen existierenden OP-Verfahren werden hier die gängigsten vorgestellt. Ein besonderes Augenmerk liegt dabei auf der arthroskopischen Therapie und der Versorgung chronischer AC-Gelenkverletzungen. Den Therapiealgorithmus für das eigene Vorgehen zeigt Abbildung 4-41.

Temporäre Arthrodese durch Spickdrähte oder Zuggurtungsosteosynthese

Durch kleine Stichinzisionen können zwei K-Drähte nach Reposition unter Bildwandlerkontrolle von lateral durch Acromion und laterale Clavicula gebohrt werden und sorgen so für eine Rotationsstabilität. Der Zugang muss für die Zuggurtung entsprechend

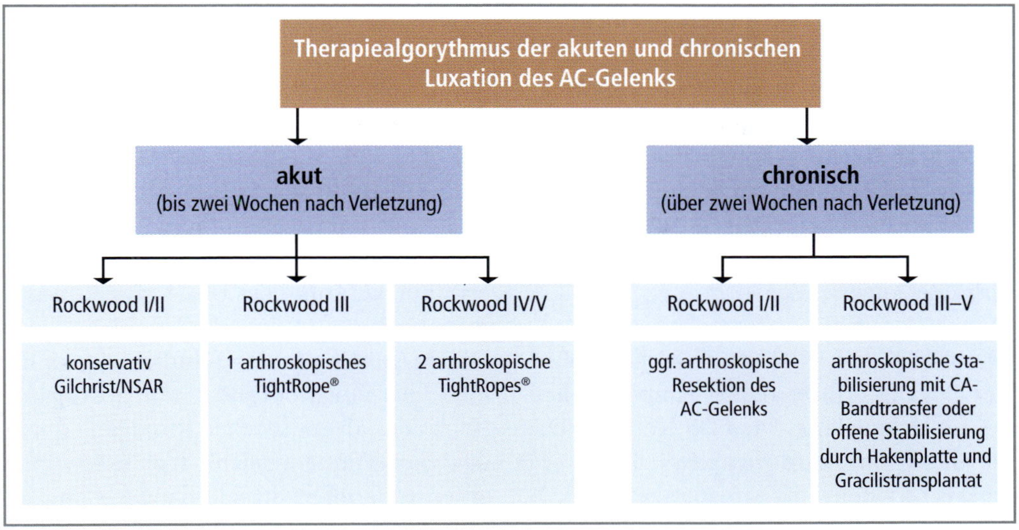

Abb. 4-41 Therapiealgorithmus (Vorgehen der Autoren) für die Versorgung von AC-Gelenkluxationen

großzügiger über einen Säbelhiebschnitt auf Höhe des Schultereckgelenks gewählt werden. Die Spaltung der deltotrapezoidalen Faszie verläuft in Faserrichtung der Muskulatur senkrecht zum Hautschnitt. Die K-Drähte werden analog zum Vorgehen bei der Spickdrahtung eingebracht. Die Achtertour der Zuggurtung wird dann unter den lateralen Enden der K-Drähte und durch ein zusätzliches Bohrloch im lateralen Claviculadrittel geführt. Der Nachteil des größeren Zugangs wird durch die höhere Stabilität der Osteosynthese aufgewogen. Probleme beider Verfahren sind die nötige Materialentfernung und die mögliche Migration und Dislokation der Drähte.

Coracoclaviculäre Zugschraubenfixation nach Bosworth

Über eine kleine Inzision oberhalb der lateralen Clavicula wird ein K-Draht durch Clavicula und Proc. coracoideus gebohrt. Dieser wird nach sicherer intraossärer Lage im Bildwandler überbohrt und anschließend unter Reposition des AC-Gelenks mit einer Zugschraube besetzt. Mögliche Gefahren bestehen in der Verletzung des N. musculocutaneus und einem Pneumothorax. Nicht selten bricht die Zugschraube im Verlauf trotz Ruhigstellung. Eine Materialentfernung ist erforderlich. Das Verfahren wird aufgrund dieser Nachteile nur noch selten angewandt.

Hakenplatte

Über einen Säbelhiebschnitt und eine Fasziotomie im Faserverlauf stellt man das AC-Gelenk mit dem lateralen Claviculaende dar. Mittels der Hakenplatte wird das AC-Gelenk in das Niveau des Acromions reponiert. Es ist auf eine korrekte Lage des Hakens der Platte, der dorsal des AC-Gelenks unter dem Acromion zu liegen kommt, zu achten. Nachteilig ist neben dem relativ großen Zugang auch die erforderliche Materialentfernung. Irritationen der im Subacromialraum liegenden Strukturen und knöcherne Erosionen des Acromions durch den Haken sind beschrieben. Sie sind bei korrekter, dorsaler Positionierung des

Hakens subacromial allerdings nicht zu erwarten. Die Stabilität der Hakenplattenversorgung sowohl in der horizontalen als auch der vertikalen Ebene ist hoch und den meisten anderen Verfahren überlegen, sodass sie insbesondere bei hochgradigen Instabilitäten, muskelkräftigen Patienten oder in Revisionsfällen indiziert ist und auch sehr verbreitet angewendet wird.

Coracoclaviculäre Cerclage mittels PDS-Kordel

Der Zugang erfolgt analog zum Vorgehen für die Hakenplatte. Die PDS-Kordel (PDS: Polydioxanon) wird zunächst durch ein senkrechtes Bohrloch der lateralen Clavicula gezogen. Anschließend wird das Coracoid dargestellt und mit einer großen Nadel oder einem Deschamps eng am Knochen umfahren, um einen Shuttlefaden um das Coracoid vorzulegen. Der N. musculocutaneus ist dabei aufgrund der anatomischen Nähe gefährdet. Über den Shuttlefaden zieht man die Kordel um den Proc. coracoideus und anschließend über einen weiteren Shuttlefaden durch die Clavicula. Man verknotet die Kordel unter Reposition durch Cranialisierung der Schulter. Eine oder zwei weitere Kordeln erhöhen die Stabilität. Dennoch sind Rezidivinstabilitäten bei diesem Verfahren nicht selten. Zusätzlich empfiehlt sich eine weitere Cerclage in einer Achtertour durch jeweils ein horizontales Bohrloch in der lateralen Clavicula und der Acromionvorderkante, um die horizontale Stabilität zu sichern.

Arthroskopische Stabilisierung (TightRope®-Technik)

In den letzten Jahren haben sich auch arthroskopische Techniken zur Rekonstruktion des luxierten AC-Gelenks entwickelt und werden zunehmend von arthroskopisch versierten Operateuren routinemäßig eingesetzt. Die arthroskopische Stabilisierung bietet viele Vorteile. Neben der geringeren Invasivität und dem kosmetisch besseren Ergebnis können auch Begleitverletzungen des Glenohumeralgelenks wie Bankart-Läsionen (► Kap. 2.2.3), SLAP-Läsionen (► Kap. 4.7.1) und RM-Rupturen (► Kap. 4.5) diagnostiziert und unmittelbar therapiert werden. Diese Begleitverletzungen sind, wie bereits erwähnt, aufgrund des Unfallmechanismus recht häufig.

Die Arthroskopie des Schultergelenks erfolgt über einen dorsalen Standardzugang. Nach dem diagnostischen Rundgang durch das Glenohumeralgelenk legt man einen anterosuperioren Standardzugang an, der lateral des coracoacromialen Bands liegen sollte. Das Rotatorenintervall wird mit einer thermoelektrischen Sonde eröffnet, sodass die dorsale und caudale Fläche des Coracoids dargestellt werden.

Es empfiehlt sich, die Optik in ein weiteres anterolaterales Portal umzustecken, das direkt in Verlängerung der SSC-Sehne liegt. Hierdurch kann man die Coracoidbasis hervorragend endoskopisch einsehen. Anschließend wird ein Zielinstrumentarium eingebracht, dessen Spitze möglichst dorsal an der Coracoidbasis und zentral in mediolateraler Position des Coracoids positioniert wird (► Abb. 4-42a). Außerhalb der Schulter wird das Instrument über dem lateralen Claviculaende, ca. 2,5 bis 3 cm medial des AC-Gelenks, angelegt (► Abb. 4-42b). Nach einer Hautinzision von ca. 3 cm wird die Faszie gespalten und das laterale Claviculaende dargestellt, das mit zwei kleinen Homann-Haken umfahren wird. Nach sicherer Überprüfung der Zielbügellage in dorsoventraler Richtung auf der lateralen Clavicula und arthroskopischer Visualisierung der Spitze in korrekter Lage unterhalb der Coracoidbasis bohrt man einen 2,4-mm-Bohrdraht schrittweise durch Clavicula und Proc. coracoideus in caudaler Richtung.

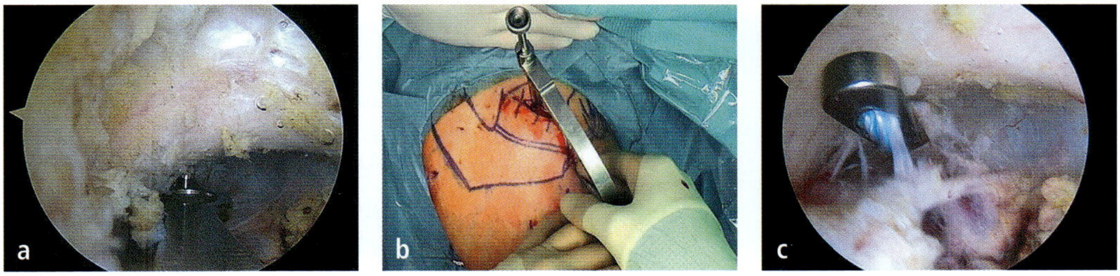

Abb. 4-42 Arthroskopische Visualisierung der Coracoidbasis
a Der Zielbügel wird an der Coracoidbasis angelegt.
b Über eine kleine Hautinzision wird der Zielbügel über der lateralen Clavicula platziert.
c Der ovale TightRope®-Button kommt unter dem Proc. coracoideus zu liegen.

Beim Bohren ist darauf zu achten, dass vier Corticalices perforiert werden. Ggf. kann für diesen Schritt ein Bildverstärker in a.-p. Projektion eingesetzt werden. Bei korrekter Lage erfolgt die Überbohrung des Zieldrahts mit einem kanülierten 4-mm-Bohrer. Der Bohrdraht wird entfernt, während der Bohrer in situ verbleibt. Ein Nitinoldraht mit Schlaufe wird von cranial nach caudal durch den Bohrer geschoben und arthroskopisch unter dem Coracoid mit einer Fasszange nach außen gezogen, wobei die Schlaufe am cranialen Ende liegt. Nach Entfernung des Bohrers wird über die Schlaufe der ovale Flip-Button des TightRope®-Systems durch Clavicula und Proc. coracoideus gezogen. Nach arthroskopischer Kontrolle der korrekten Lage des Flip-Buttons (▶ Abb. 4-42c) zieht man über der Clavicula das Flaschenzugsystem an und verknotet es unter Reposition durch den Assistenten auf dem oberen Button. Es ist darauf zu achten, dass mindestens fünf jeweils zueinander gekippte Halbschläge des entsprechenden FiberWire-Stärke-5-Fadens angelegt werden. Ggf. ist hier zur Sicherstellung der korrekten Reposition ebenfalls ein Bildverstärker hilfreich. Die Faszie muss anschließend gut über dem Knoten verschlossen werden, um Hautirritationen und das Risiko von Fisteln oder einem Infekt zu vermeiden. Bei höhergradiger Instabilität (Rockwood IV und V) sowie muskelkräftigen Patienten kann ein zweites TightRope®-System platziert werden. Bei Verwendung von zwei Systemen wird deren Platzierung gemäß dem natürlichen Verlauf der beiden CC-Bänder durchgeführt. Abbildung 4-43 zeigt den Therapieerfolg nach arthroskopischer Stabilisierung durch ein singuläres TightRope®.

Chronische Verletzungen des AC-Gelenks

Grundsätzlich muss auch bei einer höhergradigen chronischen AC-Gelenksprengung (Typ III bis VI nach Rockwood) eine Reposition und interne Stabilisierung erfolgen. Da die coracoclaviculären Bänder bei chronischen Verletzungen narbig verändert sind und keine Heilungskapazität mehr aufweisen, muss eine biologische Augmentation mit autologem Sehnenmaterial erfolgen. Die vorgestellten OP-Verfahren orientieren sich grundsätzlich an den Stabilisierungsmethoden der akuten AC-Gelenkverletzungen und werden mit Sehnentransplantationen kombiniert.
Chronische Beschwerden nach AC-Gelenkverletzungen vom Typ I und II nach Rockwood können durch eine arthroskopische AC-Gelenkresektion therapiert werden. Diese Therapieoption bietet sich auch für Spätfolgen nach erfolgreich stabilisierter akuter oder chronischer höhergradiger Verletzung an.

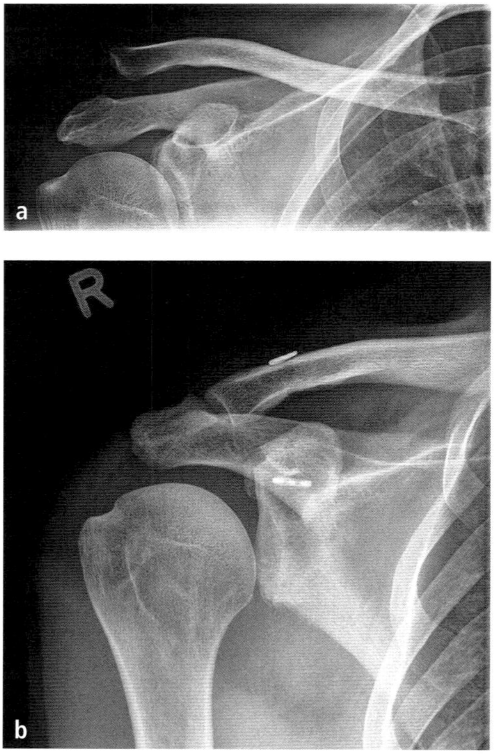

Abb. 4-43 Arthroskopische Stabilisierung des AC-Gelenks mithilfe von TightRope®
a Präoperativ bestehende Rockwood-III-Verletzung
b Arthroskopische Stabilisierung durch ein TightRope®

Arthroskopischer Transfer des CA-Ligaments (Weaver-Dunn-Prinzip) in Kombination mit TightRope®

Das Prinzip der Operation nach Weaver und Dunn besteht in dem Transfer des Lig. coracoacromiale vom ventralen Acromion an die laterale Clavicula. Hierfür wird das Lig. coracoacromiale am Acromion abgesetzt und anschließend, nach sparsamer Resektion der lateralen Clavicula mit transossären Nähten, in den Markraum der Clavicula eingezogen. Da das Ligament eine relativ schlechte Primärstabilität aufweist, wird zusätzlich eine coracoclaviculäre Stabilisierung über ein TightRope®-System angelegt, das medial von der transossären Naht des CA-Ligaments in der Clavicula platziert wird. Alternativ kann auch eine PDS-Kordel analog zum oben beschriebenen Verfahren genutzt werden. Der Vorteil des Verfahrens besteht darin, dass keine zusätzliche Sehnenentnahme erforderlich ist. Bei hochgradigen Instabilitäten vertikal und horizontal oder muskelkräftigen Patienten ist allerdings anstelle des CA-Ligaments eine Gracilissehnentransplantation zu bevorzugen (► s. u.).

Arthroskopische Stabilisierung mittels Graft-Rope® (Fa. Arthrex)

Das Vorgehen erfolgt grundsätzlich ähnlich wie bei der oben beschriebenen Technik für das TightRope®-Verfahren. Nach Entnahme der ipsilateralen Gracilissehne wird das Graft-Rope®-System mit der Sehne versehen. Das Flaschenzugsystem verfügt, wie auch beim TightRope®, über einen caudalen ovalen Flip-Button und einen cranialen runden Button mit großer zentraler Öffnung, durch den das eingeflochtene Gracilistransplantat geführt wird.

Die Operationstechnik entspricht der der TightRope®-Implantation, allerdings ist wegen des Sehnengrafts anstelle einer 4-mm-Bohrung eine 6-mm-Bohrung durch Clavicula und Coracoid nötig.

Das Graft-Rope®-System wird von cranial nach caudal über einen Nitinoldraht durch Clavicula und Proc. coracoideus gezogen. Das Verklemmen des Flip-Buttons unter dem Proc. coracoideus erfolgt unter arthroskopischer Kontrolle. Anschließend verknotet man unter Reposition die Fäden des Flaschenzugsystems über der Clavicula, wobei die beiden Enden des Sehnentransplantats durch die Öffnung des Buttons nach cranial aus der Clavicula herausschauen. Die Fixation des Transplantats in der Clavicula erfolgt, nach Reposition und Verknoten der FibreWire-Fäden analog zur TightRope®-

Technik, anschließend mit einer kleinen Interferenzschraube. Der Überstand der Sehne kann zusätzlich zur Stabilisierung der acroimioclaviculären Bänder bzw. der Gelenkkapsel verwendet und an das Acromion fixiert werden.

Vorteilhaft an dem System sind die arthroskopische Durchführbarkeit mit geringer Morbidität und die Kombination von sehr guter Primärstabilität und biologischer Augmentation. Nachteilig ist der erforderliche relativ große Bohrdurchmesser von 6 mm durch Coracoid und Clavicula mit der Gefahr von Coracoidfrakturen oder Implantatfehllagen. Derzeit ist das GraftRope®-System aufgrund von Rezidivinstabilitäten nicht mehr erhältlich. Es ist jedoch davon auszugehen, dass vergleichbare Kombinationen von Autograft und Flaschenzugsystem erneut angeboten werden, da sie aufgrund der niedrigen Zugangsmorbidität sehr attraktiv sind. Die klinischen Ergebnisse bleiben abzuwarten.

Offene Stabilisierungstechnik mittels Hakenplatte und Gracilissehnenplastik

Dieses Verfahren ist nach Erfahrung der Autoren bei höhergradigen (ab Rockwood IV) chronischen Verletzungen mit meist erheblicher vertikaler und horizontaler Instabilität die sicherste Stabilisierungstechnik. Sie ist auch zur Therapie von Rezidivinstabilitäten nach fehlgeschlagenen Voroperationen meist gut geeignet. Allerdings sind der relativ große Zugang und die nötige Materialentfernung der Hakenplatte u. U. nachteilig. Die hervorragende Primärstabilität der Hakenplatte erlaubt jedoch eine gute Einheilung der Gracilissehne in den ersten drei Monaten. Zudem kann der in diesen Fällen meist atroph ausgehöhlte, insuffiziente Faszienschlauch der Deltotrapezoidfaszie um die laterale Clavicula herum mit der Präparation und dem Verschluss des Zugangs sauber rekonstruiert werden.

In Beach-Chair-Position (► Abb. 4-44) wird zunächst die ipsilaterale Gracilissehne entnommen und an beiden Enden mit PDS-Fäden armiert. Der Zugang an der Schulter erfolgt analog zum oben beschriebenen Verfahren der Hakenplatte (► Abb. 4-45). Die laterale Clavicula wird aus dem insuffizienten Faszienverbund herauspräpariert. Dann erfolgt eine Bohrung in a.-p. Richtung von ventral nach dorsal mit einem 4,5-mm-Bohrer, ca. 2,5 bis 3 cm des AC-Gelenks (► Abb. 4-47a). Über den gleichen Hautschnitt gelangt man entlang des Vorderrandes des Deltamuskels über das deltopectorale Muskelintervall auch gut an die Coracoidbasis. Mit einem Deschamps bzw. einer großen gebogenen Nadel wird dann die Basis des Coracoids umfahren und ein Shuttlefaden herumgelegt. Über den Shuttlefaden wird das Gracilistransplantat um die Basis des Coracoids gezogen (► Abb. 4-46). Beide Transplantatschenkel werden unter dem Deltamuskel zur lateralen Clavicula geführt. Den lateralen Zügel des Transplantats zieht man dann von dorsal

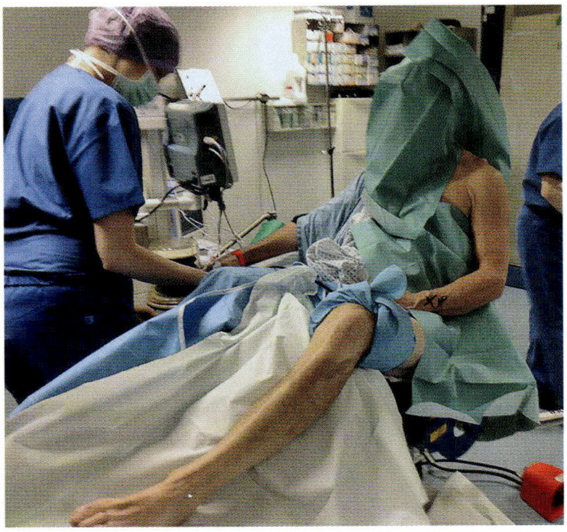

Abb. 4-44 Lagerung eines Patienten zur Stabilisierung einer chronischen AC-Gelenkluxation in Beach-Chair-Position. Zur Entnahme der Gracilissehne wird das ipsilaterale Bein mit abgedeckt.

nach ventral durch das horizontale Bohrloch der Clavicula. Das Vorgehen mit dem medialen Zügel erfolgt analog dazu von ventral nach dorsal in gegenläufiger Richtung zum ersten Schenkel (► Abb. 4-47b, Abb. 4-47c).

Bevor das Transplantat in der Clavicula fixiert wird, wird die Hakenplatte angelegt. Die Clavicula wird reponiert und die Platte mit einigen Schrauben an ihr fixiert. Nach Anspannen beider Enden des Transplantats erfolgt die finale Transplantatfixation im horizontalen Bohrloch durch eine 4,75-mm-Bio-Interferenzschraube. Zusätzlich wird das Transplantat oberhalb der

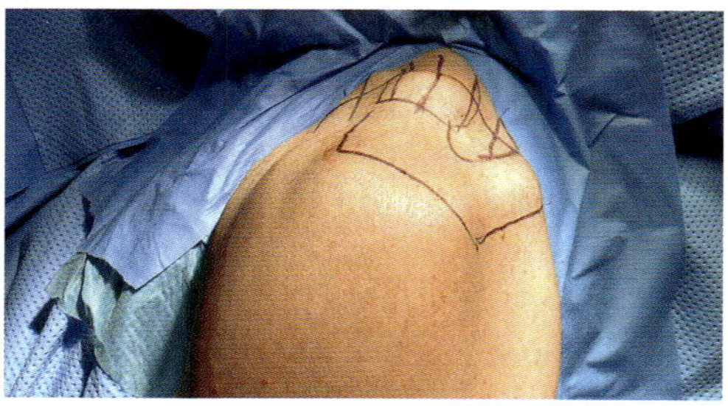

Abb. 4-45 Schnittführung und anatomische Landmarken für die AC-Gelenkstabilisierung über einen offenen Zugangsweg mit CC-Bandersatz durch Transplantation der Gracilissehne

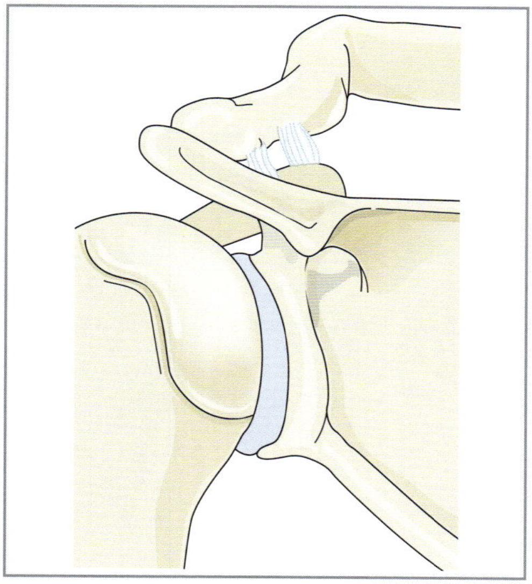

Abb. 4-46 Schematische Darstellung des Verlaufs der Gracilissehne um die Coracoidbasis und durch ein horizontales claviculäres Bohrloch; Ansicht von dorsal

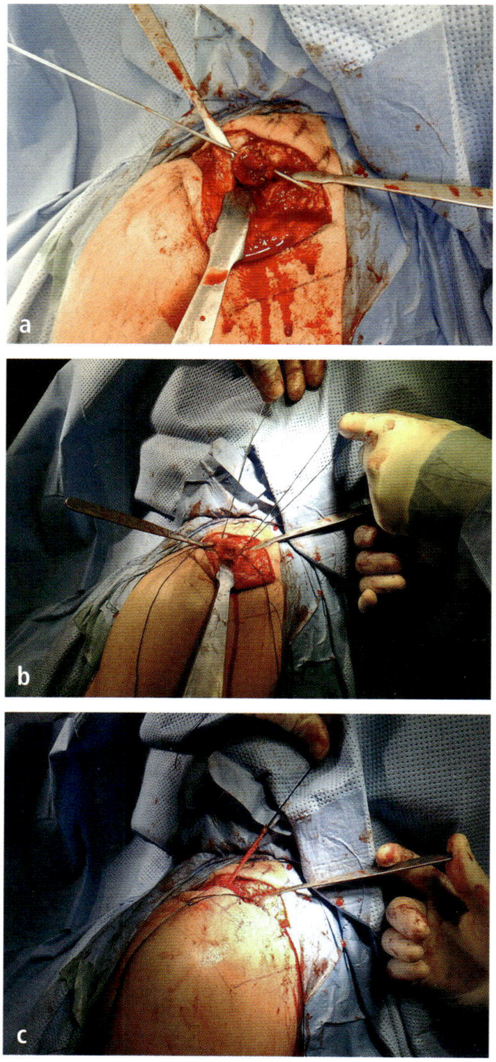

Abb. 4-47 Intraoperativer Situs bei der offenen CC-Bandplastik mit Gracilissehne

a Anlage des sagittalen Bohrlochs durch die Clavicula nach sparsamer lateraler Clavicularesektion

b Vorbereiten des Transplantatdurchzugs mittels Shuttlefäden

c Durchziehen des Transplantats und Reposition der Clavicula

Platte nochmals verknotet und der Überstand im Rahmen der Rekonstruktion in die Deltotrapezoidfaszie eingenäht bzw. auch unter Überbrückung des AC-Gelenks am Acromion fixiert (► Abb. 4-47d).

Planmäßig erfolgt die Materialentfernung der Hakenplatte drei Monate nach der Implantation. Im Rahmen der Entfernung wird im Allgemeinen eine sehr feste narbige Einheilung des Sehnentransplantats sowie des rekonstruierten Faszienschlauchs um die Clavicula beobachtet (► Abb. 4-48). Neben der optimalen Stabilität dieses Verfahrens können trotz der erforderlichen Größe des Zugangs regelhaft gute kosmetische Ergebnisse erzielt werden (► Abb. 4-49).

Abbildung 4-50 zeigt eine postoperative Röntgenaufnahme eines Patienten nach einer Rockwood-V-Verletzung.

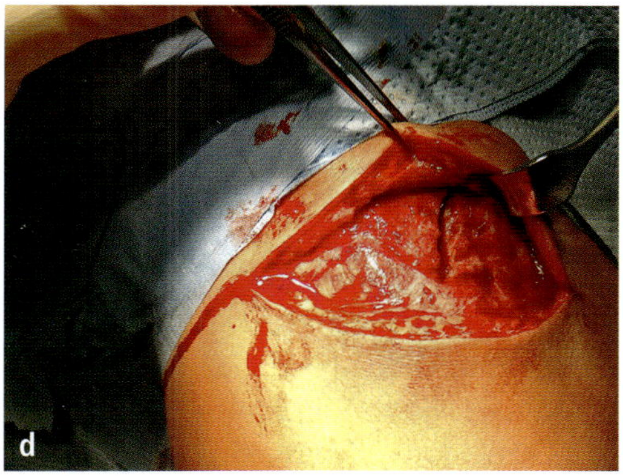

Abb. 4-47 Fortsetzung
d Abschließende Faszienrekonstruktion

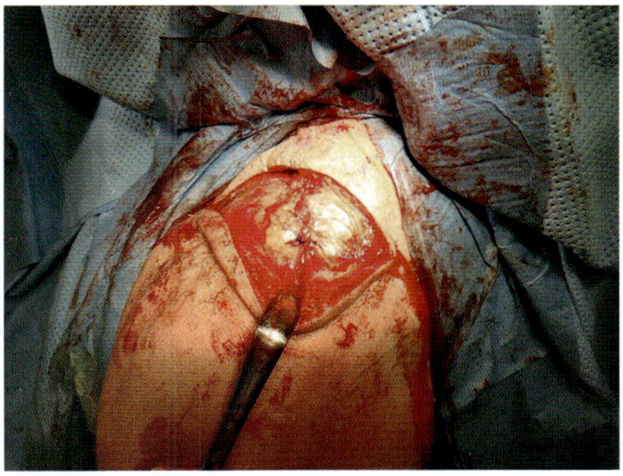

Abb. 4-48 Operativer Situs bei der Metallentfernung der Hakenplatte nach Gracilissehnentransplantation: fest eingeheiltes Gracilissehnentransplantat im Verbund mit der Deltotrapezoidfaszie

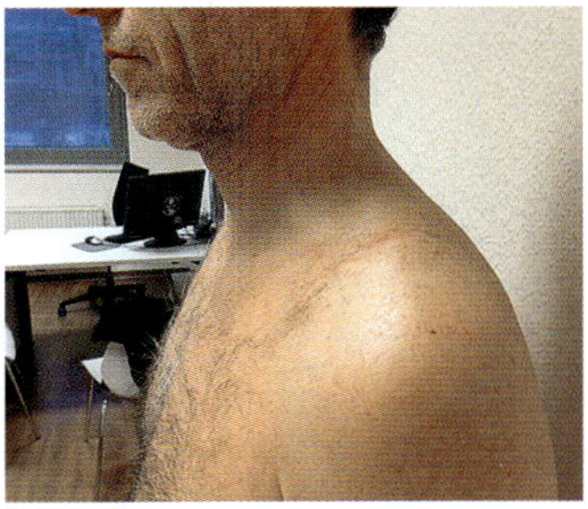

Abb. 4-49 Kosmetisches Ergebnis nach Ausheilung, drei Monate nach Metallentfernung (gleicher Patient wie in Abbildung 4-48)

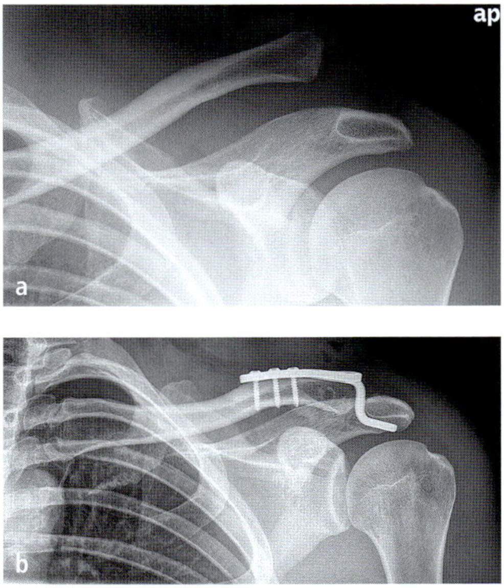

Abb. 4-50 Gracilissehnenplastik mit temporärer Hakenplattenstabilisierung bei chronischer Rockwood-V-Verletzung. Das horizontale Loch für die Verankerung des Gracilissehnentransplantats ist lateral der Schrauben deutlich zu erkennen.
a Präoperatives Röntgenbild
b Stabilisierung mit Hakenplatte

4.8.7 Nachbehandlung

Das vorgestellte Nachbehandlungsschema gilt für operativ versorgte akute und chronische Verletzungen. Die Patienten werden für die ersten vier postoperativen Wochen mit einer Abduktionsorthese versorgt, die sie im Anschluss für zwei weitere Wochen nur noch nachts tragen. Die aktiv-assistive Übungsbehandlung ist in den ersten vier Wochen auf 60 Grad Abduktion und Flexion und anschließend bis zum Abschluss der sechsten Woche auf 90 Grad limitiert. Lauftraining kann nach vier Wochen begonnen werden. Größere Kraft- und Überkopfbelastungen sollten für die ersten drei Monate vermieden werden. Die Wiederaufnahme von Kontaktsport ist ab dem siebten postoperativen Monat möglich.

Literatur

Literatur zu diesem Kapitel finden Sie im Anhang und unter www.schattauer.de/3052

4.9 Claviculafrakturen

Sanjay Weber-Spickschen,
Jens D. Agneskirchner

4.9.1 Einleitung

Claviculafrakturen gehören zu den häufigsten Frakturen innerhalb der Sportmedizin. Besonders häufig treten sie im Radsport und weiteren Sportarten mit Sturzrisiko (Skifahren, Reiten, Turnen etc.) sowie in Sportarten mit Gegnerkontakt (Judo, Handball, Fußball, Eishockey etc.) auf (Van Tassel et al. 2014).

4.9.2 Klassifikation

Es wird zwischen Frakturen des Schaftes, des medialen und des lateralen Drittels unterschieden, wobei die Schaftfrakturen die mit Abstand häufigste Entität darstellen (über 80 %). Frakturen des lateralen Drittels kommen in ca. 15 % vor, mediale Frakturen hingegen sind mit Häufigkeiten von unter 3 % selten (Postacchini et al. 2002).
Es gibt mehrere Klassifikationen, in die u. a. die genaue Frakturlokalisation, der Grad der Dislokation, die Anzahl der Fragmente und/oder die Begleitschäden eingehen (Jäger und Breitner, Craig, Robinson, Neer und Rockwood) (Marsh et al. 2007, O'Neill et al. 2011).

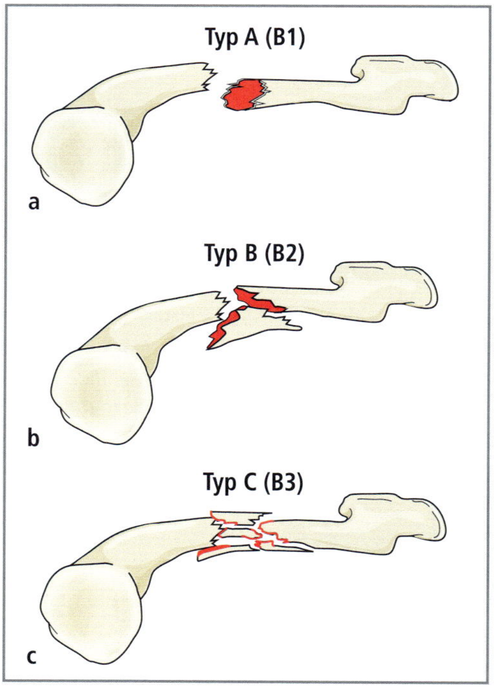

Abb. 4-51 Klassifikation der Claviculaschaftfrakturen nach der Orthopaedic Trauma Association (OTA) in drei Typen
a Einfache Frakturen
b Frakturen mit Biegungskeil
c Mehrfragmentäre Frakturen

Klassifikation der Claviculaschaftfrakturen nach OTA

Für die häufigen Schaftfrakturen hat sich die OTA-Einteilung (OTA: Orthopaedic Trauma Association) bewährt (► Abb. 4-51). Sie differenziert zwischen einfachen Frakturen, Frakturen mit Biegungskeil und mehrfragmentären Frakturen.

Klassifikation der lateralen Claviculafrakturen nach Jäger und Breitner

Für die lateralen Frakturen ist die Klassifikation nach Jäger und Breitner (Jäger u. Breitner 1984) am weitesten verbreitet (► Abb. 4-52). Sie beschreibt den Zusammenhang zwischen Frakturlokalisation und dem Vorhandensein einer Verletzung des coracoclaviculären Bandapparats. Beim Typ 1 liegt die Fraktur lateral des Bandapparats, die Fraktur ist stabil. Beim Typ 2 kommt es zu einer Zerreißung des medialen (Typ 2a) oder lateralen (Typ 2b) Anteils der coracoclaviculären Bänder mit entsprechender Instabilität. Beim Typ 3 liegt die Fraktur medial des Bandapparats.

4.9.3 Pathogenese

Ein typischer Verletzungsmechanismus ist das direkte Trauma mit direkter Gewalteinwirkung, wie es beim Sturz auf die Clavicula oder kräftigem Anprall vorkommt. Beim indirekten Trauma in Form des Sturzes auf die Schulter oder den Arm kann die Gewalt

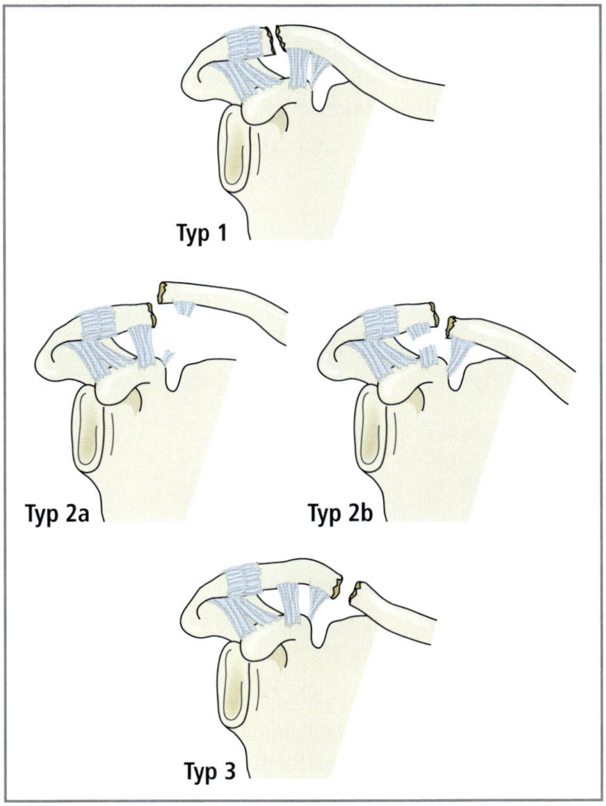

Abb. 4-52 Klassifikation der lateralen Claviculafrakturen nach Jäger und Breitner in vier Typen (Jäger u. Breitner 1984)
a Typ 1: Fraktur lateral der coracoclaviculären Bänder, welche intakt sind
b Typ 2a: Frakturverlauf im Bereich der coracoclaviculären Bänder mit Zerreißung des Lig. conoideum, deutliche Instabilität
c Typ 2b: Frakturverlauf im Bereich der coracoclaviculären Bänder mit Zerreißung des Lig. trapezoideum, meist deutliche Instabilität
d Typ 3: Fraktur medial des intakten coracoclaviculären Bandapparats

über das AC-Gelenk weitergeleitet werden, sodass die Fraktur durch die Biegebelastung der Clavicula entsteht (Robinson 1998).

4.9.4 Diagnostik

Typischerweise lässt sich die Verdachtsdiagnose Claviculafraktur nach der Anamneseerhebung und der meist gut lokalisierbaren Symptomatik der Patienten recht einfach stellen. Nicht selten fällt beim schlanken Sportler bereits inspektorisch die Fehlstellung und ggf. die deutliche Verkürzung oder drohende Hautdurchspießung auf (► Abb. 4-53).

Palpatorisch kann zwischen der Claviculafraktur und der AC-Gelenkverletzung als wichtiger Differenzialdiagnose unterschieden werden.

Nach Überprüfung von Durchblutung, Motorik und Sensibilität wird dann die Verletzung durch Röntgendiagnostik in zwei Ebenen (anteroposterior bei hängendem Arm und in 45 Grad verkippte, craniocaudale Aufnahme) genauer beurteilt (Brinker et al. 2005).

Offene Frakturen der Clavicula sind selten.

4.9.5 Therapie

Traditionell war die Claviculafraktur eine Domäne der konservativen Therapie (Blomer et al. 1977). In der Vergangenheit wurden die OP-Indikationen auf die seltenen Fälle der offenen Fraktur, der begleitenden Gefäß-/Nervenverletzung oder der sehr seltenen Floating Shoulder (gleichzeitig Clavicula- und Scapulafraktur) begrenzt. Grundlage hierfür waren ältere Studien, die der konservativen Therapie mindestens gleichwertige Ergebnisse bei geringerem Risikoprofil bescheinigten (Everke u. Kinj 1969, Blomer et al. 1977).

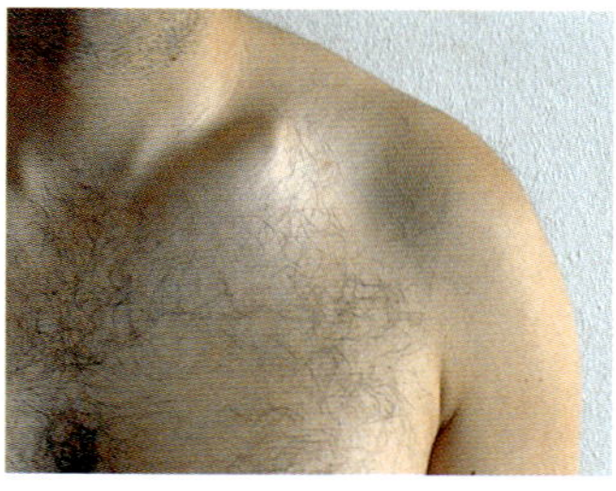

Abb. 4-53 Klinisches Bild einer Claviculaschaftfraktur mit deutlicher Stufenbildung und scharfkantiger Vorwölbung des medialen Fragments in die Haut

Mit zunehmender Verbesserung der OP-Methoden zeigt sich jedoch in jüngeren Ergebnissen, dass das Bild nicht mehr ganz so eindeutig zu sehen ist (McKee et al. 2012, Virtanen et al. 2012, Rehn et al. 2014).

Vor allem beim ambitionierten Sportler bringt das operative Vorgehen deutliche Vorteile hinsichtlich der schnelleren Schmerzarmut und entsprechend schnelleren Rekonvaleszenz (Smekal et al. 2009, Meisterling et al. 2013). Weiterer Vorteil ist ein deutlich vermindertes Risiko einer Pseudarthrosenbildung bzw. einer Heilung in Fehlstellung mit Verkürzung des Schultergürtels und Funktionseinbußen durch die operative Therapie.

Wichtige zu berücksichtigende Kriterien für eine operative Therapie sind neben den bereits genannten die deutliche Dislokation der Fraktur mit fehlendem Knochenkontakt der Hauptfragmente und die deutliche Verkürzung von mehr als 20 mm (Altamimi et al. 2008).

Entscheidende Komplikationen nach Claviculafrakturen sind die Pseudarthrose und die in funktionell relevanter Fehlstellung verheilte Fraktur (Martetschläger et al. 2013).

Gerade beim Sportler können persistierende Schmerzen, Bewegungseinschränkung und Kraftminderung zu erheblichem Leidensdruck führen, nicht selten tritt auch eine Unzufriedenheit mit dem kosmetischen Ergebnis auf.

Eine individuelle Beurteilung unter besonderer Berücksichtigung der Sportart, des Leistungsniveaus und nicht zuletzt des Wunsches des Patienten nach ausführlicher Beratung über die Vor- und Nachteile der einzelnen Therapieoptionen ist von besonderer Bedeutung und einem apodiktischen Vorgehen in jedem Fall vorzuziehen.

Konservative Therapie

In älteren Behandlungskonzepten wurde die initiale Reposition und anschließende Retention im Rucksackverband (► Abb. 4-54) mit engmaschigem »Nachziehen« und Röntgenkontrollen als Standardtherapie postuliert (Petracic 1983).

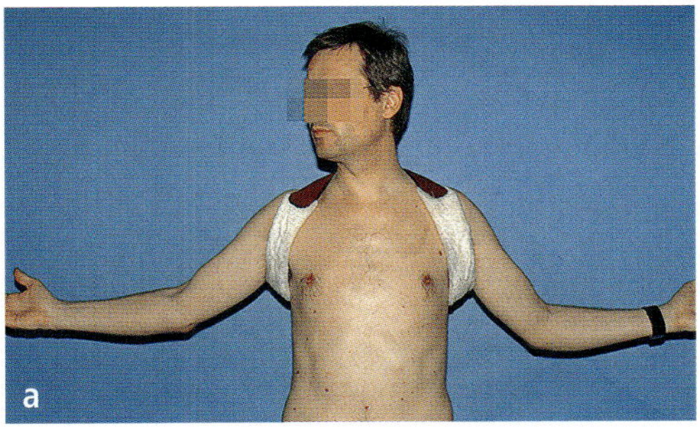

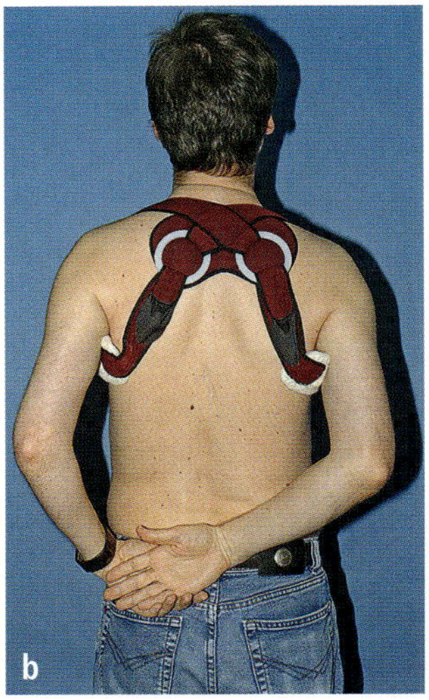

Abb. 4-54 Konservative Therapie der Claviculafraktur mittels Rucksackverband
a Ventrale Ansicht
b Dorsale Ansicht

Neuere Untersuchungen konnten jedoch nachweisen, dass gerade das Spannen im Rucksackverband zu Komplikationen wie Nervenläsionen und Hautirritationen führt und gleichzeitig das Repositionsergebnis nicht dauerhaft retiniert wird (Jubel et al. 2005).

Aus aktueller Sicht ist die Schmerzreduktion das entscheidende Kriterium in der konservativen Therapie. Neben der adäquaten Versorgung mit Analgetika sollte die Bandagenversorgung so gewählt werden, dass der Patient im Alltag bereits initial möglichst schmerzarm ist. Die Versorgung mit einem Rucksackverband zeigt keinen nachweisbar positiven Effekt auf das Ergebnis, sodass aus Sicht der Autoren die Versorgung mit rein armentlastenden Bandagen meist vorzuziehen ist.

Je nach Schmerzmaßgabe wird die Bandage etwa zehn bis 14 Tage getragen und anschließend schrittweise reduziert. Bei Schmerzfreiheit kann mit leichtem Fahrradergometertraining begonnen werden. Bis zum Erreichen einer ausreichenden Stabilität und einer radiologisch nachweisbaren Kallusbildung vergehen in der Regel sechs Wochen. Schrittweise können bei Symptomfreiheit kräftigende Schulter-Arm-Übungen in das Training eingebaut werden. Ideal sind in der Anfangsphase Übungen mit dem Thera-Band®, später dann auch am Seilzug und mit dem Medizinball. Bis zum Wiedereinstieg in den Mannschafts- oder Kontaktsport werden in der Regel zehn bis zwölf Wochen benötigt.

Sollten sich im Verlauf persistierende Beschwerden zeigen, ist eine erneute Bilddiagnostik zum Ausschluss einer vermehrten Dislokation oder ausbleibenden Knochenheilung empfehlenswert. Vielfach ist zur Beurteilung derartiger Fälle eine CT-Untersuchung sinnvoll. Mit dem Athleten muss dann ggf. erneut besprochen werden, ob der Therapiewechsel hin zur operativen Therapie ratsam ist.

Gerade die nur gering dislozierten, einfachen Frakturen sollten auch beim Sportler mit hohem sportlichem Anspruch primär konservativ behandelt werden. Nach Aufklärung über die etwas länger dauernde und schmerzhafte Anfangsphase können auch dislozierte Frakturen konservativ behandelt werden.

Operative Therapie

Plattenosteosynthese

Insbesondere mehrfragmentäre, dislozierte Frakturen werden beim Sportler mit offener Reposition und Stabilisierung durch Plattenosteosynthese versorgt (Meisterling et al. 2013) (► Abb. 4-55). Da Drittelrohrplatten keine ausreichende Stabilität bieten, werden in der Regel Reko-Platten oder winkelstabile Platten (z. B. 3,5 mm LCP), ggf. in anatomisch präkonturierter Form, verwendet. Bei lateralen Frakturen wird oft die Hakenplatte verwendet. Der Zugang kann, je nach Frakturtyp, im Verlauf der Längsachse der Clavicula oder als Säbelhiebzugang angelegt werden. Additiv zur Plattenosteosynthese kann eine interfragmentäre Schraube oder eine Cerclage sinnvoll sein (Kirmani et al. 2009). Generell sollte darauf geachtet werden, dass möglichst weichteilschonend und unter Vermeidung von unnötiger Deperiostierung vorgegangen wird, um das Pseudarthroserisiko zu minimieren.

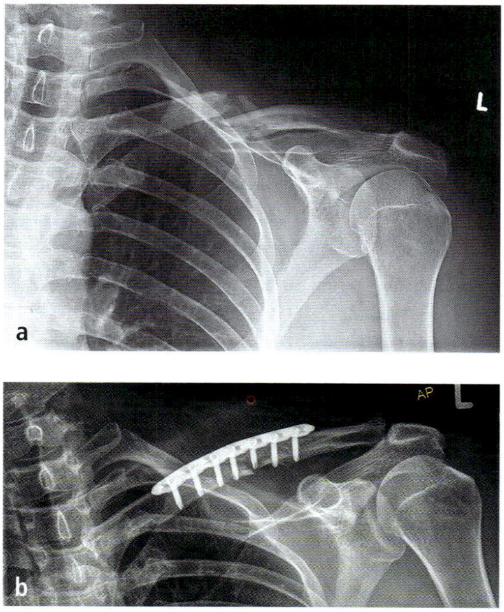

Abb. 4-55 Claviculaschaftfraktur
a Röntgenbild eines Patienten mit Claviculaschaftfraktur Typ B nach OTA-Klassifikation
b Versorgung durch offene Reposition und winkelstabile Plattenosteosynthese

Großer Vorteil der offenen Reposition und Plattenosteosynthese ist die Wiederherstellung der Achse unter Korrektur des Längenverlustes bei ausreichender Primärstabilität. Typischerweise kann frühfunktionell nachbehandelt werden, und der Sportler ist meist nach kurzer Zeit deutlich schmerzreduziert (Daniilidis et al. 2013). Oft ist es dem Sportler bereits nach einigen Tagen möglich, mit dem schulterschonenden Training zu beginnen. Gerade beim Leistungssportler ist die möglichst frühe Aufnahme des Fahrradergometertrainings und die Kräftigung der Bein- und Rumpfmuskulatur eine wichtige Voraussetzung, um dem schnellen Abfall des vorbestehenden Leistungsniveaus zumindest einigermaßen entgegenwirken zu können. Nicht zuletzt hat die möglichst frühe Wiederaufnahme des Grundlagentrainings auch positive psychische Effekte für den Athleten.

Neben den allgemeinen OP-Risiken stellt die recht häufig erforderliche Implantatentfernung einen gewissen Nachteil der Versorgung dar. Gerade nach Versorgung mit herkömmlichen Plattensystemen besteht nach Implantatentfernung ein erhöhtes Risiko zur Refraktur im Bereich der bestehenden Bohrkanäle im Sinne von Sollbruchstellen. Hierüber muss der Sportler aufgeklärt werden und sollte nach Plattenentfernung

(► Abb. 4-56) entsprechend mindestens für vier Wochen Maximalbelastungen unterlassen.

Auch Plattenbrüche sowie das Ausreißen der Platte und Fragmentdislokationen sind in der Literatur beschrieben (McKee et al. 2012).

Intramedulläre Stabilisierung

Der große Vorteil der intramedullären Fixierung (elastische, stabile, intramedulläre Nagelung = ESIN) besteht in der minimalinvasiven Versorgung (Niemeier u. Zimmermann 1990). Über eine Stichinzision etwa 2 cm lateral des Sternoclaviculargelenks wird ein elastischer Titannagel eingebracht (► Abb. 4-58, ► Abb. 4-59). Bei deutlicher Verkürzung und Dislokation kann über einen zusätzlichen Hautschnitt im Frakturbereich die Reposition und das Auffädeln des lateralen Fragmentes ermöglicht werden. Im Vergleich zur konservativen Therapie wird

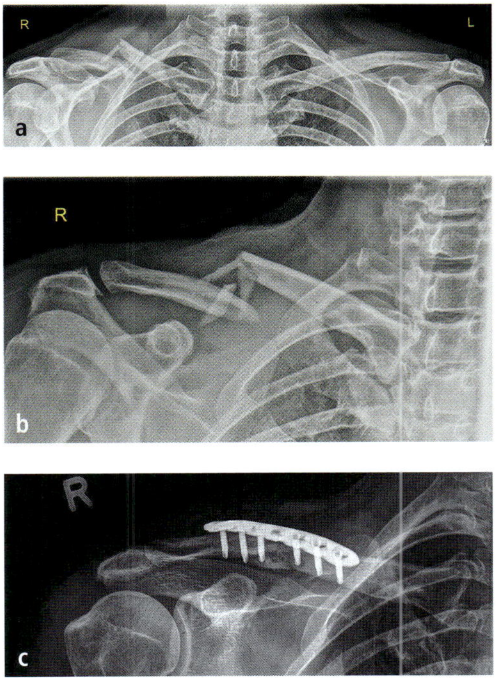

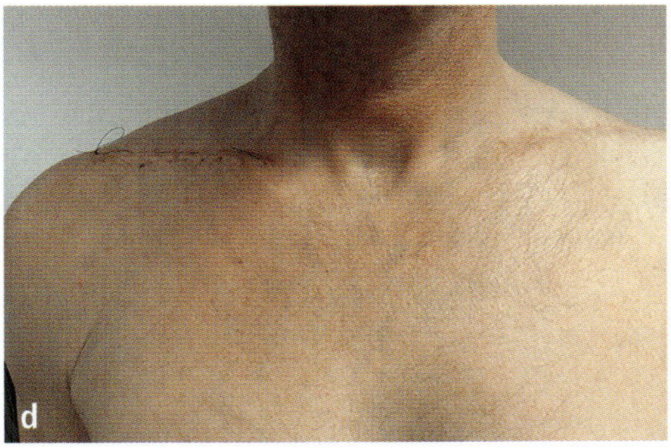

Abb. 4-56 Röntgenbild des Patienten aus Abbildung 4-55: sechs Wochen nach Plattenentfernung der linken Seite und nun Claviculafraktur der rechten Seite (Typ C nach OTA-Klassifikation)
a Übersichtsaufnahme
b Nahaufnahme
c Versorgung der rechten Seite mit Plattenosteosynthese
d Klinisches Bild des Patienten: links Narbe der Plattenentfernung, rechts nach frischer Frakturversorgung

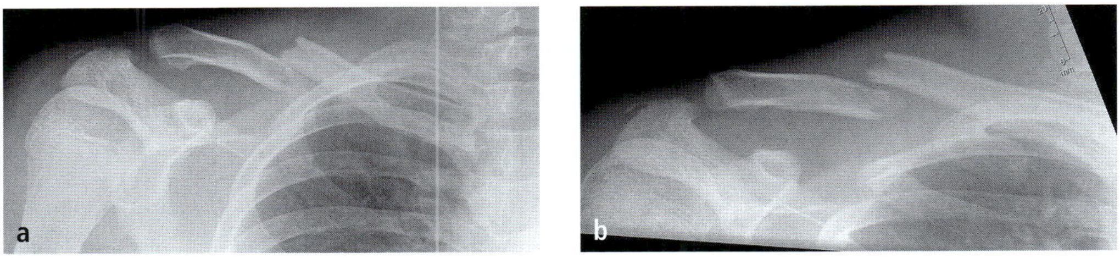

Abb. 4-57 Röntgenbilder einer Patientin mit einfacher (Typ A nach OTA-Klassifikation) Claviculaschaftfraktur rechts **a** Schrägaufnahme **b** a.-p. Aufnahme

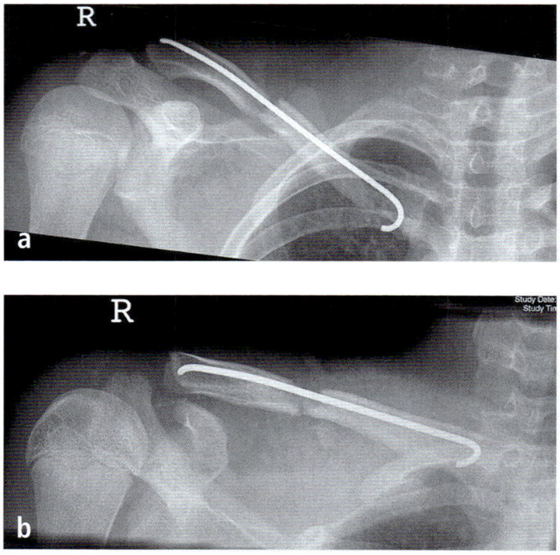

Abb. 4-58 Röntgenbilder der Patientin aus Abbildung 4-57 mit intramedullärer Schienung durch elastischen Titannagel rechts
a Schrägaufnahme **b** a.-p. Aufnahme

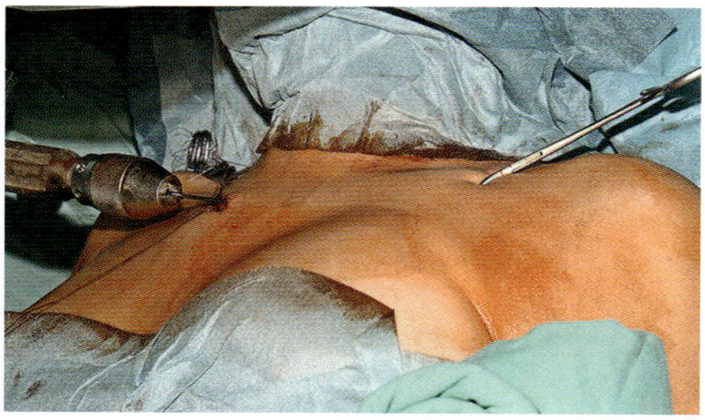

Abb. 4-59 Intraoperatives Bild der Versorgung mit intramedullärer Stabilisierung der Claviculafraktur: Einbringen des Nagels über das mediale Claviculaende, Frakturreposition percutan mit einer Repozange

sowohl die Pseudarthroserate als auch die Patientenzufriedenheit verbessert (Smekal et al. 2009).

> **!** Auf eine geeignete Nagellänge und eine stabile Verankerung ist zu achten, um eine Nagelmigration mit unter Umständen schweren Komplikationen zu verhindern (Millett et al. 2011).

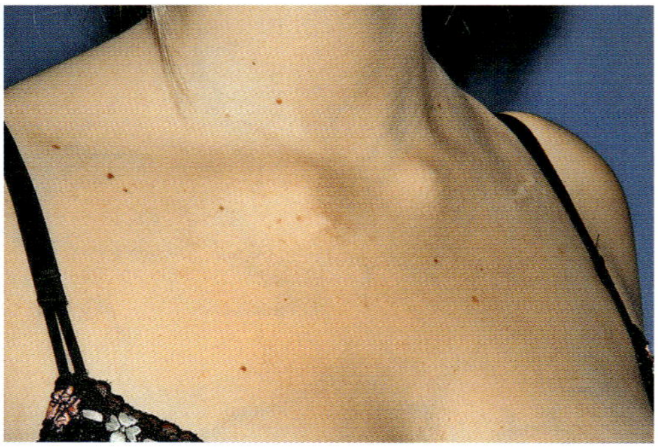

Abb. 4-60 Klinisches Bild nach Materialentfernung des Titannagels nach intramedullärer Stabilisierung

Eine Entfernung des Nagels nach neun bis zwölf Monaten ist zu empfehlen, um späteren Migrationen vorzubeugen.
Biomechanisch hat sich gezeigt, dass die primäre Stabilität bei Frakturen mit Corticaliskontakt unter Verwendung eines Nagels ähnlich wie nach einer Plattenosteosynthese ist.
Entscheidend für eine ausreichende Stabilisierung der intramedullären Schienung ist eine korrekte Indikationsstellung. Mehrfragmentäre Frakturen, bei denen keine Corticalisabstützung der Hauptfragmente vorliegt, können meist nicht mit der ESIN, sondern müssen mit offener Reposition und Plattenosteosynthese versorgt werden.
Generell ist der Knochen nach Plattenentfernung deutlich geschwächter als nach Entfernung des intramedullären Nagels (Smith et al. 2014), sodass Sportler nach Nagelentfernung deutlich früher größeren Belastungen ausgesetzt werden dürfen.

Versorgung der lateralen Claviculafraktur

Die konservative Therapie bei dislozierten lateralen Frakturen ist nicht Erfolg versprechend, da sie meistens instabil sind. Lediglich undislozierte, laterale Frakturen (Typ 1

nach Neer bzw. Jäger und Breitner) sollten beim Sportler konservativ behandelt werden.
Ist die Fraktur disloziert und instabil, sollte operativ vorgegangen werden. Je nach Frakturlokalisation und Fragmentgröße kann die Versorgung mittels T-Platte, Hakenplatte oder Zuggurtung erfolgen und additiv durch interfragmentäre Nähte oder Ankerfixationen ergänzt werden. Gerade Frakturen mit nur kleinen lateralen Fragmenten können nur mit der Hakenplatte ausreichend gefasst und stabilisiert werden (Good et al. 2012). Nachteilig bei der Verwendung von Hakenplatten ist die obligat erforderliche Plattenentfernung, welche nach drei Monaten, die ausreichende Frakturheilung vorausgesetzt, durchgeführt werden sollte. Die Belastungsfreigabe ist typischerweise erst nach Hakenplattenentfernung möglich.

Zusammenfassung

Zur Klärung der Operationsindikation bei der häufigen Claviculaschaftfraktur sollten als wichtige Kriterien der corticale Kontakt der Hauptfragmente, die Anzahl der Fragmente und die Verkürzung in die individuelle Beratung einfließen. Die Aussicht auf schnellere Schmerzlinderung und frühfunktionelle Behandlung stellen gerade beim Sportler wichtige Argumente für eine operative Versorgung dar. Dislozierte, einfache Frakturen eignen sich für die minimalinvasive Versorgung mit dem intramedullären Nagel. Stark dislozierte und gleichzeitig mehrfragmentäre Frakturen sollten beim Sportler mit offener Reposition und Plattenosteosynthese versorgt werden. Einfache Frakturen mit geringer Dislokation können auch beim Sportler in der Regel problemlos konservativ therapiert werden.

4.9.6 Nachbehandlung

Der große Vorteil der operativen Versorgung gegenüber dem konservativen Vorgehen ist die Möglichkeit der schnelleren, frühfunktionellen Nachbehandlung. Gerade beim Leistungssportler kann die frühere Aufnahme des Grundlagen- und anschließend sportartspezifischen Trainings von großer Bedeutung sein.
In den ersten zwei bis drei Tagen kann die Versorgung mit einer Armschlinge zur Schmerzreduktion hilfreich sein. Kälteanwendungen, Lymphdrainage und eine schmerzadaptierte Analgesie mit NSAR sind ebenfalls sehr empfehlenswert. In der Regel kann bereits direkt mit physiotherapeutischen Maßnahmen mit zunächst passiven und anschließend aktiv assistierten Bewegungen begonnen werden. Erste isometrische Übungen und gezielte Maßnahmen zur Humeruskopfzentrierung und Optimierung der Ansteuerung stellen Trainingsziele der ersten Tage dar.
Bereits nach wenigen Tagen äußern viele Athleten den Wunsch, mit schulterentlastendem Training beginnen zu wollen, was nach genauer Aufklärung des Patienten über Trainingsinhalte und Risiken problemlos möglich ist.
In der vierten Woche kann, Schmerzfreiheit vorausgesetzt, mit Übungen mit dem Gummiband und am Seilzug mit sehr geringer Last begonnen werden.
Nach der sechsten Woche werden dann sowohl Bewegungsumfang als auch Wiederholungszahlen und Last sukzessive gesteigert, bis der Sportler meist nach acht bis zwölf Wochen in sein gewohntes Training bei angepasstem Umfang zurückkehren kann.
Insbesondere der fließende Übergang von einer Trainingsstufe zur nächsthöheren bei Schmerzfreiheit ist eine wesentliche Grundvoraussetzung für die möglichst zügige und

dennoch möglichst risikoarme und komplikationslose Rückkehr zum prätraumatischen Leistungsniveau. Eine engmaschige und konstruktive interdisziplinäre Zusammenarbeit vom betreuenden Sportarzt, Physiotherapeuten und Sportwissenschaftler/Athletiktrainer ist hierbei essenziell und gewährleistet die individuell optimale Regeneration.

Literatur

Literatur zu diesem Kapitel finden Sie im Anhang und unter www.schattauer.de/3052

4.10 Proximale Humerusfrakturen: knöcherne Abrisse des Tuberculum majus

Gerhard J. Bauer, Frieder Mauch

4.10.1 Einleitung

Proximale Humerusfrakturen zählen zu den häufigen Schultergelenkverletzungen, etwa 20 % sind isolierte Frakturen des Tuberculum majus. In 10 bis 30 % der Fälle treten die Frakturen im Rahmen einer anterioren Schulterluxation auf oder entstehen indirekt bei einem Sturz auf die ausgestreckte Hand oder den Ellbogen oder direkt bei einem Sturz auf das Schultergelenk (Gruson et al. 2008).
In den letzten Jahren wird über eine zunehmende Inzidenz von Frakturen des Tuberculum majus berichtet. Ursächlich sind vor allem Verletzungen beim alpinen Skifahren und Snowboardfahren (Kocher et al. 1998).

4.10.2 Klassifikation

Tuberculum-majus-Frakturen sind Zweifragmentfrakturen (Neer 1970) und werden nach Ausmaß der Dislokation und nach Größe und Qualität der Frakturfragmente unterteilt. Wendet man die AO-Klassifikation an, sind es A1-Frakturen.

4.10.3 Pathogenese

Die Einteilung der proximalen Humerusfrakturen geht auf Codmann zurück und wurde von Neer modifiziert. Danach entstehen vier Hauptfragmente: Tuberculum majus (► Abb. 4-61a), Tuberculum minus (► Abb. 4-61b), Kopfkalotte (► Abb. 4-61c) und Humerusschaft (► Abb. 4-61d). Die Anzahl der Fragmente (2, 3 oder 4 Teile) und deren Dislokation bestimmen im Wesentlichen den Schweregrad der Verletzung. Sind die Fragmente disloziert, wird deren Stel-

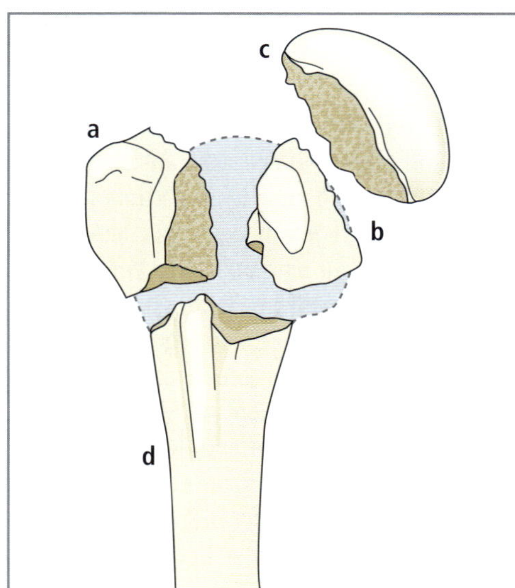

Abb. 4-61 Die typischen vier Hauptfragmente einer proximalen Humerusfraktur
a Tuberculum majus **b** Tuberculum minus
c Kopfkalotte **d** Humerusschaft

lung durch die Zugrichtung der mit ihnen in Verbindung stehenden Sehnen vorgegeben. Ein frakturiertes Tuberculum majus kann durch Zug des M. supraspinatus nach cranial und insbesondere durch Zug des M. infraspinatus und des M. teres minor nach dorsal dislozieren. Die Folge ist eine Blockade der Abduktion und Außenrotation.

4.10.4 Klinische Untersuchung

Häufige Symptome sind Schmerzen im Schulterbereich und eine schmerzhafte Bewegungseinschränkung. Viele Patienten nehmen eine Schonhaltung mit an den Oberkörper angelegtem Oberarm ein.
Die Fraktur des Tuberculum majus kann allein durch die körperliche Untersuchung nicht sicher von komplexeren Frakturen des Humeruskopfs unterschieden werden, auch wenn Druckschmerzen über dem Tuberculum majus sehr häufig sind. Einige Tage nach der Verletzung kann man Hämatome oft bis zum Ellbogen und in die Thoraxwand beobachten.

✘ Klinisch sind Tuberculum-majus-Frakturen nicht sicher von komplexeren Verletzungen zu unterscheiden.

4.10.5 Diagnostik

Eine Überprüfung der peripheren Durchblutung und eine Erhebung des neurologischen Status sind obligat. Vor allem begleitende Schädigungen des Plexus brachialis sind nach Luxationsfrakturen nicht ungewöhnlich und kommen sogar bei nichtdislozierten Humeruskopffrakturen vor (Braunstein et al. 2007).

Röntgen

Standardaufnahmen sind die Schulter-true-a.-p.- und die Scapula-Y-Aufnahme (► Abb. 4-62, ► Abb. 4-63). Eine a.-p. Aufnahme in Außen- und Innenrotation kann sehr hilfreich sein, das Ausmaß der Dislokation und die Stabilität des Tuberculum-majus-Fragments zu beurteilen (► Abb. 4-64). Eine exakte Diagnostik dieser Verletzungen ist wichtig, da über die Hälfte dieser Frakturen primär übersehen wird (Ogawa et al. 2003).

✘ Initial werden diese Frakturen häufig übersehen.

Bei akuten Frakturen besteht in der Regel keine Indikation für eine sofortige MRT. Hat jedoch eine Luxation vorgelegen und besteht

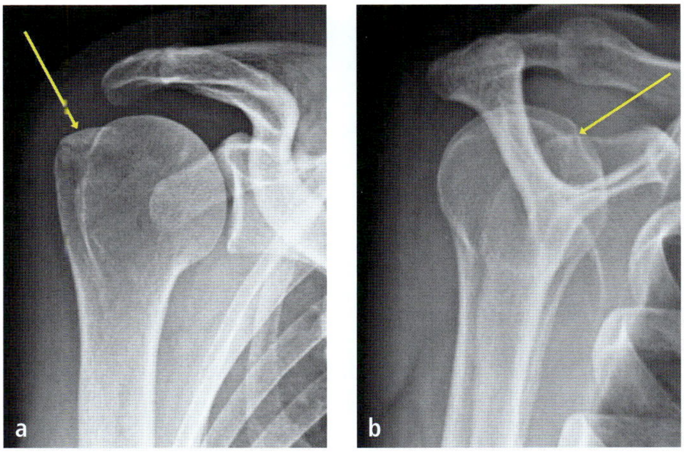

Abb. 4-62 Nichtdislozierte Tuberculum-majus-Fraktur
a Röntgen a.-p.
b Scapula-Y-Aufnahme

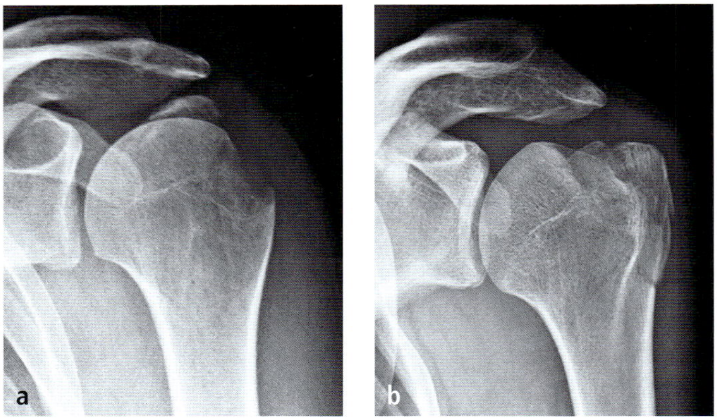

Abb. 4-63 Röntgen a.-p.
a Dislozierte einfache Tuberculum-majus-Fraktur
b Mehrfragmentfraktur

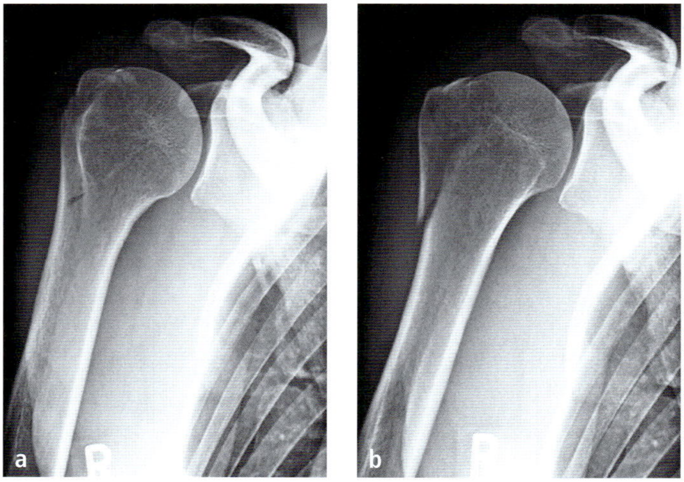

Abb. 4-64 Röntgen a.-p.: Tuberculum-majus-Fraktur
a Innenrotation
b Außenrotation

der Verdacht auf eine zusätzliche Schädigung der Weichteile (RM, Kapsel-Labrum-Komplex), kann sowohl im akuten Stadium als auch im weiteren Verlauf eine MRT hilfreich sein.
Eine CT ist nur bei komplexen Frakturen erforderlich.

4.10.6 Therapie

Konservative Therapie

Bei allen nichtdislozierten oder nur geringgradig dislozierten (< 3 mm) und primär stabilen Tuberculum-majus-Frakturen kann eine konservative Therapie mit guten klinischen Ergebnissen durchgeführt werden (Platzer et al. 2005).
Es sind jedoch auch langwierige Verläufe – oft über Monate – bekannt. Ursächlich können RM-Partialläsionen oder primär im konventionellen Röntgen nicht sichtbare und damit nicht behandelte spongiöse Frakturen des Tuberculum majus sein (Kim u. Ha 2000). Bei ungewöhnlich lang anhaltenden Schmerzen sollte deshalb eine MRT erfolgen (► Abb. 4-65).

✘ Langwierige Verläufe sind nicht selten.

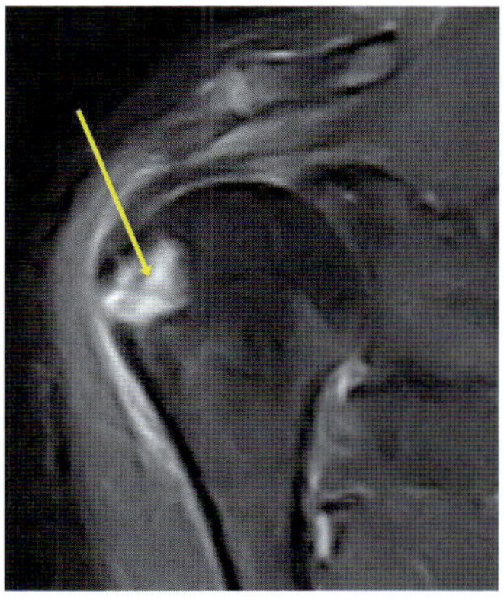

Abb. 4-65 MRT, nichtdislozierte Fraktur 3 Monate nach Unfall; persistierendes Knochenmarködem Tuberculum majus

Operative Therapie

Indikation

Hat man früher noch bei einer Fragmentdislokation größer als 1 cm die operative Refixation empfohlen (Neer 1970), wird heutzutage wegen des signifikanten Anstiegs der Impingementsymptomatik bei Dislokationen des Tuberculum majus bei einer Verschiebung von 5 mm bzw. ab 3 mm bei jüngeren und sportlich aktiven Patienten die Indikation zum operativen Vorgehen gesehen (Dimakopoulos et al. 2007; Platzer et al. 2008).

Technik

Besteht nach Zweifragmentfrakturen mit Abriss des Tuberculum majus aufgrund der oben genannten Kriterien die Indikation zur Osteosynthese, ist eine Vielzahl von verschiedenen Techniken beschrieben.
Für die offene Mini-open-Refixation und die interne Fixation sind transossäre Nähte, die Schrauben- und die Zuggurtungsosteosynthese häufig angewandte Verfahren (Gruson et al. 2008).

> **!** N.-axillaris-Läsion bei Verwendung des »Deltoid-Split«-Zugangs lateral.

Ausreichend große und feste Fragmente können nach Reposition mithilfe kanülierter 3,5-mm-Schrauben mit oder ohne Unterlagscheiben stabil fixiert werden (► Abb. 4-66a). Die gleiche Technik kann auch perkutan angewandt werden (Resch et al. 2000).
Bei osteoporotischem Knochen oder multifragmentiertem Tuberculum mit vielen kleinen Fragmenten können Schrauben die Situation eher verschlechtern. In diesen Fällen bieten sich Cerclagen-Konstrukte mit nichtresorbierbaren Fäden oder Bändern in oder ohne Ankertechnik an (Bhatiaet al. 2006). Hiermit kann eine breite Auflagefläche der Fragmente erreicht werden. Die Eingriffe

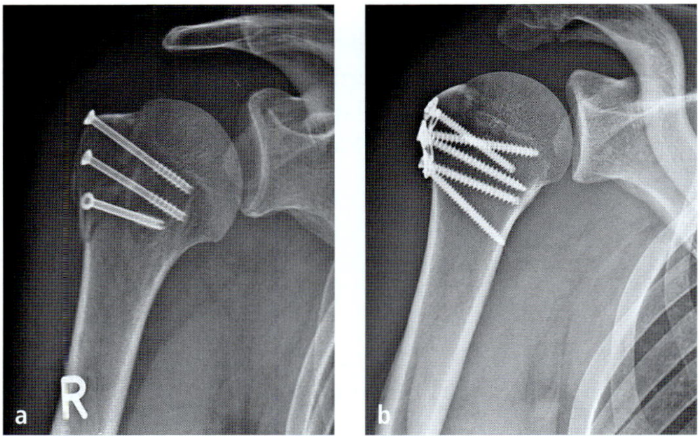

Abb. 4-66 Röntgen postoperativ
a Perkutane Schraubenosteosynthese
b Sternplatte

können arthroskopisch (Song u. Williams 2008) oder offen durchgeführt werden. Alternativ und wenn eine noch größere Stabilität erreicht werden soll, bietet sich eine dünne, flächige, winkelstabile Platte an (► Abb. 4-66b) (Schöffl et al. 2009).

> ✘ Schraubenosteosynthesen und Zuggurtungsfixierungen sind heute am gebräuchlichsten.

4.10.7 Nachbehandlung

Ein allgemein anerkanntes Nachbehandlungsschema gibt es nicht.

Nach einer primären Ruhigstellung der oberen Extremität für fünf bis sieben Tage in z. B. einem Gilchrist-Verband erfolgt eine frühfunktionelle Beübung, die sich an den Schmerzen des Patienten und der Stabilität der Fraktur bzw. der Refixation zu orientieren hat.

Rath et al. (2013) schlagen ein einfaches Drei-Stufen-Modell vor: Ruhigstellung in einer Schlinge für die ersten drei Wochen, dritte bis sechste Woche Pendelübungen und assistive Übungen, ab der siebten Woche Beginn mit aktiven Bewegungen.

Eine zu aggressive Beübung kann zu sekundären Frakturdislokationen führen. Röntgenkontrollen sind in der Regel nach Woche eins und zwei, dann nach sechs bis acht Wochen empfehlenswert. Die Fraktur ist dann normalerweise knöchern durchbaut. Die Patienten sind auf eine lang dauernde Physiotherapie – bis zu acht Monate – hinzuweisen (Rath et al. 2013).

Literatur

Literatur zu diesem Kapitel finden Sie im Anhang und unter www.schattauer.de/3052

4.11 Frozen Shoulder – Schultersteife

Martin Engelhardt, Casper Grim

4.11.1 Einleitung

Die primäre schmerzhafte Beweglichkeitseinschränkung der Schulter mit unklarer Pathogenese muss von den sekundären Schultersteifen (mechanische Ursachen, Immobilisationsfolge) abgegrenzt werden.

Epidemiologie

Primäre Schultersteifen treten vorwiegend im Alter von 40 bis 70 Jahren auf und werden in der Literatur mit einer hohen Inzidenz von 2 bis 5 % angegeben. Frauen sind häufiger betroffen als Männer (Schultheis et al. 2008). Häufig ist einige Jahre später auch die kontralaterale Schulter betroffen. Jedoch erkrankt die gleiche Seite nicht zweimal (Hand et al. 2008, Bridgman 1972).

4.11.2 Ätiologie und Pathogenese

Die Ursache der primären Schultersteife ist weiterhin unbekannt, insbesondere gibt es keinen Zusammenhang mit sportlichen Überkopfbelastungen oder Schulterverletzungen im Sport.

Aus dem klinischen Alltag ist ein gehäuftes Auftreten nach Diabetes mellitus bekannt (Pal et al. 1986). In der Literatur wird ein Zusammenhang mit Schilddrüsenfunktionsstörungen und hormonellen Umstellungen sowie eine Koinzidenz mit dem Morbus Dupuytren beschrieben.

Ausgewählte Erkrankungen, die mit einer adhäsiven Kapsulitis assoziiert sind, sind in Tabelle 4-15 aufgeführt.

Pathogenetisch kommt es anfangs zu einer diffusen Synovitis und Kapsulitis, die

Tab. 4-15 Ausgewählte Erkrankungen, die mit einer adhäsiven Kapsulitis/Frozen Shoulder assoziiert sind (modifiziert nach Hsu et al. 2011)

Erkrankung	Studienergebnisse (Inzidenz)	Autoren
Trauma der oberen Extremität	22 % der Patienten berichten über ein stattgehabtes »minor trauma« der oberen Extremität vor Symptombeginn	Hand et al. 2008
Diabetes mellitus	Inzidenz von 10,8 % bei Diabetikern und 2,3 % bei Nicht-Diabetikern	Bridgman 1972
	Inzidenz von 4,3 % bei Diabetikern und 0,5 % bei Nicht-Diabetikern	Thomas et al. 2007
	Inzidenz von 10,3 % bei Patienten mit Typ-1-Diabetes und 22,4 % bei Patienten mit Typ-2-Diabetes	Arkkila et al. 1996
Schilddrüsen-erkrankungen	10,9 % Inzidenz bei Patienten mit Schilddrüsen-erkrankungen	Cakir et al. 2003
Herzerkrankungen	3,3 % Inzidenz bei männlichen Patienten nach herz-chirurgischem Eingriff (7 von 214)	Tuten et al. 2000
	10 von 14 Nicht-Diabetikern mit Frozen Shoulder hatten eine ischämische Herzerkrankung oder Hypertension	Bridgman 1972
Morbus Parkinson	Inzidenz von 12,7 % bei Parkinson-Patienten und 1,7 % in der Kontrollgruppe	Riley et al. 1989
Schlaganfall	50 % Inzidenz bei Hemiplegikern nach dem ersten Schlag-anfall	Lo et al. 2003
Neurochirurgie	25,3 % Inzidenz bei Patienten nach neurochirurgischem Eingriff	Bruckner u. Nye 1981
Morbus Dupuytren	52 % der Patienten mit Frozen Shoulder hatten einen Morbus Dupuytren	Smith et al. 2001
	45 % der Patienten mit Morbus Dupuytren entwickelten eine Frozen Shoulder	Degreef et al. 2008

zu heftigen Schmerzen führt. Im Rahmen dieser inflammationsähnlichen Aktivierung kommt es durch eine Myofibroblasten-Transformation zu einer Fibrosierung und Schrumpfung der Gelenkkapsel (Bunker u. Anthony 1995, Bunker et al. 2000), die in der Folge zu der Bewegungseinschränkung führt.

4.11.3 Klinik und Verlauf

Die Anamnese und die klinische Untersuchung sind wegweisend in der Differenzierung zwischen einer schlecht beweglichen und schmerzhaften Schulter und einer tatsächlichen adhäsiven Kapsulitis. Die Schmerzen bestehen in Ruhe (insbesondere nachts und unter Belastung). Von der Bewe-

gungseinschränkung ist zunächst die Außenrotation, später sind auch die Abduktion und Innenrotation betroffen.
Bei der klinischen Untersuchung imponiert somit ein (meist) schmerzhaftes Kapselmuster. Das Kapselmuster für das Schultergelenk gibt ein charakteristisches Muster an, in dem das Gelenk typischerweise in seiner Beweglichkeit einschränkt ist, wenn bei der Erkrankung die Kapsel in ihrer Gesamtheit betroffen ist. Die Bewegungseinschränkung ist dabei nicht abhängig von einem provozierten Schmerz.
Bei der passiven glenohumeralen Bewegungsprüfung zeigt sich zunächst eine kombinierte Einschränkung der Außenrotation und Abduktion (Seitenvergleich!). Bei der Untersuchung wird der Schultergürtel fixiert (Codman-Handgriff) und eine möglichst isolierte Abduktion und Außenrotation durchgeführt. Typischerweise ist das Endgefühl der Bewegung nicht weich, sondern es zeigt sich ein relativ fester kapsulärer »Anschlag«.
Die intraartikuläre Infiltration mit einem Lokalanästhetikum kann in schwierigen und unklaren Fällen die Differenzierung zwischen schmerzbedingter Bewegungslimitation (intraartikulärer Genese) und einer Kapselkontraktur erleichtern.
Die primäre Schultersteife zeigt einen typischen phasenhaften Verlauf mit einer Dauer von teilweise Monaten bis Jahren (Gansen u. Irlenbusch 2010, Reeves 1975):

- **Phase I (»freezing phase«):** diffuse Synovitis und Kapsulitis mit starken Schmerzen und beginnender Bewegungseinschränkung (zehn bis 36 Wochen)
- **Phase II (»frozen phase«):** Kapselfibrose mit zunehmender Bewegungseinschränkung und Rückgang der Schmerzen, ggf. Muskelatrophie (vier bis zwölf Monate)
- **Phase III (»thawing phase«):** Verschwinden der Schmerzen, Lösung der kapsulären Fibrosierung und Verbesserung der Beweglichkeit (sechs bis 24 Monate)

Neviaser hat 1987 anhand arthroskopischer Befunde folgende Stadieneinteilungen vorgenommen (Neviaser u. Neviaser 1987):

- **Stadium I:** ausgeprägte inflammatorische Reaktion der gesamten glenohumeralen Gelenkkapsel, entzündliche Mitbeteiligung der langen Bizepssehne, normales Kapselvolumen
- **Stadium II:** akute Synovitis im gesamten Gelenkinnenraum, Reduktion des Gelenkvolumens
- **Stadium III:** nur schwache Synovitis, starke Reduktion des Gelenkvolumens
- **Stadium IV:** keine Synovitis, nahezu völliger Verlust des Gelenkspaltes zwischen Humerus und Glenoid

4.11.4 Therapie

Für die primäre Schultersteife besteht ein **hohes Selbstheilungspotenzial**. Während bei der sekundären Schultersteife das operative Vorgehen (arthroskopisches Lösen der Verwachsungen) zielführender ist, steht bei der primären Schultersteife die **konservative Therapie** im Vordergrund. Die intraartikuläre Injektion mit Corticosteroiden wird in der Literatur beschrieben (Gansen 2010), spielt im eigenen Vorgehen jedoch eine untergeordnete Rolle. Wiederholte Injektionen mit Steroiden sind ohnehin nicht zu empfehlen – dies nicht nur wegen der Infektionsgefahr, sondern auch wegen der schwierigen Injektionsbedingungen (sehr enger Gelenkinnenraum). Injektionen, die in die umliegenden Sehnen erfolgen, können hier zu einer nachhaltigen Schädigung führen.
Als evidenzuntermauerter und in der Praxis bewährter Therapiestandard gilt stattdessen die orale Einnahme von Prednisolon – in

einem absteigendem Schema (► Tab. 4-16, ► Merke-Kasten rechte Spalte).
Die Aufklärung über das Krankheitsbild und den Verlauf sowie die Cortisontherapie gegen das Entzündungsgeschehen stehen im Vordergrund.
Bei (subklinischen) Diabetikern muss während der Corticoidtherapie der Blutzuckerspiegel engmaschig kontrolliert werden. Ggf. ist eine diabetologsiche Mitbetreuung anzustreben. Die allgemeinen Kontraindikationen für die systemische Gabe von Corticosteroiden sind zu beachten. Gleiches gilt für die Anti-Doping-Bestimmungen.
Besonders in der Phase des Auftauens (»thawing phase«) ist es entscheidend, dass der Patient pathologische Bewegungsabläufe und -muster wieder normalisiert. Zusätzlich sind hierfür unter anderem manualtherapeutische Techniken, mit denen die Schultergelenkkapsel mobilisiert und die Beweglichkeit verbessert werden kann, geeignet. Zusätzliche Maßnahmen wie Ultraschall, Massagen und Iontophorese haben sich weniger bewährt.
Bleibt die konservative Therapie über drei bis sechs Monate erfolglos, kommen schließlich auch operative Maßnahmen in Betracht. In akut entzündlichen und schmerzhaften Phasen ist eine chirurgische Intervention jedoch keinesfalls sinnvoll, da postoperativ eine erneute Schultersteife droht. Ein ähnliches Phänomen ist aus der Kniechirurgie bekannt. Als **operatives Verfahren** wird ein arthroskopisches periglenoidales 360-Grad-Kapselrelease inkl. subacromialem Débridement bevorzugt. Impingementzeichen liegen der Krankheitsursache nicht zugrunde, sodass auf eine Acromionfräsung und/oder ein Release des coracoacromialen Bandes verzichtet werden sollte, da hierdurch der Verlauf sogar prolongiert werden kann. Geschlossene Arthrolysen sollten ebenfalls nicht durchgeführt werden. Es konnte gezeigt werden, dass hierbei teils erhebliche iatrogene intraartikuläre Gewebeschäden entstehen. Insbesondere sind Verletzungen des Bizepssehnenankers, Subscapularisehnenpartialrupturen und osteochondrale Läsionen zu befürchten (Loew et al. 2005).

Tab. 4-16 Cortisonschema bei Frozen Shoulder (für einen »Durchschnittspatienten«)

Dosierung	Häufigkeit der Anwendung	Dauer
40 mg	1 × 1	für 5 Tage, dann jeweils alle 5 Tage 10 mg reduzieren
30 mg	1 × 1	für 5 Tage
20 mg	1 × 1	für 5 Tage
10 mg	1 × 1	für 5 Tage
mit 5 mg	1 × 1	ausschleichen

Prednisolongabe nach Schema;
zusätzlich Blutzuckerkontrolle und Magenschutz

Die **orale Therapie** beginnt mit 0,5 mg Prednisolon/kg KG und unter Magenschutz mit einem Protonenpumpeninhibitor (PPI). Alle fünf Tage wird die Dosis um 0,125 mg/kg KG reduziert.
In dem in Tabelle 4-16 aufgeführten Schema erhält ein »Durchschnittspatient« also z. B. zunächst 40 mg Prednisolon (dann 30, 20, 10, 5, 0 mg).

✘ Eine Therapiepause mit Aussetzen der Physiotherapie für die Dauer der oralen Cortisongabe beeinflusst das klinische Ergebnis entscheidend.

4.11.5 Nachbehandlung

In **Phase I**: Cortisongabe und Aussetzen der Übungsbehandlung.
In **Phase II** (nach Abklingen der entzündlichen Phase): manualtherapeutische Mo-

bilisierung, lokale Wärme und vorsichtige Krankengymnastik. Als weitere Behandlungsmaßnahmen werden in der Literatur die Triggerpunktinfiltrationen, Scalenus- und Suprascapularisblockaden sowie die Akupunktur beschrieben.
In **Phase III**: intensive krankengymnastische Übungsbehandlung.

Literatur

Literatur zu diesem Kapitel finden Sie im Anhang und unter www.schattauer.de/3052

4.12 Tendinitis calcarea

Manuel Sabeti

4.12.1 Einleitung

Die Tendinitis calcarea (TC) ist eine häufige gutartige Erkrankung der Schulter unbekannter Dauer. Circa 20 % aller vorstelligen Patienten in Schulterambulanzen sind davon betroffen – im Allgemeinen Frauen häufiger als Männer. Ein bilaterales Auftreten wird in 13 bis 24 % der Fälle beobachtet (Clavert et al. 2008), wobei die dominante Hand häufiger betroffen ist. Das Prädilektionsalter liegt bei 35 bis 55 Jahren. In ca. 80 % aller Fälle ist die SSP-Sehne, in 15 % die ISP-Sehne und in 5 % die SSC-Sehne von der Aussalzung von Hydroxylapatit-Kristallen betroffen. Begünstigende Faktoren, die die Erkrankung auslösen können, sind schwere manuelle Tätigkeit, Diabetes mellitus (25 %) und Niereninsuffizienz (55 %).

4.12.2 Pathogenese

Die Tendinitis calcarea stellt ein eigenständiges Krankheitsbild dar. Dies wird auch durch die geringe Komorbidität mit RM-Rupturen in nur 4 % der Fälle belegt. Eine Assoziation mit dem HLA-Komplex ist bis heute nicht bekannt. Die Erkrankung läuft phasenhaft ab (Uhthoff u. Sarkar 1990): In der **Formationsphase** bilden sich intrazellulär Hydroxylapatit-Kristalle, die mit einer partiellen Sehnennekrose einhergehen. Diese Phase ist fallweise äußerst schmerzhaft. Radiologisch ist sie dynamisch und kann innerhalb weniger Wochen ein gänzlich divergentes Bild zeigen. Darauf folgt die **Kalzifikationsphase**. Hier sind deutlich weniger Schmerzen zu erwarten. Das Kalkdepot wirkt radiologisch besser abgegrenzt und in sich homogener. In der **Ruhephase** ist die Schulter in einem schmerzarmen bis schmerzfreien Zustand, die entzündliche Komponente ist gering. Aktiviert sich die Entzündung, so kann das Kalkdepot in der **Resorptionsphase** eintreten. Riesenzellen räumen das Depot teilweise oder gänzlich ab. Diese Phase kann wiederum äußerst schmerzhaft verlaufen und dauert häufig vier bis sechs Wochen. In dieser Phase ist das Depot flüssig, wodurch die Sehne deutlich geschwollen ist. Schließlich endet der Prozess in der **Reparationsphase**, einem der Restitutio ad integrum entsprechenden Zustand, oder aber in der Sehnenruptur.

4.12.3 Diagnostik

Typische klinische Beschwerden bei Tendinitis calcarea sind eine limitierte Anteversion und Elevation der betroffenen Schulter im Sinne des Painful arc (80 bis 120 Grad in Ab- und Adduktion). Neer- und Jobe-Test sind meist positiv. Zusätzlich klagen die Patienten häufig über eine gestörte Nachtruhe und Schmerzen bei Überkopftätigkeiten der betroffenen Schulter. Oft ist ein starker Druckschmerz über dem Tuberculum majus bei Affektion des SSP festzustellen. Beim Infiltrationstest wird meist eine Mischung aus Lokalanästhetikum und Corticoiden in die Bursa subacromialis appliziert. Eine exakte Applikation lindert die Beschwerden dramatisch. Ein einmalig negatives Ergebnis sollte deshalb durch eine weitere Infiltration in kurzem Abstand überprüft werden.

! Die Anwendungsempfehlungen für Infiltrationen unter Verwendung von Corticosteroiden sind unbedingt zu befolgen.

Ein Röntgen in drei Ebenen bestätigt die Diagnose. Im Wesentlichen haben sich drei verschiedene Klassifikationen (Gärtner u. Heyer 1995, Molé et al. 1993, Bosworth 1941) durchgesetzt. An erster Stelle ist dabei zumindest im deutschsprachigen Raum die **Klassifikation nach Gärtner** (Gärtner u. Heyer 1995) zu nennen, der nach folgenden Kriterien unterscheidet:

- **Gärtner I:** dicht, scharf begrenzt (► Abb. 4-67) – entspricht klinisch der Ruhephase
- **Gärtner II:** dicht, unscharf begrenzt – kann klinisch der Kalzifikations- oder Resorptionsphase entsprechen
- **Gärtner III:** transparent, scharf begrenzt – kann klinisch der Kalzifikations- oder Resorptionsphase entsprechen
- **Gärtner IV:** transparent, unscharf begrenzt – entspricht klinisch der Formations- oder Reparationsphase

Zusätzlich ist eine US-Untersuchung sehr hilfreich, um Größe, Dichte, Lokalisation(en) und Verlauf der Erkrankung, abgesehen von den bekannten Aussagen der US-Untersuchung, festzustellen. Besonders wichtig dabei kann die exakte Lokalisation innerhalb der Sehne im Verhältnis zu anatomischen Landmarken (Inseration, z. B. am Tuberculum majus oder anterolateraler Acomionwinkel) sein. Die sonografische Einteilung der Depots wurde von Farin und Jaroma (1995) beschrieben:

- **Farin I:** echoreich mit scharfem Schallschatten (► Abb. 4-68) – entspricht Gärtner I, teilweise II
- **Farin II:** echoreich mit halbdurchlässigem Schallschatten – entspricht Gärtner II + III

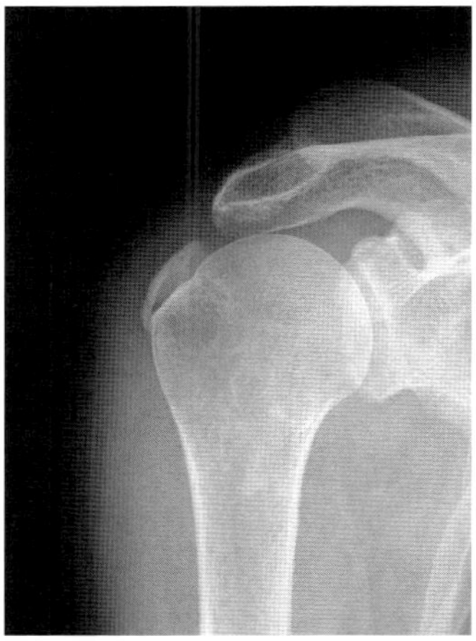

Abb. 4-67 Kalkdepot Gärtner I

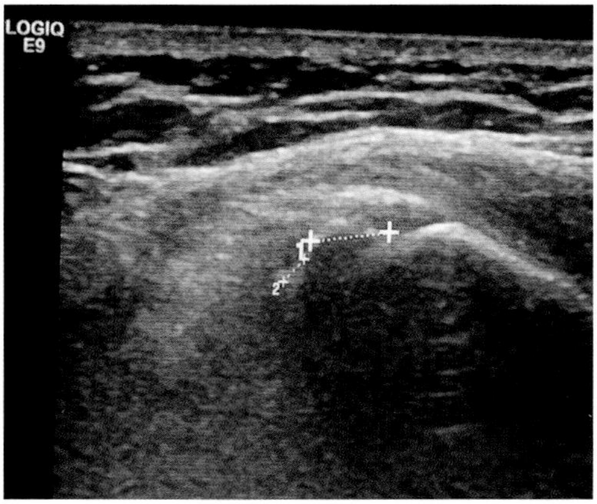

Abb. 4-68 Ultraschallbild: M. supraspinatus transversal mit Kalkdepot

- **Farin III:** echoreich ohne Schallschatten – entspricht Gärtner IV

MRT und CT sind Zusatzverfahren, die aber zur speziellen Diagnosestellung nicht erforderlich sind.

4.12.4 Therapie

Konservative Therapie

Als wichtigstes Ziel der Therapie sollte die Beibehaltung oder Re-Implementierung des physiologischen Schulterbewegungsmusters gelten. Dies setzt Schmerzfreiheit oder zumindest Schmerzarmut voraus. Abhängig vom Leidensdruck bieten sich Analgetika in Kombination mit gastroprotektiven Substanzen an. Anfänglich kann durch hochdosierte Gabe die akute Schmerzspirale durchbrochen werden, um das Chronifizieren der Beschwerden zu verhindern. Die zuvor erwähnte subacromiale Infiltration stellt ein hocheffektives und probates Mittel der Schmerztherapie dar. Nach Abklingen der akuten Schmerzepisode ist eine physikalische Therapie angezeigt. Eine Vielzahl verschiedener Verfahren, wie z. B. gepulster US, Stromtherapie, aktive und passive Bewegungstherapie, Kryo- oder Thermotherapie, sind sehr hilfreich, um sekundäre Schultersteife und anhaltende Schmerzen zu behandeln. Als Therapieverfahren der zweiten Reihe hat sich die Stoßwellentherapie (SWT) etabliert. Aktuell kann man davon ausgehen, dass die navigierte, hochenergetische und fokussierte SWT die vorteilhafteste Variante ist. Schwere Komplikationen nach SWT sind zwar beschrieben, stellen aber einen absolute Rarität dar.

Als erstes invasives Verfahren ist das Nadeln des Depots und somit das Setzen eines Entzündungs- und Heilungsstimulus zu erwähnen, ein wirkungsvolles, aber nicht überall gebräuchliches Verfahren. Generell wird das Nadeln unter Lokalanästhesie oder Sedoanalgesie durchgeführt. Nach Ortung des Depots (Röntgen, US) wird eine Nadel eingebracht und das Depot dann durch Aspiration und/oder gleichzeitiges Einspritzen von Flüssigkeit ausgespült und reduziert. Bei Gärtner-I-Depots ist dies wegen ihrer kreideartigen Konsistenz jedoch eher schwierig; selbst mit größeren Nadeln kann es ggf. zu nicht ausreichenden Reduktionen kommen. Fallweise ist diese Therapie trotz Analgetika und Lokalanästhesie für den Patienten sehr schmerzhaft.

Operative Therapie

Bei hohem Leidensdruck und nach erfolgloser konservativer Therapie ist die arthroskopische (ASK) Kalkdepotentfernung der Goldstandard. Die früher verwendete offene Technik spielt heute kaum noch eine Rolle, was ihren ungünstigeren Aspekten in Bezug auf Schnittlänge, Wundheilung und Muskeltrauma im Bereich des M. deltoideus zuzurechnen ist. Bei Betrachtung des Spektrums arthroskopischer Schulteroperationen ist die Therapie der TC als einfach bis mittelschwierig anzusehen. Dennoch ist die ASK bei TC eine nicht besonders populäre Operation, weil sich die Kalkdepotsuche fallweise äußerst langwierig gestalten kann (Operationsdauer bis zu zwei Stunden). Zur Ortung des oder der Depots empfehlen sich röntgenbasierte Bildverstärker oder Ultraschallgeräte sowohl prä- als auch interoperativ. Bildverstärker werden dabei wohl häufiger eingesetzt, da die Lernkurve anfänglich sehr viel steiler ist als mit dem Ultraschallgerät. Der Vorteil der US-gestützten Untersuchung liegt wegen der fehlenden Strahlenbelastung jedoch auf der Hand.

Die arthroskopische Kalkdepot-Curettage wird in Beach-Chair- oder in lateraler De-

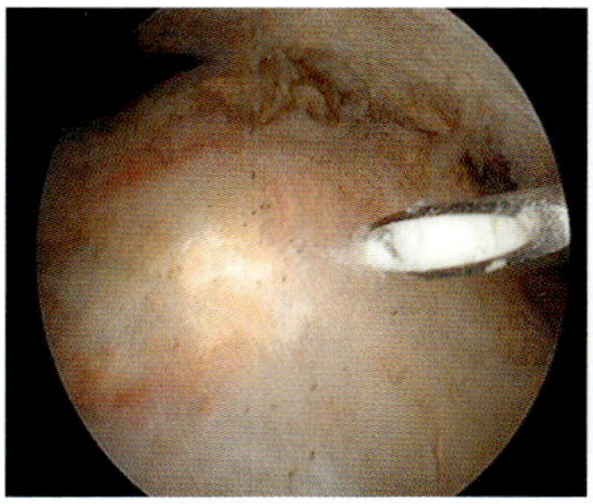

Abb. 4-69 Arthroskopiebild mit Nadelsondierung des Kalkdepots

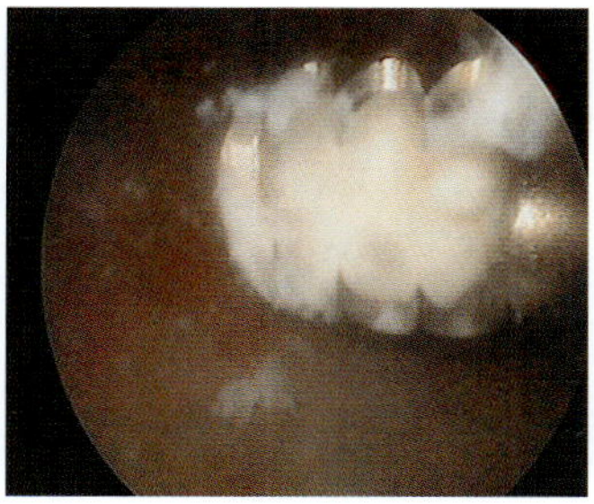

Abb. 4-70 Arthoskopiebild mit Shaver und aufgefundenem Kalkdepot

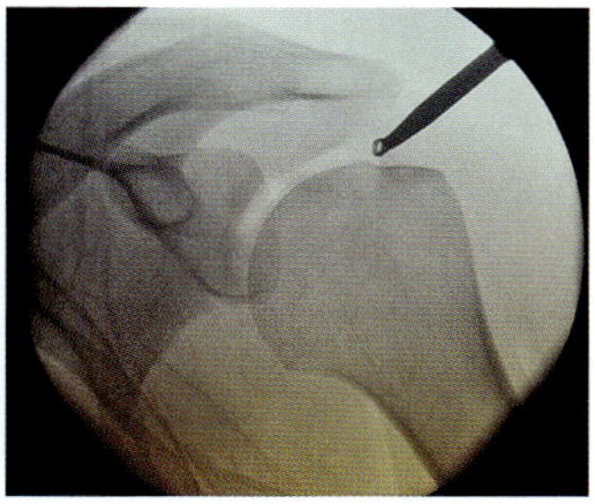

Abb. 4-71 Bildwandlerbild mit Kalkdepot und Curette

cubitus-Lage, meist in Vollnarkose, durchgeführt. Zuerst erfolgt die Inspektion des Glenohumeralraums zur Evaluierung eventuell vorliegender Schäden. Danach wird der Subacromialraum arthroskopiert und nach Setzen des lateralen Portals bursektomiert. Wichtig ist die schonende Präparation der RM. Es empfiehlt sich ganz besonders, die Bursektomie weit nach lateral und ventral durchzuführen. Dies wird durch eine Abduktions- oder Anteversionsstellung von 30 Grad deutlich erleichtert. Sobald man freie Sicht auf die RM hat, beginnt man mit der Depotsuche (entweder palpatorisch oder röntgen- oder US-gestützt). Ist das Depot lokalisiert, kann man mit einer Nadel das Depot sondieren (► Abb. 4-69). Im Lumen zeigen sich häufig die typischen schneeweißen Ablagerungen (► Abb. 4-70).

Zusätzlich kann das Palpieren der Sehne mit dem Trokar eine Verdichtung innerhalb der Sehne erkennen lassen. Schließlich erfolgt das sparsame Inzidieren des Depots mit der Klinge (Schnitt verläuft parallel zum Faserverlauf des Sehnengewebes) und das Curettieren des Depots (► Abb. 4-71). Mithilfe eines Röntgen- oder Ultraschallbilds wird das Ergebnis evaluiert und die Curettage bei zufriedenstellendem Ergebnis beendet.

Wesentlich sind folgende Erkenntnisse nach Durchsicht der Literatur:

- Die Curettage muss nicht zwingend komplett sein, um gute und sehr gute klinische Ergebnisse zu generieren.
- Eine angeschlossene Acromioplastik (ohne Vorliegen von Osteophyten) scheint das postoperative Ergebnis nicht signifikant zu verbessern.
- Eine Naht der RM im Curettage-Gebiet ist nicht erforderlich, es sei denn, der Defekt ist schwerwiegend.

4.12.5 Nachbehandlung

Postoperativ ist ein Dreieckstuch für ein bis zwei Tage (in Abhängigkeit vom Ausmaß der Curettage eventuell auch länger) empfohlen. Da die postoperative Phase an sich eher weniger schmerzhaft ist, kann nach einer anfänglich passiven Mobilisation zügig mit einer aktiv assistierten begonnen werden. Mit einer weitestgehend wiederhergestellten Schulterfunktion ist aus Erfahrung des Autors frühestens nach sechs bis zehn Wochen zu rechnen.

Literatur

Literatur zu diesem Kapitel finden Sie im Anhang und unter www.schattauer.de/3052

4.13 Entrapment des N. suprascapularis

Thomas Tischer

4.13.1 Einleitung

Nervenengpasssyndrome an der Schulter sind relativ selten, werden jedoch zunehmend häufiger diagnostiziert. Das häufigste Nervenentrapment an der Schulter betrifft dabei den N. suprascapularis, der zum einen im Bereich der Incisura scapulae superius und im Verlauf um die Spina scapulae eingeengt werden kann. Im Folgenden werden zunächst die Anatomie des Nervs, die Pathogenese, Diagnostik und Therapie dargestellt.

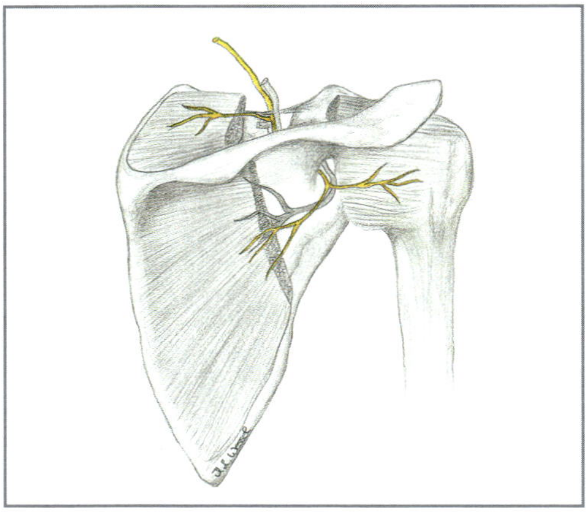

Abb. 4-72 Anatomischer Verlauf des N. suprascapularis. Beachte v. a. die Beziehung zum Lig. transversum scapulae superius und Proc. coracoideus, die zur Orientierung bei der arthroskopischen Visualisierung dient (mit freundlicher Genehmigung von Frau Wessel).

Anatomische Grundlagen

Der N. suprascapularis innerviert die posterosuperiore RM (Mm. supraspinatus et infraspinatus) und ist für die sensible Innervation von Anteilen des AC-Gelenks, des Subacromialraums und des Glenohumeralgelenks (obere und dorsale Anteile) verantwortlich.

Kenntnisse über den Verlauf des Nervs sind Grundlage für die Therapie (► Abb. 4-72) (Bigliani et al. 1990). Der N. suprascapularis entspringt aus Fasern des Truncus superior des Plexus brachialis (Nervenwurzel C5 und C6, in 22 % auch aus C4), quert das seitliche Halsdreieck und läuft dann durch die Incisura scapulae superior (unterschiedlich tiefe Ausbildung möglich; engl. »suprascapular notch«) in die Fossa supraspinata. Dabei läuft er unterhalb des Lig. transversum scapulae (kann verknöchern), während die A. und V. suprascapularis meist oberhalb verlaufen. Als anatomische Variante ist ein zweiteiliges Lig. transversum scapulae superius beschrieben (Ticker et al. 1998). Nach Durchquerung werden motorische Äste zur Innervation des M. supraspinatus abgegeben. Der Abstand der Incisura scapulae zum Glenoidrand beträgt ca. 3 cm (Varianz 2,5 bis 3,9 cm), während die Distanz von der Spina scapulae zum posterioren Glenoidrand ca. 1,8 cm (Varianz 1,4 bis 2,5 cm) beträgt (Bigliani et al. 1990). In die Fossa infraspinata gelangt der Nerv (zusammen mit der Arterie) schließlich durch die Incisura spinoglenoidalis unterhalb des Lig. transversum scapulae inferius (in 14 % bis 100 % der Fälle vorhanden, auch Lig. spinoglenoidale genannt, engl. »sphinoglenoid ligament«) (Ticker et al. 1998, Plancher et al. 2005). Das Lig. spinoglenoidale zieht von der Basis der Spina scapulae in die posteriore Kapsel und wird bei Adduktion und Innenrotation angespannt. Nach Passieren des Lig. spinoglenoidale gibt der Nerv die motorische Innervation für den M. infraspinatus ab.

4.13.2 Pathogenese

Zu einem Engpasssyndrom des N. suprascapularis kann es auf unterschiedlichen Wegen kommen. Am häufigsten kommt es bei paralabralem Ganglion und massiv retrahierten RM-Rupturen vor (Moen et al. 2012). Die Inzidenz von paralabralen Ganglien wird dabei mit bis zu 1 % der diagnostizierten Schulterpathologien angegeben (Ticker et al. 1998). Diese Ganglien entstehen durch Schäden am superioren oder posterosuperioren Labrum, wodurch es zum Flüssigkeitsstrom durch einen Ventilmechanismus, ähnlich der Baker-Zyste am Knie, in die paralabralen Regionen kommt. Durch den Volumeneffekt des Ganglions entsteht eine Nervenkompression, vorwiegend distal der motorischen Innervation des M. supraspinatus, sodass meist nur der M. infraspinatus betroffen ist (► Abb. 4-73).

Noch unklar ist die Rolle von Traktionsschäden am Nerv bei massiv retrahierten Supraspinatussehnenrupturen. In einem Kadavermodel konnte eine vermehrte Traktionsbelastung im Bereich der Incisura scapulae superius auf den N. suprascapularis bei medialer Muskelretraktion gezeigt werden (► Abb. 4-74) (Albritton et al. 2003). In einer anderen Kadaverstudie konnte weiter der Nervenverlauf bei Supraspinatussehnenruptur, anschließender Refixation und zudem Freilegung an der Incisura scapulae superius simuliert werden. Durch die Refixation kam es zu einer Normalisierung des Nervenverlaufs, wobei durch die Freilegung an der Inzisur eine zusätzliche Mobilität geschaffen werden konnte (Massimini et al. 2013). Eine aktuelle prospektive klinische Studie konnte jedoch nur in einem von 50 Fällen massiver RM-Rupturen (SSP/ISP) eine Beteiligung des N. suprascapularis elektromyografisch nachweisen, folglich wurde keine routinemäßige Nervendekompression bei massiven RM-Rupturen empfohlen (Collin et al. 2014). Hier ist sicherlich noch weitere Forschung notwendig, um die Rolle des Nervenrelease bei retrahierten RM-Rupturen zu klären.

Neben den statischen Schäden kann es auch bei »Überkopf«-Sportlern, v. a. im Bereich des Lig. spinoglenoidale, durch den Zug am Ligament bei der Wurfbewegung (in der

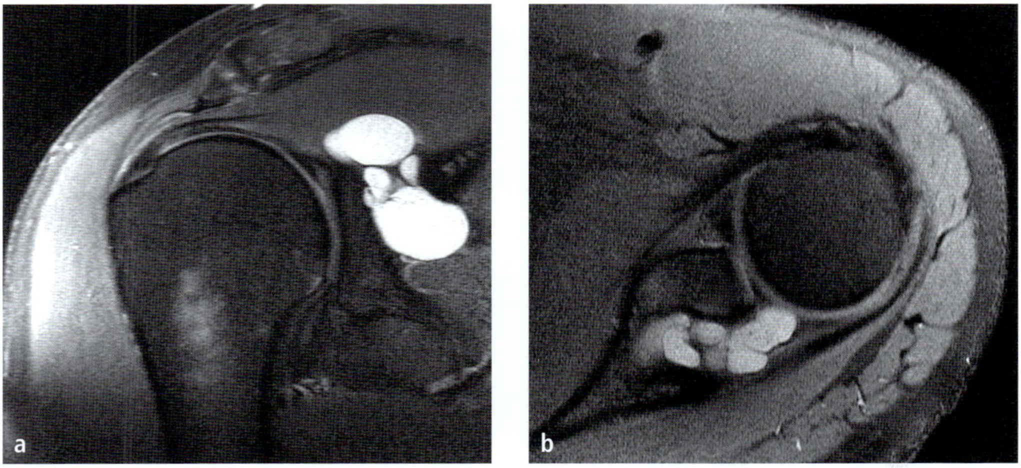

Abb. 4-73 MRT eines Ganglions im Bereich der Incisura scapulae superius
a Sagittaler Schnitt **b** Transversaler Schnitt

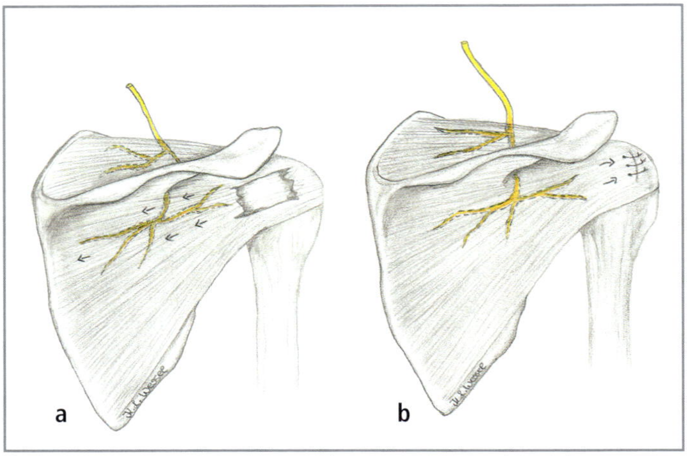

Abb. 4-74 Darstellung des Nervenverlaufs (mit freundlicher Genehmigung von Frau Wessel)
a Bei retrahierter Rotatorenmanschette mit Zug auf den Nerv im Bereich der Spina scapulae bzw. der Incisura scapulae superius
b Normalisierung der Verlaufsrichtung des Nervs nach Rekonstruktion der Rotatorenmanschette

Endphase bei Innenrotation und Adduktion) zu einer Nervenkompression kommen (Lajtai et al. 2009).
Auch anatomische Varianten können einen Nervenengpass begünstigen. Die Kalzifizierung oder Hypertrophie des Lig. transversum scapulae superius sowie anatomische Varianten in der Notchgröße der Incisura scapulae superius können zu einer Nervenkompression führen.
Iatrogene Nervenläsionen sind insgesamt selten, wobei Läsionen des N. suprascapularis fast nicht berichtet werden (Carofino et al. 2013). Um iatrogene Schäden zu vermeiden, ist dabei der Verlauf des Nervs unbedingt zu berücksichtigen (Gumina et al. 2011).

> **!** Es besteht ein hohes Gefährdungspotenzial des N. suprascapularis bei offenen und arthroskopischen Prozeduren am Scapulahals.

Auch eine Mitbeteiligung des Nervs bei Frakturen (v. a. im Bereich des Glenoidhalses) oder starken Traktionsbelastungen ist möglich.

4.13.3 Diagnostik

Klinische Symptome des Nervenengpasssyndroms sind hauptsächlich posterior lokalisierte Schulterschmerzen, die häufig bei Überkopfarbeiten verstärkt werden. Zudem zeigt sich oft eine Außenrotationsschwäche und im Endstadium eine Muskelatrophie, v. a. im Bereich des M. infraspinatus. Klinisch kann versucht werden, durch einen **Stresstest** des N. suprascapularis einen Nervendehnungsschmerz auszulösen (Schmerzen im dorsalen Schulterbereich). Dabei steht der Untersucher hinter dem Patienten und dreht dessen Kopf von der betroffenen Schulter weg. Mit der anderen Hand wird dabei die Schulter vorsichtig retrahiert (Lafosse et al. 2011). Bildgebend ist die **MRT** Mittel der Wahl zur weiteren Abklärung. Insbesondere Ganglien können damit exakt dargestellt werden (► Abb. 4-73). Im Einzelfall können elektromyografische Studien zur Dokumentation der Muskelschwäche durchgeführt werden. Engpässe durch ligamentäre Einengung sind schwieriger zu diagnostizieren und erfordern in der Regel eine neurologische Abklärung (Nervenleitgeschwindigkeit). Ggf. kann auch eine diagnostische

Infiltration mit Lokalanästhetikum zielführend sein. Differenzialdiagnostisch müssen andere Schulterpathologien sowie eine cervicale Radikulopathie ausgeschlossen werden.

4.13.4 Therapie

In Fällen ohne erkenntliche strukturelle Ursachen wie große paralabrale Ganglien, retrahierte RM-Rupturen oder SLAP-Läsionen kann oftmals mit einer konservativen Therapie begonnen werden. Diese umfasst die Verschreibung von NSARs, eine Belastungsmodifikation und gezielte Dehnungs- und Kräftigungsprogramme (RM, Deltamuskel, periscapuläre Muskulatur) kombiniert mit scapulären Stabilisierungsübungen. Sollte die konservative Therapie nicht zum Erfolg führen, sollte die operative Versorgung nicht zu lange hinausgezögert werden, um irreversible Schäden an Nerv und Muskulatur zu vermeiden (Moen et al. 2012).
Die offene chirurgische Darstellung ist aufwendig und mit hoher Zugangsmorbidität verbunden, besonders bei Kompression im Bereich der Incisura scapulae superius. Für Dekompressionen im Bereich der Spina scapulae ist ein minimalinvasives Vorgehen beschrieben (Mall et al. 2013). Das arthroskopische Vorgehen ist in den meisten Fällen die Therapie der Wahl (Moen et al. 2012, Lafosse et al. 2011, Youm et al. 2006, Piatt et al. 2002, Kim et al. 2012). Entscheidend ist die Therapie der Ursache: So ist oftmals die Beseitigung der formalen Pathologie ausreichend (retrahierte RM-Ruptur), ohne dass ein explizites Nervenrelease erfolgen muss. Eine Erholung des Nervs wurde nach alleiniger RM-Rekonstruktion dokumentiert (Costouros et al. 2007).

Behandlung paralabraler Ganglien

Die arthroskopische Dekompression der paralabralen Ganglien kombiniert mit einer Rekonstruktion des superioren/posterosuperioren Labrums ist die Therapie der Wahl. Ist dabei das Labrum fest verankert, kann auch oberhalb des Labrums eingegangen werden, wobei dann der Zugang am Ende wieder verschlossen werden sollte (► Abb. 4-75). Eine formale Darstellung des Nervs ist hierbei nicht notwendig (Youm et al. 2006). Eine Aspiration allein verhindert nicht zuverlässig das Wiederkehren der Zyste (Piatt et al. 2002). Entscheidend ist die Refixation des Labrums, um den Ventilmechanismus zu unterbinden, der zur Entste-

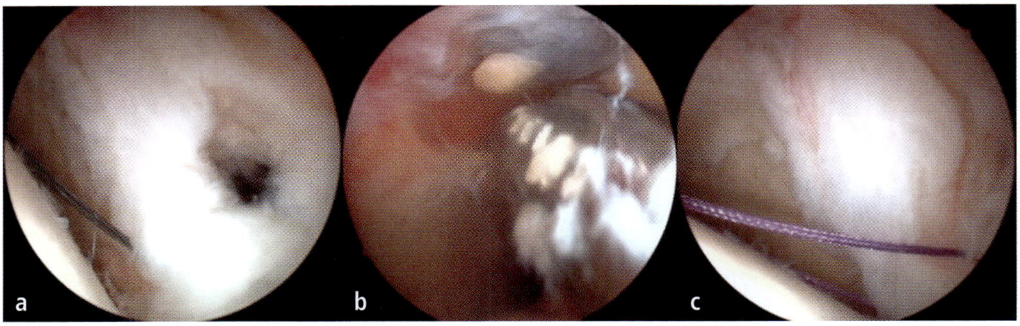

Abb. 4-75 Intraoperative Darstellung eines paralabralen Ganglions
a Optik im lateralen Portal mit Blick auf die Kapselöffnung
b Mit einem Shaver wird das Ganglion eröffnet und débridiert.
c Anschließend erfolgt die Naht der Zugangsstelle.

hung des Ganglions führt. Eine begleitende Dekompression des Ganglions führt im Vergleich zur alleinigen Labrumrefixation zu gleichen Ergebnissen (Kim et al. 2012).

Dekompression an der Incisura scapulae superius

Die subacromiale Visualisierung geschieht über ein posteriores Portal. Ein lateraler Zugang dient der Bursektomie und der Darstellung der Spina scapulae und des AC-Gelenks. Nach Anlage eines modifizierten Neviaser-Portals posterior des AC-Gelenks erfolgt die Darstellung der coracoclaviculären Bänder, zunächst des lateralen Anteils (Lig. trapezoideum) und dann der medialen Anteile (Lig. conoideum) von posterior. Durch vorsichtige, stumpfe Präparation entlang des Lig. conoideum nach inferior gelangt man zum Lig. transversum scapulae superius (► Abb. 4-72). Es folgt die Darstellung der Arterie und das stumpfe Austasten der Incisura mit Durchtrennung des Bands (Lafosse et al. 2011).

! Das Nervenrelease erfordert viel Erfahrung und eine vorsichtige Präparation, um den Nerv nicht zu schädigen. Entscheidend ist eine gute Visualisierung mit Darstellung der anatomischen Landmarken. Shaver und elektrothermische Geräte sind nur vorsichtig und abgewandt von Nerven zu benutzen.

Dekompression an der Incisura spinoglenoidalis

Kann eine Kompression durch das Lig. sphenoglenoidale nicht konservativ therapiert werden, ist auch hier eine operative Dekompression indiziert (Moen et al. 2012). Hierzu gibt es in der Literatur noch relativ wenige Erfahrungen. Die Dekompression kann hier sowohl arthroskopisch als auch mini-open durchgeführt werden (Moen et al. 2012, Mall et al. 2013, Cummins et al. 1999).

4.13.5 Nachbehandlung

Die Nachbehandlung einer Nervendekompression richtet sich nach der Behandlung der zugrunde liegenden Pathologie. Erfolgt eine Rekonstruktion der RM, bestimmt diese das Nachbehandlungsregime (► Kap. 4.4). Erfolgt eine Rekonstruktion des Labrums, ist diese richtungsweisend für die Nachbehandlung (► Kap. 4.6). Eine isolierte Nervendekompression bei irreparabler RM-Ruptur kann frühfunktionell nachbehandelt werden. Insgesamt ist in der Rehabilitation bei vorhandener Schwäche des M. infraspinatus besonderes Augenmerk auf die Wiederherstellung der Außenrotationskraft zu legen.

Zusammenfassung

Engpasssyndrome des N. suprascapularis sind insgesamt selten, in den letzten Jahren jedoch zunehmend diagnostiziert. Diagnostisch ist eine gute klinische Untersuchung sowie Bildgebung mittels MRT, ggf. ergänzt durch EMG/NLG, hinweisend. Entscheidend ist es, die Ursache zu finden und entsprechend zu therapieren (z. B. RM-Refixation, SLAP-Repair). Die Arthroskopie ist dabei eine exzellente Methode zur extraartikulären Nervendarstellung und Dekompression. Wann isolierte Nervendekompression(en) zusammen mit RM-Refixationen durchzuführen sind, ist Gegenstand der Diskussion.

Literatur

Literatur zu diesem Kapitel finden Sie im Anhang und unter www.schattauer.de/3052

4.14 Scapuladyskinesie

Julian Dexel, Philip Kasten

4.14.1 Einleitung

Die Scapula stellt ein zentrales Element im Bewegungsablauf des Armes dar. Knöcherne wie auch weichteilige Verletzungen, Muskelinsuffizienzen und -dysbalancen können die Scapula in ihrer Position und Funktion beeinträchtigen. Die Folge ist ein Abheben und eine Fehlrotation des Schulterblattes, was als Scapuladyskinesie bezeichnet wird.

4.14.2 Klassifikation

Nach **Kibler** kann die Scapuladyskinesie in drei pathologische Grade sowie einen nichtpathologischen Zustand eingeteilt werden (Kibler et al. 2010):

- **Grad 1:** Abheben der Margo inferior der Scapula
- **Grad 2:** Abheben der gesamten Margo medialis
- **Grad 3:** Abheben medial und superior
- **Grad 4:** symmetrische und unauffällige Scapulabewegung

Die Gruppeneinteilung nach Kibler hat eine geringe Interobserver-Reliabilität mit Kappa-Werten von 0,40 bzw. 0,44 (Myers et al. 2005, McMullen u. Uhl 2000). Die Interobserver-Reliabilität bei der Einteilung in »keine Scapuladyskinesie« oder »vorhandene Scapuladyskinesie« liegt bei 79 % (Kappa 0,41) (McMullen u. Uhl 2000). Die visuell gestellte Verdachtsdiagnose muss dann durch weitere klinische Untersuchungen verifiziert werden.

4.14.3 Pathogenese

Scapuladyskinesie

Als Scapuladyskinesie (griech. dys = gestörte, kinesie = Bewegung) wird eine pathologisch veränderte Position der Scapula in Ruhe und bei Bewegung bezeichnet, die durch Muskelinsuffizienzen, ein gestörtes Gleichgewicht der glenohumeralen und scapulothorakalen Muskulatur (scapulothorakaler Rhythmus) oder durch Kontrakturen bzw. Verletzungen der Schulter, wie z. B. nach einer fehlverheilten Scapulafraktur, entstehen kann.

Allerdings wird eine Scapuladyskinesie auch bei asymptomatischen Personen beobachtet. Bei Beschwerden und gleichzeitig vorhandenen Schulterpathologien kann eine Scapuladyskinesie die Heilung behindern (Kibler et al. 2012).

Im Einzelnen subsumiert man unter dem Begriff der Scapuladyskinesie entsprechend einer Konsensuskonferenz die folgenden Befunde (Kibler et al. 2009):

- eine abnorme statische Position der Scapula und/oder eine abnorme Scapulabewegung mit einem Abheben der Margo medialis oder
- eine Prominenz des Angulus inferior und/oder
- eine frühe Elevation oder ein Hochziehen des Schulterblattes bei Elevation oder eine zu schnelle Rotation nach unten beim Absenken des Armes (Second Scapula Summit 2006).

Das häufigste klinische Bild beim Anheben des Armes ist gekennzeichnet durch einen prominenten inferioren medialen Scapularand, der aus einer reduzierten posterioren Kippung der Scapula resultiert (Second Scapula Summit 2006).

Biomechanik

Eine koordinierte Bewegung der Scapula mit dem Oberarm ist die Basis für eine effiziente Schulter-/Armbewegung. Es erfolgt dabei im Idealfall ein koordiniertes zeitliches und räumliches dreidimensionales Zusammenspiel des Glenohumeralgelenks mit der Scapula. Bei der Abduktion des Armes ist eine synchrone Rotation nach oben (um die horizontale Achse senkrecht zur Scapula), eine Außenrotation (um die senkrechte Achse durch die Scapula) und eine posteriore Kippung notwendig, um den subacromialen Raum freizugeben und dem Humeruskopf ein stabiles Widerlager mit maximalen Kompressionskräften zu bieten (Kasten et al. 2013a, Kasten et al. 2013b, Kasten u. Lützner 2010). Messungen von Ludewig et al. haben bei einer humerothorakalen Elevation bis 120 Grad gezeigt, dass bei der ersten 30-Grad-Aufwärtsrotation eine laterale Translation und eine Rotation auftreten. Bei weiterer Elevation rotiert die Scapula ca. 39 Grad aufwärts und kippt gleichzeitig ca. 21 Grad rückwärts, um das Glenoid in einer optimalen Position einzustellen (Ludewig et al. 2009). Die Bewegung der Scapula wird bei maximaler Elevation noch größer, sodass bis zu 60 Grad durch die Bewegung im Scapulothorakalgelenk übernommen werden, während die restlichen 120 Grad auf das Glenohumeralgelenk entfallen (Putz 2002). Der anatomische Drehpunkt des Schulterblattes liegt im ACG. Die primäre Scapulabewegung mit Auf- und Abwärtsrotation erfolgt um die Sagittalachse der Scapula, die durch das ACG zieht. Die sekundäre Scapulabewegung besteht aus der anterioren und posterioren Kippung entlang einer lateralen Achse, die durch das ACG parallel zur Spina scapulae zieht. Die tertiäre (akzessorische) Achse mit Innen- und Außenrotation ist um die craniocaudale Achse möglich, die ebenfalls durch das ACG zieht (Wu et al. 2005).

Die oberen und unteren Fasern des M. trapezius und der M. serratus anterior sowie die hinteren Rhomboiden stabilisieren und bewegen die Scapula auf der Thoraxwand in einem Kräftegleichgewicht (► Abb. 4-76) (Bagg u. Forrest 1986, Bagg u. Forrest 1988). Beim Anheben des Armes erlaubt der untere Anteil des M. trapezius mit seiner Befestigung am medialen Rand der Scapula, das Drehzentrum der Scapula beizubehalten. Sein Ansatz an der Spina scapulae stabilisiert die Scapula in der Weise, dass die Krafteinleitung entlang der Spina scapulae erfolgen kann. Ferner hilft er bei der Aufwärtsrotation der Scapula mit. Der untere Anteil des M. trapezius spielt nicht nur bei der Aufwärtsrotation der Scapula eine wichtige Rolle, da er einen langen Hebelarm

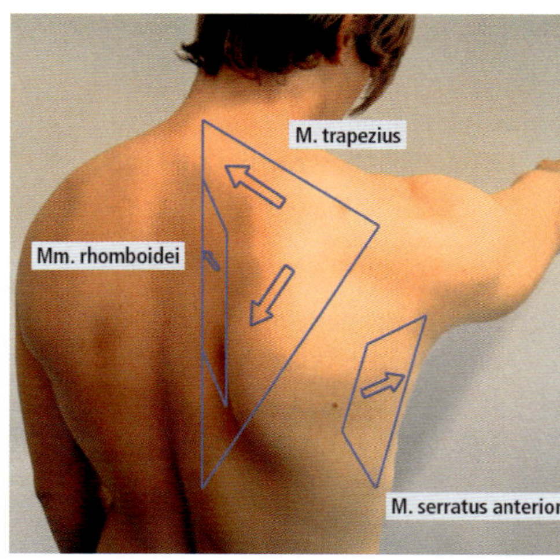

Abb. 4-76 Das rechte Schulterblatt kann von der Muskelschlinge aus dem M. serratus anterior, dem unterem Anteil des M. trapezius und den posterioren Rhomboiden bei Anteversion des Armes nicht am Thorax stabilisiert werden, sodass sich der mediale Rand abhebt. Der M. serratus anterior sowie der untere Anteil des M. trapezius bilden das »force couple« (Kräftepaar) (mit freundlicher Genehmigung aus: Dexel et al. 2013).

an der Margo inferior hat (Bagg u. Forrest 1988), sondern auch als Stabilisator beim Absenken des Armes aus der angehobenen Position: Er hält die Scapula am Brustkorb, wenn der angehobene Arm abgesenkt wird. Der M. serratus anterior, der bei Liegestützen eine hohe elektromyografische Aktivität aufweist, ist Protraktor der Scapula (Decker et al. 1999). Andere Studien zeigen, dass er auch eine Aufwärtsrotation, eine posteriore Kippung und eine Außenrotation ermöglicht, indem er die mediale Kante und den Angulus inferior stabilisiert und ein Abheben verhindert (Ludewig et al. 1996). Die Insertion des M. serratus an den Rippen ermöglicht diese komplexe Funktion durch den breit gefächerten Ursprung. Die höchste Muskelaktivität hat der M. serratus in der Phase des Ausholens beim Werfen. Dabei funktioniert er vor allem als Außenrotator und Stabilisator der Scapula in der Armbewegung. Wenn die Scapula in Retraktion und Außenrotation positioniert ist, ermöglicht dies die optimale Muskelaktivierung der Schultermuskulatur (u. a. RM). Deshalb ist die Scapularetraktion ein obligater und integraler Teil eines normalen scapulohumeralen Rhythmus. Dies ist in Zusammenhang mit einer synergistischen Muskelaktivierung von Muskelgruppen der Hüfte und des Rumpfes bis hin zur Scapula und dem Arm zu sehen, was dann die maximale Muskelaktivierung jener Muskeln erlaubt, die an der Scapula ihren Ursprung haben (Dexel et al. 2013, Ekstrom et al. 2007, Kibler et al. 2001, McClure et al. 2012). Die retrahierte Scapula kann dann als stabile Basis für die Muskulatur der RM fungieren.

Kopathologien

Die Ursache-Wirkungs-Beziehung bleibt bei der Scapuladyskinesie unklar, da auch andere Veränderungen wie neurologische Ursachen, Skoliosen oder eine instabile Lendenwirbelsäule ebenfalls eine Scapuladyskinesie verursachen können (▶ Tab. 4-17). Bei Wurfsportlern ist die Scapuladyskinesie oft Teil eines Symptom- und Befundkomplexes mit Innenrotationsdefizit und Hyperlaxität. Die Innenrotationseinschränkung (GIRD) kann durch repetitive Überkopfbewegungen und das fehlende Beüben der muskulären Gegenspieler auftreten. Zur Entstehung dieser Innenrotationseinschränkung gibt es verschiedene Annahmen. Basierend auf intraoperativen Beobachtungen wurde eine Ursache in einer hypertrophierten hinteren Kapsel gesehen (Ellenbecker et al. 2002, Ellenbecker et al. 1996). Burkhart et al. beschreiben, dass der Verlust an Innenrotation auf eine Kontraktur und Verdickung der dorsalen muskulokapsulären Weichteile zurückzuführen ist (Burkhart et al. 2003a) und zu einer Verschiebung des glenohumeralen Kontaktpunktes nach posterosuperior führt. Daraus resultieren eine vermehrte Außenrotation sowie eine sekundäre Schädigung des superioren Labrums und der RM (Burkhart et al. 2003a, Burkhart et al. 2003b).

4.14.4 Diagnostik

Von dorsal erfolgt die Inspektion der Scapula in Ruhe, wobei auf Seitenunterschiede und ein Hervorstehen des Angulus inferior oder der Margo medialis geachtet wird. Eine Verstärkung der Scapuladyskinesie kann durch das Halten eines Gewichts in der Hand, bei z. B. 90 Grad Anteversion, provoziert werden (Kibler et al. 2012). Die alleinige inspektorische Beurteilung wird als nicht ausreichend angesehen und sollte daher durch folgende klinische Tests ergänzt werden (Kibler et al. 2009): Der »Scapula assistance«-Test und der »Scapula retraction«-Test können den visuellen Verdacht bestätigen (Kibler u. Sciascia 2010). Beim **»Scapula assistance«-Test** sta-

Tab. 4-17 Ursachen der Scapuladyskinesie (Kibler u. Sciascia 2013)

Ursachen	Beschreibung
neurologische Faktoren	• Nervenlähmung/-läsionen (z. B. N. thoracicus longus) • Plexusschädigung bei Geburt • cervicale Radikulopathie
Gelenkstörungen	• Labrumläsionen, SLAP-Läsionen • AC-Separationen • RM-Läsionen • glenohumerale Instabilitäten • Impingement
knöcherne Ursachen	• Fraktur der Clavicula und/oder der Scapula • Skoliose
Inflexibilität	• Beweglichkeitseinschränkung/Steifheit M. pectoralis minor • Verkürzung der posteroinferioren Kapsel • GIRD
muskuläre Ursachen	• Schwäche M. serratus anterior • Schwäche der unteren Anteile des M. trapezius
Störung der kinetischen Kette	• fehlende Rumpfstabilität • Schwäche der Hüftmuskulatur/unteren Extremität

bilisiert der Untersucher die Scapula bei der Abduktion des Armes am Thorax und kompensiert somit die insuffiziente Muskulatur. Dies führt bei positivem Untersuchungsergebnis zu einer sofortigen Besserung der Beschwerden und zu einer erweiterten Beweglichkeit der Schulter. Beim »**Scapula retraction**«-**Test** wird der mediale Rand der Scapula mit einer posterioren Kippung in einer leicht retrahierten Position manuell stabilisiert. Der Test gilt als positiv, wenn es zu einer Schmerzabnahme bzw. Kraftzunahme in isometrisch gehaltener Elevation in der Scapulaebene kommt (Kibler et al. 2009, McClure et al. 2012). Zur Quantifizierung können der »**Sitting hand press-up**«-**Test** (Hong et al. 2011) und der »**Lateral scapular slide**«-**Test** verwendet werden (Odom et al. 2001, Shadmehr et al. 2010).

Eine Hyperlaxität (typisch ist ein pathologisches Sulcus-Zeichen unterhalb des Acromions beim axialen Herunterziehen des Armes), eine Instabilität (positives Apprehension-Zeichen) und das Ausmaß der Rotation im Glenohumeralgelenk in 90 Grad Abduktion im Seitenvergleich (Innenrotationsdefizite > 10 Grad im Seitvergleich im Sinne eines GIRD) sollten ebenfalls in der klinischen Untersuchung überprüft und differenzialdiagnostisch in Betracht gezogen werden.

4.14.5 Therapie

Assoziierte Pathologien und Operationstechniken

Eine operative Therapie der Scapuladyskinesie existiert nicht, jedoch ist die Scapuladyskinesie mit Pathologien assoziiert, die mit einem operativen Ansatz angegangen werden können. Bezüglich der spezifischen operativen Möglichkeiten verweisen die Autoren auf die entsprechenden Unterkapitel im Buch.

Eine Scapuladyskinesie kann durch die Fehlpositionierung und Fehlbewegung der Scapula zu einer relativen Einengung des Subacromialraums und damit zu einem **Impingement** führen. Diese funktionelle Enge kann wiederum eine Bursitis und Sehnenreizungen bedingen. Es konnte gezeigt werden, dass Patienten mit einem Impingement und einer Scapuladyskinesie veränderte Aktivierungsmuster der scapulastabilisierenden Muskulatur haben (Cools et al. 2003). So konnte eine erhöhte Aktivität des oberen M. trapezius und eine verminderte Aktivierung des M. serratus anterior festgestellt werden (Cools et al. 2003, Ludewig u. Cook 2000). Bei »Überkopf«-Sportlern kann es bei einer Scapuladyskinesie bei Abduktion und Außenrotation des Armes verstärkt zu einem posterosuperioren Impingement (inneren Impingement) kommen, d.h. zum »Einklemmen« der RM zwischen dem Oberarmkopf und dem hinteren und/oder oberen Glenoidrand (Kibler et al. 2009, Ellenbecker et al. 2012, Jobe et al. 1989) (► Abb. 4-77). Arthroskopisch finden sich oft gelenkseitige Partialläsionen des M. infra- und supraspinatus (meist horizontale Auffaserungen) als Folge von Scher- und Kompressionsbelastungen, verursacht durch die extreme Außenrotation und Abduktion. Diese können arthroskopisch débridiert bzw. bei Rissen >50 % an der Ansatzzone refixiert werden. Oft ist es intraoperativ so, dass die Ansatzzone am Tuberculum majus intakt ist, aber horizontale Lappenrisse im intraartikulären sehnigen Anteil vorhanden sind. Bei Rissen >50 % können diese, z.B. mit einer Matratzennaht, wieder adaptiert werden.

Eine Fehlpositionierung der Scapula kann eine suboptimale Aktivierung der noch intakten RM-Muskulatur bedingen. Eine exzessive Scapulaprotraktion führte z.B. zu einer Reduktion der maximalen RM-Kraft um 23 % (Kebaetse et al. 1999). Kibler et al. konnten nachweisen, dass in Scapularetraktion die Kraft des M. supraspinatus bei Patienten mit Schulterschmerzen um 24 % und

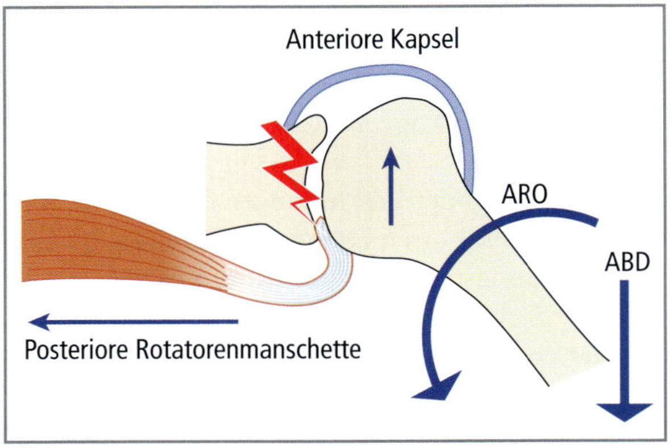

Abb. 4-77 Die Schulter bei einer Wurfbewegung in Abduktion und Außenrotation. Besteht eine vordere Laxität, transloziert die Schulter nach vorn. Bei weiterer Abduktion und Außenrotation kann es zum Kontakt des posterioren Anteils des Humeruskopfs mit dem hinteren Glenoid kommen. Bei fortgesetzter horizontaler Abduktion klemmen der hintere Supraspinatussehnenanteil und die Infraspinatussehne ein. Dies kann zu einer Tendinopathie, (Partial-)Ruptur oder zu einer SLAP-Läsion führen (nach Kasten u. Lützner 2010).

bei Probanden ohne Schulterschmerzen um 11 % anstieg (Kibler et al. 2006). Man kann zusammenfassen, dass die Positionierung der Scapula in Protraktion für die Kraftentfaltung der RM suboptimal ist.
Eine Scapuladyskinesie wurde von Burkhart (Burkhart et al. 2003) und Myers (Myers et al. 2005) häufiger bei Sportlern mit Labrumläsionen festgestellt. Die veränderte Position der Scapula kann den Stress auf die oberen Labrumstrukturen sowie die Bizepssehne beim »peel-back« in der maximalen Wurfarmposition noch verstärken. Hierbei können SLAP-Läsionen auftreten.
Verletzungen des AC-Gelenks sind relativ häufig. Bei Subluxationen oder Luxationen im AC-Gelenk geht die stabilisierende Bindung zur Clavicula verloren. Die Schwerkraft kann die Scapula nach unten bewegen, wodurch eine gleichzeitige Protraktion und Innenrotation der Scapula entstehen (Kibler et al. 2009). Bei ausgeprägten Luxationen kann es auch zu einer Positionierung der Scapula medial des AC-Gelenks im Sinne einer dritten Translation kommen (Kibler u. Sciascia 2010). Die Fehlpositionierung der Scapula führt zu einer biomechanischen Funktionsstörung der Schulter. Der scapulohumerale Komplex kommt aus dem Gleichgewicht, da die Scapulamuskulatur nicht mehr die optimale Positionierung gleno- und acromiohumeral vorgeben kann. Es kann folglich ein relativer Kraftverlust der RM entstehen. Dies kann nur durch eine Retraktion der Scapula gebessert werden, da so der Drehpunkt des AC-Gelenks wiederhergestellt wird.
Fehlstellungen oder Verkürzungen der Clavicula nach Frakturen können die Position und Bewegungsmöglichkeit der Scapula alterieren. So kann eine verkürzte Clavicula zu einer Protraktion der Scapula führen, was letztendlich die Elevation des Armes limitiert (Kibler u. Sciascia 2010).
Einige Studien konnten nachweisen, dass Patienten mit einer multidirektionalen Instabilität einen veränderten scapulothorakalen Rhythmus, einschließlich einer Protraktion der Scapula, aufweisen (Kibler et al. 2009, Illyes u. Kiss 2006, Ogston u. Ludewig 2007). Weniger häufig kann eine Protraktionsstellung auch bei einer rezidivierenden traumatischen Schulterinstabilität auftreten.
Studien hinsichtlich der Muskelaktivität konnten eine erhöhte Aktivität des M. pectoralis minor und des M. latissimus dorsi bei Protraktion der Scapula feststellen. Die Aktivierung des unteren M. trapezius und des M. serratus anterior war hingegen reduziert (Kibler et al. 2009, Illyes u. Kiss 2006). Die Aktivität der Muskulatur der RM und des Bizeps waren erhöht, vermutlich um die veränderte scapulothorakale Bewegung zu kompensieren und das Gelenkzentrum in der Pfanne zu stabilisieren.

4.14.6 Nachbehandlung

Siehe Kapitel 6.2

Literatur

Literatur zu diesem Kapitel finden Sie im Anhang und unter www.schattauer.de/3052

4.15 Besonderheiten von Schulterverletzungen sowie Belastungs- und Überlastungsreaktionen bei Kindern und Jugendlichen im Sport

Detlef Brock

4.15.1 Einleitung

Kinder sind keine kleinen Erwachsenen – dies ist eine alte Weisheit und gilt natürlich auch oder gerade für Sport treibende Kinder und Jugendliche. Im Folgenden sollen Besonderheiten der Verletzungen und Überlastungsreaktionen, der Anamnese, Diagnostik, Therapie und Rehabilitation in dieser Altersklasse ergänzend zu den speziellen Kapiteln besprochen werden. Neben den entsprechenden medizinischen Kenntnissen gehören hier auch spezielle Kenntnisse der kindlichen Anatomie dazu, insbesondere hinsichtlich der entsprechenden Epiphysen und Apophysen der Schulterregion und der Wertung der differenten Gefäßversorgung. Altersphysiologische Aspekte haben einen hohen Stellenwert bei der Beurteilung von Belastungs- und Überlastungsreaktionen. Wo steht der Sportler in seiner pubertären Entwicklung? Wie sind hormonelle Veränderungen, sowohl bei Mädchen als auch bei den Jungen, zu werten? Befindet sich z. B. jemand in einem Wachstumsschub mit deutlicher Umgestaltung des äußeren Erscheinungsbilds und den damit veränderten Hebelverhältnisse der Extremitäten, kann es in der Folge zur veränderten Wahrnehmung des Körpers und zur Störung der sensomotorisch-propriozeptiven Funktionen kommen. Darüber hinaus sind auch sportartspezifische trainingsmethodische Kenntnisse von großer Wichtigkeit, denn in vielen Sportarten werden gerade in diesen Altersklassen Trainingsumfang und Intensität gesteigert, und oft gibt es einen Wechsel zu größeren oder schwereren Sportgeräten oder einen Aufstieg in eine höhere oder schwerere Wettkampfklasse. Sportartspezifische Techniken werden ergänzt oder verändert oder die Position innerhalb einer Mannschaft ändert sich. Psychologische Aspekte haben jetzt einen hohen Stellenwert. Die Pubertät mit ihren bekannten Auswirkungen auf das Zusammenleben mit Eltern und Geschwistern, Freunden und Mannschaftskameraden, Trainern, Betreuern, Physiotherapeuten und betreuenden Ärzten ist manchmal eine Belastungssituation für alle Beteiligten und körperliche Beschwerden sowie psychische Überlagerung sind unter Umständen schwer voneinander zu trennen. All dies sind Faktoren, die eine sportmedizinische Betreuung der jugendlichen Athleten in kooperativer Zusammenarbeit mit allen Beteiligten nicht einfach machen. Erfahrung, Geduld und gute Kommunikation helfen hier oft weiter.

4.15.2 Besonderheiten der Diagnostik

Anamnese

Nach akuten Verletzungen der Schulter sind im Kindes- und Jugendalter genaue Angaben über den Unfallmechanismus oft schwierig zu erheben. Kinder verdrängen bewusst Erinnerungen an das missliche Ereignis oder sind nicht in der Lage, eine genaue Rekonstruktion des Unfalls zu schildern. Fremde Beobachtungen (Trainer, Übungsleiter, Sportlehrer, Eltern) sind hierbei oft sehr hilfreich. Gleiches gilt für Belastungs- bzw. Überlastungsreaktionen. Hier sind Zeitangaben und die Entwicklung von Schmerzintensitäten nur vorsichtig zu beurteilen und ggf. an Zeitmarken (besondere Wettkämpfe und Trainingsabschnitte, z. B. vor den Ferien oder danach usw.) zu konkretisieren. Auch die Schmerzanamnese – wie die Beschwerden entstanden sind (schleichend oder akut) und bei welchen Belastungen und Bewegungen im Training oder Wettkampf – ist wichtig, aber unter Umständen nur nach genauem Nachfragen oder auf Umwegen zu erhalten. Auch hier hilft das Gespräch mit dem Trainer oder den Eltern. Früher erlittene Unfälle oder schon stattgefundene Belastungsreaktionen und deren Zuordnung zu Trainings- und Wettkampfsituationen sind zu erfragen und zeitlich einzuordnen.

Inspektion

Die Patienten werden idealerweise vom Arzt persönlich ins Sprechzimmer geführt, da man bei bereits bekannten und betreuten Sportlern Veränderungen der Körperhaltung und des Gangbilds sowie Schonhaltungen der Schulter schon hier erkennt. Die Patienten sollen möglichst selbstständig (ohne Hilfe der Eltern) den Oberkörper vollständig entkleiden. Bewegungsabläufe, beschwerdebedingte Ausweichbewegungen oder die unbewusste Vermeidung von Bewegungsabläufen sind hierbei gut zu dokumentieren. Die Inspektion wird fortgeführt mit der eingehenden Betrachtung des Oberkörpers im Stehen von vorn, der rechten und linken Seite und von hinten. Der Patient hat dazu die Schuhe ausgezogen und steht am besten auf einer Untersuchungsmatte (**Cave:** kalter Fußboden). Bei der Betrachtung des Rückens, der Nackenregion und des Schultergürtels sind sportartspezifische Dysbalancen unter Umständen von verletzungs- oder überlastungsbedingten Veränderungen des Muskelreliefs schwer zu unterscheiden.

Klinische Untersuchung

Der grundlegende Untersuchungsgang sollte immer dem gleichen Ablauf folgen. Der Autor hat mit folgendem Vorgehen gute Erfahrungen gemacht: Der Patient sitzt auf einem höhenverstellbaren (wegen der sehr unterschiedlichen Körpergröße der Sportler) Drehhocker, der Untersuchende steht hinter dem Patienten. Als erstes wird die Funktion der Halswirbelsäule passiv und aktiv getestet. Dann erfolgt, immer beginnend mit der gesunden Seite, die Palpation des Muskelreliefs, der Muskelansätze und Apophysen sowie der Knochenpunkte mit den Band- und Kapselstrukturen. Es folgt die passive, geführte Bewegung in allen Ebenen im Seitenvergleich. Dann lässt man beide Schultern aktiv bis zur Schmerzgrenze bewegen und vergleicht dies mit der passiven Beweglichkeit. Wenn möglich (nicht bei akuten Verletzungen), erfolgt nun die aktive Bewegung gegen den Widerstand des Untersuchers in allen Funktionsebenen. Dies wird seitengetrennt und beidseits zugleich mehrmals durchgeführt, was besonders bei chronischen, überlastungsbedingten Beschwerden sehr hilfreich ist, weil es die Belastungsreaktion provoziert. Eine nochmalige Palpation der nunmehr aktivierten Reizzustände dient der Eingrenzung der Diagnose. Eine orientierende Untersuchung des Ellbogen- und Handgelenks der kranken Seite schließt die Untersuchung ab. Definierte Funktionstests, wie im Erwachsenenalter üblich, haben bei Kindern aufgrund der Überlagerung von Beschwerden und Strukturen eine deutlich eingeschränkte Wertigkeit. Auch psychologische Gründe, z. B. wenn das Kind Schmerzverhinderndes nicht mitmachen will, können die Aussagefähigkeit der Tests mindern. Stabilitätstests sind maximal im Seitenvergleich, unter Beachtung der Kernsportart, eingeschränkt aussagefähig. Infiltrationstests mit Lokalanästhetika in definierte Schmerzpunkte sollten schon aus psychologischen Gründen im Kindes- und Jugendalter unterbleiben. Insgesamt ist eine sehr große entwicklungsbedingte, geschlechts- und sportartspezifische individuelle Variabilität der physiologischen Funktion der Schulter zu beobachten, die mit verletzungsbedingten oder krankhaften Veränderungen unter Umständen sehr schwer abzugleichen ist.

Instrumentelle Diagnostik

Entsprechend der Ausgangsposition der Diagnostik – Zustand nach akutem Trauma oder nach Belastung- und Überlastungsreaktion – werden die instrumentellen diagnostischen Verfahren in unterschiedlicher Reihenfolge eingesetzt. Als Akutdiagnostik nach einer Verletzung der Schulter ist die **Röntgendiagnostik** erforderlich. Moderne digitale Untersuchungsgeräte mit kindgerechter Einstellung gewährleisten den notwendigen Strahlenschutz. Allerdings ist die Durchführung der vielfältig möglichen Standardeinstellungen aus anatomisch-physiologischen Gründen, aber auch schmerzbedingt psychologisch oft nicht einfach zu realisieren. Aufnahmen in drei Ebenen mit ausreichender Aufblendung sind zur ersten Beurteilung knöcherner Verletzungen oft ausreichend. Zur Beurteilung der Bilder müssen jedoch gute Kenntnisse der Röntgenanatomie im Kindesalter vorhanden sein, um Fehlinterpretationen der Epiphysenfugen und Apophysen zu vermeiden.

Schwierige und komplexe Fragestellungen nach Frakturverlauf und Fragmentstellungen sollten einer weiterführenden Diagnostik mittels **CT** im Feinschichtmodus, unter Umständen mit dreidimensionaler Rekonstruktion, zugeführt werden. Diese Untersuchungstechnik ist besonders zur Indikationsstellung – Operation oder konservative Therapie – und zur möglichen Operationsplanung ausgesprochen nützlich. Die CT-Arthrografie hat im Kindes- und Jugendalter keine Indikation, und ebenso sind Belastungsaufnahmen in der Akutsituation in diesem Alter nicht indiziert.

Zur differenzierten Diagnostik des Stütz- und Bindegewebes, der Muskelansätze, Sehnen und Bänder, der Epiphysen, Apophysen, Knorpelflächen und des Knochenmarks ist hingegen die **MRT** bei fehlender Strahlenbelastung aus der Diagnostik kindlicher Schulterprobleme nicht mehr wegzudenken. T1- und T2-Gewichtungen und vor allen Dingen hochauflösende Sequenzen tragen zur Diagnosefindung bei. Besonders zur Unterscheidung zwischen akuter Verletzung oder schon chronischen Veränderungen bzw. akuten Beschwerden aufgrund chronischer Überlastung ist die Nutzung von Kontrastmitteln bei der Untersuchung oder, in Ausnahmefällen, die MRT-Arthrografie hilfreich. Sowohl dies als auch die manchmal nicht einfache Interpretation der Befunde bleibt in dieser Altersgruppe oftmals speziellen sportradiologischen Zentren mit der nötigen Erfahrung vorbehalten.

Die **Sonografie** der Schulter ist eine preisgünstige und leicht verfügbare diagnostische Methode. Verwendet wird am besten ein umschaltbarer 5 bis 7,5 MHz Linearschallkopf mit einer ausreichenden Eindringtiefe von 2 bis 6 cm. Damit lassen sich Veränderungen der RM, Alterationen der Supraspinatus- und der langen Bizepssehne und Entzündungen der Bursa darstellen. Die Untersuchungstechnik gleicht der im Erwachsenenalter angewandten. Die Untersuchung wird im Sitzen und nach den Empfehlungen der DEGUM in den sechs Standardschnittebenen durchgeführt. Manchmal sind auch vom Standard abweichende Funktionsuntersuchungen oder Untersuchungen unter Belastung mit der entsprechenden Schmerzangabe hilfreich. Eingeschränkt wird der Aussagewert der Sonografie durch die seltene Anwendung im Kindes- und Jugendalter, die sehr untersucherspezifische Diagnose mit schlechter Reproduzierbarkeit, die hohe anatomisch-physiologische Varianz in dieser Altersgruppe und die Kleinheit der Verhältnisse. Als instrumentelle Erstdiagnostik kann die Sonografie aber wichtige Weichen stellen.

4.15.3 Besonderheiten bei Verletzungen und Überlastungsreaktionen

Subkapitale Humerusfraktur, proximale Humerusschaftfraktur, Epiphysenlösung

Unfallmechanismus: Sturz auf den ausgestreckten Arm – **Cave:** Kombination mit distaler Radiuswulstfraktur. Besonders Ballsportarten betroffen. Führungsarm bevorzugt.
Klinik: Schmerzhafte Schwellung der betroffenen Schulter bei oftmals erhaltener Pendelbewegung des Armes. Gefäßbedingte oder nervale Begleitverletzung sehr selten.
Diagnostik: Standardröntgenaufnahmen in zwei Ebenen, bei schwierigem oder atypischem Frakturverlauf CT mit dreidimensionaler Rekonstruktion auch zur Feststellung der OP-Indikation.
Therapie: In über 80 % der Fälle bei Kindern und Jugendlichen eingestauchte und damit stabile Frakturen. Bis zu einem Dislokationswinkel von 30 Grad kann dieser so belassen werden, da er sich mit dem Wachstum vollständig ausgleicht oder funktionell keine Bedeutung hat. Bei Abweichung über 30 Grad, mobilen Frakturen oder Epiphysenlösungen Reposition in Narkose und perkutane Fixation mit mehreren von lateral eingebrachten Kirschnerdrähten. Auch eine Fixation durch von distal vorgeschobene elastisch-stabile intramedulläre Nägel (ESIN) ist möglich. Hierbei kann man mit der Schlittenkufe eine zusätzliche Reposition vornehmen. Auch Kombinationen der Techniken sind möglich und unter Umständen sinnvoll.
Nachbehandlung: Bei eingestauchter Fraktur ca. zwei bis drei Wochen Ruhigstellung im Gilchrist-Verband für die Zeit der Frakturheilung. Eine Ruhigstellung in Abduktion ist nicht notwendig. Nach einer Woche kann der Verband zum Duschen entfernt werden. Beginn der Physiotherapie nach einer Woche. Volle Belastbarkeit zur Physiotherapie nach vier Wochen, nach operativer Therapie je nach röntgendokumentiertem Heilungsverlauf. Entfernung der perkutanen Kirschnerdrähte, oftmals nur in Analgosedierung, nach vierzehn bis 21 Tagen möglich. Entfernung der ESIN nach ca. sechs Wochen. Immer zusätzliche Fixation mit Gilchrist bei Kindern und Jugendlichen.

Claviculafraktur

Über 85 % der Frakturen betreffen in diesem Alter die Schaftmitte, 3 bis 5 % das mediale und 5 bis 10 % das laterale Drittel.
Unfallmechanismus: Sturz auf den entsprechenden Arm. Abrollmechanismen über die Schulter. Sturz des Gegners auf die Schulterpartie, besonders bei Ball- oder Kampfsportarten.
Klinik: Bei schlanken Sportlern deutlich sichtbare Schwellung mit Dislokation und entsprechendem Druckschmerz. Bei Infrakturen mit erhaltenem Periostschlauch oftmals nur geringer Druckschmerz und nur im Röntgenbild eindeutig sichtbar.

Diagnostik: Röntgenbild a.-p. der entsprechenden Region mit Abbildung der Schulter in aller Regel ausreichend. Nur in sehr seltenen Fällen von Gelenkbeteiligung lateral oder medial Zusatzdiagnostik CT oder MRT zur Identifikation von ligamentären Begleitverletzungen notwendig.

Therapie: Größtenteils konservativ im gut passenden Rucksackverband. Dieser muss Tag und Nacht getragen werden und ist täglich, entsprechend der Schmerzsymptomatik, nachzuspannen. Er dient auch in den ersten Tagen zur milden und schonenden Reposition der Fraktur. Bei erheblicher, auch muskulär bedingter Dislokation (Sportler) oder bei schulterbelastenden Sportarten etwas »großzügigere« Indikation zur operativen Reposition mit intramedullärer Fixation der Fraktur. Nach minimalem Hautschnitt über der Fraktur Einbringen eines doppelt angespitzten Kirschnerdrahtes aus dem Frakturbereich nach lateral mit Perforation der Haut, Reposition der Fraktur und wieder Vorschieben über die Fraktur nach medial. Das Drahtende kann perkutan belassen werden und wird mit einem antiseptischen Verband abgedeckt. Unter Analgosedierung wird der Draht nach 14 Tagen entfernt. Eine weitere Methode ist die Einlage einer ESIN von lateral nach medial und die unter Umständen geschlossene Reposition der Fraktur mit einem speziell geformten Marknagel.

Nachbehandlung: Zur konservativen Versorgung wie auch nach Operation Rucksackverband mit schmerzadaptierter aktiver Bewegung ohne Belastung. Je größer die Dislokation der Fragmente, desto größer die Kallusbildung, desto länger die Fixation, desto später die volle Belastbarkeit. Frakturspezifische, sportartspezifische, altersgerechte individuelle Entscheidung ist notwendig; es wird besser eine Woche länger ruhiggestellt, um keine Refraktur zu riskieren. Eine spezielle Physiotherapie ist nicht erforderlich. Eine orthopädietechnische, prophylaktische Versorgung vor dem Wiedereinstieg in den Trainings- und Wettkampfprozess ist in diesem Alter nicht sinnvoll.

Verletzung des Acromioclaviculargelenks

Hochgradige Verletzungen sind im Kindes- und Jugendalter selten, Belastungs- und Überlastungsreaktionen dagegen häufiger anzutreffen. Sie beginnen meist schleichend und sind in ihrem Beschwerdebild oftmals unspezifisch.

Unfallmechanismus: Sturz auf die Schulter mit angelegtem Arm (Kampfsportler, Radsport) oder indirekt weitergeleitete Verletzung bei Sturz auf den ausgestreckten Arm. Chronisch repetitive oder fortgeleitete Mikroverletzungen bei einseitigen Bewegungsmustern führen zu Bandbelastungen des AC-Gelenks.

Klinik: Nach dem klassischen Unfallmechanismus schmerzhafte Schonhaltung des Armes und deutlicher Druckschmerz im Bereich des AC-Gelenks. Das »Klaviertastenphänomen« ist nur äußerst selten in dieser Altersklasse auslösbar. Ansonsten unspezifische Schmerzreaktion bei Bewegungen, besonders gegen Widerstand.

Diagnostik: Orientierende a.-p. Aufnahme beider Schultern als Panoramaaufnahme. Eine »Belastungsaufnahme« (Wasserträgeraufnahme) sollte in dieser Altersklasse wegen der Schmerzreaktion und aus Gründen der schlechten Dosierbarkeit der Gewichte sowie der geringen Aussagefähigkeit im Akutstadium unterbleiben. Zur Diagnosesicherung sind MRT- und CT-Untersuchungen, ggf. mit Kontrastmittel, zur Altersbestimmung der Verletzung und Unterscheidung zu Belastungsreaktionen bei anhaltenden Beschwerden notwendig.

Therapie: Rockwood I bis III im Kindes- und Jugendalter immer konservativ. Ruhigstellung des Armes im Gilchrist-Verband mit zusätzlichem Tapeverband für 14 bis 21 Tage, auch nachts. Zusätzliche Kühlung und Antiphlogistika im Akutstadium. Ab Stadium IV kann eine minimalinvasive operative Therapie mit manueller Reposition und perkutaner Kirschnerdrahtfixation diskutiert werden. Im späteren Jugendalter kommen operative Techniken wie im Erwachsenenalter zum Einsatz.
Nachbehandlung: Ausreichend lange Ruhigstellung im Gilchrist-Verband. Hier sind auch psychologische Mechanismen der Altersklasse (bei keinen oder wenig Beschwerden wird zu schnell wieder bewegt und belastet) zu beachten. Bei Überlastungsreaktionen unbedingt Umstellung der Trainingsmethodik. Beginnender Funktions- und Belastungsaufbau unter strenger Anleitung und Kontrolle der Sportphysiotherapie. Trainingsmethodische Schonung des Eckgelenks bis zu acht Wochen.

Schulterluxation

Bei jugendlichen Sportlern ist die Schulter das Gelenk mit der häufigsten traumatischen Luxationsrate. Kombinationsverletzungen mit zusätzlichen Humeruskopffrakturen oder Epiphysenlösungen sind sehr selten.
Unfallmechanismus: In nahezu 100 % der Fälle luxiert der Oberarmkopf nach ventrocaudal. Spiel-, »Überkopf«- und Kampfsportarten sind überproportional oft betroffen. Sehr häufig ist die gegnerische Einwirkung auf den erhobenen, ausgestreckten Arm, oft als Regelverstoß, die Ursache. Mangelnde muskuläre Stabilität bei großer physiologisch-anatomischer, oft antrainierter Mobilität im Schultergelenk ist ein weiterer Grund für die relative Häufigkeit der Schulterluxation in der Pubertät bei jugendlichen Sportlern.
Klinik: Die traumatische Schulterluxation ist für den Betroffenen ein dramatisches und sehr schmerzhaftes Ereignis. Auch bei muskelkräftigen Sportlern ist die Lücke unterhalb des Acromions im Seitenvergleich gut sicht- und tastbar. Den Humeruskopf tastet man im Bereich der vorderen Axilla. Unter Umständen kommt es durch den hohen reflektorischen Muskelzug sofort zu Beeinträchtigungen der Nerven und der Gefäßfunktion des Armes.
Diagnostik: Sicherung der klinischen Diagnose und Ausschluss von knöchernen Begleitverletzungen, z. B. Frakturen des Humeruskopfs, Apophysen- und Epiphysenverletzungen, durch orientierende Röntgenaufnahmen a.-p. und axial. Bei Erstluxationen ist in den ersten Tagen nach dem Unfall zum Ausschluss bzw. zum Beweis von Begleitverletzungen zwingend eine MRT-Untersuchung erforderlich. Das immer vorhandene Blut im Gelenkspalt wirkt zu diesem Zeitpunkt als Kontrastmittel und erleichtert die diagnostische Beurteilung. Sollte dies bei der Nativ-MRT nicht ausreichen, ist eine Kontrastmittelgabe notwendig. Bei Reluxationen ist zur eindeutigen Diagnostik und zur Festlegung einer operativen Strategie eine Arthro-MRT dringend zu empfehlen, da im jugendlichen Alter aufgrund der Elastizität des Gewebes Läsionen maskiert werden können.
Therapie: In seltenen Fällen kommt es nach dem Unfall zur Spontanreposition der Luxation. Ansonsten sollte bei beobachtetem Unfall und bei klinisch eindeutiger Diagnose ein sofortiger Repositionsversuch durch den erfahrenen Arzt erfolgen. Dazu ist in aller Regel keine Narkose erforderlich, da der Kapsel-Band-Apparat maximal überdehnt ist und eine gewisse Analgesie herrscht. Sollte dies nicht gelingen oder ist keine entspre-

chende Person vor Ort, ist eine schnellstmögliche Narkosereposition angezeigt. Da in der übergroßen Mehrzahl der Fälle in dieser Altersklasse eine Begleitverletzung bzw. eine Kombinationsverletzung im MRT nachgewiesen werden kann, ist eine altersadaptierte Therapie zur Rekonstruktion und Stabilisation des Kapsel-Band-Apparats nach Abklingen des Reizzustandes der Schulter im Verlauf von vier bis sechs Wochen anzuschließen. Nur so kann das Risiko einer Reluxation gemindert werden. Die prä- und postoperative Ruhigstellung erfolgt im Gilchrist-Verband. Eine Schrumpfung der Gelenkkapsel wird bewusst hingenommen und ist sogar erwünscht. Andere Ruhigstellungsformen bieten in dieser Altersklasse keine eindeutigen Vorteile.

Nachbehandlung: Nach operativer Intervention beginnt die Physiotherapie am Tag nach der Operation. Grundsatz der physiotherapeutischen und später sporttherapeutischen Behandlung ist »muskuläre Stabilität vor Mobilität«. Die Behandlungskonzepte ähneln denen der Erwachsenenmedizin, sind aber streng individuell an altersspezifische und sportartspezifische Gegebenheiten anzupassen. Bis zur vollständigen Wiederherstellung der Schulterfunktion, auch für den Wettkampfsport, sind je nach Sportart mindestens sechs Monate einzuplanen.

4.16 Muskelverletzungen des Schultergürtels

Mathias Ritsch

4.16.1 Einleitung

Muskelverletzungen sind durch funktionelle und strukturelle Veränderungen im Muskelgewebe definiert.

4.16.2 Klassifikation

Eine Einteilung erfolgt in Muskelverhärtung/-zerrung, Muskelfaserriss und Muskelbündel-/Muskelriss (Bloch 2010).

Müller-Wohlfahrt et al. (2010) präsentieren eine neue Einteilung der Muskelverletzungen (► Tab. 4-18). Sehnenverletzungen werden als akute Verletzungen, chronische Verletzungen und Überlastungsschäden kategorisiert. Bei der Lokalisation werden Avulsionen direkt am Ansatz, knöcherne Ausrisse und Verletzungen im Verlauf der Sehne und am myotendinösen Übergang unterschieden. Schädigungen der Sehnen entstehen durch direkte und indirekte Krafteinwirkung sowie exzentrische Kraftmaxima. Für Sehnenverletzungen werden besonders degenerative Prozesse verantwortlich gemacht (Kannus u. Józsa 1991).

Tab. 4-18 Klassifikation der Muskelverletzungen (nach Müller-Wohlfahrt et al. 2010)

Verletzungsart	Klassifikation	
funktionell	1 überlastungsbedingte Typen	1a ermüdungsbedingte Muskelverhärtung 1b neurogene Muskelverhärtung
	2 neuromuskuläre Typen	2 neuromuskuläre Muskelzerrung
strukturell	3 partieller Riss	3a Muskelfaserriss (< 5 mm) 3b Muskelbündelriss (> 5 mm)
	4 Muskelriss	4 Muskelriss/sehniger Muskelausriss

4.16.3 Pathogenese

Während die **Zerrung** in der Regel reversible Veränderungen zeigt, lassen sich beim **Muskelfaserriss** bereits strukturelle Veränderungen beobachten, die zu nichtkontraktilem Narbengewebe führen (Järvinen 2005). Dabei erzeugen exzentrische Kontraktionen höhere Kräfte und führen zu größeren Muskelschädigungen (Byrne et al. 2004).

4.16.4 Diagnostik

Das Vorhandensein oder die Größe eines Hämatoms lassen keine Rückschlüsse auf das Ausmaß der Verletzung zu. Große Hämatome entstehen vor allem durch den missbräuchlichen Einsatz von Aspirin.
In der Diagnostik der Muskel- und Sehnenverletzungen hat, neben dem klinischen Befund, die Sonografie als auch dynamische Untersuchungsmöglichkeit einen hohen Stellenwert. Eine genaue Anamnese mit der Frage nach einem Riss- oder Knallgeräusch bzw. -gefühl ist zudem zwingend erforderlich. Die Schwere der Verletzung wird klinisch dennoch häufig bagatellisiert. In unklaren Fällen bietet eine MRT-Untersuchung zusätzliche Informationen. Diese sollte aber möglichst zeitnah verfügbar sein, um die Therapie nicht zu verzögern. Die Kenntnis der spezifischen Verletzungsmuster erleichtert zudem die Diagnostik.

4.16.5 Therapie

Ziel der Therapie sollte immer eine möglichst geringe Narbenausheilung sein, um die Ausgangslänge der Muskel-Sehnen-Einheit zu erhalten. Dies führt zum Krafterhalt und damit zum Erhalt der sportlichen Leistungsfähigkeit.

4.16.6 Verletzungen einzelner Muskeln

Verletzungen des M. pectoralis

Die Ruptur des M. pectoralis major ist eine seltene Verletzung, die aber den Publikationen der letzten Jahre zufolge deutlich zugenommen hat. In der Literatur sind nun knapp 400 Fälle, vielfach als Fallbeschreibungen, dokumentiert. Die Verletzung tritt vermehrt bei Kraftsportlern und insbesondere beim Bankdrücken auf (Äärimaa et al. 2004, ElMaraghy u. Devereaux 2012, Kakwani et al. 2007, Provencher et al. 2010, Pochini et al. 2014, Ritsch 2010). Auch in anderen Sportarten kann es bei kräftigen exzentrischen wie konzentrischen Innenrotationsbewegungen, beim Sturz auf den ausgestreckten Arm und bei Verletzungen in Abduktion und Außenrotation des Armes zu Verletzungen des M. pectoralis kommen (ElMaraghy u. Devereaux 2012, Provencher et al. 2010, Pochini et al. 2014). Direkte Verletzungen sind jedoch selten.
Der M. pectoralis major ist in drei Anteile gegliedert. Die Kenntnis seiner Anatomie ist wichtig für die Rekonstruktion: Der Muskel setzt über eine breite flache Sehne an der Crista tuberculi majoris an. Am Ansatz überkreuzen sich die Fasern, sodass ein nach oben offenes Hufeisen entsteht. Dabei ist festzuhalten, dass die exzentrische Belastung auch hier verletzungsträchtiger zu sein scheint (Kakwani et al. 2006). In der klinischen Diagnostik ist besonders der Verlust der Kontur der vorderen Axillarfalte indikativ für eine Ruptur (► Abb. 4-78).
Die Sonografie ist der MRT wegen der dynamischen Untersuchungsmöglichkeit überlegen. Eine MRT ist zur Diagnostik entbehrlich.
Roller et al. haben 2006 auf der Basis ihrer Studienergebnisse eine praktische Klassifi-

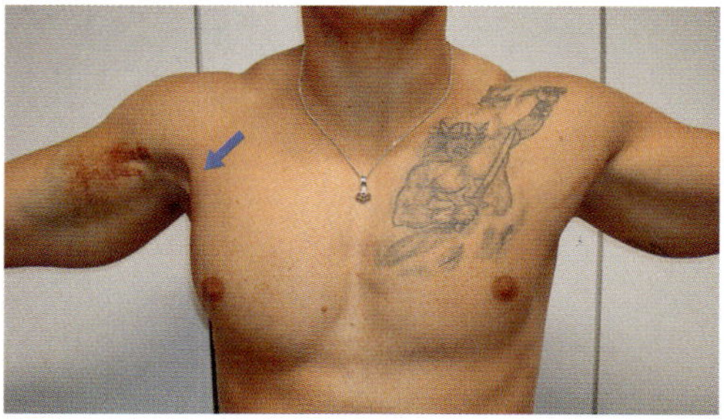

Abb. 4-78 Konturzeichen rechts pathologisch

kation in Kombination von anatomischer Lage und Ausmaß der Verletzung vorgestellt:

- **Typ 1:** Ruptur liegt am sehnigen Ansatz der Christa tuberculi majores und umfasst die Pars sternocostalis und abdominalis
- **Typ 2:** Ruptur liegt am muskulotendinösen Übergang und umfasst die Pars sternocostalis und abdominalis
- **Typ 3:** Ruptur liegt im rein muskulären Bereich in der Pars sternocostalis

Da es aber auch Risse am sternalen Ursprung (► Abb. 4-79) gibt, sollte die Klassifikation entsprechend um einen **Typ 4** erweitert werden. Entgegen der in der Literatur vertretenen gängigen Ansicht sind die meisten Risse tatsächlich am myotendinösen Übergang lokalisiert. Ebenso sind die meisten Risse nicht komplett, sondern betreffen den mittleren und unteren Anteil; komplette Risse sind nicht so häufig wie angenommen (Ritsch 2010). Diese Ergebnisse werden in der von Bak (Bak et al. 2000) vorgeschlagenen Weise klassifiziert.

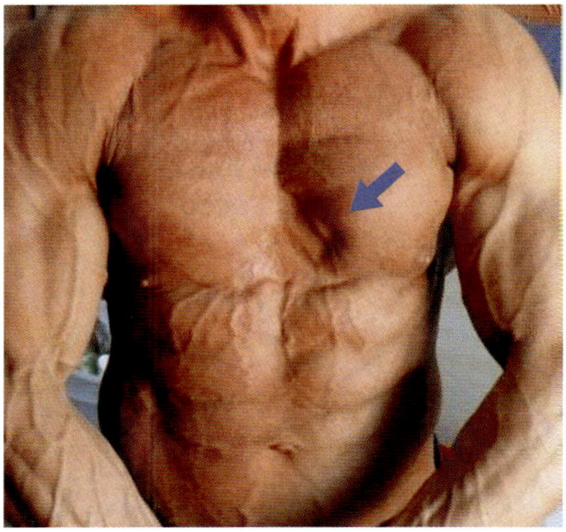

Abb. 4-79 Sternaler Riss links

Therapie

> ✘ Die operative Therapie ist der konservativen Therapie sowohl hinsichtlich des kosmetischen Ergebnisses als auch in Bezug auf die Kraftfähigkeit deutlich überlegen.

Besonders die **primäre Versorgung** in den ersten zwei Wochen zeigt in 90 bis 100 % der Fälle gute und sehr gute Ergebnisse. Auch in der Isokinetik beträgt die Kraftfähigkeit 90 bis 100 % der Gegenseite. Die **konservative Therapie** hingegen weist mit einer Erfolgsquote von 20–70 % die schlechtesten Ergebnisse mit bis zu 50 % Kraftverlust auf. Die **sekundäre Rekonstruktion** > acht Wochen wiederum wird in der Literatur mit 70 bis 90 % guten Resultaten bei einem Kraftverlust von 10 bis 30 % beschrieben (Äärimaa et al. 2004, Provencher et al. 2010, Pochini et al. 2014, Ritsch 2010). Die Augmentation mit einer Semi- oder Gracilissehne führt in der Therapie der **chronischen Risse** zu besseren Ergebnissen.

Die **operative Therapie** erfolgt in Rückenlage. Der Arm wird auf eine Armstütze gelagert. Der Hautschnitt wird etwas medial deltoideopectoral über 5 bis 6 cm entlang der Spaltlinien gesetzt. Die Faszie, wenn noch intakt, wird gespalten und ein evtl. vorhandenes Hämatom ausgeräumt. Die Ruptur wird dargestellt (► Abb. 4-80). Bei chroni-

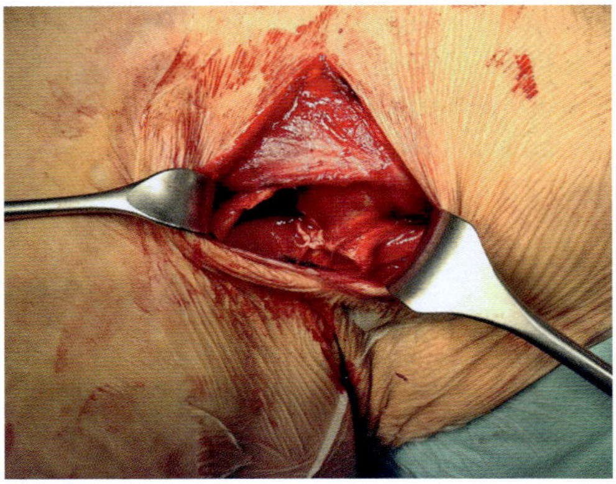

Abb. 4-80 Darstellung des Rissrandes des M. pectoralis

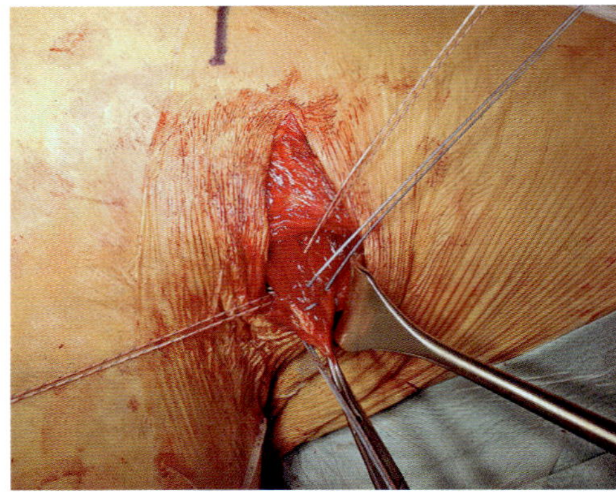

Abb. 4-81 Nahtführung M. pectoralis

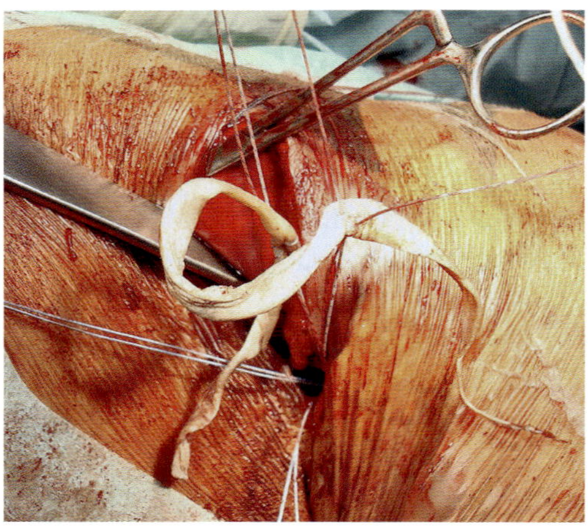

Abb. 4-82 Semisehnen-Allograft

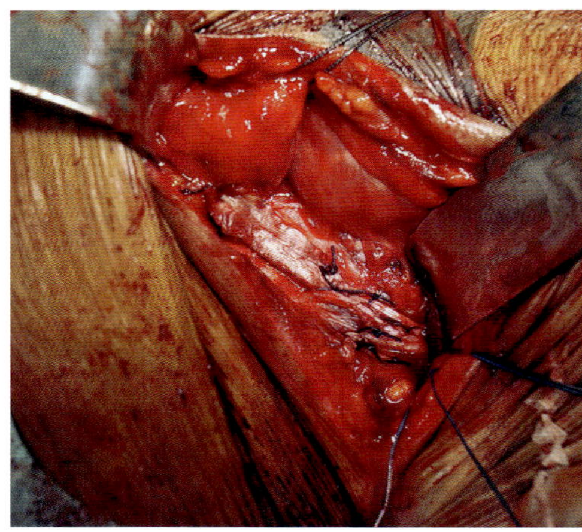

Abb. 4-83 Augmentierte Semisehne

schen Rupturen wird der häufig stark vernarbte proximale Sehnen-Muskel-Stumpf in der Regel scharf mobilisiert. Nach Darstellung der Crista tuberculi majores werden zwei bis vier Nahtanker platziert. Auch bei den myotendinösen Rissen ist eine Ankerrefixation anzustreben. Die Ankerfäden werden nun in modifizierter Mason-Allen-Naht oder mit einer Schnürsenkelnaht am proximalen Anteil des M. pectoralis im Sehnenstumpf oder im Muskel mehrschichtig vorgelegt (► Abb. 4-81). Pro Muskelanteil werden zwei Nähte benötigt. Nach Prüfung der Lage der Nähte wird der rupturierte Anteil in maximaler Adduktion und Innenrotation an die Crista gezogen, bis er dort satt aufliegt. Bei chronischen Rissen wird ein Semisehnen-Allograft zu einem W gelegt (► Abb. 4-82). Die beiden unteren Schenkel werden am obersten und untersten Nahtanker fixiert. Die Sehne kann nun augmentiert (► Abb. 4-83) oder auch, bei nicht ausreichender Mobilisationsmöglichkeit, direkt mit dem Pectoralis-Stumpf vernäht werden. Das Ergebnis wird überprüft, insbesondere die Wiederherstellung der Kontur der vorderen Axillarfalte (▸ Abb. 4-84, ▸ Abb. 4-85).

Nachbehandlung

Postoperativ erfolgt eine konsequente Ruhigstellung im Immobilizer für vier bis sechs Wochen. Während dieser Zeit ist eine Schultermobilisation nicht sinnvoll, die erst im Anschluss und für sechs weitere Wochen lastfrei erfolgt. Die Außenrotation, insbesondere in Kombination mit Abduktion, sollte für insgesamt zehn Wochen nach der OP vermieden werden. Neben postoperativen Hämatomen kann es zu teils tiefen Infekten sowie zu Armvenenthrombosen kommen.

Verletzungen des M. latissimus und M. teres major

Verletzungen des M. latissimus (▸ Abb. 4-86) oder des M. teres major sind sehr selten, die meisten dieser Verletzungen sind bei Baseballpitchern beschrieben worden.

Therapie

Die **konservative Therapie** führt hier in über 90 % der Fälle zu guten Ergebnissen (Nagada et al. 2011). In Einzelfällen ist die **operative Therapie** in Seitlage über einen hinteren axillären Zugang indiziert (Garrigues u. Lazarus 2012).

Nachbehandlung

Nach operativer Refixation erfolgt eine Ruhigstellung im Immobilizer für vier bis sechs Wochen. Anschließend noch sechs Wochen lastfreie Mobilisation, anfangs unter Verzicht auf Außenrotation. Belastungsaufnahme auch hier erst nach zehn bis zwölf Wochen.

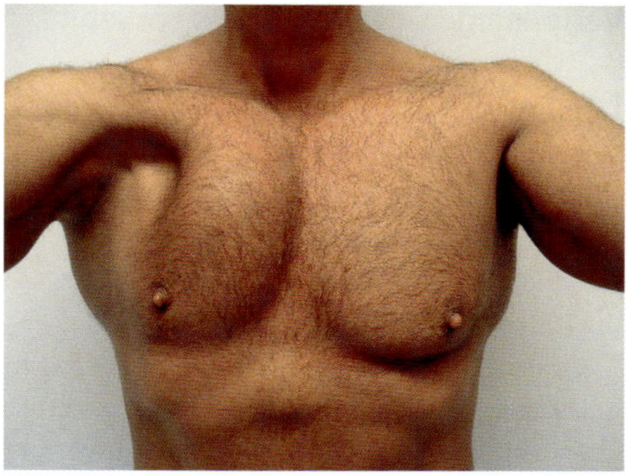

Abb. 4-84 Veraltete Ruptur des M. pectoralis (claviculärer Anteil intakt!)

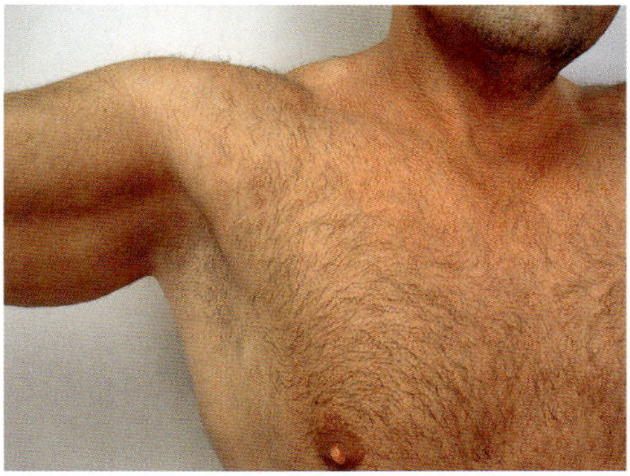

Abb. 4-85 Postoperatives Ergebnis nach sekundärer Rekonstruktion mit Semi-Allograft

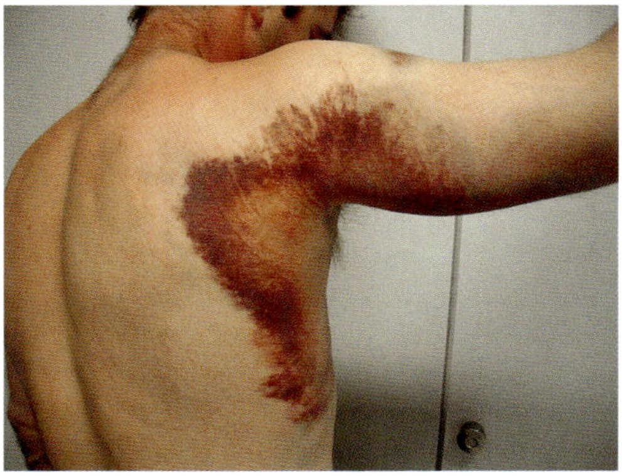

Abb. 4-86 Ruptur des M. latissimus

Verletzungen der langen Bizepssehne

Der Riss der langen Bizepssehne wird allgemein konservativ behandelt. Die isolierte Ruptur ist häufig mit Läsionen der Supraspinatussehne verbunden und im Gegensatz zur distalen Ruptur sind degenerative Prozesse ursächlich (Klonz et al. 2003). Krampfartige Schmerzen im Bizepsbauch verschwinden in der Regel, können bei muskulösen Patienten aber anhalten und dauerhaft Beschwerden verursachen. Der Riss führt zur Abnahme der Flexionskraft im Ellbogen um 8 bis 16 % und der Supinationskraft um 11 bis 21 %. Die Ausdauer ist bis zu 25 % herabgesetzt (Klonz et al. 2003, Ng u. Funk 2012).

Therapie

Letztlich muss im Einzelfall entschieden werden, ob eine **operative Therapie** angezeigt ist. Die operative Therapie der Wahl ist eine **subpectorale Tenodese**. Über einen kleinen Hautschnitt unterhalb der vorderen Axillarfalte wird der Unterrand des M. pectoralis dargestellt. Nach Längsspalten der Faszie wird die lange Bizepssehne in der Tiefe identifiziert und hervorgezogen (► Abb. 4-87). Die Refixation erfolgt unter dem M. pectoralis am Unterrand des Sulcus bicipitalis möglichst weit cranial, um die anatomische Länge und Spannung des Muskels wiederherzustellen. Hierzu kann ein Nahtanker, eine Interferenzschraube oder ein unikortikaler Button verwendet werden. Die Sehne wird mit einer Schnürsenkelnaht fixiert. Eine Überlegenheit des Fixationsverfahrens lässt sich nicht nachweisen (Buchholz et al. 2013, Mazzocca et al. 2005, Millet et al. 2008). Die besten Ergebnisse werden auch hier mit der frühzeitigen Operation erzielt (► Abb. 4-88), aber auch bei verspäteten Rekonstruktionen wird in 78 % der Fälle eine Linderung des Schmerzes und in 74 % der Fälle eine Verbesserung der Kraft beschrieben (Ng u. Funk 2012).

Nachbehandlung

Die Nachbehandlung erfolgt für zwei Wochen in einem Immobilizer und anschließend noch acht Wochen in Form einer

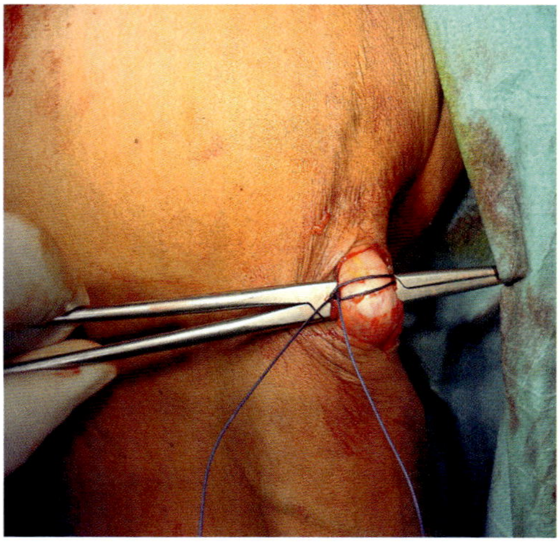

Abb. 4-87 Subpectorale Mobilisation der langen Bizepssehne

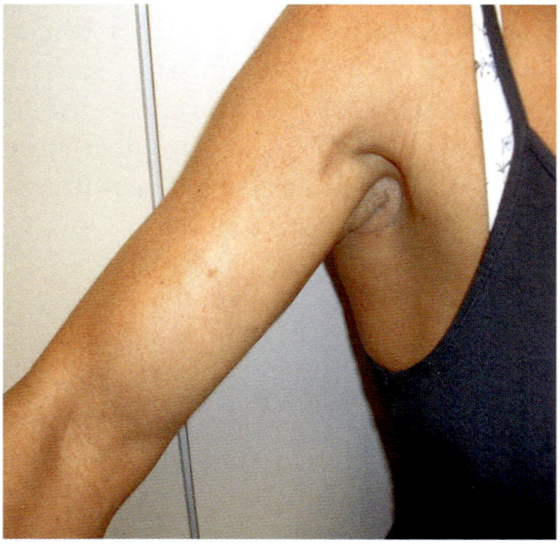

Abb. 4-88 Postoperatives Ergebnis nach subpectoraler Tenodese bei einer Athletin

lastfreien Mobilisation des Bizeps. Die Komplikationsrate ist trotz der Nähe zu verschiedenen neurovaskulären Strukturen gering.

Verletzungen des M. triceps

In der Literatur sind ca. 150 Rupturen der Trizepssehne beschrieben. Der anatomische Ansatz am Olecranon zeigt einen zweischichtigen Aufbau, der für die operative Therapie relevant ist. Die oberflächliche Schicht besteht aus den konfluierenden Sehnen des langen und des lateralen Kopfs, während die tiefe Schicht vom medialen Kopf gebildet wird. Die Dicke des Olecranon liegt bei max. 26,9 mm (Keener et al. 2010). Die meisten Verletzungen entstehen indirekt durch exzentrische Belastung (► Abb. 4-89). Häufig ist ein Sturz mit dem Versuch, sich abzustützen, die Ursache. Direkte Verletzungen sind selten. Im Kraftsport kann es beim Bankdrücken, bei Dips und beim Stirnpressen zum Riss der Trizepssehne kommen (Ritsch et al. 2010, Sollender et al. 1998).

Diagnostisch sind die Anamnese mit Rissgeräusch und die Sonografie hilfreich. Die Sehne retrahiert nicht, sodass auch ein kompletter Riss übersehen werden kann. In der Regel handelt es sich um Avulsionsverletzungen. Neben den kompletten Rissen sind auch partielle Risse möglich, wobei diese meist den langen Kopf des Muskels betreffen. Auch diese Risse bedürfen der operativen Therapie. Der myotendinöse Übergang oder der Muskel selbst sind nur selten betroffen (van Riet et al. 2003).

Therapie

Die **operative Therapie** wird in Bauchlage auf einem Rahmen durchgeführt. Der Arm wird 90 Grad abduziert und über eine Armstütze hängend gelagert. Eine Blutsperre ist entbehrlich. Es erfolgt ein gerader Hautschnitt über dem Trizepsansatz, eine Darstellung der Ruptur und ggf. eine Hämatomausräumung (► Abb. 4-90). Das Olecranon wird mit einem scharfen Löffel angefrischt und es werden zwei Nahtanker eingebracht. Ist der mediale untere Anteil der Sehne auch betroffen, so wird noch ein Nahtanker tiefer und mittig eingebracht. Alternativ können auch transossäre Nähte über eine Knochentunnelung vorgelegt werden. Mit Schnürsenkelnähten (► Abb. 4-91) werden die verschiedenen Trizepsanteile in maximaler Ellbogenextension refixiert. Nach distal auf das Olecranon erfolgt die Feinadaptation periostal oder transossär.

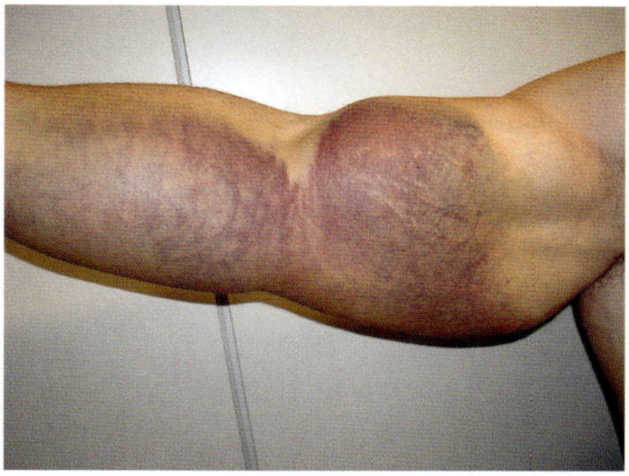

Abb. 4-89 Trizepsriss

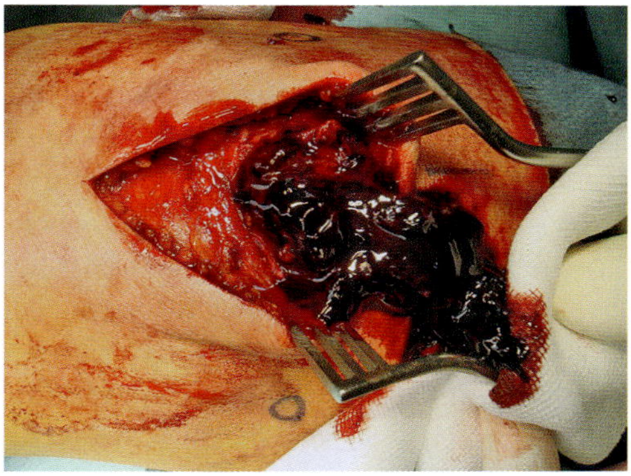

Abb. 4-90 Hämatomausräumung bei Trizepsriss

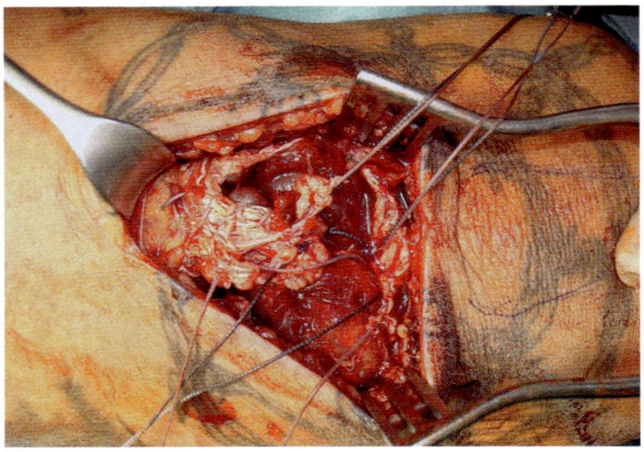

Abb. 4-91 Nahtanker und Durchflechtungsnaht am M. triceps

Nachbehandlung

Die anschließende Immobilisation in einer 20-Grad-Schiene oder einem Brace dauert vier bis sechs Wochen. Die Beweglichkeit ist für drei Wochen auf 0/30 Grad limitiert und wird sukzessive bis zur sechsten bis achten Woche auf 90 Grad gesteigert. Vollbelastung erfolgt erst nach drei bis vier Monaten. Bei den verschiedenen Refixationsverfahren scheint der anatomische Repair die Anatomie am besten wiederherzustellen (Yeh et al. 2010). Die primäre Rekonstruktion zeigt in über 90 % der Fälle gute Ergebnisse. Die verspätete und sekundäre Rekonstruktion, ggf. mit Semi-Allograft, sowie die stark degenerierten und zerschichteten horizontalen Risse weisen in 70 bis 90 % der Fälle gute Ergebnisse auf (Ritsch et al. 2010). Die isokinetische Testung zeigt keine Einschränkung der Ausdauer, die wiedererreichte Kraftfähigkeit liegt jedoch bei nur 82 % (van Riet et al. 2003). Für die Kraftfähigkeit ist die Wiederherstellung der anatomischen Ausgangslänge entscheidend (▸ Abb. 4-92). Komplikationen sind in Form von Rerupturen sowie Naht- und Ankerinsuffizienzen beschrieben (Bava et al. 2012, Ritsch et al. 2010, van Riet et al. 2003, Sollender et al. 1998).

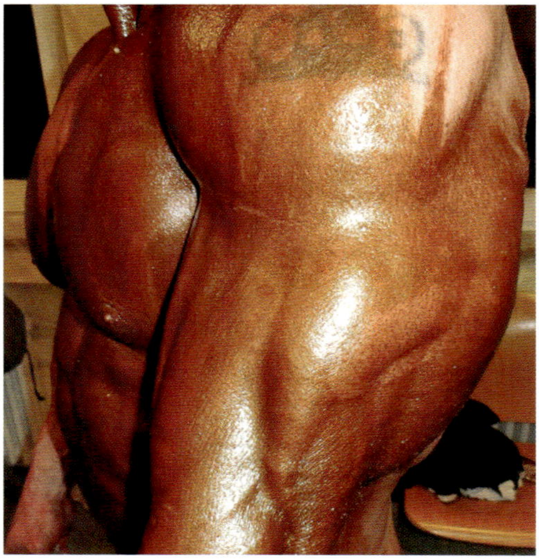

Abb. 4-92 Postoperatives Ergebnis der Trizepsrekonstruktion bei einem Wettkampf-Bodybuilder

Verletzungen des distalen Bizeps

Der Riss der distalen Bizepssehne betrifft den dominanten Arm kräftiger Männer zwischen 30 und 60 Jahren. In der Regel kommt es zu einer Avulsion der Tuberositas radii. Risse im Sehnenverlauf oder am myotendinösen Übergang sind selten, Partialrupturen am Ansatz dagegen häufiger beschrieben. Ursächlich für einen Riss ist eine unerwartete Krafteinwirkung auf den gebeugten und supinierten Unterarm (Siebenlist et al. 2010). Ein kompletter Riss führt zu einer Schwächung der Supinationskraft um > 50 % und der Flexionskraft um 30 bis 40 % (Klonz et al. 2003). Eine Retraktion des Muskelbauchs nach cranial entsteht erst, wenn auch die Bizepsaponeurose gerissen ist. In der Anamnese wird häufig ein Rissgeräusch genannt. Klinisch lässt der **Hook-Test** am besten eine Aussage zur Sehnenspannung zu. Ein MRT ist in der Regel sinnvoll.

Therapie

Die **operative Therapie** ist der Standard. Diese erfolgt in Rückenlage, wobei der Arm

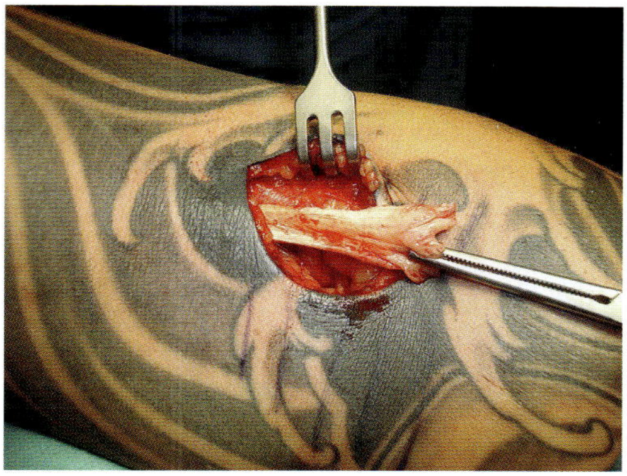

Abb. 4-93 Mobilisation der langen Bizepssehne

auf einem Armhalter oder Tischchen gelagert wird. Eine Blutsperre ist nicht zweckmäßig. Über einen kleinen Hautschnitt unterhalb der Ellbeuge wird die Faszie eröffnet. Unter der V. intermediana cubiti verläuft der N. cutaneus antebrachii lateralis, der zu Seite mobilisiert wird. Entlang des M. brachioradialis werden die Recurrensgefäße dargestellt und ligiert. Der Sehnenstumpf ist in der Regel nach medial cranial retrahiert und muss hervormobilisiert werden (► Abb. 4-93). Für die Refixation stehen verschiedene Verfahren mit ein oder zwei Nahtankern (► Abb. 4-94), Interferenzschraube oder Button zur Verfügung. Entscheidend ist, dass die exakte Länge der Muskelsehneneinheit anatomisch wiederhergestellt werden sollte. Bei der Darstellung der Tuberositas ist auf maximale Supination zu achten, um den tiefen Ast des N. radialis nicht zu schädigen. Die Sehne wird mit Schnürsenkelnähten nicht zu weit nach proximal durchflochten (► Abb. 4-95), da es sich um eine Gleitsehne handelt. Diese erst oberhalb des Sehnenfüßchens beginnen, um die optimale Ausgangslänge wiederherzustellen. In Armbeugung wird die Sehne auf die Tuberositas gezogen und nach Prüfung der Sehnenspannung fixiert.

Nachbehandlung

Postoperativ erfolgt eine Ruhigstellung in einer einfachen Schlinge für vier bis sechs Wochen. Die Beweglichkeit bleibt zwei bis drei Wochen auf 0/30 Grad und zwei bis drei Wochen auf 0/60 Grad limitiert. Ab der sieb-

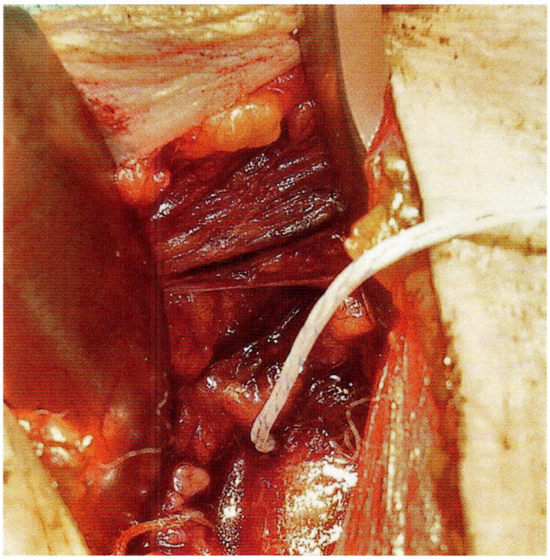

Abb. 4-94 1,5er-Juggerknot-Anlage in der Tuberositas radii

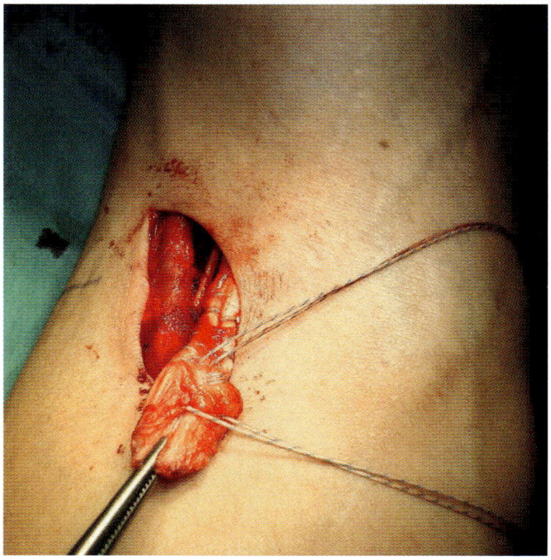

Abb. 4-95 Nahtdurchflechtung der distalen Bizepssehne

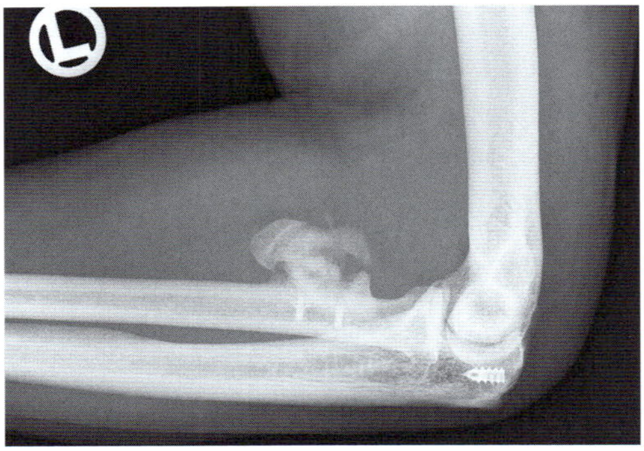

Abb. 4-96 Ektope Ossifikation nach distaler Bizepsrefixation

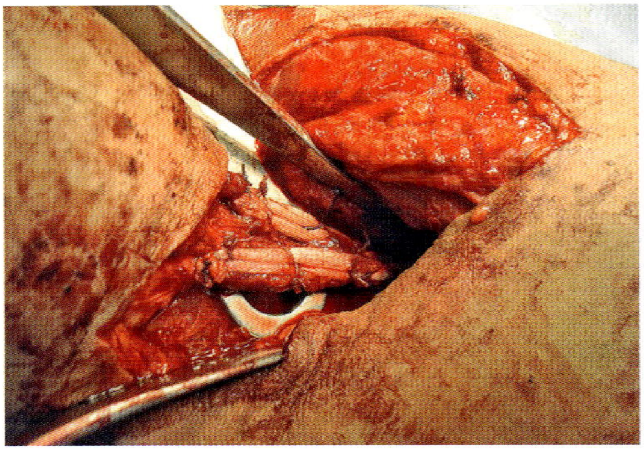

Abb. 4-97 Sekundäre Rekonstruktion mit Allograft

ten Woche darf der Arm zunehmend frei bewegt werden. Pro- und Supination sind von Beginn an frei. Das Nachbehandlungsprotokoll variiert je nach Fixationsverfahren. Alternativ zur Single-Incision-Technik kann die Double-Incision-Technik zwar in Erwägung gezogen werden, wegen ihrer Komplikationsrate von bis zu 30 % ist der Single-Incision-Technik jedoch der Vorzug zu geben (Siebenlist et al. 2010). An **Komplikationen** sind besonders heterotope Ossifikationen bei den Nahtankerfixierungen mit einer Frequenz von 6 bis 17 % zu erwähnen (▶ Abb. 4-96). Die funktionellen Ergebnisse der operativen Therapie liegen bei 96 bis 100 % (Siebenlist et al. 2010). Die Button-Refixation hat die höchste Ausrisskraft und Steife gegenüber den anderen Refixationsverfahren, eine klinische Evidenz einer einzelnen Methode existiert aber nicht (Miyamoto et al. 2010). Sekundäre Rekonstruktionen sind auch hier mit Semi- und Gracilissehnen als Auto- oder Allograft (▶ Abb. 4-97) mit gutem Erfolg möglich (Snir et al. 2013).

Literatur

Literatur zu diesem Kapitel finden Sie im Anhang und unter www.schattauer.de/3052

5 Sportartspezifische Aspekte

5.1 Sportspielarten ohne Gegnerkontakt

5.1.1 Badminton

Norbert Möllers

Grundlagen

In dieser Arbeit werden badmintonspezifische Schlagbewegungen in ihrem funktionellen Zusammenhang dargestellt mit den mechanischen Belastungen der aktiven und passiven Strukturen der Schulter und des Schultergürtels.
Davon abgeleitet werden akute Verletzungen und chronische Überlastungen dieser Strukturen.
Badminton hat sich in den letzten 20 Jahren endgültig zu einer rasanten Sportart entwickelt, in der die Spitzensportler nahezu sechs bis acht Stunden täglich trainieren, insbesondere auch durch die Aufnahme von Badminton in das Programm der Olympischen Spiele seit 1992.
Deshalb betreiben die nationalen Sportverbände – in Deutschland der Deutsche Badminton Verband (DBaV) und seine Landesverbände – in den Schulen und den Vereinen eine systematische Talentsuche. Damit beginnen häufig bereits Kinder in einem Alter von sechs bis acht Jahren mit einem mehrfachen wöchentlichen Training.
Ein jugendlicher Leistungsspieler von 20 Jahren hat also nicht selten ein Leistungstraining von zwölf und mehr Jahren und entsprechende Wettkämpfe hinter sich.
Das Sportgerät erscheint auf den ersten Blick grazil und harmlos. Der Schläger wiegt ca. 95 g, der Federball 5 g. Und dennoch werden beim Badminton mit bis zu 400 km/Std. die höchsten Ballgeschwindigkeiten von allen Rückschlagsportarten gemessen.

Verletzungsmechanismen

Am häufigsten treten Beschwerden im subacromialen Raum auf. Eine **Bursitis subacromialis** kann sehr akut nach einem Wettkampfwochenende mit massiven Schmerzen zum Arzt führen. Auch zeigen sich gelegentlich Verkalkungen im Ansatz der Supraspinatussehne am Tuberculum majus (Tendinitis calcarea). Diese Verkalkung kann akut einbrechen in die darüber liegende Bursa subacromialis (Bursitis calcarea), die bezüglich ihrer Lage und Größe völlig unterschiedlich sein kann.
Nicht selten findet sich bei der klinischen Untersuchung von Badmintonspielern auch ein Druckschmerz im proximalen Verlauf des M. biceps brachii und über seinem Verlauf in der Rinne zwischen Tuberculum majus und minus, im sogenannten Sulcus intertubercularis (Tendinitis und Tendovaginitis der langen Bizepssehne). Häufig projizieren sich die Schmerzen auf das Schultereckgelenk (Reizung des ACG) mit lokalem Druckschmerz und Schwellung. Lokale Infiltrationen und konsequente Physiotherapie bei gleichzeitiger Trainings- und Wettkampfpause von

mindestens vier Wochen führen häufig bereits zu einer deutlichen Befundbesserung. Lediglich bei Therapieresistenz sollte eine operative Revision mit Entfernung des Discus und/oder des lateralen Claviculaendes in Erwägung gezogen werden.
Unmittelbare Ursache für die Schädigung des Discus articularis sind die häufigen und schnellkräftigen Rotationsbewegungen des horizontal abduzierten Armes, wie sie typisch sind für die badmintonspezifischen Schläge seitlich vom Kopf und auch bei Unterhandschlägen.
Die Überkopfschläge mit ihren großen Ausholbewegungen (► Abb. 5-1) belasten das eigentliche Schultergelenk besonders in seinen ventralen Anteilen. Der Humeruskopf verschiebt sich dabei nach ventral gegen die Gelenkkapsel und über den ventralen Anteil des Labrum glenoidale. Durch die rezidivierende Mikrotraumatisierung kann eine anteroinferiore Instabilität mit und ohne Kapsel-Labrum-Läsion entstehen.
Gefährdet sind bei der Ausholbewegung und der nachfolgenden Schlagbewegung durch die entstehenden Traktions- und Scherbelastungen aber auch die cranialen Labrum-Abschnitte. Eine Verletzung dieser Strukturen führt zu einer **SLAP-Läsion**. Sie bedarf bei dieser Gruppe der »Überkopf«-Sportler häufig einer operativen Rekonstruktion.
Der gleiche Schädigungsmechanismus liegt auch einer **Läsion der RM** zugrunde, wobei in den meisten Fällen die Supraspinatussehne im Sinne eines posterosuperioren Impingements betroffen ist. Es kann hierbei zu partiellen gelenkseitigen Einrissen, aber auch zu kompletten Rupturen der Supraspinatussehne kommen.
Myotendinosen können sämtliche Muskeln des Schultergürtels betreffen, also auch Muskeln, die unter Alltagsbedingungen selten schmerzhaft sind, so z. B. der M. infraspinatus auf der Rückseite des Schulterblattes (Außenrotation), M. subscapularis auf der Vorderfläche der Scapula (Innenrotation), M. teres major und minor, die den Humeruskopf nach unten ziehen und bei der Rotation unterstützen (IRO und ARO). Die entsprechenden Muskelfunktionstests gegen Widerstand geben darüber Aufschluss.
Auch die zwischen den Schulterblättern gelegenen Muskeln (M. rhomboideus major und minor), die die Scapula mit den Dornfortsätzen der Wirbelsäule verbinden, führen zu Ansatztendinosen am medialen Scapularand und an den Dornfortsätzen. Diese interscapulären Muskeln sind dann auch Ursache für teilweise akut und sehr schmerzhaft auftretende **Blockierungen der Costotransversalgelenke** (CTG) an der mittleren BWS ca. zwei Querfinger seitlich der Dornfortsätze. Sie lassen sich chirotherapeutisch und mit evtl. zusätzlicher Gabe von Antiphlogistika für max. drei bis fünf Tage gut beseitigen.
Nicht vergessen werden sollte der M. serratus anterior, der zusammen mit der interscapulären Muskulatur die Scapula auf dem dorsalen Thorax fixiert und verschiebt. Die zackenartigen Ansätze an den lateralen Rippen in Höhe der vorderen Axillarfalte sind dann bei Überlastung druckschmerzhaft verhärtet.
Chronische Beschwerden sind:
- Instabilitäten
- Läsion Labrum glenoidale
- Läsion Discus articularis

Folgende Verletzungen kommen vor:
- Bursitis subacromialis (calcarea)
- Tendinitis supraspinatus (calcarea)
- Läsion Discus articularis im ACG
- ACG-Reizung
- Instabilität (ventral und caudal)
- SLAP-Läsion
- Hill-Sachs-Läsion, Bankart-Läsion
- Labrumläsion

- Tendovaginitis Bizepssehne
- Ansatztendinose Bizeps am Tuberculum supraglenoidale und am Coracoid
- Ansatztendinose medialer und lateraler Scapularand
- Ruptur der RM

Sportartspezifische Belastung und Beanspruchung

Badmintonspezifische Schläge

Die Schläge werden mit der Vorhand und der Rückhand ausgeführt. Entscheidend für die Belastung von Schulter und Schultergürtel ist aber die Höhe des Schlagarmes, insbesondere des Oberarmes, zum Zeitpunkt des eigentlichen Schlages in Bezug auf den Rumpf.

Demzufolge lassen sich folgende Schläge unterscheiden:

- Schläge über dem Kopf
- Schläge seitlich vom Kopf
- Schläge links vom Kopf (beim Rechtshänder)
- Unterhandschläge (in Höhe der Gürtellinie oder tiefer)

Die eigentliche Schlagbewegung lässt sich ebenfalls in mehrere Phasen unterscheiden:

- Ausholbewegung
- Beschleunigungsphase (in einer Bewegungsschleife)
- Schlag und Ausschwungbewegung

Entsprechend diesen Schlägen sollen die belasteten anatomischen Strukturen näher betrachtet werden.

Abbildung 5-1 zeigt eine typische Ausholbewegung: Der Schlagarm wird erhoben und außenrotiert. Die Schlagschulter ist ein wenig zurückgeführt. Der Ellbogen ist ca. 90 Grad gebeugt. Die Spielerin hält mit ihrer Hand den Schläger in leichter Radialabduktion. Abbildung 5-2 zeigt die weite

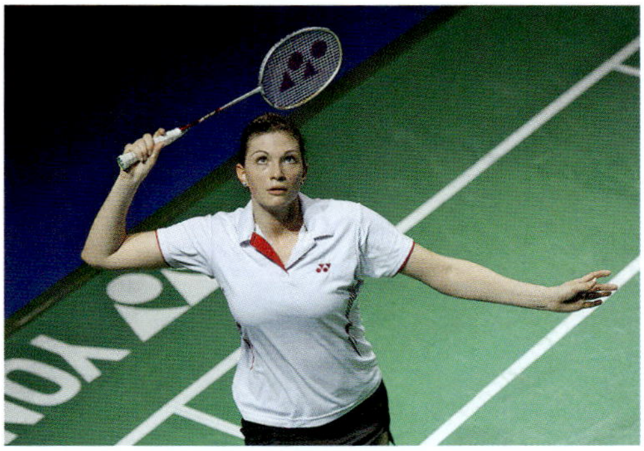

Abb. 5-1 Typische Ausholbewegung mit erhobenem und nach außen rotiertem Schlagarm (© Sven Heise)

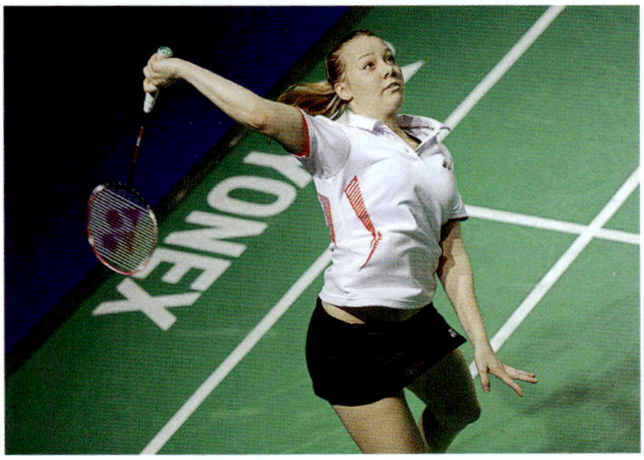

Abb. 5-2 Rückführung des Schlägers (© Sven Heise)

Rückführung des Schlägers, um die Bewegungsschleife zur Beschleunigung des Schlägerkopfs zu vergrößern.

Wie dramatisch eine Ausholbewegung auch aussehen kann, zeigt Abbildung 5-3.

Schläge über dem Kopf

Der Schlägerkopf trifft den Ball möglichst hoch und direkt über dem Kopf (► Abb. 5-4). Dies ist nur möglich bei maximal angehobenem Arm. Das Schulterblatt wird dabei zur Seite angehoben und gleichzeitig ca. 20 Grad nach außen rotiert. Das geht natürlich nur, wenn die medial am Schulterblatt ansetzende interscapuläre Muskulatur gut dehnfähig ist. Gleichzeitig sind die Heber der Scapula aktiv.

Schläge seitlich vom Kopf

Der Arm befindet sich in seitlicher Abduktion von ca. 90 Grad mit einer Variation von ca. ± 15 Grad (► Abb. 5-5). Das Schulterblatt ist dabei nicht verdreht. Der subacromiale Raum ist dadurch relativ eng. Bei der nachfolgenden Innenrotation zum eigentlichen Schlag kommt es also zu einer sehr raschen und massiven Verschiebung der Weichteile über dem Schultergelenk (M. supraspinatus und Bursa subacromialis) gegenüber dem Unterrand des Acromions.

Abbildung 5-6 zeigt, dass auch bei den Schlägen seitlich vom Kopf der Schlag durch eine maximale Außenrotation im Schultergelenk eingeleitet wird.

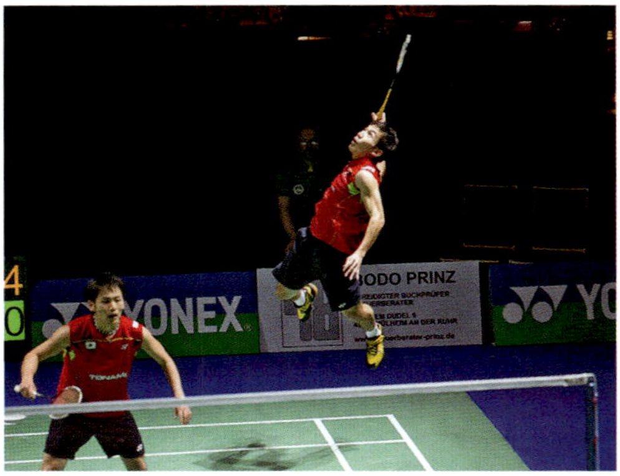

Abb. 5-3 Extreme Ausholbewegung (© Sven Heise)

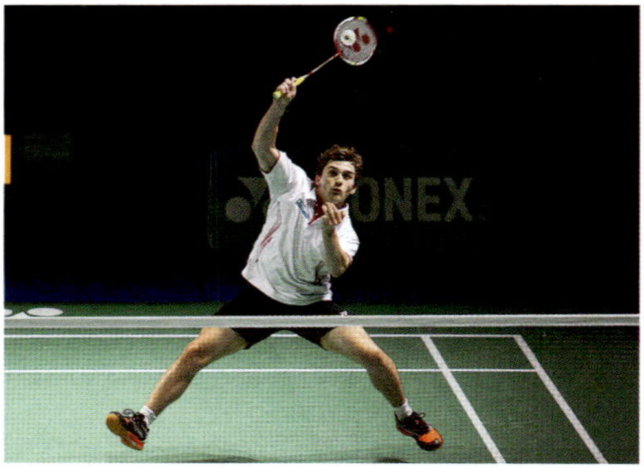

Abb. 5-4 Überkopfschlag (© Sven Heise)

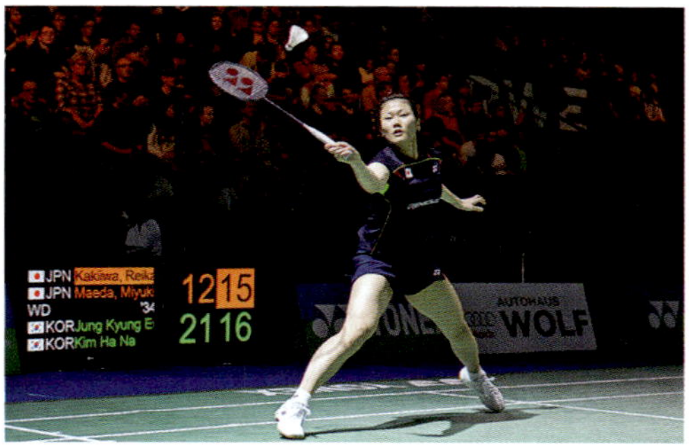

Abb. 5-5 Schlag seitlich vom Kopf (© Sven Heise)

Schläge links vom Kopf

Schläge links vom Kopf (► Abb. 5-7) vermeiden den Return des Federballes durch einen Rückhandschlag.

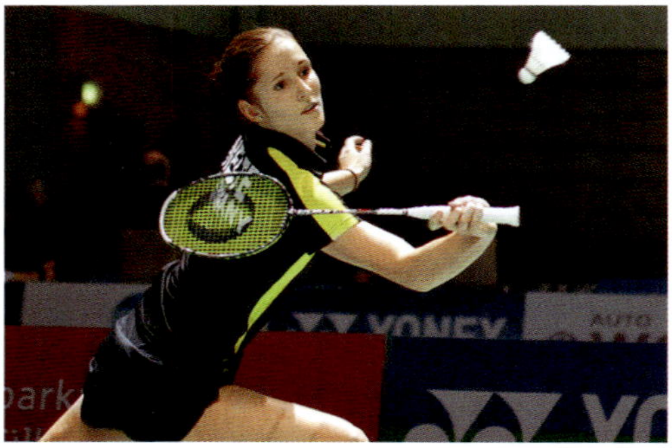

Abb. 5-6 Der Schlag seitlich vom Kopf wird durch maximale Außenrotation im Schultergelenk eingeleitet (© Sven Heise)

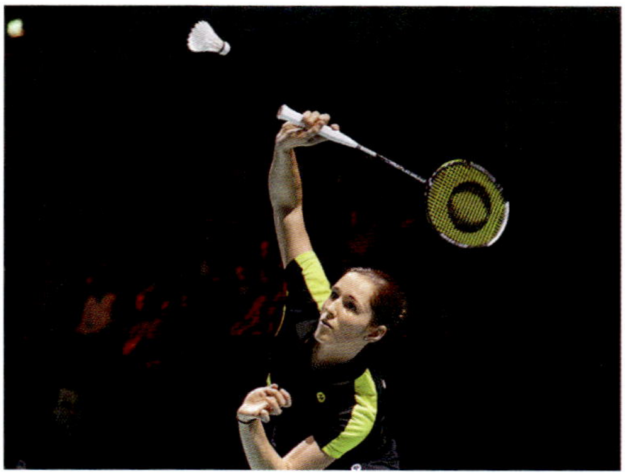

Abb. 5-7 Schlag links vom Kopf (© Sven Heise)

Der Schlag mit der Rückhand hat einige Nachteile. Er ist technisch schwieriger. Deshalb können die meisten Spieler mit der Rückhand nicht so viel Kraft entwickeln (außerdem sind die Extensoren des Unterarmes schwächer als die Flexoren). Der Rückhandball ist also langsamer. Zudem könnte der Spieler den obigen Ball als Rückhandball nur erreichen, wenn er sich mit dem Rücken zur Schlagrichtung dreht. Er verliert also für einen kurzen Zeitraum die Übersicht über das Spielfeld.
Für das Schultergelenk bedeuten diese Schläge links vom Kopf eine extreme Anhebung und Außendrehung der Scapula (► Abb. 5-8).

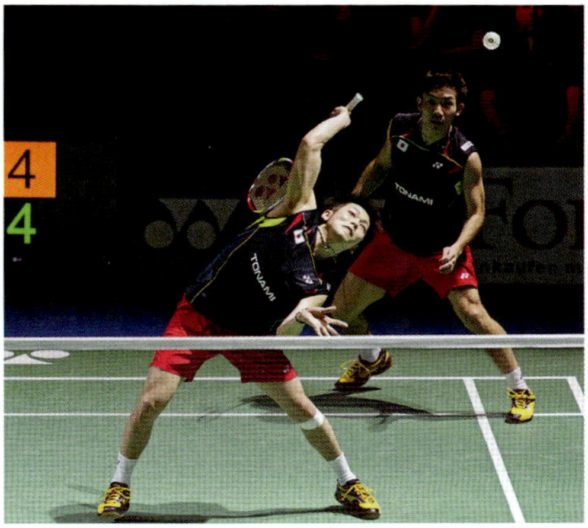

Abb. 5-8 Extreme Anhebung und Außendrehung der Scapula (© Sven Heise)

Unterhandschläge

Unterhandschläge (► Abb. 5-9) kommen überwiegend in der Abwehr vor. Ungünstig ist, dass der Ball angehoben werden muss, um über das 1,55 m hohe Netz zu kommen. Somit ist ein direkter Schlag ins gegnerische Feld nicht möglich.
Unterhandschläge sind sowohl mit der Vorhand als auch mit der Rückhand möglich. Bei der Rückhandabwehr muss der Schläger einwärts gedreht werden. Bei der Vorhandabwehr durch einen Unterhandschlag muss der Schläger und damit das Schultergelenk auswärts gedreht werden, um den Schlag einzuleiten.
Dass die Rückhand auch eine dramatische Schlagbewegung nicht nur für die Schulter, sondern für den ganzen Körper sein kann, zeigt Abbildung 5-10.

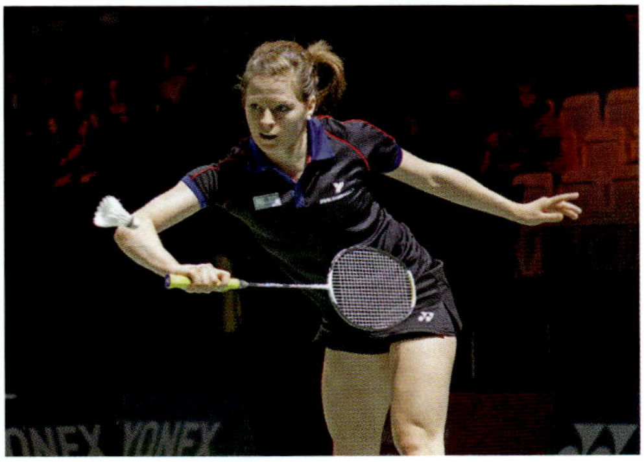

Abb. 5-9 Unterhandschlag (© Sven Heise)

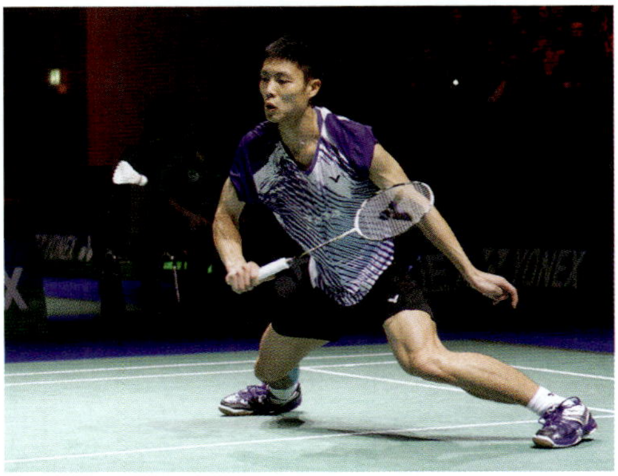

Abb. 5-10 Rückhandschlag: Die Schlagbewegung beansprucht nicht nur die Schulter stark, sondern auch den gesamten Körper (© Sven Heise)

Literatur

Literatur zu diesem Kapitel finden Sie im Anhang und unter www.schattauer.de/3052

5.1.2 Volleyball und Beachvolleyball

Antonius Kass

Grundlagen

Volleyball ist eine der weltweit beliebtesten Sportarten. Der internationale Verband FIVB ist mit 218 Nationen und 35 Millionen aktiven Spielern der größte Sportdachverband der Welt. Ursprünglich 1885 in den USA als Ausgleichssport für Basketballspieler entwickelt, hat sich die Sportart Mitte des 20. Jahrhunderts vor allem durch US-amerikanische Soldaten in der ganzen Welt verbreitet. Regelmäßige Weltmeisterschaften werden seit 1949 ausgetragen, seit 1966 ist die Sportart olympisch.

Beachvolleyball wurde 1986 offiziell vom FIVB anerkannt und ist seit den Olympischen Spielen 1996 in Atlanta fester Bestandteil des olympischen Programms. Im Hallenvolleyball spielen zwei Mannschaften mit je sechs Spielern gegeneinander, beim Beachvolleyball zwei gegen zwei. Die Feldgröße beim Beach- ist gegenüber dem Hallenvolleyball (9 × 9 m) kleiner (8 × 8 m). Die Netzhöhe variiert bei Männern, Frauen und Jugendlichen (2,43 m, 2,24 m, 2,15 bis 2,35 m).

Die Sportart ist **anaerob-alaktazid** und gekennzeichnet von vielen kurzen Ballwechseln mit einer sehr hohen **Sprungbelastung**. Vier der sechs verschiedenen technischen Elemente – Aufschlag, Annahme, Abwehr, Zuspiel, Angriff, Block – werden über Kopf ausgeführt. Deswegen kommt der Schulter im Volleyball eine enorme Bedeutung zu. 49 % der Verletzungen im Volleyball sind im Schulterbereich lokalisiert (Wang u. Cochrane 2001). Während bei **Block** und **Zuspiel** die Schulter keiner schnellkräftigen Belastung ausgesetzt ist, ist das beim **Angriffsschlag** und der Aufgabe, die in den letzten Jahren in zunehmender Häufigkeit als harter Sprungaufschlag ausgeführt wird, anders. Der Ball wird im Sprung am höchsten Punkt getroffen und in der Regel mit maximal erreichbarer Kraft in Richtung des gegnerischen Felds geschlagen. Hierbei werden maximale Geschwindigkeiten von bis zu 120 km/h erreicht. Volleyballspieler sind Belastungen von bis zu 40.000 Maximalsprüngen im Jahr ausgesetzt (Kugler et al. 1994). Wenn etwa die Hälfte dieser Aktionen Angriffsschläge sind, bedeutet das, dass ein Volleyballspieler in der Halle durchschnittlich etwa 20.000-mal im Jahr eine in erheblichem Maße schulterbelastende Überkopfbewegung ausführt. Deshalb sind Überlastungsschäden weitaus häufiger als akute Verletzungen.

Obwohl im Beachvolleyball keine vergleichbaren Statistiken vorliegen, wird das Belastungsprofil etwas anders sein. Beim Beachvolleyball werden häufiger dosierte und taktisch platzierte Angriffsschläge oder mit den Fingerknöcheln als »poke« ausgeführte Lobs angewendet.

Die sechs und mit dem Libero sieben Spieler sind innerhalb der Mannschaft zu **Spezialisten** mit unterschiedlichen ihnen zugewiesenen technischen und taktischen Aufgaben ausgebildet.

Außenangreifer und **Diagonalspieler** sind durch ihre Spezialisierungen bedingt häufiger schulterbelastenden Angriffen ausgesetzt als Zuspieler und Mittelangreifer.

Verletzungsmechanismen

Direkte Schulterverletzungen sind im Hallenvolleyball sehr selten. Beim Beachvolleyball gibt es einen Verletzungsmechanismus, der zu einer **SLAP-Läsion** führen kann: In der Abwehrsituation rollt der Spieler mit einem nach vorn gestreckten Arm über die

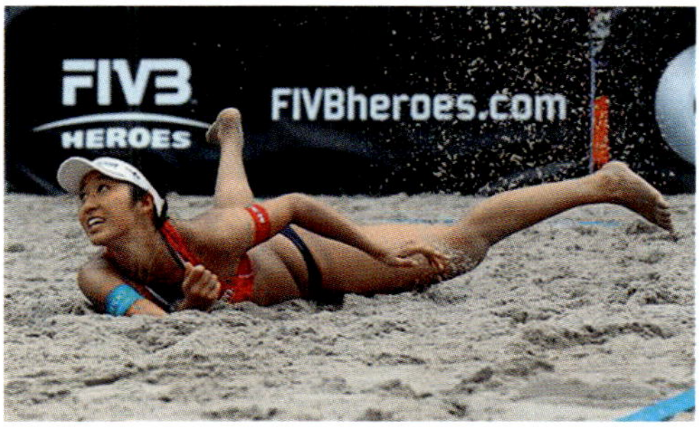

Abb. 5-11 Rotationsbewegung der Schulter bei der Abwehraktion im Sand (mit freundlicher Genehmigung der FIVB)

Schulter nach vorn ab. Wenn bei dieser Bewegung die Hand im Sand stecken bleibt und der Körper über den fixierten Arm abrollt, kommt es zu einer forcierten Außenrotation im Schultergelenk, bei der der ventrale und craniale Anteil des Labrums einer erheblichen Stressbelastung ausgesetzt wird (► Abb. 5-11).

Sportartspezifische Belastung und Beanspruchung

Beim **Angriffsschlag** im Sprung kommt es zu einer schnellkräftigen Bewegung vom Ausgangspunkt in maximaler Elevation und Außenrotation bei ausgeprägter Lordose und Rotation in der Wirbelsäule mit Verdrehung der Schulter- gegenüber der Beckenachse. Der Treffpunkt des Balles ist im höchsten Punkt der Sprungkurve. Nach dem Ballkontakt schnellt der Arm in Innenrotation und Adduktion zum Körper hin, unter der Auflösung der Lordose und der Rotation der Wirbelsäule (► Abb. 5-12). Die hierbei belasteten Strukturen sind vor allem die RM mit Supra- und Infraspinatussehne und die lange Bizepssehne (Kugler et al. 1994).

Insbesondere bei **Dysbalancen** der Wirbelsäulen- und Schultermuskulatur wird der Oberarmkopf nach ventral und cranial verlagert, sodass es zu einer vermehrten Druck- und Reibungsbelastung unter dem Schulterdach kommt (Wang u. Cochrane 2001b). Hier werden dann Supraspinatus- und lange Bizepssehne in Mitleidenschaft gezogen. Subacromiale Bursitiden sind häufig (Reeser et al. 2010). Interessanterweise ist aber eine Reizung der **Infraspinatussehne** nach eigenen Beobachtungen deutlich häufiger als bei anderen »Überkopf«-Sportarten zu finden. Eine mögliche Erklärung hierfür ist, dass bestimmte Schläge seitlich vom Körper weg ausgeführt werden, um Block und Abwehr zu täuschen. Bei dieser in der Schulter nach außen ausgedrehten Bewegung wird der Infraspinatus stärker belastet (► Abb. 5-13) als beim Diagonalschlag (► Abb. 5-14) (Wang et al. 2000).

Das Phänomen der vermehrten **Kyphose** der BWS (Briner et al. 1997) erklärt sich möglicherweise dadurch, dass alle Ballberührungen beim Volleyball eine Bewegungsrichtung nach vorn haben. Da es keine Bewegungen gibt, die, wie z. B. bei der Rückhand beim Tennis, den Körper »öffnet«, kommt es häufig zu einer vermehrten Kyphosierung und Verkürzung der vorderen

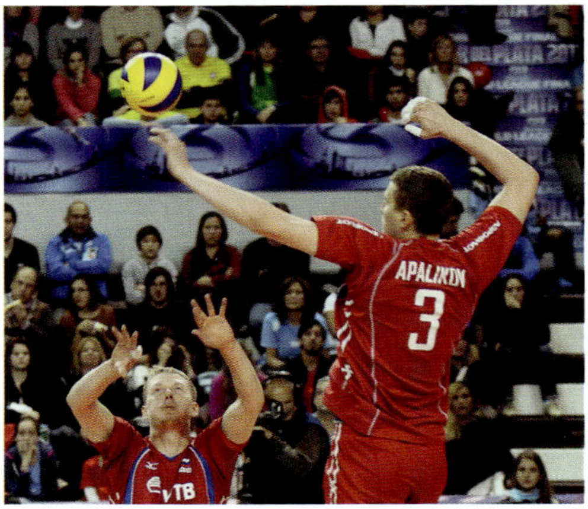

Abb. 5-12 Grundhaltung beim Schmetterschlag (mit freundlicher Genehmigung der FIVB)

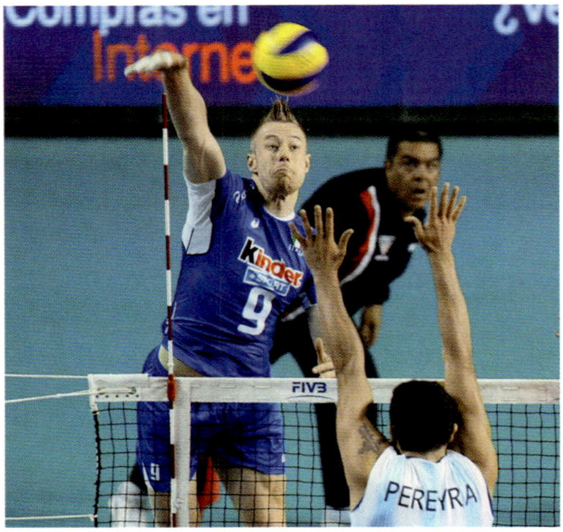

Abb. 5-13 Longlineschlag – Außenrotation der Schulter (mit freundlicher Genehmigung der FIVB)

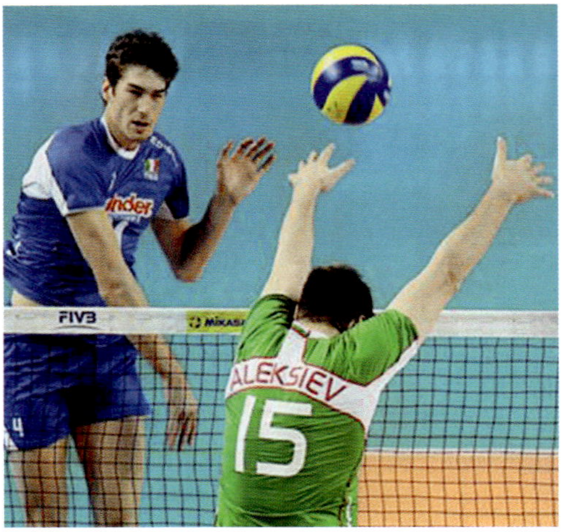

Abb. 5-14 Diagonalschlag – Innenrotation der Schulter (mit freundlicher Genehmigung der FIVB)

Rumpf- und Schultermuskulatur (Dalichau u. Scheele 2002).

Als weitere Besonderheit ist beim Volleyball häufiger als in anderen Sportarten aus bisher nicht schlüssig erklärten Gründen eine **Läsion des N. suprascapularis** in der Incisura scapulae zu beobachten, die dann zu einer isolierten Infraspinatus-Atrophie führt. Bis zu 28 % der Spitzenspieler sind von diesem Phänomen betroffen (Ferretti et al. 1987, Eggert u. Holzgraefe 1993, Lajtai et al. 2009).

Für dieses Suprascapularis-Syndrom gibt es verschiedene Erklärungsansätze. Einmal kann als **anatomischer Engpass** die Incisura suprascapularis durch eine verdickte ligamentäre Struktur oder durch anatomische Varianten der Muskulatur (Bayramoğlu et al. 2003) eingeengt sein. Außerdem können in diesem Bereich spinoglenoidale Zysten auftreten (Weiss u. Imhoff 2000). Zudem ist denkbar, dass der Nerv durch repetitiven Stress bei bestehender **Instabilität** gedehnt wird (Witvrouw et al. 2000). Zu einer »Aufgabelung« des Nervs könnte es z. B. dadurch kommen, dass das Schulterblatt ruckartig nach cranial bewegt wird. Dieser Mechanismus ist bei insuffizienter Schulterblattmuskulatur (Mm. rhomboidei) und einer funktionellen Scapula alata zu beobachten. Insbesondere beim Flatteraufschlag, bei dem die Hand beim Ballkontakt abgestoppt wird, ist ein solcher Upshift des Schulterblattes häufig zu sehen. Dieser Bewegungsablauf, bei dem der Arm nach dem Treffen des Balles nicht nach- oder ausschwingt, kommt in anderen Sportarten wesentlich seltener vor.

Wie bei allen anderen Sportarten werden Überlastungsschäden deutlich vermehrt beobachtet, wenn der Schlag in Technik und Timing nicht korrekt ausgeführt wird. Besonders beim Beachvolleyball entstehen häufig Spielsituationen, in denen der Angriff nicht in der optimalen Position zum Ball geschlagen werden kann. Gerade die Schulter wird in einer solchen Situation besonders belastet, wenn sie die falsche Stellung des Körpers zum Ball ausgleichen muss.

Voraussetzungen für eine verletzungsarme Ausübung des Volleyballspiels sind also eine saubere Technik und eine freie Beweglichkeit der Schulter und der Wirbelsäulenabschnitte. Verkürzungen und Dysbalancen zu erkennen und frühzeitig zu eliminieren, sind somit eine gemeinsame Aufgabe der Trainer, Physiotherapeuten und Sportmediziner.

Literatur

Literatur zu diesem Kapitel finden Sie im Anhang und unter www.schattauer.de/3052

5.1.3 Tennis

Thomas Ambacher, Friedrich Dehlinger

Grundlagen

Tennis ist ein Breitensport mit Millionen von Spielern weltweit in allen Altersstufen. Beim Tennis ist die Rate an akuten Verletzungen der unteren Extremität am höchsten, gefolgt von Verletzungen der oberen Extremität und des Rumpfes. Es besteht eine große Varianz bei den Angaben zu Prävalenz und Inzidenz, bei vielen Untersuchungen liegt die Häufigkeit von Schulterverletzungen hinter der von Sprunggelenk-, Handgelenk-, Knie- und Fußverletzungen (Sell et al. 2012). Bei den chronischen Beschwerden überwiegen jedoch meist diejenigen der oberen Extremität. Die laterale Epicondylitis des Ellbogens steht im Vordergrund, oftmals besteht jedoch auch eine chronische Überlastung der Schulter, insbesondere beim Profi. Im Allgemeinen sind Symptome im Bereich der Schulter bei jüngeren Spielern mit Instabilitätsproblemen assoziiert, bei älteren ist häufiger die RM betroffen (Abrams et al. 2012).

Die Inzidenz von Schulterverletzungen variiert je nach Studie zwischen 0,05 und 2,9 Verletzungen pro Spieler und Jahr. Pro gespielte Stunde liegt die Inzidenz zwischen 0,04 und 3/1000 Stunden (Bluim et al. 2006).

Verletzungsmechanismen

Im Vordergrund stehen beim Tennis hohe Belastungen der Schulter durch häufige Wiederholungen der Aufschlagbewegung, die mit großer Explosivität und hoher Bewegungsgeschwindigkeit erfolgt. Meist treten Beschwerden beim Vorhand- oder Rückhandspiel erst in einem fortgeschrittenen Krankheitsstadium auf. Bei fehlender Maximalbelastung wie der Gewalteinwirkung durch einen Sturz oder Gegnerkontakt sind keine akuten Verletzungen des Schultergelenks zu befürchten, es kommt vielmehr durch die wiederkehrende hohe Beanspruchung in unphysiologischer Stellung des Gelenks zu Überlastungen der beteiligten anatomischen Strukturen – RM, lange Bizepssehne und Labrum glenoidale – mit progredienten Schäden, die ab einem gewissen Grad symptomatisch werden (van der Hoeven u. Kibler 2006). Ungünstig wirkt sich darüber hinaus noch die Hebelwirkung des Tennisschlägers aus, der die Gelenkbelastung zusätzlich erhöht. Beim Vorhandschlag entstehen ähnliche Belastungen wie beim Aufschlag, auch ohne begleitende Abduktion richtet sich der Kraftvektor durch die maximale Außenrotation nach ventral. Das Ausführen des Rückhandschlags belastet in erster Linie die Unterarmextensoren und das Ellbogengelenk mit den typischen Folgen der Epicondylitis humeri radialis.

Sportartspezifische Belastung und Beanspruchung

Unter dem Aspekt der Beanspruchung des Schultergelenks können die Veränderungen durch den Tennissport mit denen anderer »Überkopf«-Sportarten wie Volleyball oder Wurfsportarten wie Baseball oder Speerwerfen verglichen werden. Beim Aufschlag wird Energie aus den Beinen und dem Körper über den Arm in den Schläger geleitet (Kibler 1995), die Schulter hat bei der Lastübertragung eine zentrale Funktion, ähnlich der Umlenkstelle bei einem Kran. Bereits vor über 25 Jahren wurde dieser komplexe Bewegungsablauf beim Tennisaufschlag als **»kinetic chain«** beschrieben (Elliot 1988). Im Gegensatz zur reinen Wurfbewegung eines Baseballspielers finden sich einige Besonderheiten wie die unterschiedlichen Bewegungsebenen, der Einsatz des nichtdominanten Armes, der den Ball zunächst wirft, der Schläger als Verlängerung des Hebelarmes und die Technik, inkl. Richtung und Spin des Aufschlags. Auch besteht in der Akzelerationsphase der Bewegung beim Tennisspieler kein Kontakt der Füße und damit des Körpers zum Boden mehr, sodass die gesamte Stabilität des Armes auf der Scapula ruht (Hauser-Bischof 2003).

Es gibt unterschiedliche Theorien, wie die häufige maximale Abduktion/Außenrotation zum auch für den Tennisspieler typischen klinischen Bild einer vermehrten Außenrotationsfähigkeit und einer verminderten Innenrotation der dominanten Schulter führt (Burkhart et al. 2003) (► Abb. 5-15). Ob die Dehnung der ventralen Kapsel oder die Kontraktur der dorsalen Kapsel die Ursache des glenohumeralen Innenrotationsdefizits ist, ist noch ungeklärt. Folgen können eine Mikroinstabilität durch posterosuperiore Dezentrierung des Drehzentrums und ein pathologischer Kontakt der ansatznahen RM mit dem dorsalen Glenoid sein (Davidson et al. 1995). Außerdem findet sich durch die einseitige Belastung oft eine muskuläre Dysbalance mit Überwiegen der Innen- im Vergleich zu den Außenrotatoren. Dies betrifft

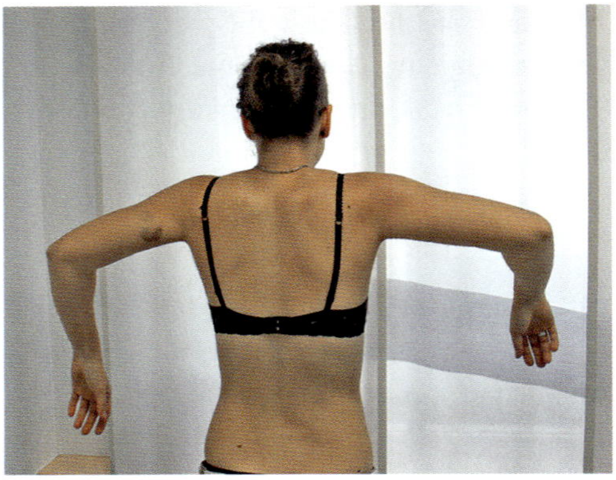

Abb. 5-15 22-jährige Tennisspielerin mit unspezifischen, belastungsabhängigen Beschwerden, auffälligem glenohumeralem Innenrotationsdefizit rechts und gestörtem scapulothorakalem Rhythmus

auch die scapulastabilisierende Muskulatur mit schwächerem dorsalem M. trapezius und Mm. rhomboidei und starkem ventralem M. trapezius und M. serratus anterior (Cools et al. 2008). Hier ergibt sich eine Vielzahl möglicher Ansatzpunkte für eine konservative Therapie von tennisbedingten Schulterschmerzen wie die Dehnung der dorsalen Kapsel, Stabilisierung der Scapula, Training der hinteren Rotatorenanteile, Ausgleichssport etc. (Ellenbecker et al. 2009), wobei auch den anderen beteiligten Strukturen der »kinetic chain« Beachtung geschenkt werden sollte (Kibler 1995).

Die klinische Untersuchung fällt oft unauffällig aus, da die Beschwerden meist nur bei hoher Belastung auftreten. Trotzdem sollte eine systematische und umfassende Untersuchung des Schultergelenks und der sportartspezifischen Bewegungsabläufe durchgeführt werden, um auch geringe Veränderungen als mögliche Ursache für Schmerzen zu erkennen.

Dem Untersucher sollte hierbei jedoch stets bewusst sein, dass aufgrund der komplexen Zusammenhänge der einzelnen Strukturen des Schultergelenks sämtliche klinische Tests nur über eine sehr eingeschränkte Spezifität und Sensitivität verfügen (DVSE 2012). Auch für den erfahrenen Schulterspezialisten ist eine klinische Abklärung möglicher Differenzialdiagnosen in vielen Fällen nicht möglich.

Sowohl dem Sportler als auch dem behandelnden Arzt sollte klar sein, dass es sich um ein schwieriges Patientengut handelt. Meist bestehen im Alltag keinerlei Beschwerden, sondern es kommt lediglich bei oder nach der Ausübung des Sports zu Symptomen. Nicht immer ist es durch konservative oder operative Maßnahmen möglich, wieder volle Einsatzfähigkeit zu erreichen. Je nach subjektivem Ausmaß der Einschränkungen und in Abhängigkeit vom Verlauf unter den bisherigen konservativen Maßnahmen kann mit dem Patienten zusammen die Entscheidung zur invasiven, d. h. arthroskopischen Diagnostik mit begleitender befundabhängiger Therapie getroffen werden.

Bei der weiteren arthroskopischen Abklärung finden sich in vielen Fällen vollkommen unauffällige anatomische Verhältnisse, sowohl glenohumeral als auch im subacromialen Gleitraum. Es handelt sich dann um einen rein diagnostischen Eingriff, der Erkenntnisgewinn besteht lediglich im Ausschluss überlastungs- oder verletzungsbedingter struktureller Veränderungen. In diesen Fällen ist dann von funktionellen Beschwerden auszugehen, die einer operativen Therapie nicht zugänglich sind.

Bei einer anderen Gruppe von Patienten finden sich im subacromialen Gleitraum in veränderlichen Anteilen akute bzw. chronisch entzündliche Veränderungen des Bursagewebes. Ähnlich wie bei der Allgemeinbevölkerung ist nur teilweise die Form des Acromions und damit eine anatomische Enge Ursache dieser Veränderungen. Häufiger sind beginnende degenerative Umbauvorgänge der RM Ausgangspunkt für die chronische Entzündungsreaktion. Die Symptomatik dieser Patienten kann durch eine Bursektomie, ggf. in Verbindung mit einer knöchernen Dekompression, oftmals deutlich gebessert werden.

Bei der dritten Gruppe schließlich finden sich unterschiedliche strukturelle Veränderungen des Schultergelenks, die durch die hohe unphysiologische Belastung entstanden sind. Wie bei anderen »Überkopf«-Sportarten betreffen diese vor allem das Labrum glenoidale, inkl. des Bizepssehnenankers, die lange Bizepssehne selbst sowie deren Schlinge und die RM, hier insbesondere die artikularseitige Oberfläche (► Abb. 5-16). Aber auch Knorpelschäden an Glenoid oder Humeruskopf sind Befunde, die der präoperativen (MRT-)Diagnostik schon häufig entgangen sind. Bei Feststellung dieser spezifischen Ursachen für Schulterbeschwerden ist dann eine kausale Therapie wie Labrumrefixierung, Tenotomie/Tenodese der langen Bizepssehne, Débridement bzw. Rekonstruktion der RM oder Mikrofrakturierung von Knorpelschäden möglich.

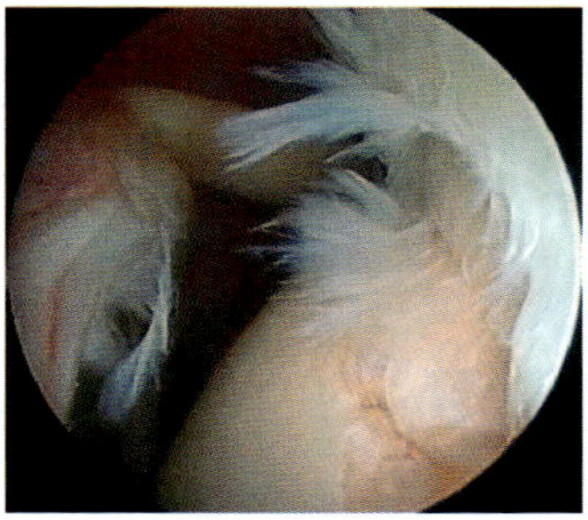

Abb. 5-16 Arthroskopischer Blick von dorsal in ein rechtes Schultergelenk bei submaximaler Abduktion/Außenrotation, Zeichen des posterosuperioren Impingements mit degenerativer Auffaserung des dorsocranialen Labrums und des in maximaler Abduktion/Außenrotation korrespondierenden Anteils der dorsalen ansatznahen Supraspinatussehne bei einem 26-jährigen Tennisspieler

Eine häufige Frage in der Schultersprechstunde betrifft auch die Belastungsfähigkeit des Gelenks nach operativen Maßnahmen. Nach einer Dekompression oder Labrumrefixierung ist nach einer Rehabilitationsphase von drei bis sechs Monaten der Wiederbeginn mit Tennisspielen möglich, am besten unter fachkundiger physiotherapeutischer Anleitung. In Abhängigkeit vom Ausmaß eines ROM-Defekts (Größe des Defekts, Retraktion, Muskelatrophie, Degeneration der Restsehne) und von den durchgeführten rekonstruktiven Maßnahmen sollte den Patienten jedoch Zurückhaltung bezüglich der Ausübung einer schulterbelastenden Sportart wie Tennis empfohlen werden. Auch nach Hemi- oder anatomischen Totalendoprothesen ist Tennis nicht zu empfehlen, definitiv abgeraten werden sollte in jedem Fall nach inversen Prothesen (Magnussen et al. 2011).

Literatur

Literatur zu diesem Kapitel finden Sie im Anhang und unter www.schattauer.de/3052

5.1.4 Tischtennis

Antonius Kass

Grundlagen

Tischtennis ist das schnellste **Rückschlagspiel** der Welt. An einem durch ein Netz in zwei Hälften geteilten Tisch wird ein Plastik- oder Zelluloidball mithilfe eines Schlägers so in die gegnerische Hälfte geschlagen, dass er nicht mehr den Regeln entsprechend zurückgespielt werden kann. Der internationale Tischtennisverband ITTF ist mit 217 Mitgliedsländern der zweitgrößte Sportdachverband der Welt. Weltweit spielen 164 Millionen Menschen organisiert Tischtennis, und auch als Freizeitsport ist das Spiel an der 2,74 m × 1,525 m (9 × 5 ft) großen Platte sehr beliebt: Die Zahl der Hobbyspieler wird weltweit auf 250 Millionen geschätzt. Es gibt Einzel-, Doppel- und Mixed-Wettkämpfe, Weltmeisterschaften werden seit 1926, Europameisterschaften seit 1958 ausgetragen, und seit 1988 ist die Sportart im olympischen Programm.

Die Ballgeschwindigkeiten erreichen bis zu 180 km/h, der Spin bis zu 10.000 Umdrehungen pro Minute (Ruhr-Universität Bochum 2009a). Gespielt wird im Einzel, Doppel und gemischten Doppel (Mixed). Der Schläger besteht aus einem gleichmäßig starken Holzbrett mit einem glatten (Noppen innen) oder rauen (Noppen außen) Gummibelag. Tischtennis ist gekennzeichnet durch häufige Richtungswechsel und Abstoppbewegungen in einem kleinen Aktionsradius, extrem schnellkräftige Bewegungen des Schlagarmes und sehr kurze Reaktionszeiten. Es wird als **Intervallsportart** mit niedrigen bis mittleren Intensitäten beschrieben und ist aerob, in Intervallen anaerob-alaktazid (Ruhr-Universität Bochum 2009b).

Es gibt zwei unterschiedliche Möglichkeiten, den Schläger zu halten: Die **Penholder**- und die **Shakehand**-Variante. Während von europäischen Spielern durchgehend die Shakehand-Griffhaltung zur Anwendung kommt, bevorzugen einige Asiaten den Penholder-Griff. Ob die Griffhaltungen in puncto Schulterbelastung unterschiedlich sind, wurde noch nicht untersucht, dies ist aber denkbar. Da für den Angriffsschlag des Penholder-Spielers eine größere Elevation erforderlich wird, ist eine vermehrte Schulterbelastung vorstellbar.

Es gibt verschiedene technische und taktische Möglichkeiten, den Ball auf der Tischhälfte des Gegners zu platzieren. Grundsätzlich unterscheidet man wie beim Tennis **Vorhand**- und **Rückhandschläge**. Darüber hinaus unterscheiden sich die Schlagvarianten im **Spinverhalten** und darin, ob sie eher offensiv oder defensiv gespielt werden. So gibt es neben dem Aufschlag den Topspin, den Unterschnitt und den Sidespin, bei denen dem Ball ein starker Effet mitgegeben wird. Als weitere Spielelemente werden Ballonabwehr (der Spieler steht weit hinter dem Tisch und wehrt den Ball in hohem Bogen ab), Schuss (der Ball wird am höchsten Punkt getroffen und ohne Spin »geschossen«), Flip (über dem Tisch gespielter kurzer Ball mit Kippbewegung im Handgelenk) und Schupfball (Unterschnittball über dem Tisch) eingesetzt.

Normalerweise entwickelt jeder Spieler eine charakteristische und erfolgreiche Spielform, grundsätzlich lassen sich aber **»Angriffs-«**, **»Abwehr-«** und **»Allroundspieler«** identifizieren. Während im Frauen-Tischtennis auch in der Weltspitze regelmäßig Abwehrspielerinnen erfolgreich sind, sind im Männer-Tischtennis echte Abwehrspieler selten.

Verletzungsmechanismen und -häufigkeit

17 % der Verletzungen im Tischtennis finden sich im Bereich der Schulter. Traumatische Schulterverletzungen sind dabei eine Seltenheit; in der Regel sind Schulterbeschwerden auf Überlastungen und Dysbalancen zurückzuführen.

Die weiteren, weniger häufig auftretenden Verletzungen im Tischtennis betreffen Sprunggelenk (16 %), Fuß (10 %) und Handgelenk (12 %) (Kondric et al. 2011, Zschau 1997, Mavridis 2009).

Gegenüber anderen Rückschlagsportarten ist die Verletzungshäufigkeit beim Tischtennis insgesamt geringer. Dafür kann man folgende Gründe verantwortlich machen (Ruhr-Universität 2009a):

- Es kommt zu keiner extremen Hyperlordosierung bei gleichzeitiger Rotationsbewegung der Wirbelsäule (vgl. Tennis).
- Es kommt nicht zu Überkopfbewegungen.
- Der geringe Hebelarm des Tischtennisschlägers zeitigt geringere Kräfte.
- Der Tischtennisschläger verursacht keine Vibrationsbelastungen.

Sportartspezifische Belastung und Beanspruchung

Da die Angriffsspieler in der Regel nach wenigen Ballkontakten mit offensiver Spielweise die Entscheidung und den Punktgewinn suchen, ist ihr Spiel eher von Topspin-Vorhand und Rückhandschlägen dominiert. Insbesondere beim **Topspin-Vorhandschlag** entsteht eine hohe Schulterbelastung. Deswegen ist der Angriffsspieler häufiger Schulterbelastungen ausgesetzt als der Abwehrspieler. Der Abwehrspieler hat demgegenüber eine höhere Belastung des Ellbogen- und des Handgelenks.

Im Training werden hohe Wiederholungszahlen gespielt. Hier ist besonders das von den chinesischen Trainern eingeführte sogenannte »Balleimertraining« mit Hunderten schnell hintereinander zugespielten Bällen, die der Trainer aus einem Korb nimmt, zu nennen.

Beim Topspin-Vorhandschlag kommt es zu einer Bewegung des Schlagarmes von leicht außenrotiert mit bis in Schulterhöhe abduziertem und retrovertiertem Oberarm und dann zu einer Schlagbewegung nach vorn, bei der antevertiert und innenrotiert wird und der Arm nach vorne ausschwingt.

Oft wird dem Ball im Moment des Schlags zusätzlich durch eine kurze Rotationsbewegung des Handgelenks oder eine entsprechende Oberarmbewegung eine Rotation (Topspin) mitgegeben, um dem Gegner den Rückschlag zu erschweren (Iino u. Kojima 2011).

Bei diesem Mechanismus wird v. a. das subacromiale Schulterdachnebengelenk vermehrt belastet. Verstärkende Ursachen dafür sind:

- vermehrte **Brustkyphose** mit eingeschränkter Beweglichkeit im Glenohumeralgelenk
- insuffiziente **Schulterblattmuskulatur** (z. B. Mm. rhomboidei) mit funktioneller Scapula alata
- **Verkürzung** der ventralen Muskelkette der Schultermuskulatur (z. B. M. pectoralis)
- peitschenartige **Technik** des Angriffsschlags mit Einleitung der Schlagbewegung durch Vorziehen der Schulter (► Abb. 5-17)

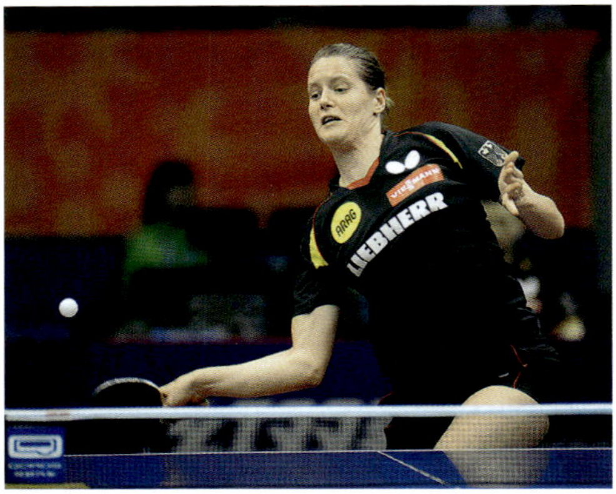

Abb. 5-17 Topspin – Vorhand (mit freundlicher Genehmigung von Manfred Schillings)

Das zuletzt beschriebene Phänomen ist häufig zu beobachten und einerseits einer unzureichenden Technik zuzuschreiben, andererseits wird es aber häufig von den Spielern als absichtliche Täuschung eingesetzt.

Beim **technisch fehlerhaften** Ablauf des Schlags wird der Arm nicht korrekt zusammen mit dem Schulterblatt nach vorn durchgeschwungen, sondern die Bewegung wird ohne Kontrolle der Schulterblattmuskulatur unkoordiniert nach vorn gepeitscht. Dadurch kommt es zu einer Hebelwirkung im Glenohumeralgelenk nach vorn und zu einer starken Überlastung der ventralen Schulterkapsel und der ventrocranial gelegenen Strukturen wie Bursa subacromialis, Supraspinatus- und lange Bizepssehne.

Bei der absichtlichen **Körpertäuschung** wird durch ein Vorziehen der Schulter dem gegnerischen Spieler signalisiert, dass der Ball scheinbar diagonal auf die gegenüberliegende Ecke des Tisches gespielt wird, kurz vor dem Treffen des Balles jedoch der Arm so abgewinkelt, dass der Ball parallel zum Tisch geschlagen werden kann. Sollte ein Spieler auf eine solche technische Variante angewiesen sein, ist es essenziell, dass die Schultermuskulatur intensiv auftrainiert wird, um den entstehenden Hebelmechanismus zu kompensieren.

Ein anderer wichtiger Mechanismus, der zu einer vermehrten Schulterbelastung führen kann, ist die falsche **Position** zum Ball. Kein Spieler kann bei der hohen Geschwindigkeit der Ballwechsel immer korrekt zum Ball stehen und wird dann zu »Verlegenheitsschlägen« gezwungen. Manche Spieler stehen auch wegen einer nicht ausreichenden Beinarbeit im Moment des Schlags häufiger nicht korrekt zum Ball und knicken, z. B. beim Vorhandschlag, in der Hüfte ein. Dadurch wird das freie Durchschwingen des Armes beim Angriffsschlag behindert und es treten vermehrte Belastungen im Schultergelenk auf (► Abb. 5-18).

Bei solchen technischen Defiziten sind die Trainer gefragt, schon im Jugendbereich

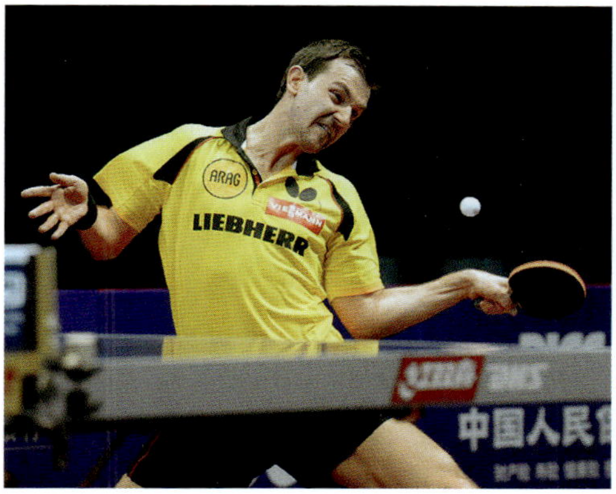

Abb. 5-18 Rückspiel in Bedrängnis (mit freundlicher Genehmigung von Manfred Schillings)

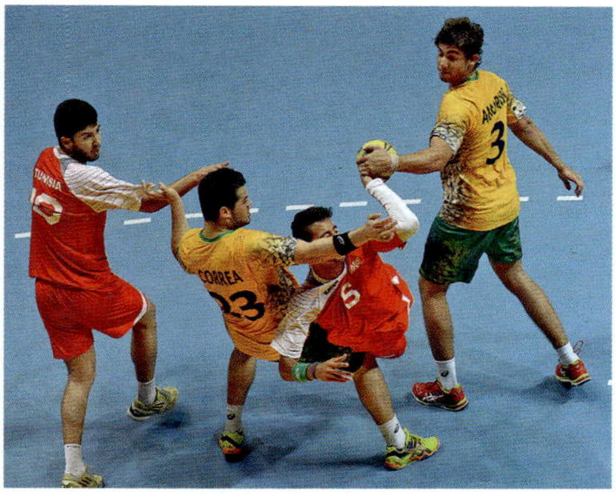

Abb. 5-19 Dynamik des Handballsports (Quelle: www.nanjing2014.org)

frühzeitig einzugreifen und schulterbelastende Techniken zu eliminieren sowie die muskuläre Balance und Koordination der Schulter- und Rumpfmuskulatur zu trainieren.

Literatur

Literatur zu diesem Kapitel finden Sie im Anhang und unter www.schattauer.de/3052

5.2 Sportspielarten mit Gegnerkontakt

5.2.1 Handball

Hans-Gerd Pieper, Matthias Muschol

Grundlagen

Handball als weltweit betriebene Sportart gewinnt zunehmend an Popularität. Hinter dem Fußball hat Handball gerade in den europäischen Ländern, inkl. Deutschland, einen mit Basketball und Volleyball vergleichbaren Stellenwert. Auch in den südamerikanischen, nordafrikanischen und asiatischen Ländern genießt Handball nicht nur als Männer-, sondern auch als Frauensport ein hohes Ansehen. So holte Brasilien im Dezember 2013 erstmals eine Damenweltmeisterschaft nach Südamerika.

Durch die Kombination der Elemente Laufen, Springen und Werfen ist Handball eine sehr athletische Sportart (► Abb. 5-19). Nach den Änderungen des Regelwerks durch den Internationalen Handballverband IHF (Vorwarnzeichen bei Zeitspiel, schnelleres Abpfeifen von Stürmerfouls, »schnelle Mitte« nach erhaltenem Tor) ist das Spiel insgesamt dynamischer geworden. Pro Spiel werden dadurch nicht nur mehr Torwürfe abgegeben, sondern auch mehr Tore erzielt. Der deutsche Bundesligarekord liegt mittlerweile bei 88 Toren in einem Spiel (Saison 2005/2006 THW Kiel gegen SC Magdeburg: 54 : 34).

Verletzungshäufigkeit

Akute Verletzungen der Schulter stehen im Handballsport nicht im Vordergrund. Eine

eigene Auswertung von 1.018 Unfällen aus der 1. Handballbundesliga der Herren mit insgesamt 1.209 Verletzungen ergab, dass die Schulterregion mit einer Verletzungshäufigkeit von 6,6 % hinter dem Sprunggelenk (17,1 %), dem Kniegelenk (16,1 %) und dem Hand- und Fingerbereich (13,4 %) an vierter Stelle liegt (Pieper et al. 1998). Auch in der Literatur wird die Häufigkeit von akuten Schulterverletzungen im Handball mit 5 bis 10 % aller Verletzungen angegeben (Froböse et al. 1996, Luck u. Glende 1996, Martinek et al. 1997, Olsen et al. 2006, Seil et al. 1998, Yde u. Nielsen 1990).
Chronische Überlastungsschäden im Schulterbereich sind im Handballsport jedoch wesentlich häufiger anzutreffen. Ludwig et al. (1992) fanden bei Handballnationalspielern und -spielerinnen in 32 % der Fälle langfristig andauernde Schulterbeschwerden. Ähnliche Beobachtungen werden auch für andere Leistungskollektive im Handball beschrieben (Seil et al. 1997).

Sportartspezifische Belastung und Beanspruchung

Als Wurfsport gehört Handball zu den Sportarten, bei denen das Schultergelenk sportartspezifisch einer Maximalbelastung ausgesetzt ist. Bei ca. 48.000 Wurfbewegungen pro Jahr im Training und Wettkampf mit Geschwindigkeiten von bis zu 130 km/h treten durch die Ausholbewegung des Armes in der Wurfbewegung repetitive Mikrotraumata an der vorderen Gelenkkapsel und den Bändern auf (Hasert 1989, Langevoort 1996, Müller et al. 1992).
Im Gegensatz zu reinen Wurfsportarten, wie z. B. Baseball oder Speerwerfen, werden im Handball wegen des gleichzeitigen Gegnerkontaktes die beabsichtigten Bewegungsabläufe durch erlaubte und unerlaubte Behinderungen oft plötzlich und ruckartig

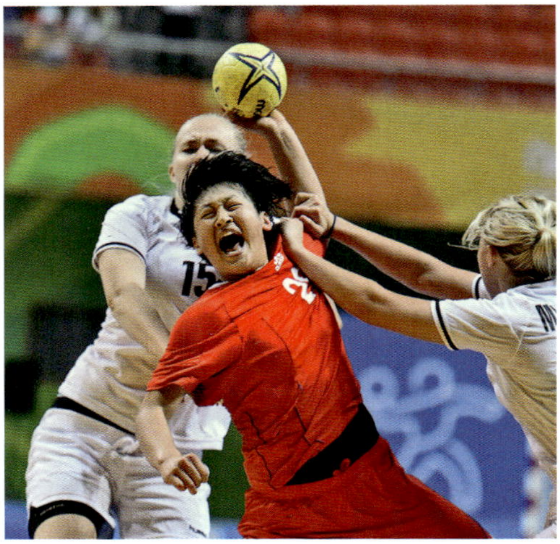

Abb. 5-20 Griff in den Wurfarm mit Verletzungsgefahr für die Schulter (Quelle: www.nanjing2014.org)

so beeinflusst, dass eine saubere Wurfbewegung nicht mehr möglich ist (► Abb. 5-20).

Diagnostik und Therapie

Bei akuten Verletzungen der Schulterregion im Handball werden die allgemeingültigen Standards und Leitlinien sowohl für die erforderliche Diagnostik als auch die daraus folgende Therapie angewandt, da hierfür keine sportspezifischen Besonderheiten bestehen.
Problematischer kann sich die Diagnostik bei den für den Handballsport typischen chronischen Schulterschmerzen darstellen, da hier Anamnese, klinischer Untersuchungsbefund und auch apparative Diagnostik häufig nicht eindeutig sind. So sind die Schilderungen der Beschwerden seitens des Sportlers nicht selten eher diffus, die klinische Untersuchung kann von Tag zu Tag variieren, und auch die Ergebnisse, insbesondere der häufig ohne intraartikuläre Kontrastmittelgabe angefertigten MRT, sind nicht verlässlich (Pieper u. Muschol 2014). Hier ist eine große persönliche Erfahrung

des Untersuchers – nicht nur bezogen auf das Schultergelenk, sondern auch auf die handballspezifische Belastung des Athleten – erforderlich.
So findet sich bei der klinischen Untersuchung gerade bei Handballspielern bzw. -spielerinnen im dominanten Schultergelenk eine deutlich erweiterte Außenrotationsfähigkeit bei gleichzeitiger ipsilateraler Verminderung der Innenrotationsfähigkeit. Dieses glenohumerale Innenrotationsdefizit (GIRD) führte Burkhardt et al. (2003) auf eine Kontraktur der dorsalen muskulokapsulären Weichteile zurück, mit einer daraus folgenden Verschiebung des glenohumeralen Kontaktpunktes nach posterocranial. Sowohl für die konservative als auch für die operative Behandlung der sogenannten **Thrower's Shoulder** entstanden hieraus spezifische Therapiekonzepte.
Durch Untersuchungen der Autoren an Handballprofis wurde erstmals eine Seitendifferenz der Humerustorsion mit vermehrter Retrotorsion im Wurfarm nachgewiesen, wodurch eine vermehrte klinische Außenrotationsfähigkeit des Wurfarmes bei gleichzeitigem Defizit der Innenrotationsfähigkeit ermöglicht wird (Pieper 1998). Dieser Effekt kann als Adaptationsvorgang einer einseitigen repetitiven Belastung durch forciertes Wurftraining während des Wachstums und somit als physiologisch angesehen werden. Ähnliche Messungen sind in der Literatur mittlerweile an Athleten unterschiedlicher Disziplinen mit einseitiger Überkopfbelastung beschrieben worden und bestätigen die Ergebnisse der Autoren (Crockett et al. 2002, Myers et al. 2006, Reagan et al. 2002, Reeser et al. 2010, Torres u. Gomes 2009, Wilk et al. 2002). Daraus entwickelte sich das »**Total ROM Concept**«, wonach bei seitengleichem Gesamtausmaß der Rotationsfähigkeit von einem **physiologischen Zustand für den individuellen Sportler** ausgegangen wird und nur Seitendifferenzen über 20 Grad im Rotationsgesamtsektor als pathologisch und somit behandlungsbedürftig angesehen werden (Nikolas 2011, Wilk et al. 2002, Wilk u. Bob 2009, Wilk et al. 2011).

Prophylaxe

Sportspezifische Bewegungen und Belastungen kommen durch ein Zusammenspiel kinetischer Ketten zustande. Daraus folgt, dass auch in Bezug auf prophylaktische Maßnahmen für den Schulterbereich das Augenmerk nicht nur auf das Glenohumeralgelenk und den Schultergürtel beschränkt werden darf, sondern die gesamte Bewegungskette mit einschließen muss. Eine Unterbrechung der harmonischen Bogenspannung beim Handballwurf, z. B. durch eine Streckhemmung im Hüftbereich, kann so kompensatorisch zu einer vermehrten Außenrotationsbelastung der Schulter mit entsprechender repetitiver Mikrotraumatisierung der ventralen Stabilisatoren führen (Pieper u. Hinz 1999) (► Abb. 5-21).
Entsprechende Anleitungen zur sportartspezifischen Prophylaxe von Schulterverletzungen oder chronischen Schäden sind in

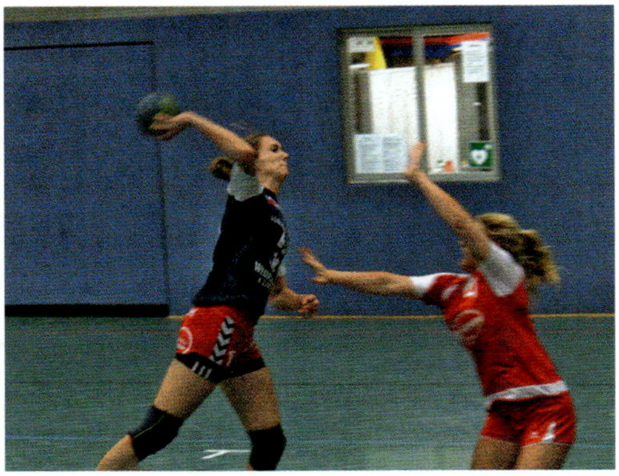

Abb. 5-21 Vermehrte Außenrotation der Schulter zur Kompensation einer Störung der Bewegungskette

der Literatur dargestellt (Kibler u. Livinston 2001, Kibler u. McMullen 2003, Kibler u. Sciascia 2006, Muschol u. Pieper 2007).

Literatur

Literatur zu diesem Kapitel finden Sie im Anhang und unter www.schattauer.de/3052

5.2.2 Baseball

Christian Teusch

Grundlagen

International ist Baseball die drittgrößte Sportart hinter Fußball und Leichtathletik. Es spielen mehr als 210 Millionen Aktive in mehr als 100 Nationen dieses Spiel, das von Statistiken und Kleinigkeiten geprägt ist. Es zählt in Amerika und im asiatischen Raum als Nationalsport. Hieraus erklärt sich auch, dass es in den USA und Japan Zuschauersport Nr. 1 geworden ist.

Die MLB – Major League Baseball – kennt keine Pause. Und auch andere Länder ändern zunehmend die Organisation der Bundesligen und absolvieren mehr Spiele in einer Saison. Das Baseballjahr beginnt im Februar mit dem zweimonatigen »Spring Training«. Im April geht die Saison los. Die Profi-Teams bestreiten in den USA ca. 162 Spiele in 180 Tagen. Mit der »World Series« endet die Spielzeit im Oktober.

In Deutschland hat das Spiel seit den 90er-Jahren einen ständigen Aufwärtstrend erfahren und ist mittlerweile ein fester Bestandteil unseres Sportangebots. 1936 kam Deutschland im Rahmen der Olympischen Sommerspiele zum ersten Mal mit Baseball in Kontakt.

Erst in den 80er-Jahren gelang dieser Sportart der Durchbruch. Vor allem die Stützpunkt-Regionen der US-amerikanischen Truppen haben große, strukturell stabile Vereine hervorgebracht, die auch in der Jugendarbeit eine sehr gute Arbeit durchführen. Die Mitgliederentwicklung ist glücklicherweise weiterhin steigend. 1987 waren ungefähr 1000 Sportler aktiv, 1999 im Vergleich 26.049, 2006 waren es knapp 30.000 und bis 2015 soll die Anzahl der aktiven Base- und Softballer auf 35.000 Mitglieder gesteigert werden.

Die Ligenstruktur liefert jedes Niveau, von Landesliga bis 1. Bundesliga. Hier sind insgesamt 2400 Teams aus ca. 460 Vereinen in sieben Spielklassen organisiert. Es gibt zurzeit etwa 24.000 Aktive. Die andere große Gemeinde bilden die Softballspieler. In dieser Sportart gibt es 380 Teams in vier Spielklassen (Quelle: DBV Geschäftsstelle).

Der Sport ist geprägt von seiner Konstanz und Genauigkeit. In diesem Rahmen versteht man auch die straffe Organisation der professionellen Ligen. Das Ziel ist es, viele Spiele zu bestreiten. Hierbei spielen die Teams meist mit acht Stammspielern und einem Pitcher. Diese Position wechselt bereits im Spiel mehrmals. Somit erklärt sich ein strikter Plan für die »Starter« – genannt Starting Pitcher. Hierdurch ist es für das Team möglich, täglich zu spielen, da der Starting Pitcher normalerweise in einer Fünf-Spiele-Rotation nur alle fünf Tage sein Spiel starten muss. In Deutschland zum Vergleich spielt ein Bundesligist bis zu vier Spiele pro Woche. Die Top-Teams absolvieren ca. 60 Spiele in einer Saison. Außerdem sind viele Spieler als Springer eingesetzt. Hiermit kann ein einzelner Spieler durchaus bis zu 90 Spiele im Jahr bestreiten.

Hochburgen sind momentan vor allem die Regensburg Buchbinder Legionäre (mehrfacher Deutscher Meister), Heidenheim Heideköpfe, Paderborn Untouchables und die Solingen Alligators.

Spielregeln

Grundidee

Zwei Mannschaften mit je neun Spielern stehen sich über neun (oder sieben) Innings (Durchgänge) gegenüber. Die Heimmannschaft startet immer zuerst im Feld, die Gastmannschaft am Schlag. Nur die schlagende Mannschaft kann durch Umrunden aller Bases (die vier weißen Male) Runs (Punkte) erzielen.

Es gibt acht Feldpositionen (► Abb. 5-22) und einen Pitcher (1). Diese werden vorher für die Verteidigung festgelegt. Ebenso wird vor dem Spiel eine feste Reihenfolge zum Schlagen bestimmt.

Für jeden Läufer, der über die erste, zweite und dritte Base wieder zurück zur Homeplate (Schlagmal) läuft, gibt es einen Run. Die Feldmannschaft versucht drei Spieler »Aus« zu machen, um selbst an den Schlag zu kommen und zu punkten. Wenn sowohl die Gast- als auch die Heimmannschaft am Schlag waren, ist ein Inning zu Ende. Nach neun (oder sieben) Innings ist das Spiel zu Ende. Steht es unentschieden, wird jeweils ein Inning angehängt, bis ein Sieger feststeht.

Outs

Es gibt verschiedene Arten einen Angreifer »Out« zu machen.

1. **Fly Out:** Der geschlagene Ball wird direkt aus der Luft gefangen.
2. **Tag Play Out:** Ein Läufer wird zwischen den Bases mit dem Ball im Handschuh berührt.
3. **Force Out:** Ein Läufer erreicht ein Base, zu dem er laufen muss, nicht vor dem Ball.
4. **Strike Out:** Der Schlagmann hat mindestens drei Chancen den Ball zu treffen. Gelingen dem Pitcher drei Strikes, ist der Schlagmann aus – Strike Out.

Duell Pitcher – Schlagmann

Ausgangspunkt aller Aktivitäten ist mit jedem neuen Wurf das Duell Werfer (Pitcher) gegen Schlagmann (Batter). Nacheinander treten die Spieler der Offensive in einer festgelegten Reihenfolge zum Duell mit dem gegnerischen Pitcher an und versuchen, mindestens die erste Base zu erreichen.

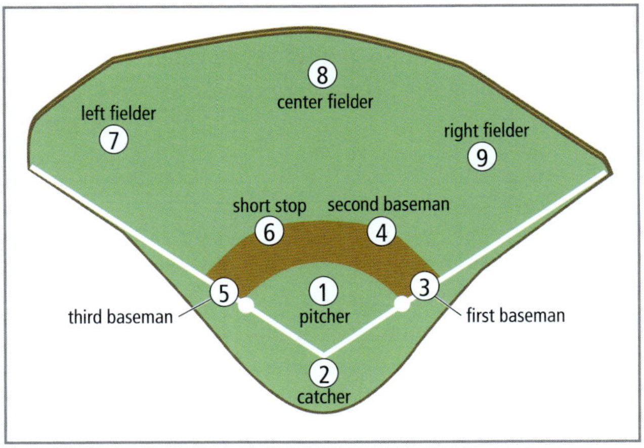

Abb. 5-22 Die neun Feldpositionen beim Baseball

Der Pitcher hat die Aufgabe, den erfolgreichen Schlag des Batters zu verhindern bzw. zu erschweren, indem er den Ball so wirft, dass der Schlagmann diesen nicht oder möglichst schlecht trifft. Ziel des Schlagmannes ist es, auf einen geeigneten Wurf zu reagieren und den Ball möglichst hart innerhalb der Seitenlinien (Foullines) ins Spielfeld zu schlagen. Dann rennt er los und wird zum Läufer.

Dieses Duell liefert folgende Möglichkeiten (► Abb. 5-23):

1. Der Schlagmann wird durch drei Strikes – gute Würfe (rot) »Aus« gemacht – Strike Out
2. Er gelangt durch vier schlechte Würfe – Balls (blau) – an die erste Base.
3. Er trifft den Ball, erreicht eine Base und wird zum Läufer und/oder wird durch eine der drei anderen Arten »Aus« gemacht.

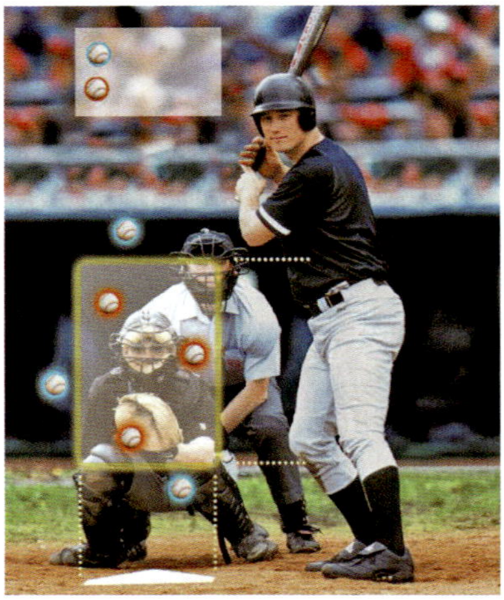

Abb. 5-23 Die Strike Zone – über der Home Plate von Kniehöhe bis zum Bauchnabel (Quelle: Deutscher Baseball und Softball Verband e. V.)

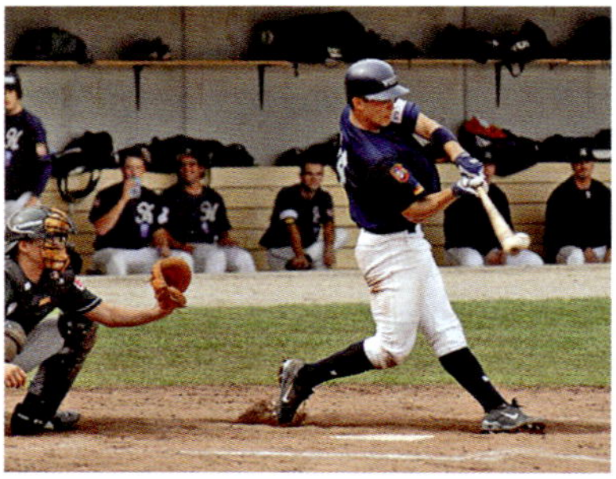

Abb. 5-24 Ein Schlagmann bei vollem Schwung und Ballkontakt (Quelle: Deutscher Baseball und Softball Verband e. V./© Gregor Eisenhuth)

Hitting is Timing – Pitching is upsetting Timing

Zum Hitting (Schlagen) benötigt man Timing (► Abb. 5-24). Erfolgreiches Pitching verhindert gerade dieses optimale Timing. Der Catcher gibt die Strategie vor und agiert als Kapitän. Das heißt, er zeigt dem jeweiligen Pitcher den zu werfenden Pitch an. Dieser hängt ab von den Stärken und Schwächen des aktuellen Batters und auch von der aktuellen Zählung (Count). Der Count ergibt sich aus den geworfenen Strikes und Balls pro Schlagmann.

Verletzungsmechanismen und -häufigkeit

Jedes Jahr werden weltweit fast 500.000 Baseball-bezogene Verletzungen in Krankenhäusern – elektiv oder als Notfall – behandelt. Schulterverletzungen nehmen dabei ca. 50 % ein (Hauptposition Pitcher) (Conte et al. 2001, Wilk 2012, Young 2015).

Lokalisation und Häufigkeit von Verletzungen des Pitchers:

- Schulterverletzungen 50 %
- Knieverletzungen 15 %
- Knochenbrüche 5 %
- offene Verletzungen 30 %

Die häufigsten Verletzungen beim Baseballsport entstehen am Haut-, Muskel- und Sehnenapparat. Gründe hierfür ergeben sich entweder durch traumatische Einwirkung, Ermüdung, Konzentrationsschwäche oder Überlastung.

Typische Verletzungsmuster am Wurfarm sind:

- SLAP- und singuläre Labrumläsionen
- RM-Läsionen
- Insertionstendopathien an der Schulter
- Impingementsyndrom
- Epicondylitis humeri radialis
- Muskelzerrung/-faserrisse

Überlastungsschäden und akute Verletzungen im Schultergelenk entstehen bei Wurf- und »Überkopf«-Sportarten durch die Kombination eines hohen Rotationsmomentes und einer Instabilität bei muskulärer Insuffizienz. Außerdem wird dies unterstützt durch die Begleiterkrankungen im Ellbogengelenk. Hier sind vor allem der Valgusstress und die schnelle Arm(über)streckung bei gleichzeitig schlechter Gelenkstabilisierung durch die Muskulatur verantwortlich.

Sportartspezifische Belastung und Beanspruchung

Pitcher-Schulter

Die Pitcher-Schulter ist durch diese Spielanforderungen einer hohen Belastung ausgesetzt. Je nach Funktion des Pitchers – Starter (80–100), Reliever (40–60) oder Closer (10–20) – resultiert eine sehr unterschiedliche Wurfleistung. Ein Starter wirft im Schnitt zwischen 80 bis 100 Pitches pro Spiel. Somit variiert die Anzahl an geleisteten Würfen pro Saisonwoche je nach Pitcherfunktion.
In Abbildung 5-25 ist der Aufbau des Spielfeldes mit den Entfernungen zwischen Pitcher und Home Plate bzw. Home und First Base angegeben.
In Deutschland absolvieren die Werfer mit mehr Spielerfahrung und auf hohem Level im Durchschnitt 170 Pitches pro Woche. So-

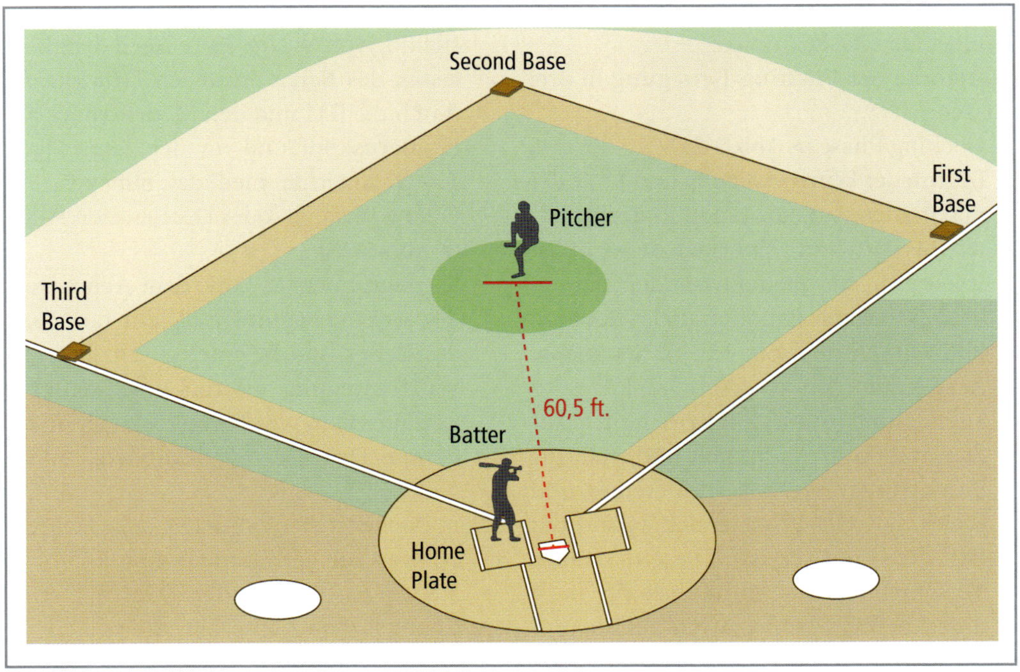

Abb. 5-25 Aufbau eines Baseball Infields (Diamond) – Laufwege. Entfernung: Pitcher – Home Plate: 18,39 m (60 ft), Home – 1st Base: 27 m (88 ft)

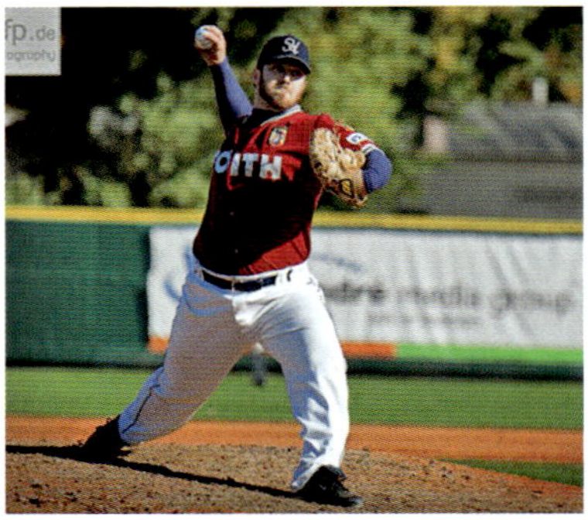

Abb. 5-26 Aufladungsphase – Beginn mit maximaler Verwringung des Rumpfes bis zur maximalen Außenrotation der Schulter (mit freundlicher Genehmigung von M. Dewald – Heidenheim Heideköpfe)

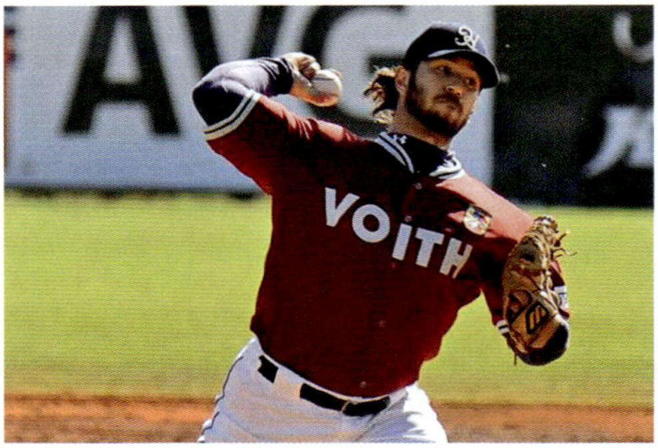

Abb. 5-27 Beschleunigungsphase des Pitchers beim Wurf – maximale Außenrotation bei Valgusbelastung im Ellbogengelenk bis zum Loslassen des Balles (mit freundlicher Genehmigung von M. Dewald – Heidenheim Heideköpfe)

mit errechnet sich die saisonale Wurfleistung auf ca. 3900 Würfe.

Der Wurf selbst ist ein hochkomplizierter Vorgang, bei dem biomechanisch große Kräfte freiwerden, die der Körper vor allem im Schulter- und Ellbogengelenk kompensieren muss. Ein kompletter Wurf dauert weniger als zwei Sekunden.

Einteilung der Pitching-Bewegung in drei Phasen:

1. Cocking Phase (► Abb. 5-26):
   Beginn der Wurfbewegung und Ende der maximalen Außenrotation in der Schulter (bis 210 Grad). Enormer Bewegungsspielraum aus glenohumeraler Beweglichkeit sowie scapulothorakaler Rotation und Rumpfextension – ca. 1,2 Sekunden.
2. Acceleration Phase (► Abb. 5-27):
   Sie beginnt in maximaler Schulter-Außenrotation in Abduktion und stellt die Beschleunigungsphase des Armes und Balles dar. Die Phase endet, sobald der Ball die Hand verlässt. Diese maximale Verschiebung des Humeruskopfs nach dorsal bedingt großen Stress auf die ventrale Kapsel. Dauer: ca. 0,35 Sekunden.
   Dabei ergibt sich eine Beschleunigung des Balles von 0 auf Spitzenwerte bis zu 160 km/h (in ca. 50 ms). Diese ergibt sich aus einer Rotationsgeschwindigkeit von ca. 7000 Grad/Sekunde. Vor der maximalen Ausholbewegung treten Drehkräfte an der Schulter in Außenrotation von 67 Nm – vor allem an der hinteren unteren Kapsel und am Ellbogen in Varusstellung von 64 Nm – auf. Nach dem Loslassen des Balles entstehen Druckkräfte durch die RM und den M. deltoideus am Humeruskopf und an der Kapsel von 1090 N sowie am medialen Ellbogen.
3. Follow-through- oder Deceleration Phase (► Abb. 5-28):
   Sie dient in erster Linie dem Abbremsen des Armes, beginnt mit dem Loslassen des Balles und beendet gleichzeitig die Wurfbewegung. Hierbei geschieht eine Rezentrierung des Humeruskopfs in der Pfanne. Dauer: ca. 0,4 Sekunden.

Dem Pitcher stehen normalerweise mehrere Wurfarten zur Verfügung (► Abb. 5-29):

- 2-Seam Fastball (► Abb. 5-29a, b)
- Change Up (► Abb. 5-29c, d)
- Curveball (► Abb. 5-29e)
- Slider (► Abb. 5-29 f)

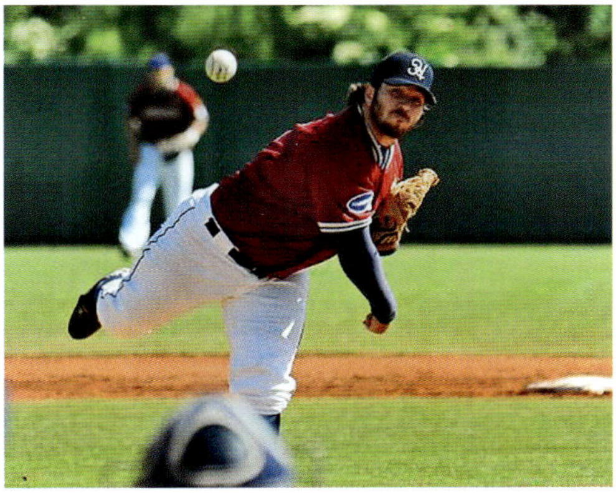

Abb. 5-28 Abbremsbewegung – Nach Loslassen des Balles – mit maximaler Innenrotation – Hauptbelastung auf dem hinteren Schultergürtel – Rezentrierung (mit freundlicher Genehmigung von M. Dewald – Heidenheim Heideköpfe)

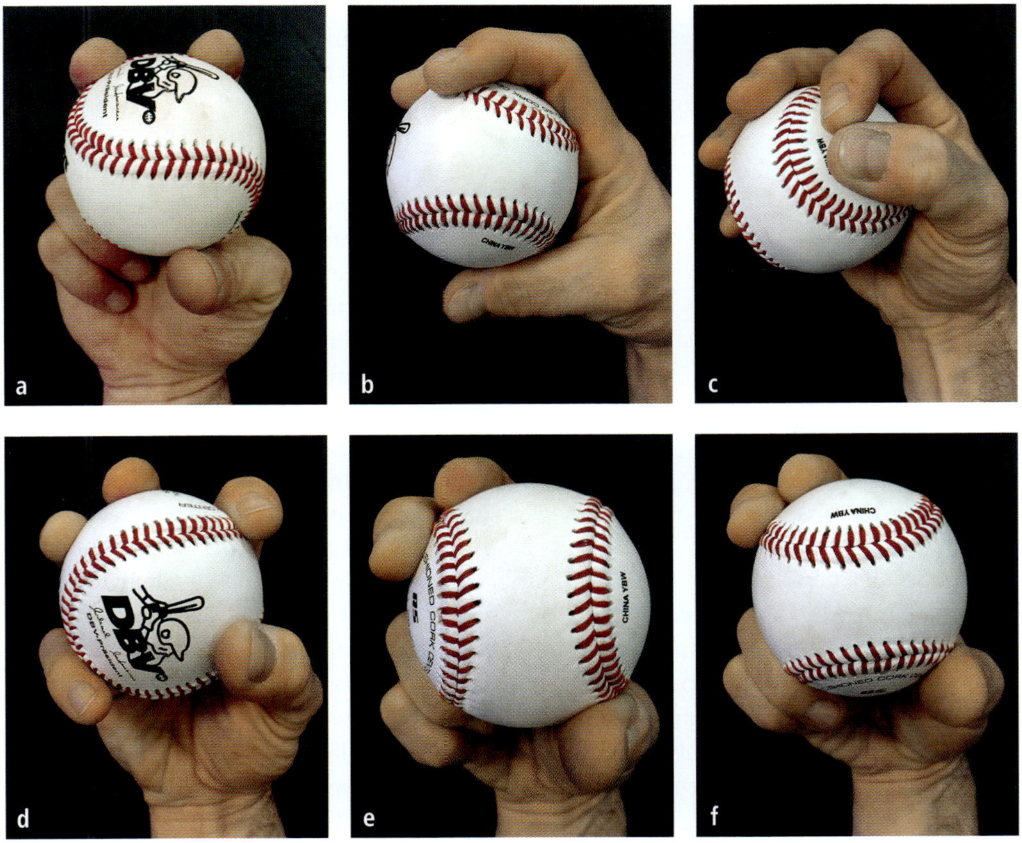

Abb. 5-29 Wurfmöglichkeiten des Pitchers
a u. **b** 2-Seam Fastball: 85–100 mpH
c u. **d** Change Up: 65–85 mpH
e Curveball: Belastung auf dem medialen und lateralen Kollateralband des Ellbogens
f Slider: Belastung auf dem medialen und lateralen Kollateralband des Ellbogens

Durch diese Wurfarten entstehen unterschiedliche Belastungen am Ellbogen und Schultergelenk. Gerade Würfe (Fastball und Change Up) haben ihre Hauptbelastungszone im Bereich der Schulter, Rotationswürfe (Slider und Curve) im Bereich des Ellbogens. Durch die zunehmende Anzahl der Baseball-Athleten in Deutschland und die steigende Zahl an Spielen pro Saison nahm auch die Zahl der akuten Verletzungen sowie der Sportschäden durch diese Sportart in den letzten Jahren stark zu.

Literatur

Literatur zu diesem Kapitel finden Sie im Anhang und unter www.schattauer.de/3052

5.2.3 Basketball

Christoph Lukas

Grundlagen

Geschichte

Bereits bei den Azteken und Inka wurden basketballähnliche Spiele praktiziert, im Gegensatz zu den meisten anderen Sportarten wurde Basketball selbst jedoch als »Auftragsarbeit« entwickelt. James Naismith erhielt als Sportlehrer am YMCA in Springfield, Massachusetts, 1891 die Aufgabe, eine hallentaugliche Sportart ohne übermäßiges Verletzungsrisiko zu entwickeln, da Rugby und American Football zu verletzungsträchtig und nur schwer in der Halle auszuüben sind.

Bei seinen Überlegungen definierte Naismith fünf Ziele:

- Es muss ein Ball vorhanden sein.
- Laufen soll verboten sein.
- Jeder kann zu jeder Zeit den Ball erhalten.
- Körperkontakt ist nicht erlaubt.
- Das Ziel soll horizontal und erhöht sein.

Vor allem mit dem letzten Punkt wollte er dem neuen Spiel die Härte nehmen und die Anforderungen an Eleganz und Zielgenauigkeit erhöhen (Cremer et al. 1991).
Aus diesen Grundgedanken entwickelte sich die Sportart Basketball. Nach dem Debüt bei Olympia 1936 (Frauenbasketball 1976) stieg die Popularität weiter an, um dann mit Teilnahme der US-Profis des Dream Teams um Michael Jordan 1992 in Barcelona einen wahren Boom auszulösen. Heute ist Basketball mit ca. 450 Millionen Spielern die zweitpopulärste Sportart der Welt nach Fußball (www.fiba.com).
Neben dem eigentlichen Basketball haben sich auch Varianten wie Beachbasketball und Streetball etabliert, jedoch mit deutlich geringerer Verbreitung. Zudem gibt es noch den Rollstuhlbasketball, der 1946 in den USA entwickelt wurde und inzwischen in über achtzig Ländern mit 25.000 aktiven Behinderten (und z. T. Nichtbehinderten) vertreten ist.
Auch wenn die Grundidee noch erhalten ist, hat sich die Sportart in 120 Jahren natürlich gewandelt, wurde schneller, athletischer und körperbetonter, sodass man heute nicht mehr vom »körperlosen Spiel« spricht (► Abb. 5-30).

Anforderungsprofil

Die energetische Beanspruchung der Spieler hat sich durch die intensivere Spielweise (Verkürzung der Angriffszeit von 30 auf 24 Sekunden, zunehmende Tolerierung von Körperkontakt) mit häufigen Kurzzeit-Intervall-Belastungen gesteigert (Goriss et al. 2012).

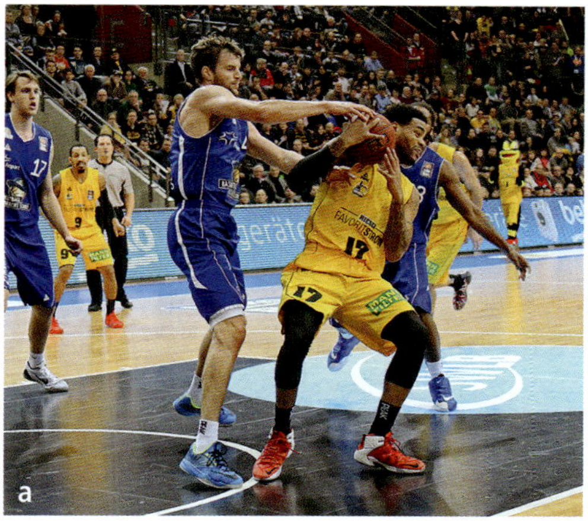

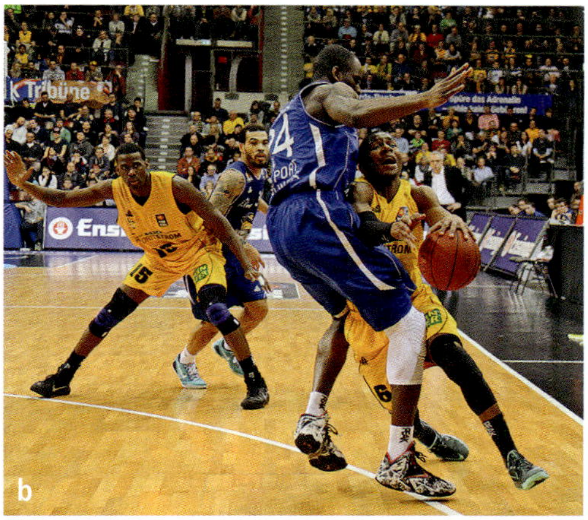

Abb. 5-30 Hochleistungsbasketball (© Gunnar Rübenach, Art Galerie)
a u. **b** Der heutige Hochleistungsbasketball hat mit dem ehemals körperlosen Spiel nur noch wenig gemeinsam. Eine gewisse Robustheit ist Voraussetzung für den Erfolg.

Es werden komplexe Anforderungen an Ausdauer, Kraft, Schnelligkeit, Beweglichkeit und koordinative Fähigkeiten gestellt (Weineck u. Haas 1999). Die Schulter wird vor allem im Rahmen des Ballhandlings, aber auch bei Abwehraktionen, z. B. beim Blocken eines gegnerischen Wurfs, beansprucht. Im Angriff gilt dies v. a. beim Dribbeln, Passen, Fangen und beim Korbwurf. Bei Letzterem muss der 510 bis 650 g schwere Ball, z. B. beim Dreipunktwurf, aus mehr als 6,70 m auf den 3,05 m hohen Korb geworfen werden.
Ein Großteil der für den Wurf notwendigen Kraft kommt jedoch, anders als z. B. im Handball, aus den Beinen, die Arme und Schultern sind mehr für die Feinjustierung verantwortlich. Der Wurf beschreibt keine gerade Linie, sondern eine hohe Parabel, um von oben durch den horizontalen Ring fallen zu können.

Verletzungsmechanismen und -häufigkeit

Mit dem intensiveren Körperkontakt stieg auch die Verletzungshäufigkeit an. Die Verletzungsrate variiert mittlerweile zwischen 2,1 und 18,2 Verletzungen/1000 Basketballeinsätzen (Meeuwisse et al. 2003).
Mit 32 bis 58 % der Verletzungen ist das obere Sprunggelenk am häufigsten betroffen (Lukas et al. 2010). Die meisten Verletzungen entstehen im Gedränge in der Zone, also in unmittelbarer Korbnähe (Leutheuser 2009). Die Verletzungen ereignen sich vor allem im Wettkampf, ohne dass es wesentliche Geschlechterunterschiede gäbe (Siebert et al. 1997).
Die Schulter ist mit 3 bis 5 % der Verletzungen (Siebert et al. 2006, Deitch et al. 2006, Starkey 2006, Mc Carthy et al. 2013) deutlich weniger gefährdet als in anderen »Überkopf«-Sportarten, wie z. B. Handball. Ein Grund hierfür sind zum einen die restriktiveren Foulregeln, die einen Kontakt mit dem Wurfarm weitestgehend unterbinden, zum anderen die bereits angesprochenen »sanfteren« Wurfbewegungen. Da der Wurf nicht mit maximaler Kraft ausgeführt wird, kommt es zu deutlich weniger Mikroverletzungen und daraus resultierenden Sekundärschäden wie dem posterosuperioren Impingement.

Sportartspezifische Belastung und Beanspruchung

Ein Verletzungsrisiko der Schulter verbleibt bei Stürzen, dem direkten Zusammenprall mit dem Gegenspieler und beim Blocken bzw. Geblocktwerden des Wurfes. Auch beim häufig mit maximaler Kraft ausgeführten Dunking und dem anschließenden »Rim hanging«, dem kurzzeitigen Festhalten am Ring, sind hohe Belastungen im Schultergürtel zu erwarten.
An Verletzungen treten neben Distorsionen vor allem Läsionen der RM und Verletzungen des AC-Gelenks, aber auch Luxationen und SLAP-Läsionen auf.
Überlastungsbeschwerden im Schulterbereich sind im Basketball selbst eher selten, meist entstehen sie in Phasen intensiven Wurftrainings mit teilweise 1000 bis 1500 Würfen pro Tag. Durch die Überkopfbewegung beim Wurf kann es hier zu einer Bursitis subacromialis oder einer Tendinitis der langen Bizepssehne kommen. Superiore Labrumläsionen und ein sekundäres Impingement als klassische Beschwerden des »Überkopf«-Sportlers (Imhoff et al. 2000) sind im Basketball eher die Ausnahme.
Aus der Erfahrung des Autors in der Betreuung von Profibasketballern lässt sich sagen, dass die meisten Überlastungsbeschwerden im Schulterbereich weniger dem Basketball selbst, sondern dem begleitend durchgeführten Krafttraining zuzuschreiben sind. Dies ist insbesondere bei mangelnder Ausführungsqualität und zu hohen Gewichtsbelastungen der Fall. Da die meisten Vereine inzwischen hauptamtliche Athletiktrainer beschäftigen, ist jedoch auch dieses Problemfeld rückläufig.

Prophylaxe

Im präventiven Bereich gilt es, die Spieler im Rahmen der Eingangsuntersuchung auch funktionell zu testen und Bewegungseinschränkungen, muskuläre Dysbalancen bzw. Instabilitäten im Schulterbereich weitmöglichst auszugleichen.
Von Seiten der Liga sind die Sicherheitsvorgaben zu optimieren. Der dritte Schiedsrichter ist, wie schon 1997 von Siebert et al. eingefordert, inzwischen etabliert, und die Werbebanden müssen einen Abstand von 2 m zum Spielfeld haben. Alle Kanten müssen verletzungssicher und abgepolstert sein. Weitere Optionen liegen im Bereich der Regelgestaltung, z. B. Reduktion des erlaubten Körperkontaktes, wie in der NBA durch die »No-touching-Rule« bereits geschehen.

Zusammenfassung

Basketball ist eine Sportart mit hohen Anforderungen an Kraft, Schnelligkeit, Ausdauer und Koordination, jeder Spieler ist in der Abwehr und beim Angriff gleichermaßen gefordert. Sowohl in der Offensive als auch in der Defensive kommt es zu häufigen Überkopfbelastungen.
Die Überkopfbelastungen sind jedoch beim feinmotorisch höchst anspruchsvollen Wurf deutlich geringer als beim Schuss mit Maximalkraft in »klassischen« »Überkopf«-Sportarten wie dem Handball. Daher sind Schulterverletzungen im Basketball mit 3 bis 5 % eher selten. Ursache für Überlastungen sind neben intensivem Wurftraining auch Fehlbelastungen beim Krafttraining. Präventiv sollten Bewegungseinschränkungen, Dysbalancen und Instabilitäten ausgeglichen werden.

Literatur

Literatur zu diesem Kapitel finden Sie im Anhang und unter www.schattauer.de/3052

5.2.4 Rugby

Frank Fleischmann

Einleitung

Rugby ist eine der wenigen Sportarten, bei denen konstitutionell unterschiedlichste Typen von Sportlern zusammenspielen können. Verletzungen beim Rugby sind statistisch dreimal häufiger als beim Fußball oder Football (3 : 1). Ein Spieler von vieren wird während einer Saison verletzt (1 : 4). Die Auftrittshäufigkeit von Verletzungen schwankt je nach Rugby-Art, Alterskategorie und Kategorie der Sportler. Es geht dabei um Einbezug aller Verletzungen, die den Spieler an einer Teilnahme am Match oder Training gehindert haben.

Verletzungsmechanismen und -häufigkeit

Die Auftrittshäufigkeit von Verletzungen wird in der Anzahl der Fälle auf 1000 Spielstunden angegeben. Es gibt Unterschiede in der Auftrittshäufigkeit bei professionellen Spielern: 139 bis 463/1000 Spielstunden, bei semiprofessionellen Spielern unter 19 bis 161/1000 Spielstunden. Variationsfaktoren, wie z. B. das Alter, müssen berücksichtigt werden. Die Auftrittshäufigkeit variiert mit dem Wettbewerbsniveau. Bei Profi-Spielern ist sie mit dem Wettbewerbsniveau der Spieler, aber auch im Training deutlich erhöht. Sie ist in der Summe beim Training niedriger als im Spiel: Beim Spiel beträgt sie 68 bis 158/1000 Stunden, im Training 0,3 bis 0,5/1000 Stunden. Während einer Spielsaison nehmen die Verletzungen immer mehr zu. Bei Amateuren und semiprofessionellen Spielern treten Verletzungen in der zweiten Saisonhälfte häufiger auf. Dies erklärt sich aus der Tatsache, dass die Beanspruchung durch Müdigkeit und Verletzungen, die nicht ordentlich ausheilen konnten, ansteigt. Etwa die Hälfte aller Verletzungen entsteht im Tackling oder wenn ein Spieler getackelt wird (198 Fälle/1000 Spielstunden). Stürmer sind häufiger verletzt als ihre Hinterleute (Backs), dies erklärt sich durch ihre größere Beteiligung an Scrum (Gedränge) und Tackle (Umklammern und Tiefhalten). Hooker und Flankers erleiden die meisten Verletzungen. Im Durchschnitt hat jeder Spieler 20 bis 40 Tackles pro Spiel. 20 % aller Verletzungen finden an der Schulter statt. Sie ist das am zweithäufigsten verletzte Gelenk nach dem Knie.

35 % aller Verletzungen der Schulter sind wiederkehrende Verletzungen. Wenn ein Spieler eine Verletzung der Schulter erlitten hat, besteht eine deutlich höhere Wahrscheinlichkeit, dass er ebenfalls eine Verletzung an der anderen Schulter erleidet.

Die häufigste Verletzung der Schulter ist die Labrumverletzung mit 42 %. RM-Verletzungen finden sich in 4,5 % der Fälle.

Sportartspezifische Belastung und Beanspruchung

Die Schulter stellt sich mechanisch als ein instabiles Gelenk dar. Der Oberarmkopf sitzt auf einer instabilen Plattform, dem Cavum, als Ergänzung liegt das Labrum wie ein Ring dazwischen. Dies ist ähnlich stabil wie ein Ball, der auf der Nase balanciert wird. Diese instabile Situation wird beim Rugbyspieler im Wesentlichen durch gut trainierte Schultermuskulatur stabilisiert.

ABER-Verletzungen

Einen weiteren wichtigen stabilisierenden Einfluss übt das Labrum aus. Dieses ist der eigentliche Schwachpunkt bei Schulterverletzungen. Die typischen Verletzungsmechanismen der Rugbyschulter sind sogenannte

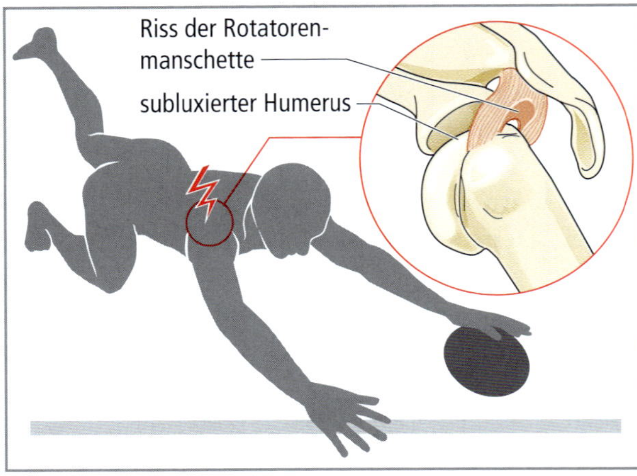

Abb. 5-31 Subluxieren des Oberarmkopfs beim Legen eines »Versuchs«, mit ggf. Einreißen der Rotatorenmanschette

ABER-Verletzungen (z. B. Try-Scorer-Verletzung).
Sie ist eine erzwungene Abduktion und Außenrotation (32 % der Verletzungen), entweder in einer Zweikampfsituation oder Landung mit dem Ball bei ausgestrecktem Arm bei einem »Versuch« (► Abb. 5-31). Die Verletzungen werden durch eine Hyperextension des ausgestreckten Armes verursacht. Wichtig ist dabei die Hebelkraft, die auf das Schultergelenk übertragen wird, was am Ansatz der RM zu einer Ruptur führen kann. Es werden aber auch Bankart-Läsionen und Läsionen der vorderen Kapsel beschrieben. Interessanterweise ist die Zahl der Luxationen recht klein, aber die Zahl der Labrumverletzungen sehr hoch, was vermuten lässt, dass ständige subklinische Subluxationen stattfinden. Es ist wahrscheinlich, dass die gut trainierte Schultermuskulatur komplette Luxationen bei Rugbyspielern in der Mehrzahl der Fälle verhindert. Wenn Luxationen auftraten, dann vor allem in der ABER-Gruppe mit hoher Inzidenz von knöchernen Bankart-Läsionen (26 %).

Läsionen durch direkte Einwirkungen

Diese sind meist durch einen direkten seitlichen Schlag mit seitlich angelegtem innenrotiertem Arm bedingt (32 %). Diese Läsionen treten meist dann auf, wenn der Spieler mit dem Ball auf den Boden gezwungen wird oder als direkte Auswirkung beim Tackling. Diese Spieler weisen ein komplexeres Verletzungsmuster der Schulter auf, mit einer hohen Anzahl von SLAP-Läsionen und hinteren Labrumrissen.
Die typische Vorgeschichte ist ein starker Schlag beim Tackle, der Sturz auf die Schulter oder der direkte Schlag. Die Spieler berichteten zum Zeitpunkt der Verletzung über das Gefühl eines Knalles. Die Spieler können den Arm nicht mehr bewegen (toter Arm) und sind unfähig, weiterzuspielen. Nach einer kurzen Pause sind sie dazu wieder in der Lage, aber nicht auf dem gleichen Niveau. Sie vermeiden es, auf der betroffenen Seite in ein Tackle zu gehen.
Es folgt ein Klicken bei Belastung als häufiges Symptom. Ein weiteres, sehr häufiges Symptom ist Schmerz beim Bankdrücken. Diesen spüren die Spieler besonders bei auf- oder absteigender exzentrischer Belastung des Bizeps.
Die »Tackler«-Verletzung entsteht durch Druck von oben/hinten auf den abduzierten, leicht innenrotierten Arm (► Abb. 5-32). Dieser Mechanismus beinhaltet einen Hebel

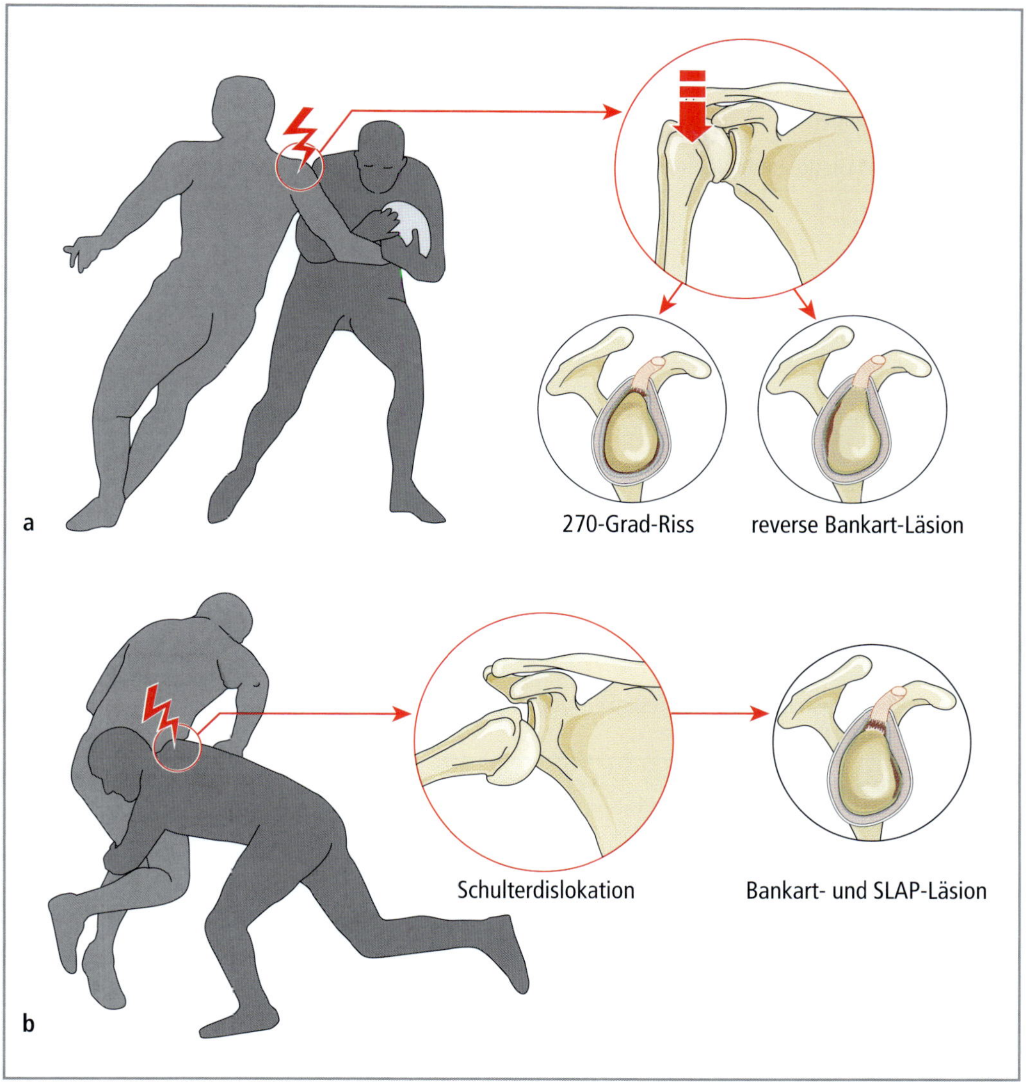

Abb. 5-32 Verletzungsmöglichkeiten aufgrund des Druckes auf die abduzierte Schulter, z. B. beim Tacklemanöver
a des Angreifers **b** des Verteidigers

auf das Schultergelenk und kann zur Schulterluxation mit Bankart-Läsion, zur reversen Bankart-Läsion und zur SLAP-Läsion führen.

Tabelle 5-1 gibt eine Übersicht über die Schultergelenkverletzungen im Rugby mit Angabe der jeweiligen Häufigkeit.

Die häufigsten Verletzungen der Schulter sind die Labrumverletzungen mit 42 %. Diese waren komplexer und schwerer als ähnliche Verletzungen, die bei anderen Sportarten (Nicht-Rugby-Spielern) gefunden wurden. RM-Verletzungen finden sich in 4,5 % der Fälle.

Tab. 5-1 Schultergelenkverletzungen im Rugby (Quelle: www.shoulderdoc.co.uk/article.asp?article=755)

Verletzung		Häufigkeit
Labrumverletzungen		42 %
Luxationen des Glenohumeralgelenks		9 %
	akute	0 %
	wiederkehrende	4,5 %
	Revision	4,5 %
Verstauchung des AC-Gelenks		28 %
Luxation des AC-Gelenks		7 %
akute		0 %
chronische		6 %
Riss der RM		4,5 %
glenohumerale Arthritis		2 %

Tab. 5-2 Verletzungsmuster in Abhängigkeit vom Verletzungsmechanismus (Quelle: www.shoulderdoc.co.uk/article.asp?article=755)

Verletzungsmuster	Verletzungsmechanismus	
	ABER-Verletzung	Direkte Auswirkungen
Bankart-Soft-Tissue-Läsion	79 %	33 %
knöcherne Bankart-Läsion	26 %	11 %
posteriore Labrumläsion	11 %	50 %
SLAP-Läsion	7 %	35 %
partielle RM-Ruptur	32 %	12 %

Die Verletzungsmuster unterscheiden sich je nach Verletzungsmechanismus (► Tab. 5-2). Es werden unterschiedliche Verletzungsmuster bei unterschiedlichen Spielerpositionen beschrieben. Von einer knöchernen Bankart-Läsion sind häufiger die Backs betroffen. Dies erklärt sich durch das offene Spiel mit mehr Tackles und Score Tryings im Vergleich zu den Stürmern.

Das Schultereckgelenk macht 28 % der Beschwerden aus. Die typische Vorgeschichte ist eine wiederholte leichte Verletzung an der Schulter. Der Schmerz tritt bei extremen Überkopfaktivitäten auf. Klinisch sind ein hoher schmerzhafter Bogen, ein positiver horizontaler Adduktionstest und ein positiver Druckschmerz des AC-Gelenks pathognomonisch. Die pathologischen Befunde

reichen von Meniskusrissen des AC-Gelenks, AC-Gelenkarthritis bis zur Osteolyse des lateralen Endes des Schlüsselbeins.
Therapieoptionen sind meist konservative Therapien, wie z. B. die Infiltrationstherapie und physikalische Maßnahmen. Bei Therapieresistenz kann eine arthroskopische Resektion des AC-Gelenks erforderlich sein.

Zurück zum Spiel (Return to Play)

Es sollte keine bestimmte zeitliche Beschränkung für die Rückkehr zum Spiel festgelegt werden. Der Spieler muss vorgegebene Ziele erreichen. Diese Ziele sind sport- und positionsspezifisch. Die Entscheidung für den Fortschritt ist vor allem durch den Vereinsarzt und Therapeuten festzulegen. Zur Rückkehr zum vorherigen maximalen Niveau des Spiels sind 89 % nach drei Monaten in der Lage, 94 % nach sechs Monaten. Die durchschnittliche Zeit nach einem operativen Eingriff beträgt vier Monate.

✘ Je größer die Verletzungen und je umfangreicher der operative Eingriff, desto länger dauert es, um zur vollen Spielstärke zurückzukehren (► Tab. 5-3).

Tab. 5-3 Dauer bis zum Return to Play in Abhängigkeit vom operativen Eingriff (Quelle: www.shoulderdoc.co.uk/article.asp?article=755)

Operativer Eingriff	Return to Play (Monate)
SLAP	2,6
Bankart und SLAP	3
posteriores Labrum und SLAP	4,1
Latarjet-Vorgehensweise	4,6
RM (groß)	4,8
Bankart, posteriores Labrum und SLAP (360-Grad-Reparatur)	5,5

Zusammenfassung

Es können zwei verschiedene Arten von typischen Schulterverletzungen beim Rugby beschrieben werden:

- umfangreiche Labrumverletzungen
  - Einzelne, schwere Schläge im Spiel, sodass der Spieler danach nicht wieder auf das ursprüngliche Niveau zurückkehren kann.
  - Beim Bankdrücken treten rezidivierende Schmerzen auf.
  - Posteriore und superiore Labrumverletzungen sind häufiger als in der Normalbevölkerung.
  - Eine reine Schulterluxation ist ungewöhnlich.
  - Arthroskopische Operationsergebnisse sind gut, sodass ein Return to Play möglich ist.
- Verletzungen des AC-Gelenks
  - Diese weisen keine spezifischen Verletzungsmechanismen auf.
  - Therapieoptionen sind Physiotherapie, Infiltrationen und ggf. arthroskopische AC-Gelenkresektion am Ende der Saison.
  - Return to Play innerhalb von sechs Wochen postoperativ.

Literatur

Literatur zu diesem Kapitel finden Sie im Anhang und unter www.schattauer.de/3052

5.3 Kampfsportarten

5.3.1 Boxen

Herwig Butz

Grundlagen

Boxen ist eine der ältesten **Kampfsportarten**. Bereits 688 v. Chr. war der » Zweikampf mit Fäusten« olympische Disziplin. Seit Mitte des 19. Jahrhunderts bemüht man sich um ein einheitliches Regelwerk, aber bis heute unterscheidet sich der **Amateursport** vom **Profi-Boxen** erheblich. Während die Profis über zwölf Runden à 3 min gehen und häufiger Sparrings, aber seltener Wettkämpfe durchführen, dauern die Amateurkämpfe 3 × 3 min (Frauen und Jugend: 4 × 2 min), was unterschiedliche Trainingsmethoden, Belastungen und Verletzungsrisiken zur Folge hat. Außerdem ist der Amateur durch das Reglement besser geschützt, da die Gesundheit des Athleten oberste Priorität hat. Weiterkämpfen, z. B. mit zertrümmertem Unterkiefer oder schwer angeschlagen wie bei den Profis, wäre bei den olympischen Boxern undenkbar.

Verletzungsmechanismen und -häufigkeit

Im Folgenden wird lediglich über die Erfahrungen des Autors im **Amateurboxsport** berichtet, zumal sich die Experten in Niedersachsen seit einigen Jahren um nachvollziehbare **Verletzungsstatistiken** mithilfe des in Abbildung 5-33 gezeigten Formulars bemühen. Obwohl die Kämpfer medizinisch optimal betreut werden (einmal pro Jahr umfassende Untersuchung, Kampftauglichkeitsuntersuchung vor jedem Turnier, ein Arzt immer am Ring, gründliche Nachuntersuchung bei K. o. und schweren Treffern), ist es nicht leicht, eine saubere Statistik zu den Verletzungsarten zu führen. Das liegt v. a. daran, dass am Ring zunächst nur die offensichtlichen Verletzungen (Cuts, Nasenbluten, Nasenbein- und Fingerfrakturen, Luxationen, SHT etc.) erfasst werden. Weichteilzerrungen oder Infraktionen bemerkt der »adrenalingetränkte« Kämpfer aufgrund der hohen Schmerzschwelle oft erst später. Ist er wieder zu Hause, wird das Follow-up schwierig, da der Arzt von dort so gut wie kein Feedback bekommt. Leider ist auch der Rücklauf der Meldebögen nicht optimal, da vielen Gelegenheits-Ringärzten die Problematik fremd ist. Trotzdem konnten der Autor und seine Mitarbeiter in vier Jahren die Verletzungen bei über 1100 Kämpfen (das sind 2200 Boxer) auswerten (► Tab. 5-4).

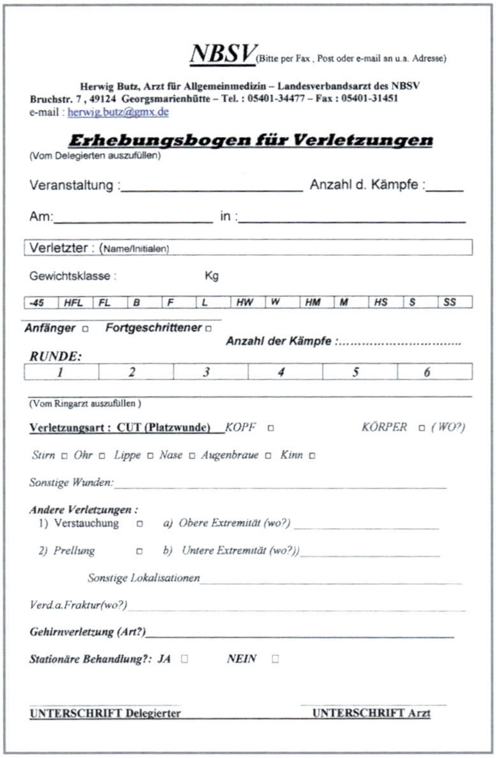

NBSV (Bitte per Fax , Post oder e-mail an u.a. Adresse)

Herwig Butz, Arzt für Allgemeinmedizin – Landesverbandsarzt des NBSV
Bruchstr. 7 , 49124 Georgsmarienhütte – Tel. : 05401-34477 – Fax : 05401-31451
e-mail : herwig.butz@gmx.de

Erhebungsbogen für Verletzungen
(Vom Delegierten auszufüllen)

Veranstaltung :______ Anzahl d. Kämpfe :______

Am:______ in :______

Verletzter : (Name/Initialen)

Gewichtsklasse : Kg

-45	HFL	FL	B	F	L	HW	W	HM	M	HS	S	SS

Anfänger □ Fortgeschrittener □

Anzahl der Kämpfe :..............................

RUNDE:

1	2	3	4	5	6

(Vom Ringarzt auszufüllen)

Verletzungsart : CUT (Platzwunde) KOPF □ KÖRPER □ (WO?)

Stirn □ Ohr □ Lippe □ Nase □ Augenbraue □ Kinn □

Sonstige Wunden:______

Andere Verletzungen :
1) Verstauchung □ a) Obere Extremität (wo?) ______
2) Prellung □ b) Untere Extremität (wo?)) ______
Sonstige Lokalisationen ______

Verd.a.Fraktur(wo?) ______

Gehirnverletzung (Art?) ______

Stationäre Behandlung?: JA □ NEIN □

UNTERSCHRIFT Delegierter UNTERSCHRIFT Arzt

Abb. 5-33 Erhebungsbogen für Verletzungen im Boxsport des NBSV

Tab. 5-4 Verletzungsstatistik des NBSV 2009–2013

Verletzung	Anzahl (n)
Gesichtsprellungen (meist Nase)	17
Cuts Kopf	9
Handverletzungen (meist Daumen)	8
Schulterverletzungen gesamt	**8**
• Schulterzerrung	4
• Schulterluxation	2
• Manschettenruptur	1
• Bizepssehnenruptur	1
Kopf K. o. (SHT)	4
Nasenbeinfraktur	4
Ellbogenzerrung	2
Brustbeinprellung	2
Patellaluxation	1
Nierenprellung	1
WS-Prellung	1
Blow-out-Fraktur Auge	1

Danach stehen Schulterverletzungen ca. an dritter Stelle. Dies gibt auch die Orthopädische Klinik Dortmund an (www.schulterinfo.de). Allerdings dürfte die Dunkelziffer, v. a. bei Prellungen und Zerrungen, aus den oben genannten Gründen hoch sein.

Sportartspezifische Belastung und Beanspruchung

Natürlich gibt es gerade im Boxsport eine ganze Reihe von **Belastungen**, die Schulterverletzungen verursachen können. Dabei handelt es sich weniger um Fremdeinwirkungen (z. B. Schlag auf die Schulter oder Sturz auf den nach hinten ausgestreckten und außenrotierten Arm beim Niederschlag), als vielmehr um Weichteilverletzungen aufgrund falscher Schlagtechnik mit ungezügelter Kraftentfaltung sowie Torsionswirkung auf das Schultergelenk beim Befreiungsversuch aus dem Clinch.

Zur **Box-Kunde** sollte man Folgendes wissen: Circa 80 % der Boxer kämpfen in der »**Normalauslage**« (► Abb. 5-34, ► Abb. 5-35), in der die linke Hand die Führhand, die rechte die Schlaghand ist – bei den 20 % »Rechtsauslegern« ist es andersherum.

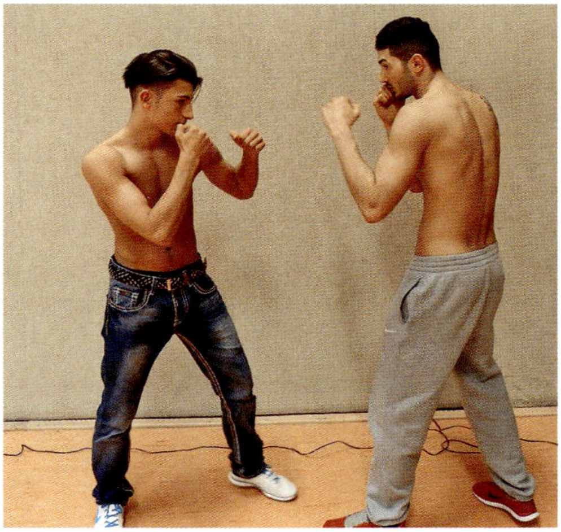

Abb. 5-34 Grundstellung

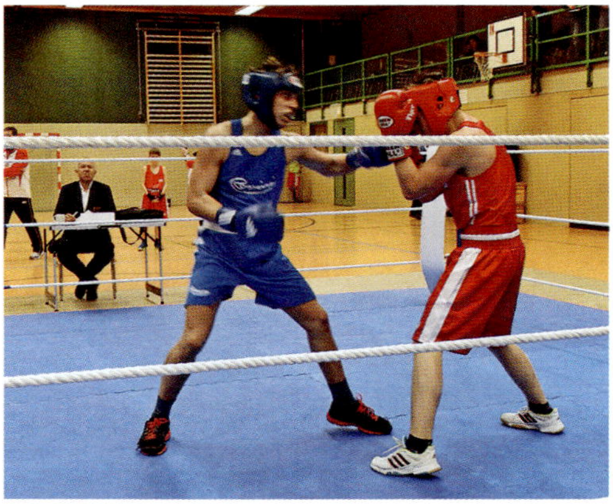

Abb. 5-35 Normalauslage

Schläge werden möglichst in Exspiration und aus einer Körperdrehung heraus ausgeführt. Dabei muss man sich den Oberkörper sozusagen als schwere Tür vorstellen, die sich um ein Scharnier dreht, das im Großzehenballen des jeweiligen Führfußes liegt. Im Wesentlichen gibt es **sechs verschiedene Schlagtypen** (Punches): Jab (die Gerade) (► Abb. 5-36) Cross sowie Haken (Hook) (► Abb. 5-37) und Uppercut (Aufwärtshaken), die letzten beiden jeweils mit der Führ- oder Schlaghand geschlagen.

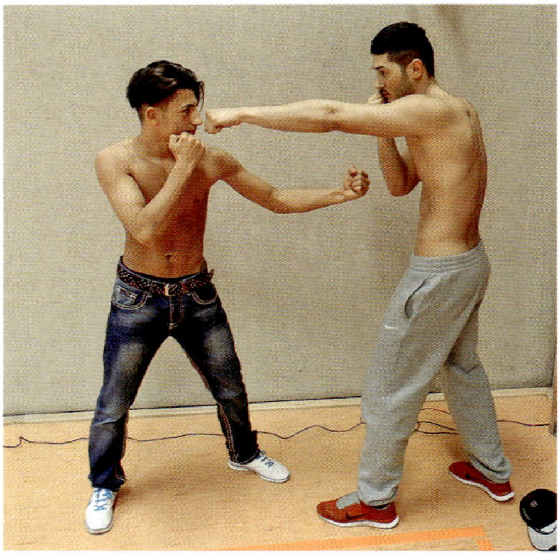

Abb. 5-36 Die Gerade

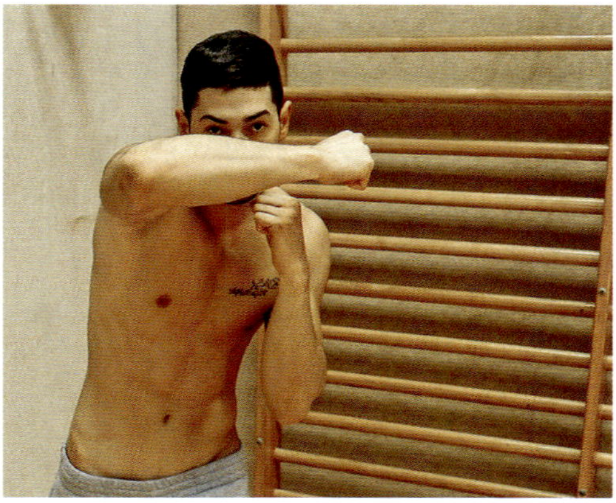

Abb. 5-37 Der Haken

Speziell die mit großer dynamischer Kraft ausgeführten Haken belasten die Schulter erheblich, insbesondere wenn sie ohne Körperdrehung aus dem Gelenk heraus geschlagen werden und möglicherweise auch noch ins Leere gehen. Aber auch Jab und Cross können Schulterverletzungen hervorrufen, v. a. wenn sie mit der »Corksrew« verbunden werden, bei der Hand und Arm aus der Normalstellung (Daumen nach oben) mit Kraft um 180 Grad proniert werden (Daumen nach unten). Rangeleien, wenn ein Kämpfer versucht, sich aus dem Clinch zu lösen, während der Gegner ihn am Arm festhält, führen ebenso zu Schulterzerrungen. Läsionen der RM mit Impingement sind dabei häufig. Aber auch Zerreißungen der proximalen Bizepssehne können vorkommen. Anteriore Schulterluxationen entstehen meist, wenn der Gegner einen von außen auf ihn ausgeführten Schlag seitwärts mit seinem Körper abdrängt und die Schulter so in eine ungünstige Abduktionsstellung bringt.

Die **Therapie** bei leichteren Schulterverletzungen (am Ring) besteht in frühzeitiger Kälteanwendung sowie Schmerzbehandlung mit NSAR und Triggerpunkt-Infiltration mit Scandicain o. Ä. Prinzipiell sollte man aber, wenn möglich, ein MRT veranlassen, um Rupturen der RM oder Einrisse im Labrum glenoidale sicher auszuschließen. Der Repositionsversuch einer Schulterluxation ohne Narkose direkt am Ring kann bei entsprechender Erfahrung einmalig versucht werden, wird aber wegen der kräftigen Muskulatur eines Boxers häufig fehlschlagen, wobei zusätzlich noch die Gefahr von Nerven- und Gefäßschäden besteht. Kinesio-Tapes sind nach Meinung des Autors eher Glaubenssache und haben kein wissenschaftlich gesichertes Fundament (Williams et al. 2012).

Schulterläsionen verlaufen oft langwierig und benötigen dann intensive Physiothe-

rapie. Neben physikalischen Maßnahmen (Eis- und US-Anwendung) muss sich die Behandlung an den sport- und trainingsspezifischen Bewegungsabläufen orientieren. Dabei sollte der Therapeut wissen, dass gerade bei Leistungssportlern Beschwerden in einem Gelenk zu einer Kettenreaktion von Fehlbelastungen und Funktionsstörungen führen können – mit anderen Worten: Wer Schmerzen im Schultergelenk hat, der setzt unter Umständen auch die Füße anders, um die Schulter zu entlasten, und hat eventuell später Probleme mit den Sprunggelenken. Deshalb muss neben gezielten Manipulationen zur Funktionswiederherstellung und Kräftigung des Schultergelenks stets der ganze Mensch unter Berücksichtigung der muskulären Funktionsketten behandelt werden. Bei therapieresistenten Schulterschmerzen empfiehlt sich immer der Versuch einer niedrigdosierten Röntgenreizbestrahlung mit 6 bis 12 Gy Gesamtdosis. Die Erfolgsquote nach der langjährigen Erfahrung des Autors liegt selbst bei hartnäckigen Beschwerden zwischen 60 und 80 %.
Wichtig zur **Prävention** von Schulterverletzungen im Boxsport ist das gezielte Aufbautraining der Nacken- und Schultermuskulatur und v. a. eine dauernde Kontrolle der Bewegungsabläufe mithilfe eines Trainingsspiegels, um Fehler frühzeitig zu entdecken und Schläge mit unkoordinierter, ungezügelter Kraft möglichst zu vermeiden.

Literatur

Literatur zu diesem Kapitel finden Sie im Anhang und unter www.schattauer.de/3052

5.3.2 Fechten

Holger Schmitt

Grundlagen

Seit den ersten Olympischen Spielen der Neuzeit 1896 ist Fechten eine olympische Sportart. Erstmalig 1924 konnten auch Frauen in der Gattung Florett um Medaillen kämpfen. Heute kämpfen sowohl Männer als auch Frauen (Damendegen seit 1996, Damensäbel seit 2004) in allen Waffengattungen. Dabei gilt das Fechten als eine der ältesten Zweikampfsportarten. Die noch heute gültigen Fachbegriffe wurden bereits im 16. Jahrhundert von dem Franzosen Henri Saint Didier geprägt.
Rollstuhlfechten wurde vom Begründer der paralympischen Begegnung Ludwig Guttmann zunächst im Sinne einer sportlichen Rehabilitationsmaßnahme entwickelt. Bereits 1960 war Rollstuhlfechten bei den ersten paralympischen Spielen in Rom als Sportart vertreten und wird seit 1985 unter dem Dach des Deutschen Rollstuhl-Sportverbandes auch von Damen betrieben.
Beim Fechtsport werden drei Waffen unterschieden, die im 19. Jahrhundert standardisiert wurden: Florett und Degen als Stoßwaffen, der Säbel als Hieb- und Stichwaffe. Für die verschiedenen Waffen gelten im Wettkampf unterschiedliche Trefff lächen und ein unterschiedliches Regelwerk (Jäger 2009). Gefochten wird auf der Fechtbahn (Planche), einem stegartigen ca. 14 Meter langen und anderthalb bis zwei Meter breiten Boden. Neben Beinaktionen werden Klingenaktionen unterschieden, zum Schutz vor Verletzungen ist eine spezielle Fechtkleidung vorgeschrieben.
Im Vordergrund der Trainingsmaßnahmen stehen ein Schnellkraft- und Kraftausdauertraining. Koordinative Fähigkeiten zur

Optimierung einer korrekten Bein- und Armarbeit bei stabiler Körperhaltung sind wichtige Voraussetzungen, um den Sport erfolgreich durchzuführen. Die Trefferanzeige erfolgt elektronisch. Daher ist eine spezielle elektronische Ausrüstung erforderlich, um gültige Treffer anzeigen zu können. Das Regelwerk beschreibt detailliert den Ablauf eines Kampfes unter Berücksichtigung der Rechte, Regelverstöße und Bestrafungen, die in den einzelnen Waffengattungen variieren können (www.fechten.org).

Verletzungsmechanismen und -häufigkeit

Das Verletzungsrisiko beim Fechten wird, verglichen mit anderen Sportarten, prinzipiell als gering eingestuft. So fand sich in einer Verletzungsanalyse der Olympischen Sommerspiele 2008 die niedrigste Verletzungsrate bei Wassersportlern und Fechtern (Junge et al. 2009). Schulterverletzungen bei Fechtern treten nur sehr selten auf, das Sturzrisiko ist gering, und nur sporadisch kommt es zu ausgeprägten Überkopfbelastungen. Am häufigsten lassen sich Gelenkdistorsionen, Muskelverletzungen und Sehnenreizzustände (Hauter 2010) beobachten. Die meisten Verletzungen ereignen sich an der unteren Extremität, d.h. an Kniegelenk, Sprunggelenk, Oberschenkel und Hüftgelenk (Jäger 2003, Trautmann u. Rosenbaum 2008). Verletzungen an der oberen Extremität sind selten. Tödliche Verletzungen sind bei Kaderathleten im Zeitraum zwischen 1930 und 2008 in acht Fällen aufgetreten (Trautmann u. Rosenbaum 2008).
Vergleicht man das Fechten Nichtbehinderter mit dem Behinderter, die ihren Sport im Rollstuhl ausüben, finden sich erhebliche Unterschiede. Zum einen weisen Rollstuhlsportler eine erhöhte Verletzungsrate auf (3,9/1000 Stunden im Vergleich zu 2,4/1000 bei Fußgängern), darüber hinaus treten bei Rollstuhlsportlern überwiegend (>70%) Verletzungen an der oberen Extremität auf, wohingegen bei Fußgängern Verletzungen der unteren Extremität häufiger sind (Chung et al. 2012). Allein die Fortbewegung mit dem Rollstuhl belastet die Muskeln der oberen Extremität beidseitig in besonderem Maße, wobei stärkste EMG-Aktivitäten, insbesondere am M. triceps brachii, den vorderen Abschnitten des M. deltoideus und dem M. pectoralis major zu finden sind (Qi et al. 2013). Auch ganz ohne sportliche Aktivität klagen bis zu 70% der Rollstuhlfahrer über Schulterbeschwerden, wobei Frauen häufiger als Männer darunter leiden (Wessels et al. 2013). Kernspintomografische Untersuchungen konnten zeigen, dass bei paraplegischen Patienten die Prävalenz einer RM-Ruptur signifikant größer ist als in einer nichtbehinderten Kontrollgruppe (63% verglichen mit 15% in der Kontrollgruppe) (Akbar et al. 2010). Operative Maßnahmen sind nur selten erforderlich (ca. 2%; Pellegrini et al. 2012). Inwieweit Rollstuhlfechten das Risiko erhöht, ist wissenschaftlich nicht untersucht. Durch die in sitzender Position ausgeführten Hieb- und Stoßbewegungen ist allerdings mit einer zusätzlichen Belastung des Muskel- und Sehnenapparates der Schulterregion zu rechnen.

Sportartspezifische Belastung und Beanspruchung

Akute Verletzungen

Bei Fechtern sind Verletzungen im Bereich der Sprunggelenke und Füße die häufigsten Beschwerden. Außenbanddehnungen und -rupturen finden sich gehäuft am vorderen Fuß, Innenbanddehnungen eher am hinteren. Neben Blockierungen im Bereich der Wirbelsäule (gehäuft an der Brustwirbelsäule) treten auch Kontusionsverletzungen an der Hand auf. Durch explosive Streck- und

Überstreckbewegungen des Ellbogens der Waffenhand ist in 4 % der Verletzungsfälle der Ellbogen beteiligt. Akute Schulterverletzungen im Sinne von Sehnenüberdehnungen oder -partialrupturen sind eine Ausnahme.

Überlastungsschäden

Stauchende sportartspezifische Bewegungen belasten insbesondere den Streckapparat der Beine, sodass Sehnenreizungen am Kniegelenk in Form von Patellaspitzensyndromen, Ansatztendinitiden der Patella- und Quadrizepssehne und Bursitiden in Kniegelenksbereich besonders häufig auftreten (Jäger 2003). Ähnliche Überlastungsbeschwerden werden auch am Unterschenkel und Sprunggelenk (unter Beteiligung der Achillessehne, der Sehne des M. tibialis anterior, der Peronealsehnen und der Schienbeinvorderkante) beobachtet. Aus Überstreckbelastungen können Kapselreizungen, Stauchungen und Sehnenverletzungen am Ellbogen resultieren.
Nur ca. 7 % aller Überlastungsschäden betreffen das Schultergelenk. Durch eine immer wiederkehrende Stoß- oder Schlagbewegung können Entzündungszustände subacromial auftreten. Eine Belastungsreduktion und begleitende physiotherapeutische Maßnahmen können häufig eine kurzfristige Linderung der Beschwerden bewirken. An der Spitze der Überlastungsschäden stehen Tendinosen und Peritendinosen der Achillessehne bzw. des Unterschenkels (Periostitiden bzw. medial tibial stress syndrome, MTSS).

Prävention

Eine Schutzausrüstung mit bruchsicheren Masken, Schutzanzügen und Spezialhandschuhen für die Waffenhand, die Verwendung eines Brustschutzes bei Damen und eines Genitalschutzes bei Herren sollen die Verletzungswahrscheinlichkeit reduzieren.

Literatur

Literatur zu diesem Kapitel finden Sie im Anhang und unter www.schattauer.de/3052

5.3.3 Taekwondo

Holger Schmitt

Grundlagen

Taekwondo ist eine Sportart, die erstmalig bei den Olympischen Spielen in Sydney 2000 im Vollkontakt-Wettkampf vertreten war. »Taekwondo« ist koreanisch und bedeutet wörtlich übersetzt »Fuß-Faust-Weg«. Zu den wichtigsten Techniken zählen Kicks (ca. 90 %) in Bauch- oder Kopfhöhe in verschiedenen Variationen, d. h. gedreht oder gesprungen, teilweise auch doppelt oder dreifach. Die am häufigsten durchgeführte Fußtechnik ist der Spannkick. Daneben finden sich Fausttechniken (ca. 10 %), insbesondere Stöße zum Angriff und Blocks zur Verteidigung. Während sich bei Frauen die häufigste Verletzungssituation während des eigenen Fußangriffs ergibt, stehen bei Männern die Trefferwirkung nach ungeblocktem Angriff an der Spitze der Verletzungsursachen (Jung 2000, Schmitt 2009).

Verletzungsmechanismen und -häufigkeit

Betrachtet man alle Verletzungen zusammen, haben Männer ein ca. dreifach höheres Verletzungsrisiko als Frauen (Kazemi u. Pieter 2004). Dass Taekwondo eher zu den verletzungsträchtigen Sportarten zählt, konnte eine Analyse der Verletzungen bei den

Olympischen Spielen 2012 aktuell belegen (Engebretsen et al. 2013). Je nach Studie finden sich unterschiedliche Angaben über die Verletzungswahrscheinlichkeit im Vergleich mit anderen Kampfsportarten. Raschka und Mitarbeiter (Raschka et al. 1999) konnten in einer Verletzungsanalyse der Sportunfallstatistik eines Versicherungskonzerns ein geringes Verletzungsrisiko feststellen (Taekwondo: 0,21 Verletzungen pro 1000 Stunden Sportausübung, im Vergleich zu Karate: 0,33/1000 oder Ringen: 0,71/1000). Zetaruk et al. stellten in einer retrospektiven Kohortenstudie im Vergleich der Sportarten Taekwondo, Aikido, Kung Fu, Karate und Tai-Chi bei Taekwondo-Athleten das höchste Verletzungsrisiko fest (Zetaruk et al. 2005). In einer prospektiven Studie anlässlich der kanadischen Meisterschaften im Taekwondo fanden Kazemi und Pieter eine Verletzungsrate von 62,9 pro 1000 Stunden Sportausübung und sehen im Vergleich zu Literaturangaben hinsichtlich der Sportarten Judo und Karate ein mittleres Verletzungsrisiko (Kazemi u. Pieter 2004). Die Vergleichbarkeit der Daten in den vorliegenden Studien ist durch die unterschiedliche Definition der Verletzung sicherlich nur eingeschränkt möglich. Professionelle Athleten haben ein höheres Verletzungsrisiko (Schlüter-Brust et al. 2011), daneben aber auch Athleten in höheren Gewichtsklassen (Lystad et al. 2013b). Kinder unter zehn Jahren haben ein geringeres Verletzungsrisiko (Lystad et al. 2013a).

Betrachtet man die Lokalisation der Verletzungen, spielen Verletzungen an der Schulter prozentual nur eine untergeordnete Rolle. Bei Männern stehen Verletzungen der unteren Extremität im Vordergrund (44,5 % Metaanalyse; Pieter et al. 2012), gefolgt von Verletzungen an Kopf und Hals (29,6 %; Pieter et al. 2012). An dritter Stelle finden sich Wirbelsäulenverletzungen. Bei Frauen dominieren die Verletzungen der unteren Extremität (Kazemi u. Pieter 2004). 53,1 % betreffen die untere Extremität, 15,2 % Kopf und Nacken (Pieter et al. 2012). In einer Untersuchung über das Verteilungsmuster von Verletzungen über fünf deutsche Meisterschaften fand sich folgende Verteilung: untere Extremität 55 %, Rumpf 20 %, obere Extremität 17 %, Kopf 8 % (► Tab. 5-5) (Jung 2000).

Tab. 5-5 Lokalisation von Verletzungen (n = 312) beim Taekwondo (nach Jung 2000)

Lokalisation	Häufigkeit (%)
untere Extremität	55
obere Extremität	17
Rumpf	20
Kopf	8

Die häufigste Verletzung ist bei beiden Geschlechtern die Kontusionsverletzung (42,7 % bei Männern, 62,7 % bei Frauen; Pieter et al. 2012), gehäuft an Unterschenkel und Fuß. Verletzungen an der Schulter treten selten auf. Bei einem Gesamtanteil von ca. 20 bis 28 % Verletzungen an der oberen Extremität sind insbesondere Finger und Hände betroffen. Hier kommt es durch Blocktechniken zu Anpralltraumata mit Gelenkdistorsionen bis hin zu Frakturen. Prellungen in der Schulterregion resultieren aus direkten Schlägen durch den Gegner oder durch Stürze auf den ausgestreckten oder leicht angewinkelten Arm. Da Überkopfbelastungen nur selten auftreten, sind auch Verletzungen der RM oder Instabilitäten selten.

Tabelle 5-6 gibt eine Übersicht über Verletzungen und Überlastungsschäden, die beim Taekwondo auftreten können.

Tab. 5-6 Übersicht über Verletzungen und Überlastungsschäden beim Taekwondo (aus Engelhardt 2009)

Lokalisation der Verletzungen	Verletzungen und Überlastungsschäden
Kopf	• Schädelprellung bzw. Commotio cerebri • Hautverletzungen im Gesichtsbereich (Schürf- und Platzwunden) • Monokelhämatome • Nasen- und Jochbeinfrakturen • Unterkieferfrakturen
Rumpf	• Thorax- und Rippenprellungen, bei Tragen einer Schutzweste selten • Genitalbereich (Hämatome und Einrisse der Labien, Skrotalhämatome) • Blockierungen Iliosakralgelenke
untere Extremität	• Muskelverletzungen im Bereich der Adduktoren (auch als Überlastungsreaktion) und Oberschenkelbeuger • Kontusionsverletzungen mit Prellungen an Unterschenkel und Fuß • Distorsion der Kniegelenke mit Meniskus-, Kapsel-, Bandverletzungen und Patellaluxationen • Zehenfrakturen, Luxationen im Vorfußbereich (Großzehengrundgelenk und Endgelenke D II–V) • Hautverletzungen am Vorfuß (Blutblasen, Einrisse in den Interdigitalfalten) • Insertionstendopathien an der Achillessehne

Sportartspezifische Belastung und Beanspruchung

Taekwondo wird barfuß betrieben. Daher sind Hautverletzungen und Luxationsverletzungen im Vorfußbereich und an den Zehen besonders häufig. Torsionsbewegungen des Rumpfes über dem stabilisierenden Standbein belasten das Kniegelenk, es kommt zu Kapselbandverletzungen (meist medial) und zu Meniskusrissen, Patellaluxationen und auch Kreuzbandrupturen. Zerrungen bis hin zu Muskelbündelrissen treten im Bereich der Oberschenkelmuskulatur durch explosionsartige Tritttechniken auf. Durch Tieftritte können Blutergüsse und Prellungen auch am Oberschenkel entstehen. Eine Kampfweste schützt den Oberkörper, eine Verletzung des Rumpfes tritt daher nur selten auf. Die Einführung eines Kopfschutzes führte zwar zu einer Reduktion der Anzahl der Schädel-Hirn-Verletzungen, dennoch berichten 17 % der an Wettkämpfen beteiligten Taekwondo-Athleten über eine Schädelprellung bzw. Gehirnerschütterung während der vergangenen zwölf Monate (Koh u. Cassidy 2004). Da der Gesichtsbereich nicht geschützt ist, kommt es zu Verletzungen im Bereich des Gesichtsschädels am häufigsten durch ungeblockte Fußtritte. Neben oberflächlichen Hautverletzungen, Prellungen und Platzwunden werden auch Augenverletzungen, Jochbogenfrakturen, Unterkiefer- und Zahnverletzungen beobachtet (Schmitt 2009).

Neben akuten Verletzungen werden auch Überlastungsschäden beobachtet. Auch hier steht die untere Extremität im Vordergrund. Besonders die Leistenregion ist durch die extrem hohen Beintechniken gefährdet. Chronische Entzündungsreaktionen treten an Adduktoren und in der ischiokruralen Muskelgruppe auf. Rotations- und explosionsartige Überstreckbelastungen an den Kniegelenken können zu einer Ansatzreizung am Streckapparat (insbesondere der Quadrizepssehne) und zu einer retropatellaren Chondropathie führen, daneben auch zu Meniskusläsionen. Hüpfbelastungen können am Sprunggelenk Tendopathien an der Achillessehne hervorrufen.

Prävention

Zur Prävention von Verletzungen und Überlastungsschäden beim Taekwondo ist eine intensive Aufwärmphase erforderlich. Vor allem der Muskel-Sehnen-Apparat der unteren Extremität muss auf die Belastung vorbereitet werden. Da Taekwondo in Gewichtsklassen wettkampfmäßig betrieben wird, wird vor Wettkämpfen in vielen Fällen (ca. 90 % der Athleten; Kazemi et al. 2005) über diätetische Maßnahmen bzw. auch Ausdauerbelastungen eine erhebliche Abnahme des Körpergewichts über wenige Tage erzielt. Die Leistungsfähigkeit kann bei massiver Gewichtsreduktion zum einen durch Einschränkung der Ausdauerfähigkeit, zum anderen über den Verlust propriozeptiver Fähigkeiten zu einer Leistungsminderung führen. Schutzmaßnahmen (Schutzweste, Kopfschutz, Zahnschutz, Genitalschutz für Männer und Frauen, Tapeverbände) können das Verletzungsrisiko minimieren. Die große Zahl der Sprunggelenk- und Fußverletzungen kann zumindest im Training durch die Verwendung von Fußschutzmanschetten, die den Fußrücken schützen, reduziert werden.

✘ Zur Vermeidung von Verletzungen ist darauf zu achten, dass nur Athleten gleicher Gewichtsklasse und gleicher Erfahrung Wettkämpfe miteinander austragen.

Literatur

Literatur zu diesem Kapitel finden Sie im Anhang und unter www.schattauer.de/3052

5.3.4 Judo

René Damaschke

Grundlagen

Jigorō Kanō gründete 1882 die japanische Kampfsportart Judo (»der sanfte Weg«; Hoare 2009), die 1964 in Tokio erstmals olympische Disziplin wurde. Anfänglich waren nur Männer, später wurden auch Frauen zugelassen (Klocke 2012a).

Judo wird als Breiten- und als Hochleistungssport betrieben und ist für alle Altersklassen geeignet. Der Deutsche Judobund (DJB) ist der größte Kampfsportverband in Deutschland und zählte im Jahr 2010 161.164 Mitglieder (DOSB 2014). Von diesen sind 70 % Kinder und Jugendliche.

Der Judokämpfer (Judoka) trägt einen weißen Baumwollkampfanzug, der durch einen farbigen Gürtel zusammengehalten wird. Je nach Ausbildungsgrad und erfolgreicher Prüfung erhält der Judoka eine bestimmte Gürtelfarbe. Hierbei wird zwischen Schülergraden (Kyū) und Meistergraden (Dan) unterschieden (Klocke 2012b, Klocke 2010).

Die Säulen des Judosports sind eine spezielle Form der Technikschulung (die Kata), der Übungskampf im Stand und Boden (das Randori), der Wettkampf (das Shiai) sowie die Selbstverteidigung.

Am Anfang der Ausbildung steht das Erlernen von Falltechniken nach allen Seiten, für Fortgeschrittene auch aus unterschiedlichen

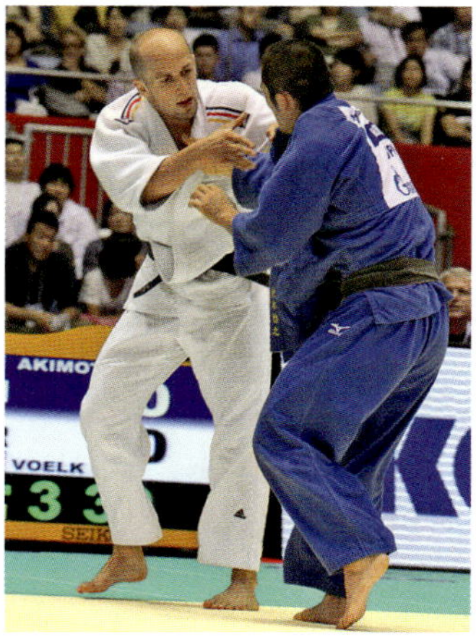

Abb. 5-38 Kampf um die Fassart zur Vorbereitung einer Standtechnik (mit freundlicher Genehmigung von Frau Arendt)

Höhen. Des Weiteren werden Wurf-, Hebel-, Würge- und Festhaltetechniken im Stand sowie am Boden erlernt. Dies erfordert eine umfangreiche konditionelle und koordinative Ausbildung des gesamten Bewegungsapparats des Sportlers.

Ziel beim Judowettkampf ist es, innerhalb eines Zeitlimits seinen Gegner durch eine kontrollierte Stand- oder Bodentechnik zu besiegen und damit den Kampf zu gewinnen (► Abb. 5-38). Umgekehrt sollte verhindert werden, selbst zu fallen, denn gerade beim Fallen im Training oder Wettkampf entstehen die meisten Schulterverletzungen (Procecco et al. 2003). Um das Verletzungsrisiko zu mindern, wird der Kampf auf einer Matte (Tatami) ausgetragen.

Während im Judosport in den Bereichen der Kata und der Selbstverteidigung sehr traditionell trainiert wird, fand im eigentlichen Judo-Wettkampfsport in den letzten Jahren eine dynamische Weiterentwicklung statt. Durch verschärfte Wettkampfregeln verhalf die Internationale Judo Föderation (IJF) dem Judo-Wettkampfsport zu mehr Attraktivität. Schnellere Bestrafung bei Passivität und Streichung unattraktiver Techniken erhöhten die Dynamik des Kampfs und die Aggressivität der Kämpfenden.

Diese Änderungen verstärken jedoch auch die körperlichen Belastungen der Judoka und führen damit häufiger zu Verletzungen während des Kampfs.

Verletzungsmechanismen und -häufigkeit

Nach Ganschow (1998) und Procecco et al. (2013) entstehen 70 bis 75 % aller Verletzungen im Judosport an der oberen und unteren Extremität sowie an Rumpf und Kopf im wettkampfnahen Training oder im Wettkampf. Der Schultergürtel ist hierbei mit 16,9 bis 22 % betroffen (Wagner 2011, Procecco et al. 2013, EJU 2012). Nach Wagner (2011) haben dabei die obere und untere Extremität eine ähnliche Verletzungsanfälligkeit von etwa 38 %.

Eine verlässliche Aussage zu unterschiedlichen Verletzungen an der Schulter ist derzeit aufgrund mangelnder wissenschaftlicher Studien nur begrenzt möglich. Die Datenlage bezieht sich meist auf die gesamte obere Extremität; eine Ausnahme stellt die aktuell laufende Erhebung von Schulterverletzungen durch Akoto et al. (2014) dar. Die Autoren weisen in ihrer breit angelegten Studie (bisher n = 4000) mit 36,5 % ein bis zu 100 % höheres Verletzungsrisiko als die anderen Studien nach. Die Verletzungen werden in dieser Untersuchung detailliert dargestellt.

Sportartspezifische Belastung und Beanspruchung

Beim Judokampf im Stand können sich sowohl der werfende Kämpfer (Tori) als auch der geworfene Kämpfer (Uke) am Schultergürtel verletzen. Ursache sind mangelhaft ausgeführte Wurf- oder Falltechniken (z. B. durch unkontrollierten Wurf oder Nachfallen des Werfers), Fehlverhalten bzw. Fehlreaktion oder unfaire Kampfweise.

Bei Uke entstehen Verletzungen häufig durch das Fallen, da der Geworfene den Fall auf den Rücken unbedingt zu vermeiden versucht, um nicht zu verlieren. Durch das Abstützen auf dem gestreckten Arm entstehen meist glenohumerale Verletzungen. Aus dem Sturz auf den Ellbogen oder direkt auf die Schulter wiederum resultieren häufig Verletzungen am ACG, an der Clavicula sowie am SCG. Bei Kindern und Jugendlichen besteht zusätzlich die Besonderheit einer unreifen Knochenbildung, sodass es bei Uke durch die Wucht des Aufpralls zu Claviculafrakturen kommen kann.

Auch der Tori kann sich bei einem nicht vollständig kontrollierten Wurf und nachfolgendem Abstützen auf dem Arm den Ellbogen oder die Schulter verletzen.

Im Bodenkampf gehören Armhebel und -schlüssel zum Technik-Repertoire. Schulterverletzungen entstehen hier meist durch Überdrehen der Schulter oder Nichtfixation derselben beim Armschlüssel. Ein weiterer Verletzungsmechanismus an der Schulter besteht in der verlängerten Hebelwirkung des Armes beim Hebeln in der Ellbeuge.

Therapie

Bei den Verletzungen wird zwischen akut und chronisch unterschieden.

Ist der Mannschaftsarzt im Trainingslager oder bei Wettkämpfen zugegen, kann er sogleich vom **akuten Verletzungsmuster** auf die Verletzung schließen und mit der Erstbehandlung im Trainingslager oder sogar noch während des Wettkampfs beginnen. Im Vordergrund steht hier die Kryotherapie als abschwellende und schmerzstillende Sofortmaßnahme, unterstützend können Analgetika verabreicht werden. Auch der einfache Salbenverband und das Anlegen eines Tape-Verbandes haben einen hohen Stellenwert in der Akutbehandlung. Falls eine Ruhigstellung des Armes notwendig ist, kann dies gleich vor Ort mithilfe des Judogürtels durch Bildung einer doppelten Schlaufe geschehen. Als typische akute Schulterverletzungen finden sich im Judosport Prellungen, Zerrungen, Verstauchungen, Luxationen und Subluxationen, ebenso Sprengungen des ACG und SCG sowie Frakturen. Je nach Schweregrad der Verletzung wird der Judoka einer **weiterführenden Diagnostik** zugeleitet.

Im Gegensatz dazu ist in der **ambulanten Sprechstunde** für die **Diagnosefindung** neben der Anamnese eine standardisierte klinische Untersuchung notwendig. Diese umfasst die Inspektion und Palpation der verletzten Schulter wie auch eine klinische Bewegungsprüfung. Spezifische Tests der Schulter im Seitenvergleich helfen hierbei, genauere Aussagen über die verletzten Strukturen des Schultergürtels zu machen. Hauptsächlich kommen dabei folgende Tests zur Anwendung: 0-Grad-Abduktionstest, Jobe-Test, Lift-off-Test, Belly-Press-Test, Cross-Body-Test, Hawkins-Test, Relocation-Test, Speed-Test, O'Brien-Test (► Kap. 2.1). So können Verletzungen der RM wie auch Impingement- oder Instabilitätszeichen der Schulter erkannt oder ausgeschlossen werden.

In den meisten Fällen lässt sich so nach einer standardisierten und sorgfältigen Untersuchung bereits eine Diagnose stellen, die ggf. durch den Einsatz bildgebender Verfahren weiter objektiviert werden kann. Als bildgebende Diagnostik kommen, je nach spezieller Fragestellung, Röntgen, US, MRT und CT zur Anwendung (► Kap. 2.2).

Im Anschluss an die Diagnosestellung erfolgt die Entscheidungsfindung über eine

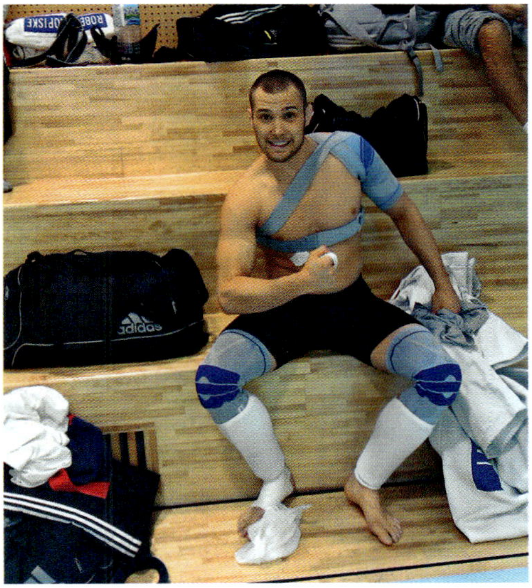

Abb. 5-39 Prophylaktische Schulterbandage nach operativer Therapie

konservative oder operative Therapie (► Abb. 5-39) (► Kap. 6, ► Kap. 4).
Inwiefern partielle oder totale Rupturen der RM und/oder Läsionen am Labrum glenoidale als Begleitverletzung eines akuten Traumas zu werten sind oder infolge einer langjährigen Trainings- und Wettkampfbelastung durch chronisch repetitive Mikrotraumatisierungen auftreten, ist derzeit wissenschaftlich nicht geklärt.
Während Prellungen, Zerrungen und Verstauchungen in der Regel nur eine kurze Trainingspause erfordern, sind bei den anderen Schulterverletzungen meist längere Ausfallzeiten von über drei Wochen die Folge.

Prävention

Zur Prävention von Verletzungen im Judo-Wettkampfsport sind Kenntnisse über die typischen Verletzungsmuster notwendig. Außerdem sind neben sportartspezifischen Aspekten auch allgemeine Aspekte und Risikofaktoren zu berücksichtigen, die zu einer erhöhten Verletzungsanfälligkeit im Schultergürtel führen können. Abgesehen von der körperlichen Fitness ist auch die mentale Einstellung des Judoka vor dem Kampf entscheidend. Das **mentale Training** und die Motivation des Sportlers vor und im Wettkampf spielen eine gravierende Rolle, um die geforderten Höchstleistungen zu erbringen. Der Körper des Athleten wird hierbei aufs Äußerste gefordert und strapaziert, wodurch sich die Verletzungsanfälligkeit erheblich erhöht. Die Prüfung der körperlichen Fitness des Judoka vor dem Wettkampf durch den Arzt dient dem Schutz vor Verletzungen im Kampf. Im Training dient die Fitnessprüfung dazu, Schwächen aufzudecken, um diese dann gemeinsam mit dem Athleten, dem Physiotherapeuten und dem Arzt zu behandeln und mit dem Trainer durch gezieltes Training abzubauen. Zum Beispiel sollte bei muskulären Dysbalancen bzw. Verkürzungen der Schultermuskulatur die Ursache geklärt und mittels trainingsspezifischer bzw. physikalischer Maßnahmen beseitigt werden. Bei Defiziten im athletisch-konditionellen, technisch-taktischen oder koordinativen Bereich sollte ein spezielles Athletik- oder Judotraining zur Beseitigung derselben erfolgen.
Neben einer guten Aufwärmung unmittelbar vor dem Wettkampf ist das zur judospezifischen Ausbildung gehörende Erlernen der Falltechniken und sauberer kontrollierter Wurftechniken für den Judoka zugleich die wichtigste Maßnahme zur Vermeidung von Verletzungen. Die meisten Schulterverletzungen (85 %) entstehen beim Fallen durch einen gegnerischen Angriff im Training oder Wettkampf (Procecco et al. 2013). Eine gut trainierte Schultermuskulatur ist unter anderem eine wichtige Voraussetzung, um über den Griffkampf den Gegner in eine Position zu bringen, aus der dieser

dann kontrolliert geworfen werden kann. Ebenso ist sie notwendig, um einen gegnerischen Angriff mit den Armen erfolgreich abzuwehren.
Ein weiterer Gesichtspunkt ergibt sich beim Judo-Wettkampf aus der Unterteilung in Gewichtsklassen. Mit einer ausgewogenen Diät ein bis zwei Wochen vor dem Turnier lässt sich meist das Wettkampfgewicht erreichen. Bei zu starker und unkontrollierter Gewichtsreduktion kommt der Sportler infolge der damit einhergehenden Flüssigkeits- und Elektrolytverluste deutlich früher an sein Leistungslimit. Daher sollte die Gewichtsreduktion allmählich unter ärztlicher Kontrolle erfolgen und ein Höchstmaß an Masseverlust nicht übersteigen. Auf diese Weise kann das Leistungsvermögen erhalten und das Verletzungsrisiko minimiert werden. Bei Kindern und Jugendlichen ist solch eine Vorbereitung für den Wettkampf allerdings generell abzulehnen.
Nach einer Verletzung sollte ein zu schneller Wiedereinstieg in das Training oder den Wettkampf vermieden werden. Die konstruktive Zusammenarbeit zwischen Ärzten, Athleten, Physiotherapeuten und Trainern bildet die Basis, um dem Athleten entsprechend des Genesungsgrads durch einen gezielten, kontrollierten Belastungsaufbau mittels eines speziellen Trainings (Technikschulung, wettkampfnahes Training, Wettkampf) den baldigen und optimalen Zeitpunkt der Rückkehr zu seinem Sport zu ermöglichen.

Literatur

Literatur zu diesem Kapitel finden Sie im Anhang und unter www.schattauer.de/3052

5.3.5 Ringen

Casper Grim

Grundlagen

Ringen ist ein bereits seit der Antike bekannter Kraft- und Kampfsport, in dem es in einem harten und dynamischen Wettkampf Ziel ist, den Gegner auf beide Schultern zu zwingen oder ihn nach Punkten zu besiegen. Gekämpft wird beim Ringen in zwei Stilarten. Im **griechisch-römischen** Ringkampf ist es verboten, den Gegner unterhalb der Hüfte zu fassen, ihm das Bein zu stellen, seine Beine zu greifen oder die Beine aktiv zur Ausführung eines Griffs zu benutzen. Im **Freistil**-Ringen ist dies alles erlaubt, insbesondere dürfen die Beine aktiv zur Durchführung von Aktionen eingesetzt werden. Es kommen hierbei Techniken wie Würfe, Schleudern und Hebel zum Einsatz. Schläge, Tritte, Stöße und Würgen sind verboten. Im **Frauen**-Ringkampf ist der Doppelnelson (Form des Nackenhebels) ausdrücklich verboten. Hier werden beide Arme unter den Achseln der Gegnerin hindurchgeführt und die Hände hinter deren Nacken verschränkt. Bei übermäßiger Anwendung drohen Halswirbelverletzungen.
Der Deutsche Ringer-Bund (DRB), der aus dem Deutschen Schwerathletikverband hervorging, wurde 1972 gegründet. Im Jahr 2013 hatte der Deutsche Ringer-Bund 65.032 Mitglieder (Statistisches Bundesamt 2014) und ist weiterhin in 20 Landesverbänden organisiert. Der DRB ist dem internationalen Verband der FILA (Fédération Internationale des Luttes Associées) angeschlossen. 2014 wurde die FILA in die UWW (United World Wrestling) überführt.

Allgemeine Aspekte und Reglement

Wettkampfmodus

Der Wettkampf findet auf einer UWW-zugelassenen Matte statt, die einen Durchmesser von 9 m sowie eine Umrandung von 1,5 m mit der gleichen Stärke wie die Matte hat. Bei den Schülern und Kadetten werden zwei Kampfrunden à 2 Minuten mit 30-sekündiger Pause absolviert. Junioren und Senioren kämpfen zwei Runden à 3 Minuten mit 30-sekündiger Pause.
Der Kampf kann entweder durch einen Schultersieg, durch Aufgabe, Verletzung, durch die Disqualifikation eines Ringers oder nach Ablauf der regelgerechten Zeit beendet werden. Der Gewinner wird dann durch die Addition der Punkte beider Runden ermittelt. Ein Kampf endet ebenfalls vorzeitig bei technischer Überlegenheit, sobald eine Punktedifferenz von zehn Punkten im Freistil und acht Punkten im griechisch-römischen Stil erreicht werden. Es wird in unterschiedlichen Gewichts- und Altersklassen gegeneinander angetreten. Die Einteilung der UWW-Gewichts- und Altersklassen (international) ist der Tabelle 5-7 zu entnehmen.

Tab. 5-7 Alters- und Gewichtsklassen. Die »fett hervorgehobenen« Gewichtsklassen sind »zusätzliche«, nichtolympische Kategorien

Senioren Freistil	Senioren Griechisch-römisch	Junioren	Kadetten	Schüler	Frauen	Junioren	Kadetten	Schüler
Altersklasse								
(ab 20 Jahre)	(ab 20 Jahre)	(18–20 Jahre)	(16–17 Jahre)	(14–15 Jahre)	(ab 20 Jahre)	(18–20 Jahre)	(16–17 Jahre)	(14–15 Jahre)
Mindestgewicht (kg)								
52	54	46	39	29	44	40	36	28
Gewichtsklassen (kg)								
57	59	50	42	32	48	44	38	30
61	66	55	46	35	53	48	40	32
65	**71**	60	50	38	**55**	51	43	34
70	75	66	54	42	58	55	46	37
74	**80**	74	58	47	**60**	59	49	40
86	85	84	63	53	63	63	52	44
97	98	96	69	59	69	67	56	48
bis 125	bis 130	bis 120	76	66	bis 75	bis 72	60	52
			85	73			65	57
			bis 100	bis 85			bis 70	bis 62

Ausrüstung und Bekleidung

Zu Beginn eines jeden Wettkampftags müssen die männlichen Athleten entweder glatt rasiert sein oder aber einen Bart tragen, der bereits mehrere Tage gewachsen ist. Das einteilige Wettkampftrikot hat die Farbe Blau oder Rot. Die jeweilige Farbe entspricht der Zusammenstellung der Paarung. Eine farbliche Mischung der Trikots von rot und blau ist verboten. Das Tragen von leichten Knieschützern oder Bandagen ohne Metallteile ist hingegen gestattet. Zum Schutz der Ohren oder bei langen Haaren können von der UWW zugelassene Ohrenschützer verwendet werden, was in der Praxis jedoch nur wenig Anwendung findet. Die Athleten müssen knöchelbedeckende Ringerschuhe tragen. Diese dürfen keine Absätze haben, nicht genagelt sein oder mit Ösen oder anderen metallischen Teilen versehen sein. Sofern die Schuhe Schürsenkel haben, ist dafür zu sorgen, dass diese mit einem Band oder Tape fixiert sind, um das Öffnen während des Kampfs zu verhindern.

! Es ist verboten:

- um die Handgelenke, Arme oder Knöchel Bandagen zu tragen, es sei denn, diese sind bei einer Verletzung ärztlich verordnet. Solche Bandagen müssen mit einem elastischen Band bedeckt sein.
- den Körper mit fettenden oder klebrigen Mitteln einzureiben
- sich schwitzend zu Beginn des Kampfs sowie jeder Kampfrunde vorzustellen
- Gegenstände zu tragen, die den Gegner verletzen können (Ringe, Armschmuck, Ohrringe, Prothesen usw.)
- für weibliche Ringer, Bügel-BHs zu tragen

Verletzungsmechanismen und -häufigkeit

Ein höheres Lebensalter, die steigende Anzahl der Ringerjahre, stattgehabte Frakturen und/oder Luxation und ein niedriges Alter, in dem mit dem Ringersport begonnen wurde, sind Risikofaktoren für das Erleiden einer Fraktur oder einer Luxation (Kordi et al. 2012). Die in der Literatur verfügbaren Verletzungsstatistiken beziehen sich häufig auf sehr unterschiedlich definierte Athletenkollektive (z. B. Highschool, College, Breiten-/Vereinssport, Kaderathleten). Hierdurch ergeben sich sehr variable Angaben zur Verletzungsinzidenz. Eine genauere Betrachtung und Aufschlüsselung ist deshalb sehr hilfreich, da z. B. Alter und Sporterfahrung relevante Risikofaktoren sind. Für Ringer auf Highschool- und College-Niveau werden Verletzungsraten von 2,33 bis 7,25/1000 Stunden angegeben (Yard et al. 2008, Myers et al. 2010, Akbarnejad u. Sayyah 2012). Verletzungen treten häufiger im Wettkampf als im Training auf. Bei etwa 50 % der Verletzungen handelt es sich typischerweise um Zerrungen, Prellungen und Verstauchungen (Pasque u. Hewett 2000). Die Rate der Luxationen/Subluxationen wird mit knapp unter 10 % angegeben. Schulter- (24 %) und Kniegelenk (17 %) sind die am häufigsten verletzten Körperregionen (► Abb. 5-40). Die Inzidenz für größere Verletzungen beim Ringen beträgt 2,7 bis 4,2/10.000 Stunden für Frakturen und 1,6 bis 7,2/10.000 Stunden für Luxationen (Kordi et al. 2012).

Sportartspezifische Belastung und Beanspruchung

Der Athlet benötigt in dieser Sportart ein extrem hohes Maß an Flexibilität und viel Kraft nahezu im gesamten Körper. Die

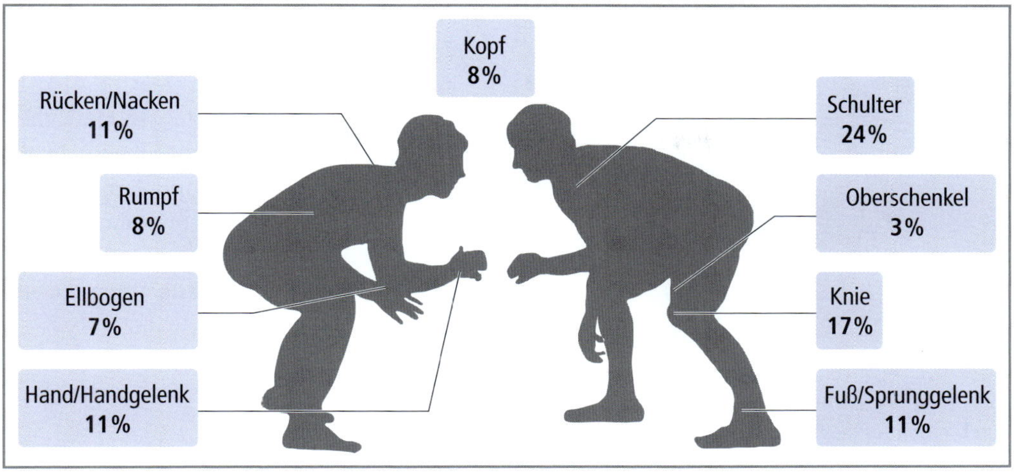

Abb. 5-40 Häufigkeit von Verletzungen der jeweiligen Körperregion (modifiziert nach Pasque u. Hewett 2000)

untere LWS, die Hüftgelenke (hier insbesondere Hüftbeuger und -strecker) und die HWS sind dabei besonders hervorzuheben. Es konnte nachgewiesen werden, dass Ringer mit einer guten Schultergürtelflexibilität weniger Schulterverletzungen erleiden (Yard et al. 2008). Das harte Zu-Fall-Bringen und das Sparring sind typische Situationen, die zu Verletzungen führen (Yard et al. 2008). Unkontrollierte Stürze sind die häufigste Ursache für AC-Gelenkverletzungen und Schulterluxationen (► Abb. 5-41). Die Verletzungsstatistik zeigt, dass akute Verletzungen deutlich dominieren, Überlastungsschäden spielen im Ringersport dagegen eine untergeordnete Rolle. Neben einem Sturz auf den ausgestreckten oder überstreckten Arm führen das Überschreiten des physiologischen Bewegungsausmaßes und regelwidrige Aktionen, wie z. B. das Ansetzen eines langen Hebels (Fassen am Unterarm), zu Verletzungen der oberen Extremität. Jedoch kann auch der regelkonforme Griff mit kurzem Hebel (► Abb. 5-42), z. B. bei aktivem Widerstand gegen einen Angriff, zu einer entsprechenden Verletzung führen.

Kenntnisse über sportartspezifische Verletzungen und Belastungen sind nicht nur für den Sportmediziner in der Athletenbetreuung von großer Bedeutung. Häufig sind Trainer und Physiotherapeut die eigentlichen Erstversorger in der Halle und haben auch über die Art und den Inhalt des Trainings direkten Einfluss auf das Verletzungsrisiko und mögliche Präventionsmaßnahmen.

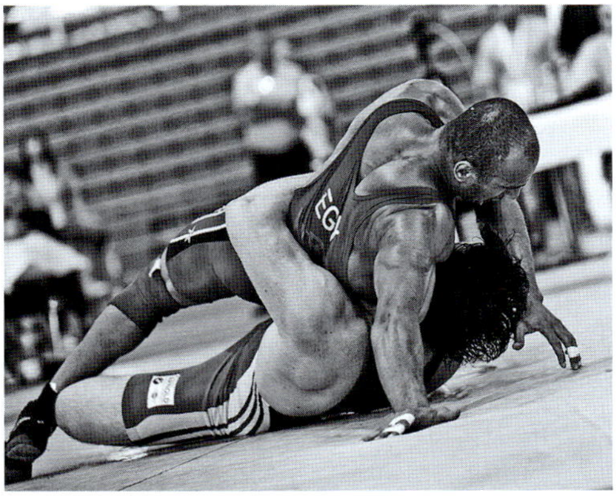

Abb. 5-41 Belastung der Schultergelenkstabilität durch (unkontrollierte) Abstützbelastung am ausgestreckten Arm bei einer Wurf-Dreh-Bewegung (© biHeinD Fotodesign)

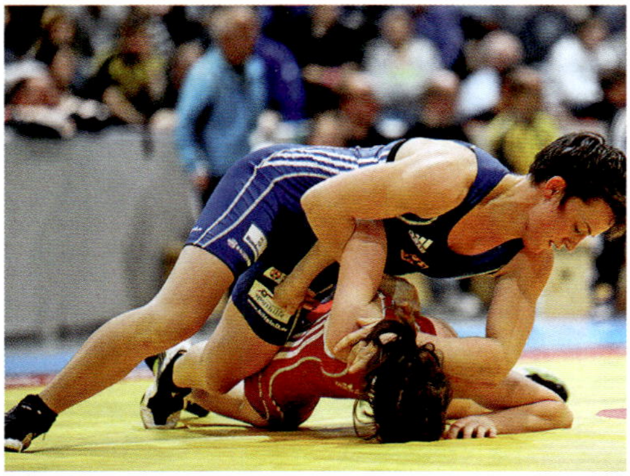

Abb. 5-42 Typische Schultergelenkbelastung. Hier durch einen angesetzten kurzen Hebel mit Hyperextension und Adduktion der rechten Schulter der Athletin im roten Wettkampfdress. (© biHeinD Fotodesign)

Prävention

- Regelmäßige und sorgfältige ärztliche Diagnostik, insbesondere zur Detektion und Verlaufskontrolle der individuellen muskuloskeletalen Defizite.
- Der Ringer benötigt für seine Sportart ein hohes Maß an Flexibilität und Kraft und eine gute Kampftechnik. Zur Verletzungsprävention sollten die jeweiligen Elemente entsprechend gut ausgebildet sein und trainiert werden.
- Kraft-, Koordinations- und Flexibilitätstraining sollten insbesondere für die dorsale Muskelkette und den Schultergürtel durchgeführt werden. Das Erarbeiten einer adäquaten Scapula-Anbindung und einer guten Humeruskopfzentrierung und somit das Herstellen eines stabilen Fundaments für die obere Extremität gelten als elementare Grundpfeiler für eine dauerhaft funktionsfähige Ringerschulter.
- Vermeidung von gefährlichen Halte- und Hebelgriffen sowie »slamming moves«
- Kampfpaarung auf ähnlichem Leistungsniveau
- Vermeidung von wirbelsäulenbelastenden Übungen und Trainingsformen (insbesondere Kopfbrückenkreisen)
- Vermeidung von drastischem Gewichtsverlust beim »Gewichtmachen« und Erarbeiten einer mittel- und langfristigen Strategie mit entsprechendem Ernährungsplan zur Gewichts- und Körperkompositionsoptimierung über die gesamte Saison hinweg.
- Hautpflege zur Infektprophylaxe und sorgfältiger und hygienischer Umgang mit Hautverletzungen
- Tragen eines entsprechenden Schutzequipments: Ohrenschützer (Vermeidung Ringer-/Blumenkohlohr) und Mundschutz im Training und im Wettkampf.
- Strenge Regel- und Reglementauslegung.

Literatur

Literatur zu diesem Kapitel finden Sie im Anhang und unter www.schattauer.de/3052

5.4 Kraft- und Schnellkraftsportarten

5.4.1 Gewichtheben

Dominik Doerr

Grundlagen

Gewichtheben zählt zu den ältesten olympischen Sportarten. Einzelne Übungsteile gab es bereits hoch entwickelt in Ägypten und China vor ca. 4000 Jahren. Seit Beginn der Olympischen Spiele der Neuzeit 1896 ist Gewichtheben kontinuierlich vertreten. Gewichtheben ist weltweit verbreitet, der internationale Verband (International Weightlifting Federation, IWF) wurde 1905 gegründet und ist damit einer der ältesten Sportverbände überhaupt. Die IWF hat derzeit 188 Mitglieder (Afrika 35, Asien 45, Europa 49, Ozeanien 22 und Panamerika 37 nationale Mitgliedsverbände). Im Bundesverband deutscher Gewichtheber e. V. (BVDG) gibt es derzeit etwa 30.000 Aktive. Seit 1987 werden internationale Meisterschaften im Frauengewichtheben durchgeführt, seit den Olympischen Spielen (OS) in Sydney 2000 ist Frauengewichtheben olympisch.

Sportartspezifische Ausrüstung

Als Sportgerät fungiert eine 2,20 m lange Hantelstange mit einem Gewicht von 20 kg (Männer) bzw. 15 kg (Frauen). Sie wird beiderseits auf drehbaren Buchsen mit Scheiben aus einem Metallkern und Gummi-Ummantelung bestückt.

Die Griffflächen sind aufgeraut, um einen festen, sicheren Griff zu gewährleisten. Die Scheiben beginnen bei 0,5 kg, es folgen 1 kg, 2 kg, 5 kg, 10 kg, 15 kg, 20 kg und 25 kg. Gehoben wird auf einer 4 × 4 m großen, ebenen Holzunterlage, meist mit integrierten Gummiflächen.

Die Kleidung besteht aus einem Trikot/Einteiler mit Beinansatz.

Die Heberschuhe sind halbhoch mit besonders stabil gearbeiteter Sohle.

Bandagen an Knie- und Handgelenken sowie ein Gürtel sind erlaubt.

Wettkampfablauf

Die beiden **olympischen Disziplinen** sind Reißen und Stoßen. Das einarmige Reißen und das Drücken wurden im Laufe der Jahre jeweils nach Intervention der Medizinischen Kommission der IWF abgeschafft.

Reißen

Das Gewicht wird mit breitem Griff und in einem Zug – meist in Hocketechnik – zur Hochstrecke auf die durchgestreckten Arme gebracht (► Abb. 5-43).

Stoßen

Das Gewicht wird in etwa schulterbreit gefasst und zuerst mittels Hocketechnik auf die Brust und dann von dort nach kurzem Schwungholen durch Anbeugen der Knie (Ausfallschritt oder Hocketechnik) durch **Abstoßen** senkrecht nach oben auf die durchgestreckten Arme gebracht (► Abb. 5-44):

Jeder Heber hat drei Versuche pro Disziplin, innerhalb derer er seine Bestleistung erreichen muss, gewertet wird jeweils die höchste erzielte Last. Heben zwei Heber die gleiche Last, entscheidet das **niedrigere** Körpergewicht. Ein Kampfgericht wertet die korrekte Ausführung der einzelnen Versuche. Bei Olympischen Spielen wird lediglich die Summe der beiden Disziplinen gewertet (»Olympischer Zweikampf«), bei Weltmeisterschaften und kontinentalen Meisterschaften werden sowohl die Einzeldisziplinen als

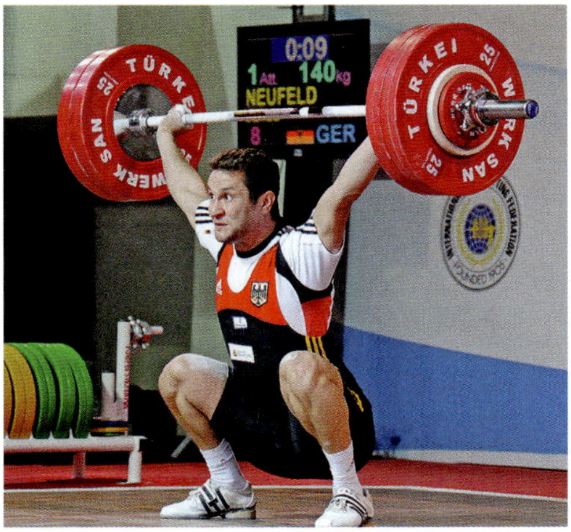

Abb. 5-43 Reißen

auch der Olympische Zweikampf einzeln bewertet.
Gehoben wird in unterschiedlichen **Gewichtsklassen**, derzeit bei den Männern in acht, bei den Frauen in sieben Klassen (► Tab. 5-8). Die Gewichtsklassen werden in regelmäßigen Zyklen durch die IWF angepasst.

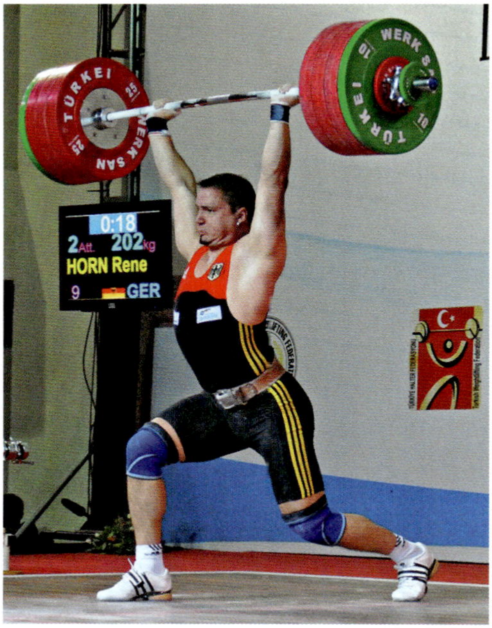

Abb. 5-44 Stoßen

Tab. 5-8 Gewichtsklassen beim Gewichtheben, Männer und Frauen (Stand 2013)

Männer	Frauen
–56 kg	–48 kg
–62 kg	–53 kg
–69 kg	–58 kg
–77 kg	–63 kg
–85 kg	–69 kg
–94 kg	–75 kg
–105 kg	+75 kg

Verletzungsmechanismen und -häufigkeit

Grundsätzlich sind akute Verletzungen bei technisch versierten Athleten (auch im Wettkampf) selten. Es überwiegen Überlastungsbeschwerden, vor allem in der Kraftausprägungsphase der Wettkampfvorbereitung. Typischerweise enthält die Jahrestrainingsplanung zwei Makrozyklen über drei Monate in Vorbereitung auf die Kontinentalmeisterschaft im Frühjahr und die Weltmeisterschaft im Herbst; im olympischen Jahr ersetzt durch die Olympischen Spiele.
Ein besonderes Augenmerk gilt hier einmal mehr einer sinnvollen (aktiven) Regeneration zur Prävention von Überlastungsreaktionen und Verletzungen des myofaszial-tendinösen Komplexes.
Generell ist das Schultergelenk im Vergleich zu Knie-, Ellbogen- und Handgelenk im Gewichtheben weniger betroffen. Auch nach der Karriere sind Schulterbeschwerden im Sinne degenerativer Veränderungen eher selten. Dies ist wohl zum einen der guten muskulären Absicherung des Gelenks beim Gewichtheber sowie dem langfristigen Leistungsaufbau (in der Regel zehn Jahre bis zum Erreichen eines internationalen Wettkampfniveaus) und zum anderen der kontinuierlich begleitenden Physiotherapie im Rahmen der Regeneration zuzurechnen.

Sportartspezifische Belastung und Beanspruchung

Als typische akute Verletzung der Schulter im Wettkampf ist die RM-Läsion zu sehen, wenn im Rahmen eines Fehlversuchs versucht wird, das nach hinten fallende Gewicht noch zu halten. Dabei können Verletzungen von der neuromuskulären Zerrung bis hin zur kompletten Ruptur auftreten (► Abb. 5-45).

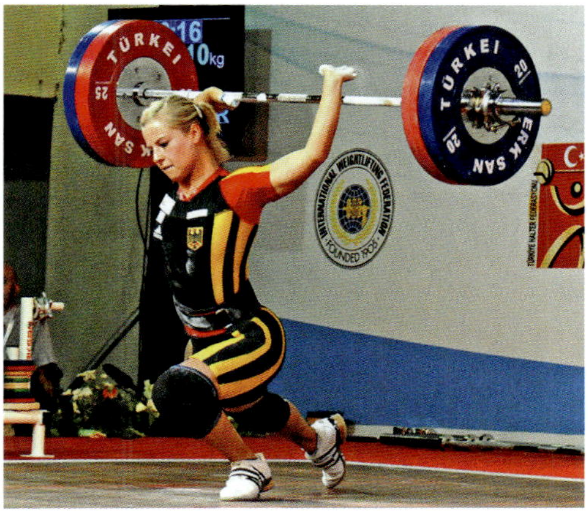

Abb. 5-45 Möglicher Verletzungsmechanismus der Rotatorenmanschette

Infolge Überbeanspruchung durch das Training zeigen sich Distorsionen des myofaszialen Komplexes mit konsekutiven Verhärtungen, insbesondere im Bereich der RM, als auch Insertionstendopathien in etwa gleich häufig. Beschwerden im AC-Gelenk finden sich selten, da kein Bankdrücken trainiert wird. Allerdings finden sich, insbesondere bei höherem Trainingsalter, bisweilen recht imposante Weichteilschwellungen im Bereich der AC- (und auch SC-) Gelenke (i. d. R. dann beidseits) durch das Aufliegen der Hantelstange. Die lange Bizepssehne ist im Gewichtheben eher selten betroffen.

5.4.2 Bodybuilding, Powerlifting, Strongman

Mathias Ritsch

Grundlagen

Grundlage aller Kraftsportarten bildet das Krafttraining. Das Ziel, welches mit dem Training verfolgt wird, ist unterschiedlich. Neben dem Krafttraining ist besonders im Bodybuilding die richtige Ernährung für den Erfolg entscheidend.

Im **Bodybuilding** wird die Ausbildung eines muskulösen, proportionierten Körpers bei gleichzeitig geringem Körperfettanteil verfolgt. Im Wettkampf ist Bodybuilding eine Präsentationssportart, die in verschiedene Gewichtsklassen eingeteilt ist. Gewertet werden zwei bis vier verschiedene Runden. Dem Line-up folgen die sieben Pflicht-Posen (► Abb. 5-46) mit direkten Vergleichen, die Posing-Kür und das Finale, ebenfalls wieder mit Vergleichsposen. Neben dem klassischen Bodybuilding erfreuen sich auch die verschiedenen Fitnessklassen großer Beliebtheit. Die Wertungskriterien berücksichtigen hier weniger die Muskelmasse. Besonders in den osteuropäischen und asiatischen Ländern hat diese Sportart viele neue Anhänger. In vielen Ländern ist Bodybuilding innerhalb des IFBB vom IOC sanktioniert. Auf nationalen Qualifikations- und internationalen Meisterschaften werden Dopingkontrollen durchgeführt. Der erste deutsche Verband (DKV; heute BVDK) wurde 1966 gegründet. In Deutschland

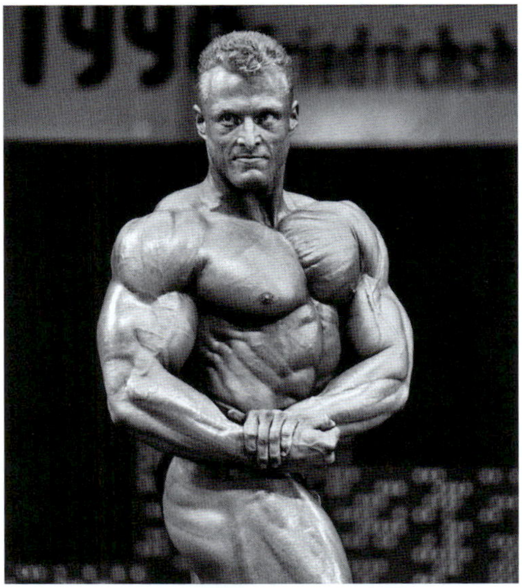

Abb. 5-46 Matthias Herzog in der seitlichen Brustpose

trainieren derzeit 8,55 Millionen Menschen in Fitnessstudios. Damit liegt Deutschland im europäischen Mittelfeld (DSSV Eckdaten 2014). Die positiven Effekte des Bodybuildings sind vielfach belegt. Das Risiko von Verletzungen ist insgesamt gering.

Das **Powerlifting**, der deutsche Kraftdreikampf, setzt sich aus den drei Disziplinen Kniebeuge (▶ Abb. 5-47), Bankdrücken und Kreuzheben zusammen. Auch in den Einzeldisziplinen gibt es Wettkämpfe. Es wird in verschiedene Alters- und Gewichtsklassen eingeteilt. Erlaubt sind Hilfsmittel in Form von Hebergürtel, Bankdrückhemd, Kreuzhebeanzug, Hand- und Knieglenksbandagen. Seit 2007 finden auch RAW-Wettkämpfe ohne diese Hilfsmittel statt. Um eine Vergleichbarkeit der verschiedenen Gewichtsklassen herzustellen, werden Relativpunkte nach Wilks gewertet.

1971 wurde der Weltverband IPF und 1973 der europäische EPF gegründet. Im BVDK sind in 200 Vereinen 19.000 Mitglieder organisiert. Sowohl national als auch international sind die Antidoping-Bestimmungen der WADA ratifiziert.

Der Ursprung des modernen **Strongman** wurzelt in den antiken Gladiatorenkämpfen sowie dem traditionellen Zehnkampf, den Wikingerspielen, Highland Games und anderen Traditionen. Daraus entstanden Wettkämpfe, in denen Gegenstände aus dem alltäglichen Gebrauchsbereich innerhalb eines Zeitlimits zu tragen, zu heben, zu halten, zu ziehen oder zu stemmen sind. Auch hier gibt es Einteilungen in Gewichtsklassen. Ein Wettkampf besteht aus maximal sieben von 30 verschiedenen Disziplinen. Typische Disziplinen sind: LKW-Ziehen, Baumstammstemmen, Stones of Strength (Kugelheben), Farmer's Walk (Koffertragen), Yoke Race (▶ Abb. 5-48) und Wheel Flip (Reifenstürzen). Die ersten Wettkämpfe fanden 1971 statt. In Deutschland sind ca. 200 Strongmen und Strongwomen aktiv.

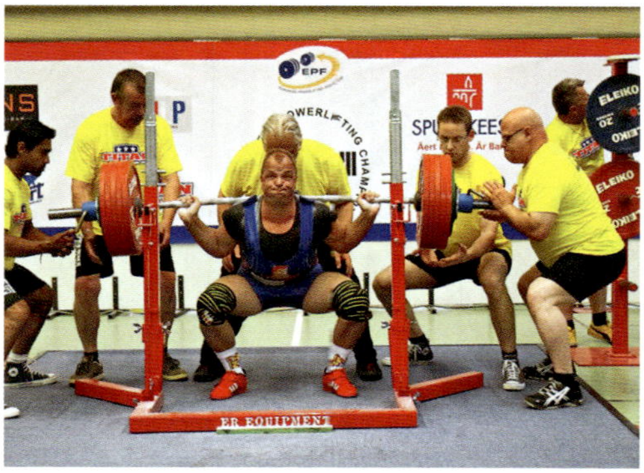

Abb. 5-47 Mario Schnurr bei der Kniebeuge

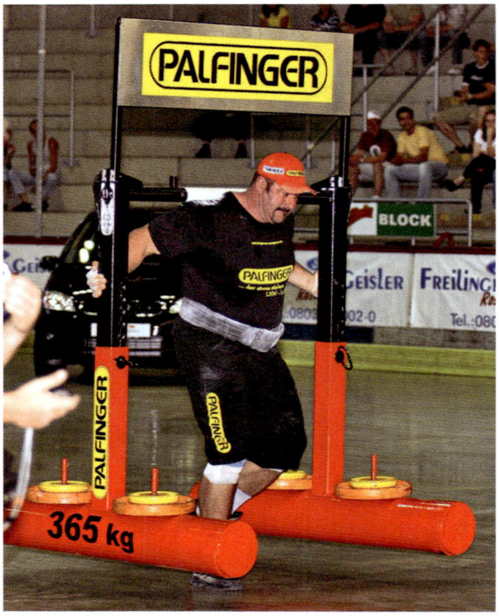

Abb. 5-48 Heinz Ollesch beim Yoke Race

Verletzungsmechanismen und -häufigkeit

Bodybuilding gehört zu den verletzungsarmen Sportarten. In der Sportverletzungsstatistik von Steinbrück (1999) macht Bodybuilding 0,5 % aller Verletzungen aus. Risser (1990) gibt für das Krafttraining eine

Inzidenz von 0,082 Verletzungen pro Person und Jahr an. Im Powerlifting gaben in einer Befragung (Sieve et al. 2011) von 245 Wettkampfathleten 43,3 % Probleme beim Krafttraining an. Die Verletzungsrate lag bei 0,3 Verletzungen pro Athlet und Jahr entsprechend einer Verletzung pro 1000 Trainingsstunden. Die häufigsten Lokalisationen waren die Schulter, der untere Rücken und das Knie. Die Rate an Verletzungen der oberen Extremität ist im Alter über 40 Jahren und bei Frauen erhöht. Im Strongman-Sport geben Winwood et al. (2014) bei 213 Athleten 82 % Verletzungen an. 1,6 Trainings- und 0,4 Wettkampfverletzungen pro Jahr sowie 5,5 Trainingsverletzungen pro 1000 Trainingsstunden werden berichtet. Der untere Rücken wird mit 24 %, die Schulter mit 21 %, Bizeps und Knie mit 11 % angegeben. Am häufigsten werden Muskel- (38 %) und Sehnenverletzungen (23 %) genannt.

Bei Verletzungen und Überlastungsschäden im Bodybuilding stehen die Schulter und der Ellbogen im Vordergrund (► Abb. 5-49). Zwei Drittel aller Schäden liegen im Bereich der Sehnen und Muskeln, knöcherne Verletzungen kommen in der Regel nicht vor. Überlastungsschäden sind deutlich häufiger. Bei 600 Kraftsportverletzungen ergeben sich folgende Aspekte (Ritsch 2005): Die häufigsten Diagnosen sind die RM-Tendopathie, die laterale Epicondylitis und das femoropatellare Schmerzsyndrom (► Tab. 5-9). Bei korrekter Ausführung der Übung und angepasster Belastung ist selbst im Hochleistungssport Bodybuilding kaum mit Verletzungen zu rechnen.

Sportartspezifische Belastung und Beanspruchung

In der **Diagnostik** hat bei den überwiegenden Weichteilverletzungen die sonografische Untersuchung, insbesondere durch die dynamische Untersuchungsmöglichkeit, einen besonderen Stellenwert. Die Schwere der Verletzung wird klinisch häufig verkannt. Eine MRT-Untersuchung kostet in der Versorgung von akuten Muskel- und Sehnenverletzungen meist nur wertvolle Zeit in der definitiven Versorgung. Eine genaue Anamnese ist ebenfalls immer hilfreich. Die Kenntnis der spezifischen Verletzungsmuster erleichtert zudem die Diagnostik.

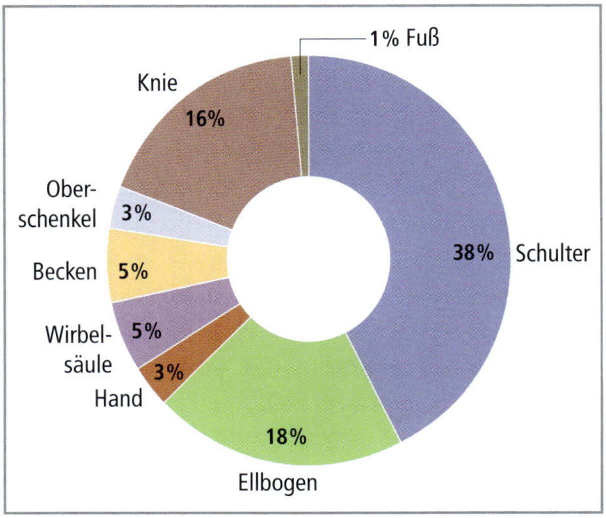

Abb. 5-49 Verletzungsprofil von 600 Kraftsportverletzungen (Ritsch 2005)

Tab. 5-9 Die häufigsten Verletzungen im Bodybuilding (Ritsch 2005)

Diagnose	n	%
RM-Tendopathie	69	11,5
Epicondylitis humeri radialis	42	7
femoropatellares Schmerzsyndrom	36	6
Patellaspitzensyndrom	27	4,5
Trizepstendinose	26	4,3
ACG-Reizung	24	4
Instabilitätsimpingement	23	3,8
muskuläres LWS-Syndrom	21	3,5
Ruptur des M. pectoralis major	17	2,8
Insertionstendinose des M. quadriceps	16	2,7
distale Bizepssehnentendinose	16	2,7
Osteolyse der lateralen Clavicula	15	2,5

Die häufigsten Muskelverletzungen sind neben den Zerrungen **Risse des M. pectoralis major**. Im Gegensatz zur Literatur (Aarimaa et al. 2004, Provencher et al. 2010) sind die meisten Risse nicht komplett und betreffen eher den myotendinösen Übergang als die knöcherne Insertion (Ritsch 2010). Die Therapie ist in der Regel frühzeitig operativ. Sekundäre Rekonstruktionen haben deutlich schlechtere Aussichten. Die konservative Therapie führt hingegen immer zu einem unbefriedigenden Resultat. **Sehnenrisse** betreffen den M. quadriceps, die distale Bizepssehne und den M. triceps (Sollender 1998). Die Ruptur der Trizepssehne, der distalen Bizepssehne, des M. pectoralis major, des M. quadriceps und der Patellasehne bedürfen im Gegensatz zum Riss der proximalen langen Bizepssehne der operativen Therapie.

Beim Bankdrücken kommt es zu Verletzungen des Brustmuskels sowie zu Irritationen des Schultereckgelenks. Aber auch Risse der RM bei älteren Athleten sind hier häufig. Subacromiale Probleme entstehen immer wieder im Zusammenhang mit dem Nackendrücken hinter dem Kopf. Das Training der scapulothorakalen Muskulatur wird gleichzeitig vernachlässigt. Biceps Curls mit der geraden Stange führen immer zu Epicondylopathien. Risse der langen Bizepssehne oder der distalen Bizepssehne haben hier ebenfalls häufig ihren Ursprung. Alternativ ist besonders das Kurzhanteltraining zu nennen. Kniebeugen führen insbesondere bei falscher Technik oder bei weit hinter der Kniegelenksachse liegendem Körperschwerpunkt (Hackenschmidt) zu Problemen im femoropatellaren Gleitlager und an den peripatellaren Sehnen. Quadrizeps- und Patellasehnenrisse kommen dabei nicht nur nach vorbestehenden Tendopathien vor. Die Hauptbelastung beim Kreuzheben liegt dabei in den Beinen, besonders zu Beginn des Ziehens, und weniger im Rücken. Bei breitem Beinstand (Sumo-Technik) sind auch die Adduktoren gefährdet. Auch die Handflächen sind besonders belastet. Die anspruchsvollste Disziplin, die Kniebeuge, führt zu erheblichen Belastungen der Wirbelsäule und der Kniegelenke. LWS-Probleme sind im Zusammenhang mit dem Kreuzheben und Kniebeugen besonders bei Spannungsverlust während der Übung zu beobachten. Verletzungen der Trizepssehne entstehen durch Übungen wie Stirnpressen, Dips und Überzüge. In der Regel ist aber ein Sturz die Ursache. Die distale Bizepssehne kann bei Bizepsübungen, aber besonders beim Kreuzheben und beim Wheel Flip reißen. Bei den sehr dynamischen Disziplinen wie Autoschubkarre, Wheel Flip, Yoke Race und LKW-Ziehen ist besonders die Achillessehne gefährdet. Arthrosen sind an der oberen Extremität häufiger. Besonders ACG- und Omarthrosen kommen bei teils jungen Athleten vor. Im Gegensatz zu den Omarthrosen machen die ACG-Arthrosen seltener Probleme. Insbesondere der Pathomechanismus, der zu den frühen Omarthrosen führt, ist unklar. Die atraumatische Osteolyse der lateralen Clavicula stellt eine für das Bodybuilding typische Verletzung dar. Durch Überlastung des ACG kommt es zu Reizungen, in deren Folge eine Osteolyse der lateralen Clavicula möglich ist (Auge u. Fischer 1998).

Literatur

Literatur zu diesem Kapitel finden Sie im Anhang und unter www.schattauer.de/3052

5.4.3 Leichtathletik (Wurfdisziplinen)

Julia F. Zandt, Peter U. Brucker

Grundlagen

Zu den traditionellen Wurfdisziplinen der Leichtathletik zählen Speer-, Hammer- und Diskuswurf sowie Kugelstoßen. Diese Teildisziplinen haben ein gemeinsames Hauptbewegungsziel: Um eine maximale Wurfweite zu erreichen, muss eine möglichst hohe Endgeschwindigkeit mit disziplinspezifisch optimalem Abwurfwinkel auf das Sportgerät übertragen werden. Da die Sportgeräte hinsichtlich Gewicht (► Tab. 5-10) und Form sehr verschieden sind, weichen auch die bewegungstechnischen Lösungen stark voneinander ab. Somit wird die Wurfschulter von Speer-, Hammer-, Diskuswerfern und Kugelstoßern sehr unterschiedlich belastet. Dass Speerwerfer im Vergleich zu den anderen Wurfdisziplinen die mit Abstand größte Verletzungswahrscheinlichkeit der Schulter haben, ergibt sich aus den biomechanischen und kinematischen Besonderheiten des Speerwurfs.

Verletzungsmechanismen und -häufigkeit

Adaptation und Pathologien beim Speerwurf

In einem eigenen Forschungsprojekt konnten die Autoren an einer Gruppe von 16 deutschen Nachwuchskader-Speerwerfern (Alter 16 bis 19 Jahre) zeigen, dass bereits erste strukturelle und funktionelle Anpassungserscheinungen in ihren ansonsten asymptomatischen Wurfschultern nachweisbar waren. Mithilfe einer nativen MRT-Bildgebung konnten die Autoren feststellen, dass 73 %

Tab. 5-10 Leichtathletik-Wurfgeräte und deren geschlechts-/altersspezifischen Gewichte

Wurfgerät	Altersklasse/Geschlecht			
	Jugend weiblich (U20)	Jugend männlich (U20)	Frauen (und U23)	Männer (und U23)
Kugel/Hammer	3 kg	6 kg	4 kg	7,257 kg (= 16 lbs)
Diskus	1 kg	1,75 kg	1 kg	2 kg
Speer	600 g	800 g	600 g	800 g

der Nachwuchs-Speerwerfer bereits subchondrale Zysten am posterosuperioren Aspekt des Humeruskopfs auf der dominanten, dagegen nur 13 % auf der nicht dominanten Seite hatten (Beitzel et al. 2013). Die hohe Innenrotationsbeweglichkeit der Wurfschulter war hierbei um 11 Grad signifikant im Seitenvergleich eingeschränkt, die dominante Außenrotation dagegen um 10 Grad signifikant vergrößert. Der Gesamtbewegungsumfang der Wurfarm-Seite war demnach nahezu identisch zur Gegenseite. Zusätzlich konnten die Autoren mittels einer 3-D-Bewegungsanalyse der Scapulakinematik während normalen Armbewegungen (maximale Elevation und Depression der Arme) zeigen, dass im bilateralen Vergleich das dominante Schulterblatt signifikant mehr nach ventral gekippt ist und tendenziell mehr dorsale Retraktion der Clavicula aufweist (Beitzel et al. 2014). Hierbei ist wohl eine frühzeitig gestörte glenohumerale Kinematik mit einer gleichzeitigen Scapuladyskinesie langfristig die pathobiomechanische Grundlage für eine progressive anteroinferiore Mikroinstabilität in Kombination mit einem posterosuperioren Impingement der Weichteilstrukturen. In Verbindung mit den zusätzlichen Traktionsbelastungen auf die Sehnenansätze der posterosuperioren RM während den exzentrischen Abbremsbewegungen könnte dies eine Erklärung für die beobachteten ossären Zystenbildungen am Humeruskopf sein.

Schmitt et al. veröffentlichten 2001 eine retrospektive Studie zu Langzeitveränderungen am Wurfarm ehemaliger Spitzen-Speerwerfer. Dabei wurden 21 männliche ehemalige Speerwerfer (darunter frühere Weltrekordhalter und olympische Goldmedaillengewinner) mit einem Durchschnittsalter von 50 Jahren klinischen und bildgebenden Untersuchungen unterzogen. Der subjektive Schmerzzustand der Wurfschulter war durchschnittlich 19 Jahre nach Karriereende insgesamt signifikant höher als auf der Gegenseite. Ein glenohumerales Innrotationsdefizit (GIRD) von mindestens 10 Grad lag in 67 % vor, wobei auch die Außenrotationsbeweglichkeit bei 19 % um mindestens 10 Grad eingeschränkt war, was auf eine bildgebend nachgewiesene sekundäre Omarthrose zurückzuführen war. Bei einem relevanten Anteil der ehemaligen Speerwerfer waren im MRT Partialläsionen und z. T. auch Komplettrupturen der RM (insbesondere des M. supra- und M. infraspinatus) zu beobachten. Interessanterweise konnte ein Zusammenhang zwischen dem Auftreten von dauerhaften degenerativen Zeichen, dem Gewicht der im Training eingesetzten Wurfgeräte und der Dauer der Hochleistungsphase hergestellt werden: Die ausgeprägtesten Veränderungen fanden sich bei den Teilnehmern, bei welchen Trainingswurfgeräte mit einem Gewicht von über drei Kilogramm zum Einsatz kamen und bei jenen, die über eine lange Zeit auf hohem Niveau Speerwurf-Wettkämpfe bestritten hatten.

Sportartspezifische Belastung und Beanspruchung

Biomechanische Grundlagen der disziplinspezifischen Wurfbewegung

Der Überbegriff »Wurfdisziplin« ist für **Kugelstoßen** insofern nicht ganz korrekt, als dass es sich dabei nicht um eine Wurf-, sondern um eine Stoßbewegung im eigentlichen biomechanischen Sinne handelt. Beim Kugelstoß wird durch eine explosionsartige Streckung des Armes ein geradliniger Kraftimpuls durch die Hand auf eine Metallkugel übertragen. Hierbei bleibt die Hand während der gesamten Stoßbewegung vor dem Körper. Das Glenohumeralgelenk bewegt sich innerhalb von maximal

100 Grad Abduktion und 45 Grad Außenrotation. Somit birgt das Kugelstoßen an sich ein relativ geringes Verletzungspotenzial für das Schultergelenk. Allerdings kann durch hohe Trainingsumfänge an zusätzlichem Krafttraining und Bankdrücken eine Überlastung der Schultern bis hin zur Arthrose des ACG provoziert werden, was auch bei Gewichthebern zu beobachten ist. Wenn Schulterbeschwerden bei Kugelstoßern auftreten, dann sind dies eher Überlastungszustände der Weichteilstrukturen im ventralen Bereich des Schultergelenks (anterosuperiores Impingement, Reizung des Pulleysystems und der langen Bizepssehne) sowie im Subacromialraum (subacromiales Impingement).

Im Gegensatz zum Kugelstoß wird beim **Hammer-, Diskus- und Speerwurf** das Wurfgerät am distalen (Hebel-)Arm um eine Drehachse rotiert, um eine höhere Endgeschwindigkeit vor dem Abwurf zu erreichen. Beim **Hammerwurf** wird eine durch ein Stahlseil verlängerte Metallkugel mit beiden Armen mehrmals um die Körperlängsachse geschleudert. Hierbei treten zwar in der Anfangsphase Überkopfbewegungen auf, diese sind allerdings eher belastungsarm und der Bewegungsspielraum im Schultergelenk ist auf maximal 130 Grad Abduktion und 90 Grad Außenrotation begrenzt. Überlastungserscheinungen oder Verletzungen des Schultergürtels entstehen meist aufgrund enormer Zusatzbelastungen durch Krafttraining und Gewichtheben.

Nennenswerte Traktionsbelastungen und exzentrische Kräfte am ventralen Schultergürtel treten beim **Diskuswerfer** auf, sobald der ausgestreckte Wurfarm mit maximaler Bewegungsgeschwindigkeit aus einer extremen Extensionsstellung des Schultergelenks bei ca. 90 Grad Abduktion in die Wurfrichtung katapultiert wird (► Abb. 5-50). Hierbei fungiert zwar auch die Körperlängsachse als Drehachse, die Mobilität des Schultergelenks wird allerdings für einen möglichst effektiven Dehnungs-Verkürzungs-Zyklus ausgenutzt. Da für den Diskuswurf jedoch nur maximal 100 Grad Abduktion und keine Außenrotation benötigt wird, hält sich die Belastung für das Schultergelenk in einem tolerablen Bereich und betrifft v. a. die ventralen Strukturen ähnlich wie beim Kugelstoß und Hammerwurf.

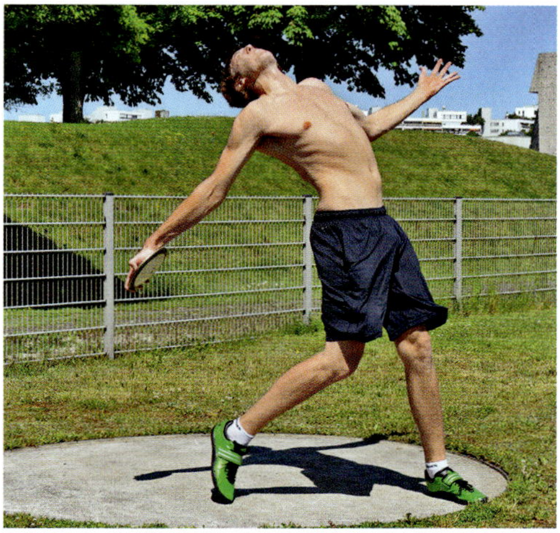

Abb. 5-50 Die finale Abwurfbewegung beim Diskuswurf. Nach vorangegangenen 1,5 Drehungen um die eigene Körperlängsachse wird die rechte Hüfte durch eine explosive Dreh-Streck-Bewegung des hinteren Beins nach vorne gebracht. Gleichzeitig wird durch eine verzögerte Rotation der Schulterachse ein maximaler Dehnungs-Verkürzungs-Mechanismus der ventralen Rumpf- und Schulterstrukturen erzeugt. Durch das Feststellen der linken Körperseite wird die Rotationsgeschwindigkeit des Wurfarmes anschließend in einen geradlinigen Kraftimpuls überführt. Aus einer extremen Extensionsstellung im Schultergelenk bei ca. 90 Grad Abduktion wird der ausgestreckte Wurfarm nun mit maximaler Bewegungsgeschwindigkeit in die Wurfrichtung geschleudert.

In der internationalen Literatur tritt die pathologische Leichtathletik-Werferschulter ausschließlich bei **Speerwerfern** in Erscheinung. Aus biomechanischer Sicht ist diese im Vergleich zu den anderen Wurfdisziplinen eindeutig höhere Prävalenz von Schulterbeschwerden nachvollziehbar. Nur der Speerwerfer baut seine Bewegungsgeschwindigkeit durch mindestens zehn vorangehende Laufschritte vor dem Abwurf auf (► Abb. 5-51). Die Geschwindigkeit wird beim letzten Fußkontakt, dem Stemmschritt, abrupt gestoppt und somit idealerweise von den unteren auf die oberen Körpersegmente übertragen. Als Rotationsachse dient auch hier die Körperlängsachse. Zusätzlich wird aber auch das Schultergelenk als Drehpunkt eingesetzt, um den Speer über einen langen (Hebel-)Arm aus einer maximalen Abduktions-Außenrotations-Stellung in die Wurfrichtung ähnlich eines Peitschenschlags zu katapultieren. Durch die erzeugten Trägheitsmomente werden in der späten Ausholphase je nach glenohumeraler Beweglichkeit Gelenkwinkel von 160 bis 180 Grad Außenrotation erreicht. Im Moment des Abwurfs durchläuft der Arm einen Abduktionswinkel von etwa 130 bis 160 Grad. Unmittelbar nach dem Abwurf schwingt der Arm in eine maximale Adduktions-Innenrotations-Stellung nach, was von den posterioren Schultermuskeln und der posterosuperioren RM

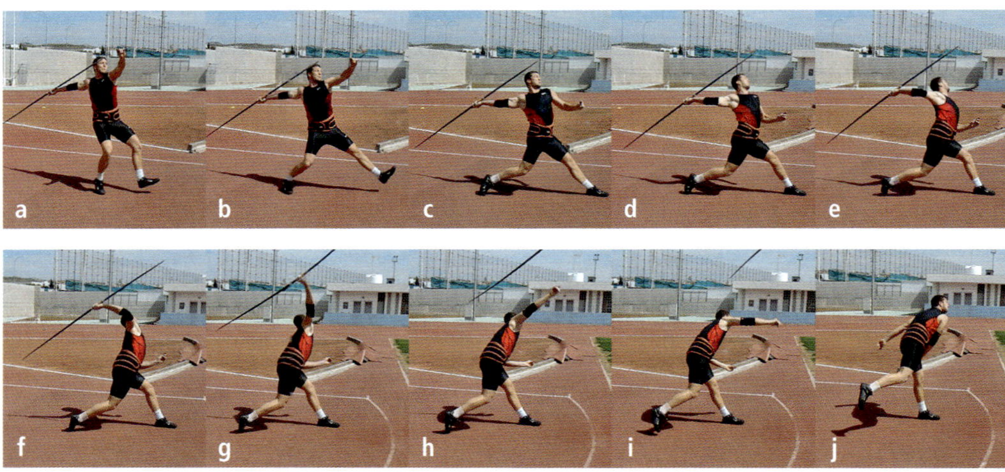

Abb. 5-51 Darstellung des Wurfzyklus beim Speerwurf, in der das Schultergelenk aus biomechanischer Sicht am meisten belastet wird (© Matthias Brockelt):

a Fußaufsatz rechts: Aus dem vorangehenden Anlauf wird der letzte Schritt (Stemmschritt) mit dem Fußaufsatz rechts eingeleitet.

b u. **c** Stemmschritt und Setzen des linken Stemmbeins: Mit dem Setzen des linken Stemmbeins wird die horizontale Anlaufgeschwindigkeit abgebremst und die Bewegungsgeschwindigkeit anschließend über die kinetische Kette auf den Wurfarm übertragen.

d u. **e** Ausholphase: Dazu wird in der Ausholphase eine maximale »Bogenspannung« in der Bein-Rumpf-Arm-Kette aufgebaut, wobei der Wurfarm in eine maximale Abduktions-Außenrotations-Stellung gezwungen wird.

f Beschleunigung: Die aufgebaute Spannungsenergie wird anschließend in der Beschleunigungsphase mit maximaler Endgeschwindigkeit und optimalem Abwurfwinkel (ca. 35 Grad) auf das Wurfgerät abgegeben.

g–j Lösen vom Speer und Durchschwingen des Wurfarmes: Nach dem Lösen vom Speer wird der Arm muskulär exzentrisch abgebremst und schwingt in eine maximale Adduktions-Innenrotations-Stellung nach.

In der frühen Ausholphase sowie der Abbremsphase treten hierbei die höchsten Kräfte und Momente im Schultergelenk auf (modifiziert nach Zandt, Dissertationsschrift 2014, S. 50).

exzentrisch abgebremst werden muss. Der Kombination aus extremen Gelenkwinkeln und sehr hohen Kräften bzw. Momenten, die während der Speerwurfbewegung auftreten, hält auf Dauer nur selten ein Schultergelenk ohne nachfolgend degenerative Überlastungsschäden stand.

Fazit

Epidemiologische Studien zur Prävalenz von überlastungsbedingten Schulterverletzungen bei den leichtathletischen Wurfdisziplinen stehen bislang noch aus. Die Erfahrungswerte zeigen jedoch, dass fast jeder Wurfsportler, der seiner leichtathletischen Disziplin auf leistungssportlichem Niveau ausgesetzt ist, über kurz oder lang symptomatische Schulterbeschwerden entwickelt, da ein obligat begleitendes Krafttraining der oberen Extremitäten mit hohen Belastungsspitzen per se einen Risikofaktor darstellt. Während einzelne Stoß- (Kugel) bzw. Wurfdisziplinen (Hammer, Diskus) hinsichtlich ihrer technischen Ausführung nicht zwangsläufig kritisch für die Schulterregion sind, ist die Schulter insbesondere beim Speerwurf aufgrund der extremen Kräfte und Momente, die während der Wurfbewegung auftreten, ausgesprochen exponiert. Ohne entsprechende Gegenmaßnahmen mit systematischer Integration von schulterverletzungspräventiven Maßnahmen überstehen nur die wenigsten Speerwerfer eine Karriere ohne Langzeitschäden.

Literatur

Literatur zu diesem Kapitel finden Sie im Anhang und unter www.schattauer.de/3052

5.4.4 Sportklettern

Volker Schöffl, Dominik Popp

Grundlagen

Schulterverletzungen bei Kletterern nehmen in den letzten Jahren deutlich zu. Dies hat mehrere Ursachen: Einerseits werden die Kletterer der ersten und zweiten Generation älter, was aber nicht heißt, dass sie nicht dennoch ihren Sport weiter intensiv ausüben. Zum Klientel der Autoren gehören auch über 60-Jährige, die drei- bis viermal pro Woche klettern und trainieren. Gerade in dieser Gruppe kommt es zu chronischen Mikrotraumata mit degenerativen Rupturen der langen Bizepssehne, SLAP-Läsionen oder Schädigungen der RM. Andererseits hat auch die Intensität und Dynamik der Belastung im Spitzensport in den letzten Jahren weiter zugenommen. Durch die häufigen dynamischen Züge erhöht sich die Belastung auf die Stabilisatoren des Schultergelenks.

Verletzungshäufigkeit

Von 911 Kletterverletzungen der Jahre 2009 bis 2012 betrafen 157 (17,2 %) die Schulter. Auf alle Kletterverletzungen bezogen, war dabei die SLAP-Läsion mit 51 (5,6 %) Verletzten die vierthäufigste Diagnose überhaupt. Zur einzelnen Verteilung der Schulterverletzungen siehe Tabelle 5-11.

Im Weiteren soll auf die Spezifika der wesentlichen einzelnen Verletzungen und ihre Bedeutung im Klettersport näher eingegangen werden.

Sportartspezifische Belastung und Beanspruchung

Schulterluxation – Bankart-Läsion

Neben traumatischen Labrumläsionen durch Luxationen (Typ Gerber 2) finden sich im Klettersport auch immer wieder Schulterprobleme auf dem Boden chronischer Mikrotraumata mit Kapsellaxität, gestörtem muskulärem Bewegungsmuster (Bayley Typ Polar III) und rezidivierenden Subluxationen. Bei unklarer Erstdiagnose ist hier eine Arthro-MRT zwingend, die Therapie der Labrumläsion operativ. Abbildung 5-52 zeigt die Subluxationen der rechten Schulter eines Nationalkader-Athleten mit anschließendem MRT- und OP-Bild. Nach elf Monaten konnte der Sportler beim gleichen Weltcup, bei dem er sich im Vorjahr verletzt hatte, den dritten Platz erreichen.

Anders stellt sich eine funktionelle Instabilität durch Kapsellaxität und ein gestörter muskulärer Bewegungsablauf dar. Hierbei

Tab. 5-11 Schulterverletzungen bei Kletterern im Patientengut der Autoren (2009–2012)

Verletzungsart	Anzahl Schulterverletzungen 157 (gesamt: 911)	Anteil in % (bezogen auf n = 157)
Bankart-Läsion	16	10,2
Impingement, Bursitis	40	25,5
Supraspinatus-tendinose	7	4,5
ACG-Sprengung	3	1,9
LBS-Tendinose	5	3,2
LBS-Ruptur	5	3,2
Pulley-Verletzung	1	0,6
Riss der RM	5	3,2
Schulter-distorsion	17	10,8
funktionelle Instabilität (Non-Bankart)	7	4,5
SLAP	51	32,5

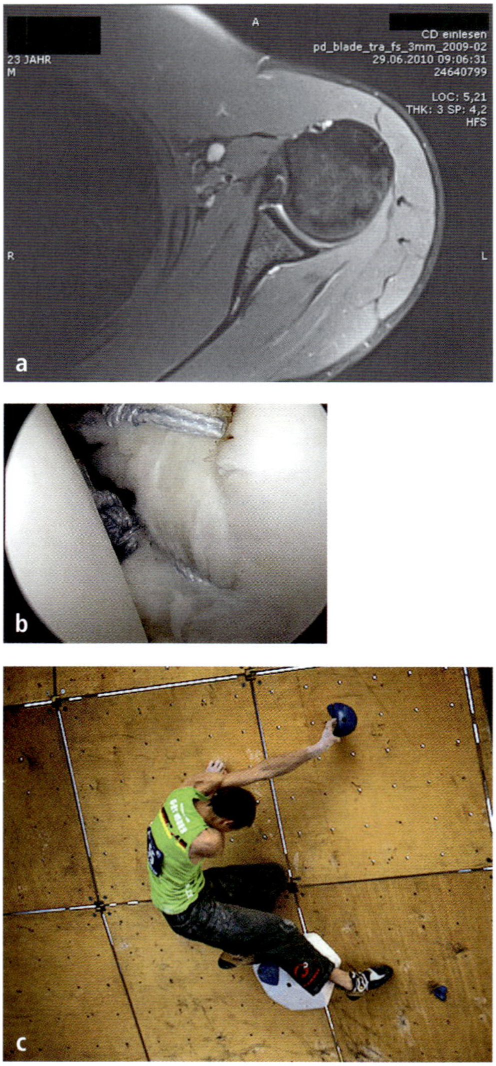

Abb. 5-52 Bankart-Läsion eines Spitzenkletterers bei rezidivierender Subluxation
a MRT **b** OP-Situs **c** Endergebnis (Boulderweltcup-Finale)

handelt es sich meist um erworbene unidirektionale Instabilitäten ohne Labrumdefekt. Oft korrelieren diese Beschwerden mit klettertechnischen Besonderheiten des Athleten, wie z. B. einem vermehrten Aushängen am »langen Arm«, d. h. einem passiven Hängen in der Schultergelenkskapsel. Dies führt langfristig zu einer Kapsel-Band-Insuffizienz und einer Schädigung von Mechanorezeptoren. Im Endeffekt kommt zu der auftretenden mechanischen Insuffizienz eine Einschränkung der neuromuskulären Stabilisation hinzu. Dies resultiert in repetitiven Traumata und letztendlich einer Instabilität (Aydin et al. 2000).

Rupturen der langen Bizepssehne

Da Klettern oft bis ins höhere Lebensalter auf hohem bis sehr hohem Niveau ausgeführt werden kann, sind degenerative Rupturen der langen Bizepssehne nicht selten. Die gemeinhin häufig durchgeführte **konservative Therapie** von proximalen Rupturen der langen Bizepssehne führt zu einer Kraftreduktion von 8 bis 21 % bei Ellbogenflexion und Supination. Bei **chirurgischer Refixation** liegt dieses Kraftdefizit nur bei 0 bis 10 % (Schöffl et al. 2006). Da Kletterer in der Regel kein Kraftdefizit akzeptieren, empfehlen wir bei »Überkopf«-Sportlern die operative Revision mit Bizepssehnentenodese im Sinne einer suprapectoralen Bohrlochtenodese mit bioresorbierbarer Tenodeseschraube. Alle nachuntersuchten Sportler erreichten wieder ihr früheres sportartspezifisches Niveau, mit einem durchschnittlichen Constant-Murley-Score von 97,8 % und einer selbstevaluierten Bizepsfunktion von 97,3 % (Schöffl et al. 2006).

SLAP-Läsionen

»Schulterzüge« beim Klettern belasten vor allem den Bizepssehnenanker und führen häufig zu SLAP-Läsionen (Schöffl et al.

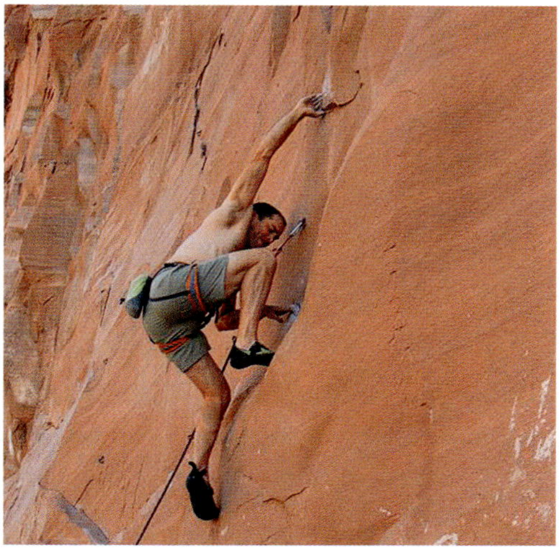

Abb. 5-53 Typischer Kletterzug, der zu einer SLAP-Läsion führt

2011). Charakteristisch ist hier als auslösende Bewegung eine starke Innenrotation im Schultergelenk, bei der die lange Bizepssehne um den Humeruskopf geschlungen wird und es in Verbindung mit der zusätzlichen Kraftanstrengung zu einer erheblichen Belastung der Insertion der langen Bizepssehne kommt (► Abb. 5-53). Dennoch ist meist nicht das Einzelereignis auslösend, sondern die chronische Mikrotraumatisierung durch die so immer wiederkehrende Belastung. Im Altersklientel von über 40 Jahren sehen die Autoren sehr häufig SLAP-Läsionen mit entsprechenden Beschwerden. In der klinischen Untersuchung führen die Autoren zusätzlich zum O'Brien-Test einen eigenen kletterspezifischen SLAP-Test durch (► Abb. 5-54), der die sportartspezifische Belastungssituation widerspiegelt. Die Diagnosesicherung und Differenzialdiagnose erfolgen durch eine Arthro-MRT. Nachdem therapeutisch eine orthotope SLAP-Refixation zwar beim Nichtsportler in 75 bis 97 % der Fälle gute Ergebnisse liefert, allerdings beim »Überkopf«-Sportler nur in 22 bis 75 % der Fälle, stellt sich die Frage einer primären

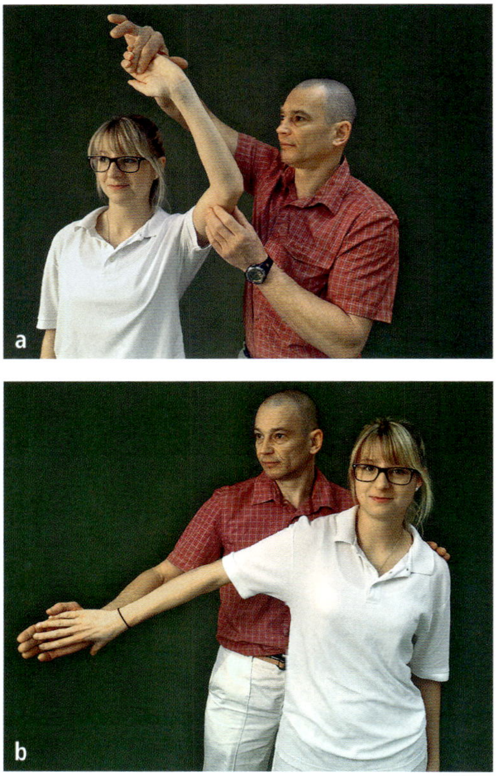

Abb. 5-54 Kletterspezifischer SLAP-Provokationstest
a SLAP-Test 1: Der Patient drückt bei 90 Grad Abduktion und maximaler Innenrotation »aus der Schulter« heraus nach vorne, analog zur kletterspezifischen, schmerzhaften Bewegung. Eine Schmerzhaftigkeit gilt als positiver Test.
b SLAP-Test 2: Der Patient zieht gegen die Hand des Untersuchers nach außen – analog zum »Rissklettern«. Eine Schmerzhaftigkeit gilt als positiver Test.

Tenodese. Gerade vor dem Hintergrund einer chronischen Mikrotraumatisierung ist eine solide Tenodese und die Ausschaltung des Schmerzgenerators Bizepssehnenanker sinnvoller als eine orthotope Refixation eines degenerativen Gewebes, das bei weiterer Sportausübung wieder die gleichen Belastungen erfahren wird (Boileau et al. 2009). Die Autoren führten zunächst bei sechs Spitzenkletterern eine primäre Tenodese bei gleichzeitiger Rekonstruktion des cranialen Labrums durch und erreichten bei allen Sportlern eine volle sportartspezifische Funktionalität (Wiedererreichung des ursprünglichen Kletterniveaus) (Schöffl et al. 2011). Der mittlere Constant-Murley-Score betrug 97,3 %. Auch Boileau et al. (2009) favorisieren beim Sportler eine primäre Tenodese. Seit der primären Nachuntersuchung durch die Autoren (Schöffl et al. 2011) stellt die primäre suprapectorale Tenodese, mittlerweile mit Biotenodese-Schraube im Bohrloch, das Standardverfahren der Autoren bei »Überkopf«-Sportlern (ca. 75 Fälle der letzten acht Jahre, derzeit in der Nachuntersuchung) dar (Popp u. Schöffl 2013).

Impingement, Bursitis

Impingementtypische Beschwerden (subacromial, subcoracoidal, ASI und PSI) sind die zweithäufigste Schulterdiagnose bei Kletterern. Zusätzlich verstärkt wird eine solche Erkrankung oft durch eine ACG-Arthrose sowie einen Haltungsschaden, den kletterspezifischen Rundrücken (Förster et al. 2009). Durch eine häufig verkürzte Pectoralismuskulatur in Verbindung mit einer ausgeprägten rückseitigen Schultergürtelmuskulatur kommt es zu einer vermehrten Brustkyphose mit verstärkter Innenrotationsstellung der Schultern (Förster et al. 2009), was eine Impingementsymptomatik verschärft. Der **therapeutische Ansatz** ist zunächst konservativ, nur bei therapieresistenten Beschwerden operativ.

Literatur

Literatur zu diesem Kapitel finden Sie im Anhang und unter www.schattauer.de/3052

5.5 Technisch-akrobatische Sportarten

5.5.1 Geräteturnen

Hans-Peter Boschert

Grundlagen

Das Turnen hat in den letzten Jahren eine wahre Leistungsexplosion erlebt mit kontinuierlichem Anstieg des internationalen Niveaus und einer Flut neuer, überaus schwieriger Übungselemente. Dies wurde möglich durch Weiterentwicklung und Verbesserung bestehender Techniken mithilfe modernster Bewegungsanalyseverfahren und trainingswissenschaftlicher Methoden. Um mit dieser rasanten internationalen Entwicklung Schritt halten zu können, sind hohe Trainingsumfänge und hohe Belastungswiederholungen nötig. So werden im Juniorenbereich Wochentrainingszeiten von 24 bis 26 Stunden und im Seniorenbereich 28 bis 30 Stunden realisiert. Dadurch steigen natürlich auch die Belastungen und Anforderungen an den Stütz- und Bewegungsapparat. Insbesondere gehören Schulterprobleme bei Turnern zu den häufigsten und meist auch langwierigsten Problemen. Dadurch kommt es oft zu langen Trainingseinschränkungen und Wettkampfunfähigkeit sowie in zunehmendem Maße auch zu operativen Eingriffen. Dabei ist in den letzten Jahren zu beobachten, dass immer mehr junge Athleten betroffen sind, die in ihrer Leistungsentwicklung immer wieder gebremst werden.
Die Erfahrung des Autors aus über 20 Jahren zeigt, dass nahezu jeder Turner im Verlaufe seiner Karriere vorübergehend oder auch länger anhaltend Schulterprobleme hatte und wiederholt dadurch bedingte Leistungseinbrüche hinnehmen musste.

Verletzungsmechanismen und -häufigkeit

Schädigungen der Schulter

Eine aktuelle retrospektive Untersuchung der Bundeskader aus den Jahren 2010 bis 2013, die der Autor durchführte, zeigt, dass 18 von 26 Senioren (69 %) und neun von 33 Junioren (27 %) temporär über Schulterprobleme geklagt haben, die zu Trainings- und Wettkampfeinschränkungen führten. Eine frühere Auswertung des Autors der Jahre 2007 bis 2009 ergab fast identische Zahlenverhältnisse. Insgesamt gab es somit bei fast jedem zweiten Turner im Beobachtungszeitraum Schulterbeschwerden. Frühere Untersuchungen des Autors aus den Jahren 1988 bis 1996 (Boschert et al. 1998) zeigten bei 185 Kaderturnen mit insgesamt 600 Überlastungsschäden am Bewegungsapparat für die Schulter einen Anteil von 28,5 %. Somit kann in den letzten Jahren ein deutlicher Anstieg der Schulterproblematik beim Turnen beobachtet werden, mit weiter steigender Tendenz. Abbildung 5-55 zeigt die Verteilung betroffener Schulterstrukturen bei Turnern mit Schulterproblemen in den Jahren 2010 bis 2013.
Abbildung 5-56 zeigt die Verteilung betroffener Schulterstrukturen bei Turnern mit OP-Indikation.
Zwölf Turner (zehn Senioren und zwei Junioren) mussten sich im Beobachtungszeitraum 2010 bis 2013 einer Schulteroperation unterziehen. Bei drei Athleten war sogar mehr als eine OP notwendig. Bei sieben Turnern waren gleichzeitig mehrere Schulterstrukturen betroffen. Am häufigsten lagen Teilrupturen der Supraspinatussehne vor, die in der Mehrzahl operativ behandelt wurden. Einrisse des vorderen oberen Labrumkomplexes mussten sämtlich operativ versorgt werden, da höhergradige SLAP-Läsionen mit Turnen nicht vereinbar sind.

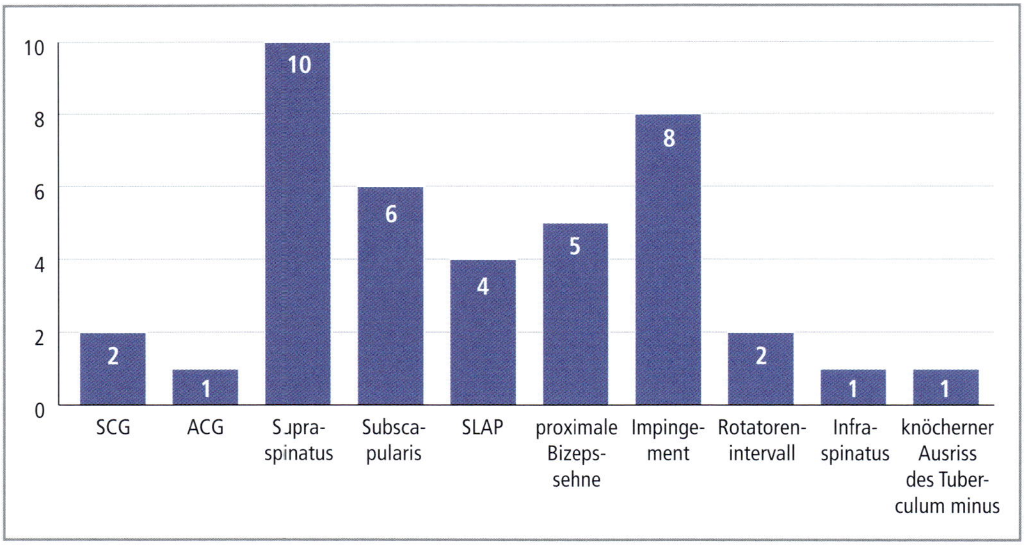

Abb. 5-55 Häufigkeit betroffener Strukturen der Schulter bei Turnern in den Jahren 2010–2013

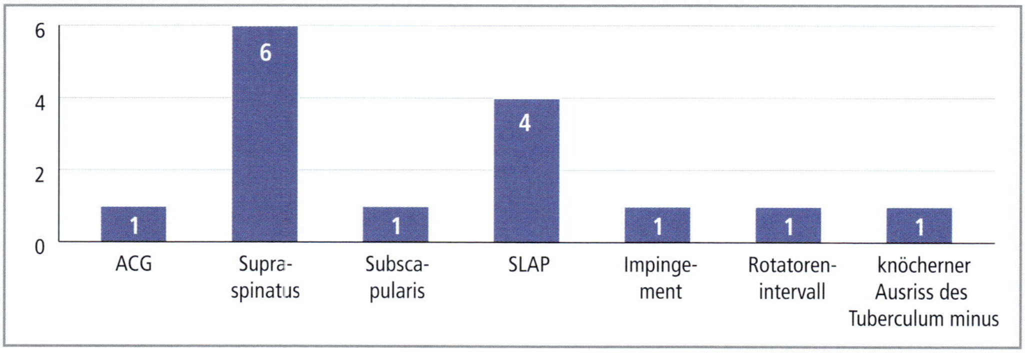

Abb. 5-56 Häufigkeit betroffener Strukturen der Schulter bei Turnern mit Operationsindikation 2010–2013

Ursachen von Schulterproblemen

Da fast alle Schulterprobleme beim Turner durch repetitive Mikrotraumatisierung mittel- und langfristig entstehen, sind die Ursachen auch überwiegend im funktionellen Bereich zu suchen. So finden sich seit Jahren bei nahezu jedem Turner mehr oder weniger ausgeprägte funktionelle Defizite hinsichtlich der Beweglichkeit und muskuläre Dysbalancen der Schultergürtelmuskulatur. Am auffälligsten bei den aktuellen Kadern sind **Verkürzungen der scapulohumeralen Muskulatur** bei 85 %, eine **Abschwächung der Scapulafixatoren** bei 80 % und eine **Einschränkung der BWS-Extension** bei 51 %.

Außerdem zeigten sich bei den jährlich durchgeführten komplexen Leistungsdiagnostiken am Olympiastützpunkt (OSP) Berlin regelmäßig deutliche **Kraftdefizite der Schulteraußenrotatoren** und des Verhältnisses der Außen- zu den Innenrotatoren.

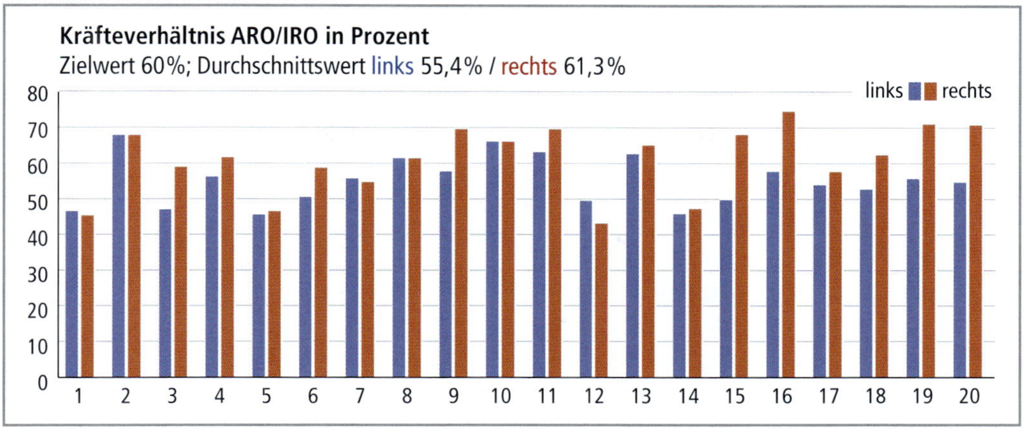

Abb. 5-57 Verhältnis Kraft Außen-/Innenrotatoren der Schulter (OSP Berlin 2009)

Abbildung 5-57 zeigt eine Untersuchung am OSP Berlin bei 20 Turnern des A-, B- und C-Kaders aus dem Jahr 2009. Ausgehend von einem Zielwert für das Kraftverhältnis ARO/IRO von 60 % fanden sich bei 15 von 20 Turnern (75 %) reduzierte Kraftverhältnisse linksseitig, bei acht (40 %) rechtsseitig und bei ebenfalls acht (40 %) beidseits. Für die linke Schulterseite wurde sogar der Durchschnittswert von 60 % des ARO/IRO-Kräfteverhältnisses deutlich unterschritten.

In einer Pilotstudie, die am Centrum für Sportwissenschaft Berlin und Sportmedizin (CSSB) durch die Forschungsgruppe von Herrn Prof. Dr. M. Scheibel in Zusammenarbeit mit dem OSP Berlin durchgeführt wurde, konnte gezeigt werden, dass bei einer Gruppe von 35 Turnern zwischen acht und 24 Jahren mit zunehmendem Alter eine deutliche **Abnahme der hohen Innenrotationsfähigkeit** besteht. Dies ist als GIRD-Syndrom bereits bei »Überkopf«-Sportarten für den Wurfarm unilateral bekannt, konnte jetzt aber bei Turnern erstmals auch bilateral nachgewiesen werden. Die kontinuierliche Abnahme der hohen Innenrotationsfähigkeit bei gleichzeitiger Zunahme der Außenrotation scheint nach vorsichtiger Einschätzung ein Frühindikator für Schulterprobleme zu sein. Es besteht ein deutlicher Zusammenhang zwischen einem GIRD-Syndrom und dem Auftreten von Schulterbeschwerden beim Turnen (Doyscher et al. 2013).

Oben genannte Defizite sind daher nach Erachten der Autoren hauptverantwortlich für entstehende Fehlbelastungen, die zu hohen Beanspruchungen der Schulter mit Schädigungspotenzial führen. Daher gewinnt Voraussetzungstraining, insbesondere im prägenden Alter von sechs bis zwölf Jahren immer mehr an Bedeutung. Nach Erachten der Autoren findet dies viel zu spät und zu selten statt. Außerdem werden Einzelelemente als Ganzes und zu speziell trainiert. Insbesondere die motorischen Grundeigenschaften (Kraft, Kraftausdauer, Schnelligkeit, Beweglichkeit), die psychomotorischen Grundeigenschaften (motorische Lernfähigkeit, Bewegungsgedächtnis, Bewegungspräzision, Bewegungsadaption, Kognition) sowie Konzentration und Reaktion müssen frühzeitig in optimaler Weise ausgebildet werden (Martin 1985).

Sportartspezifische Belastung und Beanspruchung

Aufgrund der hohen Trainingsintensität und -umfänge kommt es zu teils großen mechanischen **Belastungen** (alle äußeren und inneren Kräfte, die am Bewegungsapparat ansetzen und auf biologische Strukturen einwirken) und **Beanspruchungen** (die Art und Weise, wie eine äußere mechanische Kraft auf eine biologische Struktur wirkt), insbesondere auch der Schulter. Das bedeutet, dass eine vergleichsweise geringe mechanische Belastung trotzdem zu einer großen Beanspruchung führen kann. Hierbei sind zu nennen: ungünstige Gelenkstellung, Überschreiten anatomischer Grenzen, diverse funktionelle Defizite und schlechte Bewegungsausführung (Boschert 2006, 2013). Gerade Letztere hat oft einen entscheidenden Einfluss, ob z. B. an den Ringen Druck- oder Zugkräfte in Längsrichtung des Armes auf die Schulter einwirken und das Schädigungspotenzial durch Torsions- und Scherkräfte zunimmt (Boschert 1992).

Literatur

Literatur zu diesem Kapitel finden Sie im Anhang und unter www.schattauer.de/3052

5.6 Ausdauersportarten

5.6.1 Schwimmen

Alexander Mayer

Grundlagen

Schwimmen ist weltweit eine der populärsten Sportarten. Alleine in den USA bezeichnen sich 100 Millionen Menschen als »Schwimmer« (Johnson et al. 1987). Echte Verletzungen im Schwimmen sind selten. Dies beruht auf der Tatsache, dass es quasi keinen Körperkontakt zu anderen Schwimmern gibt. Ausnahmen sind Verletzungen durch Zusammenstöße der Arme und Hände mit entgegenkommenden Athleten, vor allem bei der Benutzung sogenannter Paddles im Training. Hier wird, genauso wie beim Anschlag, über Fingerfrakturen oder Schnittwunden berichtet. Die Datenlage (»PubMed«-Suche: swimming-trauma) beschränkt sich hier auf Fallberichte, die Erfahrungen des Autors bestätigen dies.

Traumatische Schulterverletzungen beim Schwimmen sind dem Autor nicht bekannt, das folgende Kapitel fokussiert sich somit auf Überlastungsschäden.

Verletzungsmechanismen und -häufigkeit

Je nach Autor (Lo et al. 1990, McMaster et al. 1999, McMaster et al. 1993) schwankt die Inzidenz von Schulterschmerzen zwischen 27 % und 87 %. Im Vergleich zu anderen Sportarten wie Golf mit 7 %, Speerwerfen mit 29 %, Volleyball mit 44 % und Baseball mit 59 % steht Schwimmen mit durchschnittlich 66 % Schulterproblemen an der Spitze (Johnson et al. 1987). Die Schmerzangaben korrelieren mit dem Trainingsalter (McMaster et al. 1993).

Wettkampfschwimmen auf hohem Niveau ist sicher eine der zeitintensivsten Sportarten, Trainingszeiten von 20 bis 30 Stunden pro Woche (Bak u. Fauno 1997) dürften international eher zu tief gegriffen sein. Die Hauptschwimmart im Training ist Freistil, mindestens 60 % bis 80 % des Trainingsumfangs werden damit zurückgelegt (Counsilman u. Counsilman 1994, Costill et al. 1992). Geht man von fünf bis sieben Trainingstagen, häufig mit zwei Wassereinheiten pro Tag und 5 bis 10 km pro Einheit aus, kann bei konservativ geschätzten 10 Zyklen/25 m berechnet werden, dass am Ende eines Jahres zwischen 1 und 1,3 Millionen Zyklen stehen (Johnson et al. 1987, Richardson et al. 1980), in Ausnahmefällen können diese Zahlen um den Faktor zwei nach oben gehen. McFarland u. Wasik (1996) haben gezeigt, dass je 44 % der Schäden direkt auf das Schwimmen und das Landtraining zurückzuführen sind, der Rest ohne klare Zuordnung.

Sportartspezifische Belastung und Beanspruchung

Ursachen und Pathomechanismus

1974 definierten Kennedy und Hawkins (Kennedy u. Hawkins 1974) die »Schwimmerschulter« als anterioren Schulterschmerz und nahmen als Ursache ein Outlet-Impingement an. Die Genese ist jedoch multifaktoriell (Pink u. Tibone 2003), wie weitere Untersuchungen gezeigt haben. Neben technischen Aspekten der unterschiedlichen Unter- und Überwasserphasen spielen die reine Überlastung und Ermüdung der schulterumgreifenden Muskulatur sowie die Laxität der Kapsel mit resultierender Instabilität eine entscheidende Rolle (Rodeo 2004, Rupp et al. 1995). Obwohl sich die Stilarten deutlich unterscheiden, ist der Mechanismus beim Freistil-, Schmetterling- und Rückenschwimmen ähnlich, Brustschwimmer kennen Schulterschmerzen verursacht durch das reine Wassertraining quasi nicht.

Ob ein unterschiedlicher Atemrhythmus (2er- oder 3er-Zug) einen Einfluss hat, konnte bislang nicht hinreichend geklärt werden (Wymore et al. 2012, Yanai u. Hay 2000), scheint aber nicht relevant zu sein.

Vereinfacht lässt sich der Überwasserphase ein subacromiales Impingement, der Unterwasserphase ein intraartikuläres zuordnen. Letzteres eher als anterosuperiores Impingement (ASI; Kasten u. Nowotny 2010), bei dem es durch Innenrotation und Abduktion zu einer Translation des Humeruskopfs nach posterior kommt. Hieraus resultiert ein Kontakt der Subscapularissehne mit dem Tuberculum minus am vorderen Glenoid.

Zur Entstehung gibt es unterschiedliche Theorien: Jobe (1995) vertritt die Ansicht, dass eine vordere Instabilität ursächlich für ein inneres Impingement ist. Ein glenohumerales inneres Rotationsdefizit (GIRD) favorisiert Burkhart (Burkhart et al. 2003) und postuliert, dass es durch eine Verkürzung der posterosuperioren Strukturen zu einem »Peel-back-Mechanismus« mit Pseudolaxität kommt.

Kibler wiederum beschreibt das »sick scapula syndrom« (Kibler 1995). Hier soll es durch eine muskuläre Ermüdung zu einer pathologischen Scapulastellung mit vermehrter Belastung der vorderen Kapsel und des posterosuperioren Labrums kommen.

Abhängig vom Pathomechanismus können natürlich auch strukturelle Schäden an der RM, am Labrum oder dem Bizepssehnenanker entstehen, die dann operativ angegangen werden müssen (► Kap. 4).

Einige grundlegende Tatsachen sind jedoch allen Schwimmern gemein: Eine Überbeweglichkeit im Schultergelenk (Rupp et al. 1995) bis hin zur Instabilität ermöglicht eine verbesserte Wasserlage und eine vergrößerte Zuglänge. Der größte Vortrieb wird durch

Adduktion und Innenrotation in der letzten Zugphase erzielt. Eine gewisse muskuläre Dysbalance zugunsten dieser Bewegungen (Nuber et al. 1986) wird sich nie ganz vermeiden lassen, da daraus ein vermehrter Vortrieb resultiert. Auch eine muskuläre Ermüdung mit einer resultierenden Instabilität des Schulterblattes und des glenohumeralen Gelenks mit einer evtl. Verstärkung technischer Mängel ist unvermeidbar.

Diagnostik und Therapie

Die Anamnese ist hilfreich bezüglich der Trainingsbelastung, jedoch wenig zielführend in der Analyse der Pathologie. Den größten Stellwert nimmt die **klinische Untersuchung** ein, hier sei auf Kapitel 2.1 verwiesen. Eine sonografische Diagnostik ist bei der Erstuntersuchung obligat. Radiologisch wird typischerweise nach Zeichen eines Outlet-Impingements gefahndet. In vielen Fällen genügt ein Training der Schulterblatt stabilisierenden Muskulatur (M. serratus anterior) sowie der Außenrotatoren (M. teres minor), um der muskulären Ermüdung entgegenzuwirken, die Dysbalance auszugleichen und die Humeruskopfdepressoren aufzutrainieren. Unabdingbar in diesem Konzept ist auch eine Dehnung der typischerweise verkürzten Strukturen, wie z. B. des M. pectoralis major. Hierbei sollte versucht werden, auf die unterschiedlichen Pathomechanismen (Jobe-, Burkhart-/Morgan-, ASI-Modell) einzugehen.

Auch die »**core-stability**« ist von großer Bedeutung. Sie verhindert z. B. eine zu große Rotation um die Längsachse und ein Wegsacken der Beine, was in eine schlechte Wasserlage mündet und einen vermehrten Kraftaufwand der oberen Extremitäten mit früherer Ermüdung nach sich zieht.

Aus Erfahrung des Autors wird diesem einfachen Training allerdings viel zu wenig Bedeutung beigemessen. In der Objektivierung der Dysbalancen ist eine isokinetische Analyse, auch als Trainingskontrolle, sehr hilfreich. Der große Aspekt der Technik lässt sich letztendlich nur in Zusammenarbeit mit den Trainern, meistens im Rahmen einer Videoanalyse, darstellen. Hier tritt der Orthopäde in seiner Funktion in den Hintergrund und dient mehr als Vermittler zwischen Trainer, Athlet und Therapeut. Da eine stabile Technik ohne eine ausreichende Kraftausdauer nicht beibehalten werden kann, gilt das Gleiche für die muskuläre Ermüdung. Sind alle rein konservativen Maßnahmen ausgeschöpft, ist eine weitere Bildgebung, in aller Regel als MRT, ggf. auch als Arthro-MRT, erforderlich. Hier müssen sich alle Beteiligten allerdings im Klaren sein, dass dann nach einem strukturellen Schaden gesucht wird, der wahrscheinlich eine operative Maßnahme, sei es auch als diagnostische Arthroskopie, nach sich zieht.

Zusammenfassung

Trotz unterschiedlicher Pathomechanismen dominiert die konservative Therapie bei Weitem und ist bis auf wenige Ausnahmefälle auch erfolgreich. Aus Erfahrung des Autors sind die Ursachen relativ uniform, den oben geschilderten Aspekten geschuldet und lassen sich daher auch konservativ hervorragend therapieren. Unabdingbar ist jedoch die Zusammenarbeit mit den Trainern, die über die Ursache, eine evtl. Trainingspause und die Tatsache, dass aus einem funktionellen Problem ohne adäquate Therapie ein struktureller Schaden werden kann, informiert werden müssen.

Literatur

Literatur zu diesem Kapitel finden Sie im Anhang und unter www.schattauer.de/3052

5.6.2 Radsport

Artur Bergmann

Grundlagen

Seit dem ersten Radrennen 1867 in Paris hat sich der Radsport vielschichtig weiterentwickelt. Man unterscheidet zwischen dem Straßenradsport, dem Bahnradsport, den Geländeradsportarten Mountainbike und BMX sowie den Hallenradsportarten wie Kunstradfahren, Radball und Radpolo.

Straßenradrennen lassen sich zunächst hinsichtlich der Dauer und Form der Austragung in die Kategorien Eintagesrennen und Etappenrennen sowie Zeitfahren einteilen. Eintagesrennen können zu **Rennserien** zusammengefasst werden.

Die Streckenlängen von **Eintagesrennen** können stark variieren, betragen mit wenigen Ausnahmen jedoch nicht mehr als 250 Kilometer.

Bei **Etappenrennen** werden Wettkämpe an mehreren Tagen nacheinander ausgetragen und die Ergebnisse zu einer Gesamtwertung addiert. Es erfordert eine außerordentliche Ausdauer und mentale Stärke, um diese Belastung durchzustehen. Als ältestes und berühmtestes Etappenrennen der Welt gilt die Tour de France.

Eine Sonderform des Straßenradrennens bildet das **Zeitfahren**, bei dem entweder einzelne Fahrer oder ganze Mannschaften nacheinander starten und der Sieger durch die individuelle Zeitnahme ermittelt wird.

Der **Mountainbike-Wettkampfsport** kann wiederum in vier Kategorien unterteilt werden:

- **Cross Country** ist seit den Spielen in Atlanta 1996 eine olympische Disziplin. Ein Cross-Country-Rennen wird in der Regel als Rundstreckenrennen im anspruchsvollen Gelände über eine Belastungsdauer von ca. 120 Minuten ausgetragen. Streckenprofile mit mehreren hundert Metern Höhenunterschied sind keine Seltenheit und verlangen von den Mountainbike-Rennfahrern körperliche Höchstleistungen.
- **Downhill** ist eine der spektakulärsten Disziplinen im Mountainbikesport, die den Aktiven eine überragende physische Verfassung, absolute Konzentrationsfähigkeit, geistige Antizipation, höchste technische Perfektion und natürlich eine große Portion Mut abverlangt. Im unebenen Gelände werden Geschwindigkeiten über 100 km/h erreicht. Die Belastung entspricht der eines Skiabfahrtsläufers. Ein Downhillstreckenlauf dauert in Abhängigkeit vom Streckenprofil und von der Streckenlänge zwischen drei und fünf Minuten.
- **4-Cross** ist eine Mountainbike-Renndisziplin, bei der in der Regel vier Fahrer auf einer Strecke zwischen 150 und 600 Metern im K. o.-System gegeneinander antreten. Jeweils die Hälfte der Fahrer erreicht die nächste Runde. Im direktem Wettkampf mit zahlreichen Sprüngen, überhöhten und flache Kurven, »Waschbrettern«, Wellen und Kompressionen wird den Athleten neben einer herausragenden Kondition und Fahrtechnik auch mentale Stärke und Durchsetzungskraft abverlangt.
- **Trial** ist auf seine Art und Weise an Spektakularität nicht zu übertreffen. Im Wettkampf durchlaufen die Athleten unter Zeitdruck verschiedene Parcours, in denen sie Hindernisse überwinden müssen, ohne vom Rad abzusteigen. Bei diesen Geschicklichkeitsprüfungen werden Sprünge von zwei Metern und mehr aus dem Stand, Balancefähigkeit, extreme Körperkontrolle und höchste technische Perfektion auf dem Bike gefordert.

Die **Leistungsgrößen beim Radsport** sind statische Kraft, dynamische Kraft, Technik, Kraftausdauer, Grundlagenausdauer und mentale Stärke. Natürlich sind sie disziplinbezogen unterschiedlich gewichtet.

Verletzungsmechanismen und -häufigkeit

Das Verletzungsrisiko im Radsport beträgt ca. 1,5 Verletzungen pro 1000 Stunden Sportausübung. Bei 80 % der Verletzungen handelt es sich um Schürfungen und Prellungen (Aitken et al. 2011, Gaulrapp et al. 2001). Während es bei einem Sturz zur Seite eher zu Verletzungen der unteren Extremität kommt, treten ernsthafte Verletzungen vorwiegend nach Stürzen über den Lenker und betreffen das Handgelenk und den Schultergürtel (Chow et al. 2002). An schwereren Verletzungen überwiegen hierbei Frakturen der oberen Extremität und Schulterverletzungen, meist verursacht durch den Versuch, das Gesicht und den Kopf durch das Ausstrecken der Arme zu schützen (Kim et al. 2006).
Die häufigsten Verletzungen hierbei sind neben den distalen Radiusfrakturen und SL-Bandläsionen eine laterale Claviculafraktur, eine ACG-Distorsion/-Luxation und eine Schulterluxation.

Sportartspezifische Belastung und Beanspruchung

Neue Materialien und ausgeklügelte Technik machten die Fahrräder leichter und schneller. Durch optimierte Dämpfung bei Mountainbikes kann fast jeder ambitionierte Freizeitsportler spektakuläre und anspruchsvolle Trails bewältigen. Doch die technische Innovation wirft auch **neue Problematiken** auf. Das Tragen von Protektoren täuscht eine falsche Sicherheit vor, wobei das Fahrkönnen und die Kondition zu limitierenden Faktoren werden. Die Grenzen des Fahrbaren verschieben sich immer weiter zum Wettkampfniveau und führen zu einem deutlichen Anstieg der Verletzungshäufigkeit im Freizeitsport, während diese im Profibereich rückläufig ist.
Äußere Einflussfaktoren für Verletzungen sind:

- Wetter
- Streckenverlauf
- Streckensicherung
- Materialzustand/-wartung
- geringe Protektion
- hohe Geschwindigkeit

Innere Einflussfaktoren für Verletzungen sind:

- hohe Motivation/Selbstüberschätzung
- nachlassende Konzentration
- mangelnde physische Voraussetzungen
- unausgereifte Fahrtechnik
- unzureichend ausgeheilte Verletzungen

Während bei den meisten Bikern die Bein- und Rumpfmuskulatur gut trainiert ist, stellen nach Meinung des Autors die Hände und Handgelenke eine Schwachstelle dar. Bei längeren Abfahrten kann hierbei der Fahrer die Bremskraft nicht mehr richtig dosieren und im Extremfall den Lenker nicht mehr halten. Viele Unfälle sind hierauf zurückzuführen.
Es sind jedoch nicht nur die akuten Schulterverletzungen, die Beschwerden verursachen. Durch repetitive Mikrotraumata beim Fahren auf unebenem Gelände kommt es mit der Zeit zu Knorpelschäden, degenerativen Labrumläsionen mit chronischen Instabilitäten oder einer SLAP-Läsion.
Das Erscheinungsbild ist häufig eine ausgeprägte belastungsabhängige Impingementsymptomatik, die durch subacromiale Infiltrationen keine wesentliche Besserung

erfährt. Mit stabilisierender Krankengymnastik kann eine vorübergehende Linderung erreicht werden. Die arthroskopische operative Versorgung führt dann letztendlich zum Erfolg.
Nach allen Schultereingriffen ist eine angepasste, zielgerichtete, intensive physiotherapeutische Nachbehandlung für das Outcome entscheidend.

Literatur

Literatur zu diesem Kapitel finden Sie im Anhang und unter www.schattauer.de/3052

5.6.3 Kanufahren und Rudern

Gernot Willscheid

Grundlagen

Die beiden Wassersportarten Kanufahren und Rudern sind entgegen der weitläufigen Meinung zwei grundsätzlich verschiedene Sportarten. Der größte Unterschied ist die Vortriebstechnik. Das Kanu wird mit Blick in Fahrtrichtung und das Ruderboot rückwärts vorangetrieben. Die beiden Sportarten sind über getrennte Dachverbände organisiert. Dem Deutschen Kanuverband (DKV) sind rund 1300 Vereine zugeordnet, dem wiederum 117.500 Mitglieder angeschlossen sind. Er ist damit der größte Kanuverband der Welt (DKV 2013).
Der Deutsche Ruderverband (DRV) wurde 1883 als der erste Sportverband Deutschlands gegründet. Heute sind ca. 45.000 Ruderer in rund 600 Rudervereinen organisiert (DRV 2014).

Geschichte

Zum Kanusport zählen heute das mit einem Doppelpaddel sitzend angetriebene Kajak und der mit einem Stechpaddel auf einer Seite gepaddelte Canadier. Ihren Ursprung finden sie bei den Grönländern und auf den Aleuten bzw. bei den Ureinwohnern Nordamerikas und wurden zum Transport und für den Fischfang eingesetzt.
Das Kajak bot als klassisches Faltboot (Holzgerippe mit Stoffmembran) dem Naturliebhaber seit dem 19. Jahrhundert die Möglichkeit, die Natur vom Wasserweg aus zu erkunden. Der schnelle Auf- und Abbau des Bootes ermöglichte den einfachen Transport z. B. mit der Bahn (Willscheid 2009). Heutzutage ist der Deutsche Kanuverband der medaillenreichste Verband Deutschlands bei den Olympischen Spielen. Die Kanuten sammelten bei den Olympischen Spielen 2012 in London insgesamt 14 Medaillen.
Das sportliche Rudern hat seinen Ursprung in England. Seit 1829 finden regelmäßig Vergleichswettkämpfe zwischen den Studenten aus Oxford und Cambridge in der Königsdisziplin, dem Achtermannschaftsboot, statt (RISH 2013). Der deutsche Rudersport blickt auf eine 150-jährige Tradition zurück und wird an Universitäten und Schulen gefördert und genießt einen elitären Status. Die Disziplin spielt insbesondere im Mannschaftsboot eine wesentliche Rolle. Bei den Olympischen Spielen 2012 in London gewannen die deutschen Ruderer drei Medaillen, eine der beiden Goldmedaillen ging an den Ruderachter.

Disziplinen

Der Kanusport wird wettkampfmäßig in den beiden Kategorien **Kajak** und **Canadier** sowohl im Wildwasser als auch auf stehendem Gewässer ausgetragen. Neben den olympischen Sportarten Kanurennsport und Kanuslalom gibt es noch diverse nichtolym-

pische Sportarten, wie z. B. Wildwasserabfahrt, Kanumarathon, Kanupolo, Drachenboot usw.
Bei den Olympischen Spielen werden im Kanurennsport in beiden Kategorien Wettkämpfe über die Strecken von 200 m, 500 m und 1000 m im Einer und Zweier ausgetragen. Der Vierer wird international über diese Strecken nur im Kajak gefahren. Der Slalomsport wird im Wildwasser auf natürlicher oder künstlich angelegter Strecke (Eiskanal Augsburg) ausgetragen. Er erfordert neben Kraft auch Geschicklichkeit. Auf einer Strecke von 300 m bzw. 350 m müssen 18 bzw. 25 Tore passiert werden. Torstangenberührungen oder Nichtdurchfahren des Tores werden mit Strafsekunden gebüßt. Die Wettkämpfe werden im Kajak nur im Einer und im Canadier sowohl im Einer als auch im Zweier ausgetragen.
Im Rudersport werden zwei Bootskategorien unterschieden. Während im **Skull-Boot** zu beiden Bootsseiten mit Skulls gerudert wird, zieht der **Riemenruderer** nur auf einer Seite den Riemen durch das Wasser. Beide Bootsklassen sind bei internationalen Wettkämpfen anerkannt. Die offizielle olympische Regattalänge beträgt 2000 m. Im Rudersport unterscheidet man die offenen von den Leichtgewichtsruderklassen. Das Durchschnittsgewicht der Mannschaft darf nicht mehr als 70 kg (Männer) bzw. 57 kg (Frauen) betragen (DRV 2013).

Verletzungsmechanismen und -häufigkeit

Im Kanusport und Rudern sind als typische Verletzungen Überlastungsschäden zu nennen (Willscheid 2009, Bussian 2003).
Akute Verletzungen treten selten auf und sind im Kanusport häufiger in den Wildwassersportarten bzw. beim Kanupolo zu finden.
Fehlerhafte Technik, mangelndes Ausgleichstraining oder unangemessenes Sportmaterial (lange Paddel-/Ruderschäfte, zu große Blätter) sind oftmals die Ursache für Überlastungsschäden. Die jeweiligen sportartspezifischen Überlastungsschäden sind in Tabelle 5-12 auf gelistet.

Tab. 5-12 Prozentualer Anteil an Leistungssportlern, die Beschwerden an folgenden Körperregionen beklagten (aus: Willscheid 2009, Bussian 2003)

Körperteil	Symptome	Kanu (Anzahl der Befragten = 104 Sportler)	Rudern (Anzahl der Befragten = 110 Sportler)
Schulter	Schmerzen	26 %	35 %
LWS	Schmerzen	33 %	52 %
Knie	Schmerzen	27 %	60 %
Bein	Dysästhesien	32 %	
Hand	Gelenkschmerzen	29 %	34 %
Muskulatur	Krämpfe		28 %
	Verspannungen	63 %	64 %

Sportartspezifische Belastung und Beanspruchung

Der **Kajakfahrer** sitzt auf einem fest installierten Sitz, die Beine sind leicht in Hüft- und Kniegelenken gebeugt, und drückt die Füße gegen ein Stemmbrett. Beim Paddelschlag folgt nach dem Einsetzen des Paddels in das Wasser eine Rotationsbewegung des Oberkörpers und Zugbewegung des Armes nach hinten außen. Die entstehende Kraft wird über den Druck der Beine auf das Stemmbrett an das Boot weitergeleitet.
Im **Canadier** kniet der Sportler mit einem oder beiden Beinen im Boot. Beim Zug am Paddel beugt er sich mit dem Oberkörper weit vor, der Oberkörper wird aufgerichtet, seitlich rotiert und der Armzug eingesetzt.
Der **Ruderer** sitzt auf einem Rollsitz. Nach dem kräftigen Abstoßen der maximal gebeugten Beine vom Stemmbrett folgt die Rückneigung des Oberkörpers und anschließend im fließenden Übergang die Zugbewegung der Arme (Nührenbörger u. Urhausen 2009). Die Bewegungsabläufe bestehen bei beiden Sportarten aus drei Phasen (► Abb. 5-58):

1. Eintauchphase
2. Zugphase
3. Gleitphase bzw. Zurückkehren in die Ausgangsposition

Kanufahren und Rudern sind beides Kraftausdauersportarten.
Das Paddel wird im Kajak und Canadier frei geführt. Dabei können im Bereich der Grundlagenausdauer Kräfte zwischen 20 und 30 kg und in der Startphase sogar bis zu 70 kg am Paddel gemessen werden (Trainingsworld.com 2012). Die Schlagzahl kann beim Sprinten bis zu 120 Schläge/min betragen. Beim Rudern ist sie mit bis zu 38 Schlägen/min um zwei Drittel geringer. Damit wird die Gleitphase deutlich länger.
Am Ruderboot sind an den Auslegern die Dollen befestigt. Hier können Kräfte um 100 kg entstehen (DKV 2014). Beide Sport-

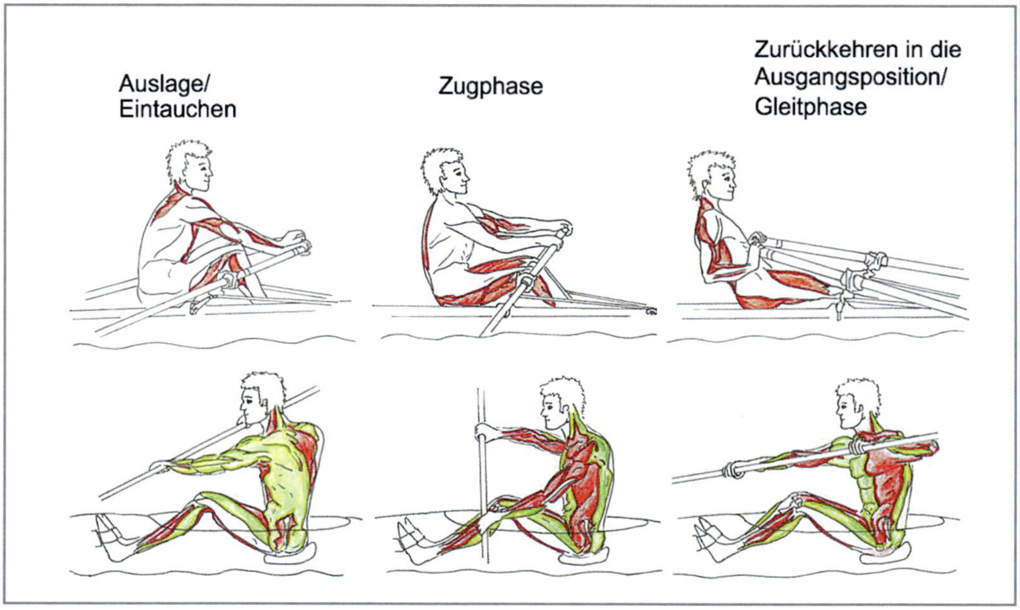

Abb. 5-58 Bewegungsablauf beim Skullen (Rudern) und Kajak (Kanu) (Zeichnung: Debora Schürmann 2011)

arten erfordern ein hohes Maß an Koordination, um bei der hohen Schlagfrequenz und langen Gleitphase die Boote gleichmäßig zu beschleunigen und das Gleichgewicht zu halten.

Im Rennsport werden im Einer-Kajak für die 200 m 35 s, für die 500 m 1:40 min und für die 1000 m 3:45 min benötigt. Für die Absolvierung der üblichen 2000-m-Strecke im Rudersport werden je nach Bootsklasse Zeiten zwischen 5:30 min und 8:00 min benötigt. Beim Rudern erfolgt die Energiebereitstellung zu ca. 80 % aerob (Nührenbörger u. Urhausen 2009).

Schulterbeschwerden

Schulter im Kanu- und Rudersport

Aufgrund der freien Paddelführung im Kanusport spielen die Schultergelenke im Bewegungsablauf eine zentrale Rolle. Die Arme werden in nahezu allen Freiheitsgraden der Schultergelenke bewegt und sind hier auf eine gut ausgeprägte schultergelenk- und schulterblattführende Muskulatur angewiesen. Weniger wichtig ist die Bedeutung der Schultergelenke im Ruderboot. Dadurch, dass die Skulls und die Riemen an den Dollen befestigt sind, sind das Bewegungsausmaß und die Belastung im Schultergelenk deutlich geringer ausgeprägt.

In der allgemein zugänglichen Literatur werden bei bis zu 30 % der Rudersportler Schulterbeschwerden beschrieben (Bussian 2003, Winzen et al. 2011, Mohseni-Bandpei et al. 2012, Rumball et al. 2005). Mögliche Ursachen für die Beschwerden werden jedoch nicht genannt.

Bei 20 bis 67 % der Kanufahrer treten Schulterschmerzen beim Paddeln auf (Willscheid 2009, Hillebrecht 2003, Kameyama et al. 1999, Trevithick et al. 2007).

Kommt es im Kanusport zu einem Ungleichgewicht der schultergelenkzentrierenden RM oder der am scapulohumeralen Rhythmus beteiligten Muskulatur, kann eine Fehlpositionierung des Schulterkopfs in der Schulterpfanne resultieren. Bei der hohen Belastung im Schultergelenk können Überlastungsschäden auftreten. Grundkontakt und sich plötzlich verändernder Wasserwiderstand können sich über den verlängerten Hebelarm schädigend auf das Schultergelenk auswirken (Petracic u. Böttcher 2001).

Das **funktionelle subacromiale Impingementsyndrom** ist mit 29 % betroffener Sportler die häufigste Ursache für Schulterschmerzen (Willscheid 2009). Beim Herausheben des Paddels aus dem Wasser und Zurückkehren in die Ausgangsposition wird der Arm abduziert, eleviert und innenrotiert. Zusätzlich kann eine fehlerhafte Sitzhaltung oder Ermüdung der langen Rückenstreckermuskulatur die physiologische Lendenlordose aufheben und eine hyperkyphotische Fehlhaltung in der Brustwirbelsäule bewirken. Dabei neigt sich das Acromion nach vorne und verengt den subacromialen Raum. Beim Vorbringen des Armes geben die Sportler einen stechenden Schmerz in der Schulter an. Häufig sind diese Schmerzen mit langen Dauerfahrten in den Wintermonaten assoziiert.

Eisele (2009) beschreibt ein doppelt so hohes Auftreten von **RM-Läsionen** bei Marathon-Kajakfahrern wie bei Sprintpaddlern.

Schulterluxationen treten im Kajaksport überwiegend bei unruhigem Wasser (Wildwasser) bei bis zu 10 bis 20 % der Slalomsportler auf (Willscheid 2009, Eisele 2009). Plötzliche Kippbewegungen des Bootes werden oftmals mit reflektorischen, unkontrollierten Stützbewegungen (»hohe Stütze«) abgefangen. Hierbei wird der Arm im Schultergelenk abduziert und außenrotiert. Bei Änderung des Wasserdruckes oder schwach ausgeprägter RM- und periscapulärer Muskulatur können Luxationen im Schultergelenk begünstigt werden. Im Ca-

nadiersport werden solche Stützbewegungen überwiegend mit adduziertem und innenrotiertem Arm durchgeführt (Eisele 2009). Auch hierbei wird der Schulterkopf sicher in die Schulterpfanne hineinrotiert.
Mehr als 40 % der an Schulterschmerzen leidenden Kajakfahrer berichteten auch über Schmerzen beim begleitenden Krafttraining (Willscheid 2009). Aufgrund der hohen Belastung von 100 bis 120 kg beim Bankdrücken sollte die aus dem Bodybuilding bekannte **atraumatische Osteolyse der lateralen Clavicula** (Ritsch 2009) unbedingt ausgeschlossen werden.
Bei fehlendem Ausgleichstraining (Gymnastik, Krafttraining) sind deutliche **Einschränkungen** der **Schultergelenkbeweglichkeit** zu verzeichnen, die ebenfalls mit Schmerzen einhergehen können.

Prävention

Zur Vermeidung und Minimierung von Schulterverletzungen sollte ein besonderes Augenmerk auf Ausgleichstraining und spezielles Krafttraining für die an der Schultergelenksführung beteiligte Muskulatur (RM und periscapuläre Muskulatur) gelegt werden. Gleichzeitig sollte auch die Kräftigung der Rumpfmuskulatur im Vordergrund stehen.
Außerdem sollte adäquates Sportmaterial verwendet und die Technik regelmäßig kontrolliert werden. Erholungsphasen sollten eingehalten und Spitzenbelastungen im Sprint und Maximalkrafttraining langsam aufgebaut werden.

Literatur

Literatur zu diesem Kapitel finden Sie im Anhang und unter www.schattauer.de/3052

5.7 Sonstige Sportarten

5.7.1 Golfsport

Berend-Tüge Berendsen

Grundlagen

Im Jahr 2016 wird Golf wieder zu den olympischen Sportarten gehören. Dies unterstreicht den Stellenwert der Sportart im Freizeit- wie auch Profisport. In diesem Zusammenhang wies eine schwedische Studie (Farahmand et al. 2009) schon 2008 die gesundheitliche Relevanz des Golfens hinsichtlich einer verlängerten Lebenserwartung von Golfspielern nach.
Dabei steigt die Popularität des Golfsports an. Bis Ende 2013 waren insgesamt 637.735 aktive Golferinnen und Golfer (inaktive/freie nicht eingeschlossen) im Deutschen Golf Verband e. V. (DGV) organisiert. Im Deutschen Olympischen Sportbund (DOSB) liegt Golf in Bezug auf die absolute Mitgliederzahl auf Rang 8.
Die Amateurgolfer, die den Hauptanteil an den Golfspielern stellen, üben den Sport meistens ohne zeitnahes Präventivtraining oder begleitendes Konditions- und Koordinationstraining aus. Im professionellen Golfsport hingegen hat der Einsatz des sogenannten Functional Training (Boyle 2003) inzwischen seinen festen Platz. Um eine optimale Leistung beim Spiel zu erreichen, ist eine gute körperliche Fitness notwendig. Gleichzeitig reduziert ein guter körperlicher Trainingszustand das Verletzungsrisiko.
Der Golfsport ist eine technisch sehr anspruchsvolle Sportart mit einem sehr komplexen Bewegungsablauf. Intensive Trainingsabläufe sorgen für die Umwandlung der einzelnen Bewegungsabschnitte in ein flüssiges Bewegungsmuster. Das Ziel ist ein jederzeit reproduzierbarer Schwung von immer gleich hoher Qualität und Präzision.

Um in der Weltspitze im Golf zu spielen, sind nach Ausführungen von M. Hasenbein (PGA of Germany) ca. 13.000 bis 15.000 Stunden Training notwendig. Diese werden auf den Zeitraum bis zum 16. Lebensjahr (5.000 Stunden) und die nachfolgenden sechs Jahre (10.000 Stunden/90 Tage × 6 Stunden × 6 Jahre) aufgeteilt. Ein wesentlicher Schwerpunkt der modernen Trainingskonzepte im Golfsport ist die Schulung der Körperwahrnehmung durch Stärkung der Koordination, des Gleichgewichts, der Kraft und der Dynamik.

Der komplexe Schlag wird durch das in jeder Phase kontinuierliche Zusammenspiel aus Körperbalance, Stabilisierung und Kraft erfolgreich.

Der Schlagablauf, das Schlagmuster wird durch multiple interne und externe Faktoren beeinflusst.

Zu den **internen Faktoren im Bereich der Anatomie und Physiologie** zählen alle Faktoren, die die Muskeln hinsichtlich Muskelkraft, -schnelligkeit, -trainingszustand und -regenerationsfähigkeit betreffen. Dazu gehören außerdem die Funktionalität der Sehnen und Bänder sowie die Beweglichkeit und Stabilität der Gelenke.

Weitere biomechanische Faktoren wie die Achsen und Längenmaße der Extremitäten und des Rumpfes bestimmen den Schlag. Zusätzlich sind der Trainingszustand des kardiopulmonalen Systems und der Visus mit zu berücksichtigen.

Häufig vernachlässigt wird jedoch der Bereich des strategischen Denkens und der mentalen Wettkampfstärke, aber auch der Einfluss der Turnier- und Wettkampfsituation.

Zu den **externen Faktoren** zählen der Schläger (Holz, Eisen, Griff, Länge, Schaftmaterial, Handschuh), die Balleigenschaften und der Untergrund (Abschlag, Fairway-(semi-)rough- oder Bunkerschläge). Auch atmosphärische Faktoren wie Niederschlag, Wind, Sonne und die aktuellen Temperaturen beeinflussen den Schlag und das Spiel. Wichtig ist darüber hinaus auch die Funktionalität der Bekleidung, inkl. Schuhwerk. All diese Faktoren sind für den einzelnen Schlag unterschiedlich entscheidend. Die Voraussetzung für einen reproduzierbaren Schwung ist eine konsequente Routine. Je flüssiger und im technischen Ablauf einwandfreier der Schlag ausgeführt wird, umso geringer ist der jeweilige Einfluss der einzelnen oben genannten Faktoren.

Verletzungshäufigkeit

Mit 18 % Verletzungswahrscheinlichkeit liegen Schulterverletzungen im Golf an vierter Stelle nach Rücken-, Knie- und Ellbogengelenkverletzungen. Sie sind in Überlastungsschäden (92 %) und traumatische akute Verletzungen (8 %) zu unterteilen. Der Anteil der Verletzungen ist bei den Amateuren mit ca. 19 % höher als bei den Profis (ca. 13 %) (Schmidt-Wiethoff et al. 2004).

Das Verteilungsmuster zeigt über 50 % der Golfspieler in der Altersgruppe 55+, gefolgt von der Gruppe der 22- bis 49-Jährigen. Nur 10 % der Golfer sind jünger als 22 Jahre.

Sportartspezifische Belastung und Beanspruchung

Bedeutung der Schultergelenke im Golfsport

Die Schulter ist bei jedem Schlag in den Bewegungsablauf involviert. Damit hat sie eine zentrale Rolle im Golfschwung mit entsprechend hoher Belastung und möglichem Verletzungsrisiko.

Bei der vorliegenden komplexen Anatomie (► Abb. 1-1, ► Abb. 1-2, ► S. 3 u. 4) des Schultergelenks kommt es durch die hohe Zahl der Schlagwiederholungen häufig zur Über-

lastung im subacromialen Raum und einer nachfolgenden Entzündungsreaktion (z. B. Bursitis oder Tendosynovitis).
Die am häufigsten betroffenen Strukturen der sogenannten Golferschulter sind:

- RM (= Rotatorenmanschette)
- lange Bizepssehnen
- Schultereckgelenk
- Bursa subacromialis und subdeltoidea
- Schulterblattmuskulatur (M. levator scapulae, M. serratus, Mm. rhomboidei)

Ursachen der speziellen Belastung in der Schulter beim Schwung

Beginnend bei der Stellung in der Ansprechposition ist schon die richtige Schlägerlänge wichtig (Davis u. DiSaia 2013). Ein dauerhaft zu kurzer Schlägerschaft führt z. B. zur Überdehnung der oberen Schultergürtelmuskulatur und zur paravertebralen Myalgie der thorakalen und lumbalen Wirbelsäule und wird nachfolgend oft von einem Rundrücken begleitet.

Der für das Schultergelenk wichtige **Golfschwung** wird in die Phasen Aufschwung (Ausholbewegung) – Ende des Aufschwungs (oberer Umkehrpunkt = ToB) – Rückschwung – Schlagbewegung – Treffmoment (Treffpunkt = Impact) – Durchschwung – Ausschwung (Finish) eingeteilt.

Aufschwung und Ausholbewegung

Bei nichtsynchroner, der Rumpfführung angepasster Gewichtsverlagerung gerät das linke Schultergelenk unter eine vermehrte Kompression, die bei persistierender Fehlhaltung dann zu einem Impingementsyndrom führen kann (► Abb. 5-59).

Ende des Aufschwungs, oberer Umkehrpunkt

Wird die Rumpfdrehung mit gleichzeitiger Gewichtsverlagerung nur unvollständig oder fehlerhaft ausgeführt und der rechte Ellbogen nicht korrekt (bodenwärts zeigend) positioniert, erhöht sich die Kompression im rechten Schultergelenk. Dies kann dann

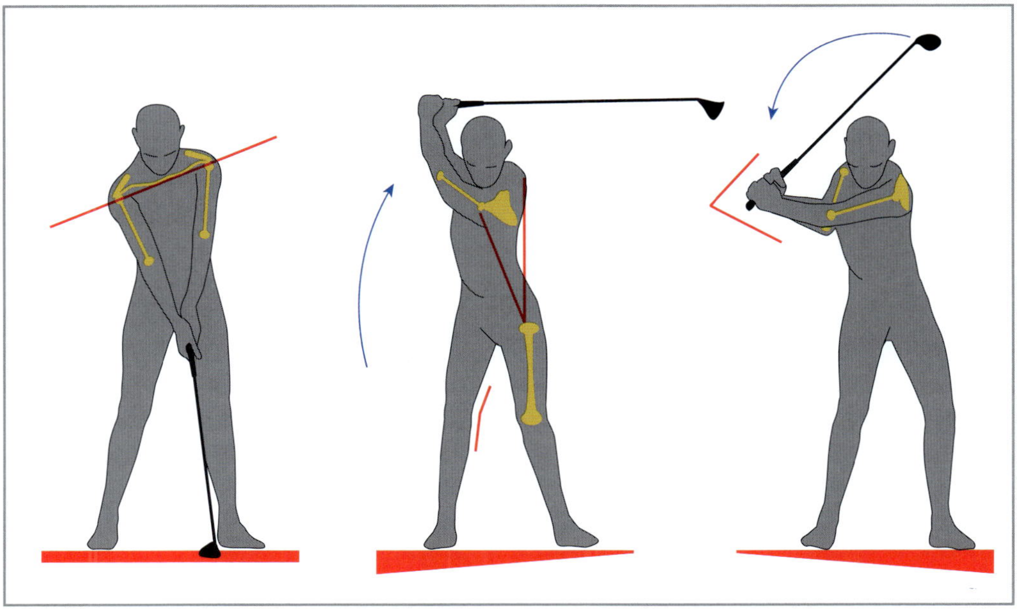

Abb. 5-59 Ausholbewegung

auch hier zu einem Impingementsyndrom führen.

Rückschwung

Die Dysbalance zwischen der Rotation des Körpers und des Schultergürtels führt bei nichtsynchroner Bewegung zur Überlastung der Schultergelenke. Auch hierbei ist das linke Schultergelenk (Kompression) deutlich mehr belastet als das rechte Gelenk (Zug) (► Abb. 5-60).

Treffmoment, Treffpunkt (Impact)

Bei fehlerhafter Ausführung des Golfschwungs im Treffmoment kommt es häufig zu frühem Bodenkontakt, teilweise in Berührung mit Grundhindernissen (Wurzeln/Steine) und entsprechendem Verletzungsrisiko der Schultergelenke. Bei der rechten Schulter führt der Pathomechanismus dann zu einer Zerrung bis hin zum Abriss der langen Bizepssehne, an der linken Schulter kann die akut erhöhte Belastung zu einer ACG-Sprengung führen.

Durchschwung (Finish)

Hier ist bei unvollständiger bzw. unkorrekter Ausführung die linke Schulter vermehrt dem Risiko eines Impingementsyndroms ausgesetzt (► Abb. 5-61).

Belastungsmomente beim Golfschwung

Der korrekt ausgeführte Schlag birgt ein nur geringes Verletzungsrisiko. Problematisch sind dagegen die fehlerhaften Schläge:

1. Bei dem sogenannten **fetten Schlag** wird die Schlagbewegung abrupt abgebremst. Dies belastet die Adduktoren des Schwungarmes (M. pectoralis major, RM mit Schwerpunkt M. subscapularis und die dorsalseitige Muskulatur, vor allem den M. rhomboideus und M. serratus) erheblich. An der oppositionellen Seite (Führungshand) wird das Schultereck-

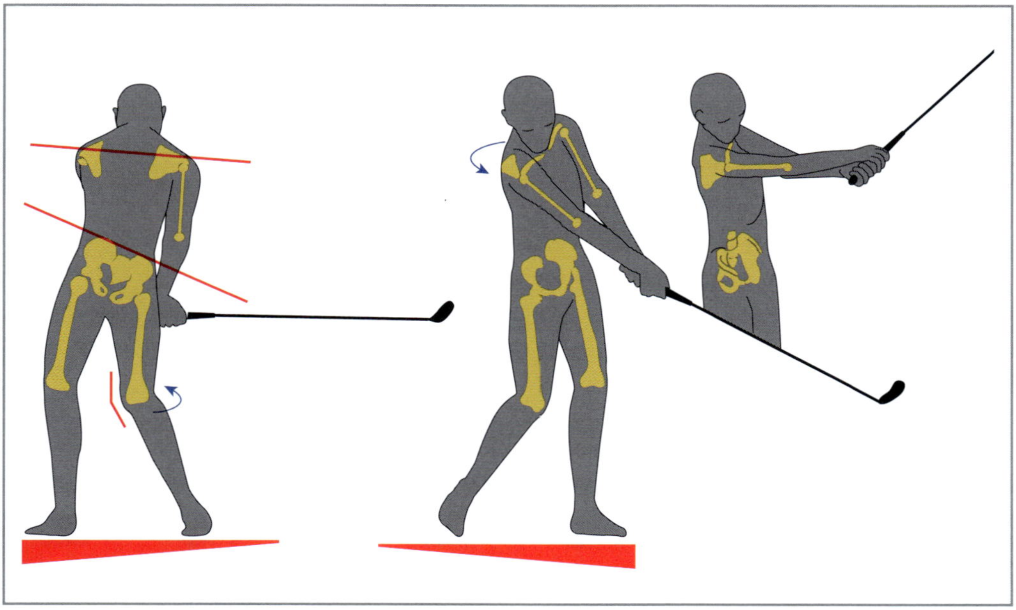

Abb. 5-60 Rückschwung

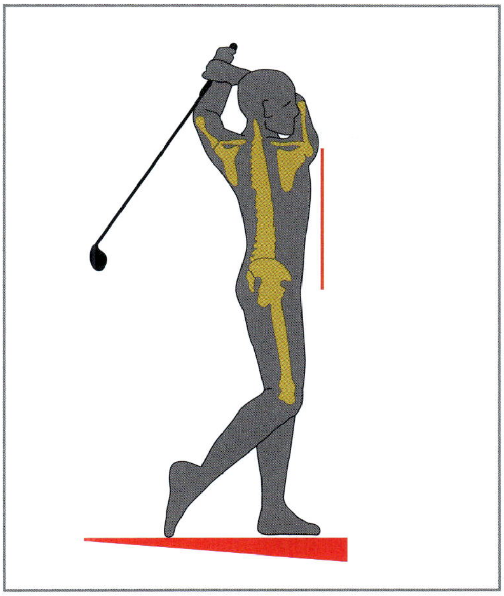

Abb. 5-61 Durchschwung (Finish)

gelenk (M. supraspinatus) durch die beträchtlichen Bremskräfte belastet.
2. Das andere Extrem ist der **dünne Schlag** bis hin zum Luftschlag. Hier wird der Durchschwung später abgebremst, was dazu führt, dass die vordere RM (Schlagarm) vermehrt beansprucht wird. An der Führungshand, oft in Kombination mit dem Flying Elbow, führt dies hingegen zu einer Kompression der hinteren RM.
3. Die flache Schwungebene führt öfter zum Auftreten eines Impingementsyndroms.
4. Armbetonte Schwünge belasten den M. biceps mit entsprechender Überlastungsreaktion.

Unterscheiden lassen sich zum einen solche Verletzungsmuster, die durch erhöhte Kompression entstehen, und zum anderen jene, die einer erhöhten Überdehnung der muskulären Strukturen zuzurechnen sind. Häufigste Ursache ist in beiden Fällen der nicht korrekt ausgeführte Golfschwung.

Golfspezifische Krankheitsbilder

Akute Verletzungen wie Muskel- oder Sehnenrupturen sind selten. Häufiger kommen Tendopathien und Bursitiden vor.
Chronische Verletzungen wie die RM-Teilruptur (auf degenerativer Basis), Impingementsyndrom, chronische Tendopathie oder Tendinitis calcarea treten vorwiegend bei Vorschädigungen auf.

Diagnostik

Die Diagnostik richtet sich nach den internationalen Standards mit Anamnese/Befunderhebung unter Berücksichtigung der sportartspezifischen Verletzungsmuster. Neben der sorgfältigen golfspezifischen Anamnese und Untersuchung ist die Sonografie essenziell. Bei Bedarf ist ergänzend eine Röntgenuntersuchung und/oder ein MRT indiziert.
Häufige Diagnosen bei der Golferschulter:
- Bizepssehnenrupturen
- Rupturen der vorderen RM
- Impingements aufgrund einer ACG-Arthrose am Schlagarm (Folgehand)
- Läsionen der hinteren RM
- Verschlechterung einer Impingementsymptomatik an der führenden Schulter
- akute Verletzungen bei jüngeren Golfern bzw. Golferinnen: Vorwiegend im Bereich der das Schulterblatt stabilisierenden Muskulatur bis hin zu Rippenbrüchen, vor allem bei Fehlschlägen (fetter Schlag)

Bei allen anderen Läsionen liegen in der Regel Vorschädigungen vor.

Therapie und Präventionsmaßnahmen

Therapiert wird in Abhängigkeit von der Erkrankung nach aktuellen internationalen sportmedizinischen Standards. Begleitend ist immer eine Überprüfung und ggf.

Umstellung des aktuellen Golfschwungs in Absprache mit dem betreuenden Golf-Pro (teaching golf professional) und dem Physiotherapeuten unabdingbar.
Ein präventives physikalisches Training (z.B. funktionelles Training nach Boyle, 2003) sollte veranlasst und begleitend durchgeführt werden.
Die Kooperation der beteiligten Professionen (Golf-Pro/Golfer, Physiotherapeut und Sportmediziner) ist gerade in einer technisch so anspruchsvollen Sportart wie Golf heute eine der Grundvoraussetzungen für ein niedriges Handicap und eine verletzungsfreie Saison.

Zusammenfassung

Die Verletzungen der Schulter sind im Golfsport nach jenen der Wirbelsäule, der Knie- und der Ellbogengelenke am häufigsten vertreten. Überwiegend handelt es sich um chronische, in geringerem Ausmaß auch um akute Verletzungen. Bei der sogenannten Golferschulter wird aus einer unspezifischen Vorschädigung, wobei beide Schultergelenke betroffen sein können, durch eine unzureichende, nicht optimierte Technik eine meist progredient verlaufende chronische und dann golfspezifische Schädigung. Meistens führen Technikfehler zu einer entsprechenden Läsion. Dies gilt auch für Trainingsfehler mit monotonen Wiederholungen. Präventive Fitnessübungen und die Kooperation der beteiligten Professionen sind, neben dem medizinischen Wissen und einer profunden Kenntnis der Sportarten, von entscheidender Bedeutung und das zentrale Thema der Sportmedizin.

Literatur

Literatur zu diesem Kapitel finden Sie im Anhang und unter www.schattauer.de/3052

5.7.2 Bogenschießen

Stefan Nolte

Grundlagen

In diesem Kapitel soll aus Gründen der Übersicht nur das olympische Bogenschießen betrachtet werden.
Geschossen wird hierbei mit dem sogenannten Recurvebogen (► Abb. 5-62). Dieser ist in der Regel teilbar in Wurfarme und Mittelstück. Die Bogenenden sind nach vorne gebogen, wodurch die Sehne im Moment des Lösens schneller vorschnellt und so eine bessere Wurfleistung resultiert.
Abhängig von der körperlichen Konstitution des Athleten werden unterschiedliche Bogenlängen (64 bis 72 Zoll) und Zuggewichte (Männer: ca. 19 bis 25 kp; Frauen: ca. 15 bis 21 kp) verwendet.
Beim olympischen Recurvebogen kommen zusätzliche Hilfsmittel zur Anwendung, zum einem das Stabilisationssystem, daneben Visier und eine Auszugshilfe, der sogenannte Klicker. Der Stabilisator dient dazu, das Gewicht des Bogens zu erhöhen, damit der Schütze während des Zielvorganges ruhig »im Gold stehen« kann, zum anderen dämpft er die Schwingung des Bogens beim Abschuss des Pfeiles und damit den Handschock nach dem Schuss.
Das Visier hilft beim Zielen, der Klicker, eine kleine Metallzunge, signalisiert dem Schützen den vollen Auszug des Pfeiles. Die Sehne wird mit Zeige-, Mittel- und Ringfinger ausgezogen, die mit dem sogenannten Tab geschützt werden.
Die Pfeile, bestehend aus Schaft, Spitze, Befiederung und Nocke, erreichen mitunter Geschwindigkeiten über 200 km/h. Feder, Spitze und Nocke werden individuell auf Schütze und Bogen abgestimmt. Meist verwendete Werkstoffe sind Aluminium und Carbon.

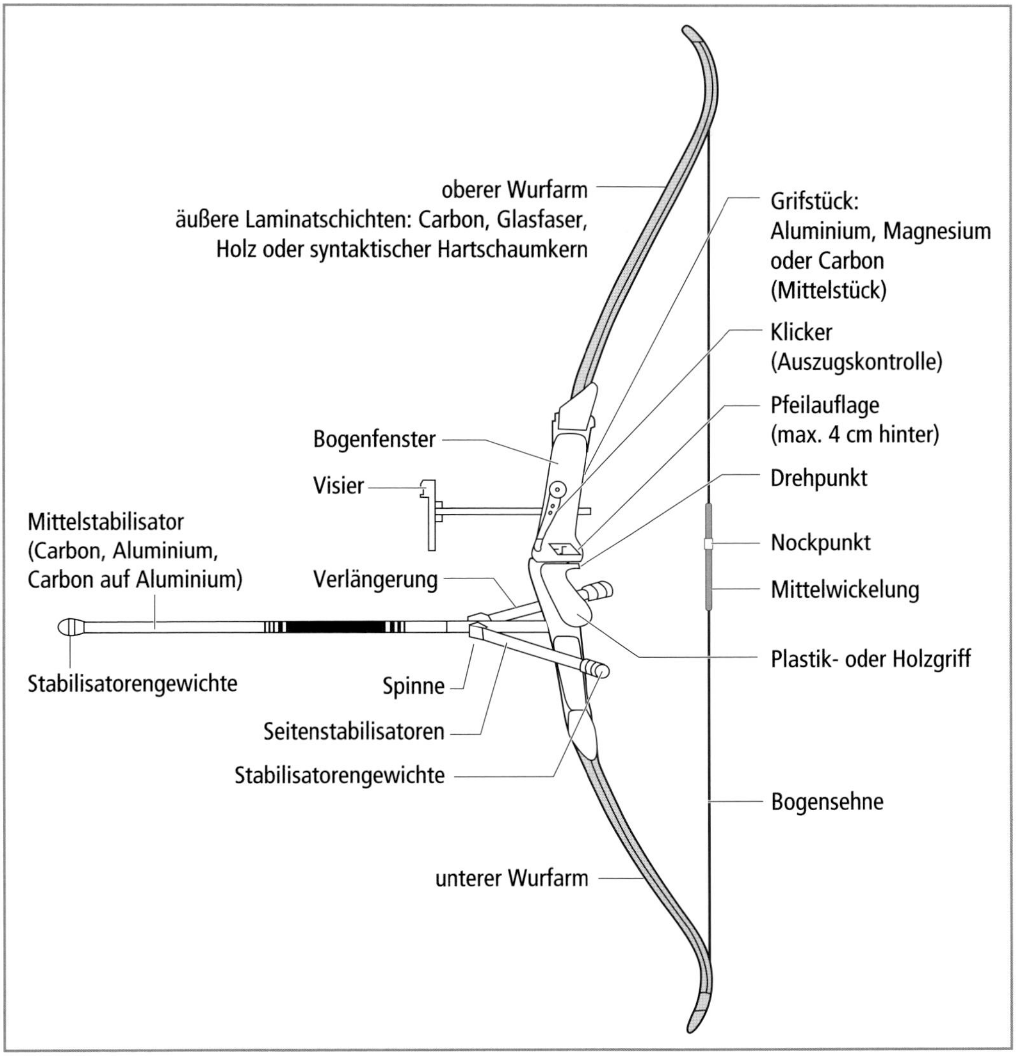

Abb. 5-62 Aufbau eines Recurvebogens (© Deutscher Schützenbund e. V.)

Die Zielscheibe (122 cm Durchmesser) besteht aus zehn 3 cm breiten Ringen, jeweils zwei in einer Farbe. Von innen nach außen: Gelb, Rot, Blau, Schwarz und Weiß. Der innere gelbe Ring zählt 10 Punkte, der folgende 9, der innere rote Ring 8 Punkte usw. bis zu den zwei weißen Ringen mit 2 bzw. 1 Punkt. Das Bogenschießen ist seit 1972 (wieder) olympisch. Im nationalen Wettkampf schießt jeder Athlet in einer Qualifikation 72 Pfeile auf die 70 Meter entfernt stehende Scheibe, jeweils sechs in zwölf Durchgängen. Pro Durchgang hat der Athlet vier Minuten Zeit. Danach kommt es zum Finalschießen, es tritt an der erste gegen den 32., der zweite gegen den 31. usw., die jeweiligen Sieger kommen eine Runde weiter, bis es letztendlich zum Duell um Gold geht.

Beim Finalschießen werden ab dem Viertelfinale insgesamt max. fünf Sätze (»Passe«)

à drei Pfeile in zwei Minuten auf die Wettkampfentfernung ausgetragen. Sollten beide Bogenschützen dann punktgleich sein, so wird ein Entscheidungspfeil geschossen. Derjenige, dessen Pfeil näher an der Mitte ist, kommt eine Runde weiter.

Neben den körperlichen Voraussetzungen sind im Schießsport **psychische Fähigkeiten** von besonderer Relevanz. Genannt seien Selbstregulationskompetenz, Konzentrationsfähigkeit, Selbstvertrauen und Entschlossenheit. Probleme in diesem Bereich können z. B. zu unwillkürlichen Handdystonien, zum »Goldfieber«, vergleichbar dem »Yips« des Golfers, führen.

Um im Wettkampf auch bei den letzten Schüssen noch gute Leistungen erzielen zu können, bedarf es einer gut ausgebildeten lokalen, statisch anaeroben **Ausdauer** sowie dynamischer und statischer Kraftausdauer. Zusätzlich sollte eine gute allgemeine aerobe Ausdauer bestehen, da z. B. hohe Herzfrequenzen in Anker- und Lösephase leistungsmindernd sind.

Die **Schulterarbeit** wird als ein Schlüssel erfolgreichen Bogenschießens gesehen. Sie ist der Kernpunkt des Schussablaufs.

Sportartspezifische Belastung und Beanspruchung

Zur Verdeutlichung der Anforderung an die Schultermuskulatur sei der typische Schusszyklus illustriert, die Anforderung an die sonstige Muskulatur, z. B. Armmuskulatur, soll aus Platzgründen hier nicht zur Darstellung kommen.

> ✘ Der Bogenarm und die Bogenhand halten und stützen den Bogen, der Zugarm und die Zughand halten und ziehen die Sehne.

In der **1. Positionsphase** werden die Bogenhand angestellt und die Zughand mit -fingern platziert. Der Bogenarm wird durch den M. teres major und den M. subscapularis innenrotiert bzw. im Schultergelenk zentriert. In der **2. Positionsphase**, im sogenannten Set-up, wird der Bogen in eine für den Schützen günstige Position angehoben für den Vollauszug. Hierbei stabilisieren der M. serratus anterior, der Deltamuskel, der M. pectoralis minor und der M. triceps brachii das Schulterblatt des Bogenarmes. Diese Position des Schulterblattes in Bezug zur Wirbelsäule sollte auf der Bogenseite ab hier nicht mehr verändert werden. Der Zugarm wird in die Horizontale angehoben (M. supraspinatus und M. deltoideus).

Zum Erreichen der **3. Positionsphase** (Vollauszug bis zum sogenannten Ankern) bleibt die bogenarmseitige Schulter stabil, der Oberarm der Zughand wird unter Beugung des Ellbogens aus der Vorhalte über das sogenannte Laden, Ankern und den Transfer in die Seithalte geführt. Hierbei sind vor allem der hintere Teil des M. deltoideus und der untere Teil des M. trapezius aktiv (► Abb. 5-63). Beim Ankern wird die Zughand unter dem Kinn positioniert. Die Schulterblätter werden stabil gehalten, stehen in gleicher Höhe, die Expansion und das Lösen (»Klickerendphase«) werden vorbereitet.

In dieser Phase kommt es zur Druckerhöhung des Bogenarmes sowie zu einer Weitung des Brustkorbs bis hin zum Lösen. Der Ellbogen des Zugarmes rotiert hierbei quasi um das Schultergelenk, indem die Scapula der Wirbelsäule angenähert wird (► Abb. 5-64). Aktiv sind hierbei die Mm. rhomboidei und der M. trapezius. Zur Vermeidung einer »hohen Schulter« gilt es, besonders den M. latissimus dorsi zu aktivieren.

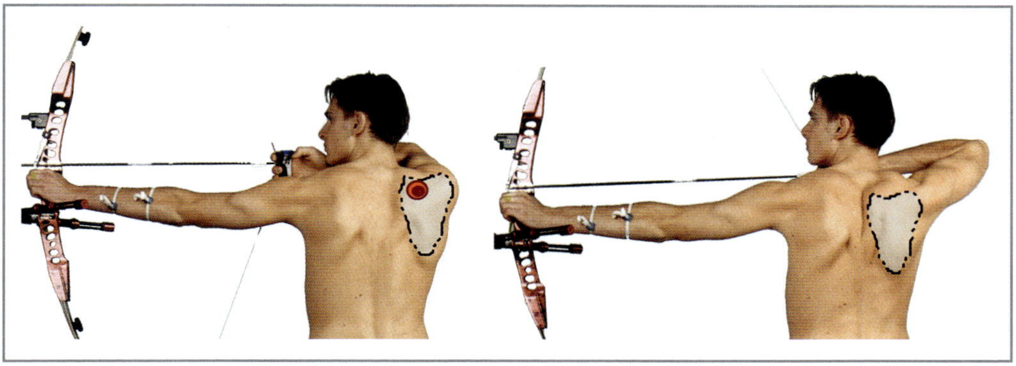

Abb. 5-63 Schulterblattbewegung auf der Zugarmseite beim Übergang von der 2. auf die 3. Positionsphase zum Erreichen einer optimalen Arbeitsposition für Laden und Transfer (aus: Haidn et al. 2010; © mit freundlicher Genehmigung der Spitta Verlag GmbH & Co. KG)

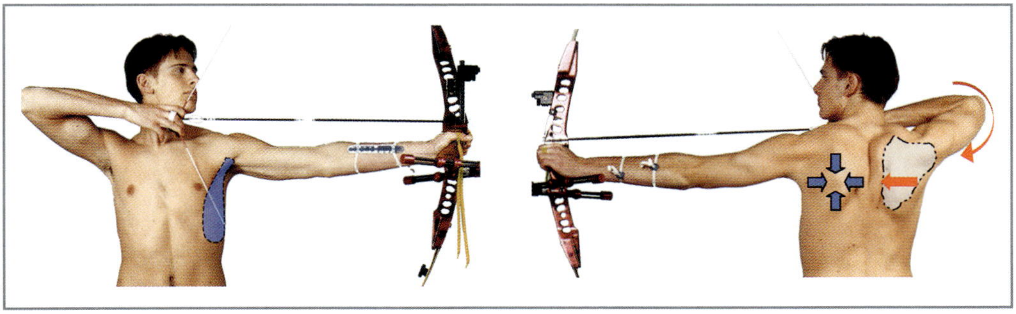

Abb. 5-64 Klickerendphase durch erhöhte Aktivität des M. serratus anterior auf der Bodenarmseite (links, blau) und der Mm. rhomboidei auf der Zugarmseite: Durch die Rotationsbewegung des Ellbogens auf der Zugarmseite wird das Schulterblatt zur Wirbelsäule bewegt (rechts) (aus: Haidn et al. 2010; © mit freundlicher Genehmigung der Spitta Verlag GmbH & Co. KG)

In der Halteposition sollte sich der Bogen nicht »hart« anfühlen, das Zuggewicht sollte gut beherrschbar sein. Das Lösen des Schusses erfolgt durch ein unbewusstes Entspannen der Zugfinger. Am Bogenarm werden die Extensor-digitorum-Muskeln eingesetzt; der feste Griff am Bogen ist zu vermeiden, um keine Seitabweichung im Lösen des Schusses zu provozieren.

Schulterbeschwerden kommen beim Bogenschießen häufiger vor, sind aber selten so ausgeprägt, dass es zur Aufgabe des Sports führt. Eine subacromiale Impingementsymptomatik des Zugarmes ist am häufigsten anzutreffen. Man sieht dies vor allem dann, wenn die Zuggewichte zu schnell gesteigert werden.

Therapie und Präventionsmaßnahmen

Operative Maßnahmen sind sehr selten erforderlich, meist genügen konservative Maßnahmen.

Am besten ist natürlich – wie immer – die **Prävention**. Hierbei ist vor allem das ausreichende Kraftausdauertraining der Rücken-

und (peri)scapulären Muskulatur wichtig. Agonisten- und Antagonistentraining ist notwendig.
Die bekannten Empfehlungen eines erfolgreichen Krafttrainings sind dabei zu beachten (Stichworte: anaerobe statische Kraftausdauer, intermediäres Krafttraining mit isometrischen Stopps in der Bewegung als sportspezifischere Form des Trainings, propriozeptives Krafttraining etc.). Als Hilfsmittel zum Training haben sich der Vibrationsstab (Schwingstab) und auch das Latexband bewährt. Propriozeptives Training kann mit Pezziball, Balancepads etc. unterstützt werden. Ausreichende »Muskelpflege« im Wechsel mit den Trainingseinheiten versteht sich von selbst. Stretching in seinen verschiedenen Formen (statisch und dynamisch) darf nicht fehlen, hyperämisierende Maßnahmen, für die Muskulatur, z. B. Massagen, sollen den Muskel locker und so trainierfähig halten. Myofasciale Probleme müssen früh genug erkannt und entsprechend therapiert werden.

Der weltweit größte Dachverband der Sportbogenschützen ist die World Archery Federation (WA), die 1931 als FITA (Federation Internationale de Tir a l'Arc) gegründet und 2011 in WA umbenannt wurde.

Literatur

Literatur zu diesem Kapitel finden Sie im Anhang und unter www.schattauer.de/3052

6 Rehabilitation und Prävention

6.1 Grundlagen der konservativen Behandlung

Alli Gokeler

6.1.1 Einleitung

Nach eingehender Diagnostik erfolgt eine intensive Aufklärung des betroffenen Sportlers und seines Trainers. Transparenz bezüglich des Problems, seiner kausalen Entstehung, notwendiger Trainingseinschränkungen und -maßnahmen sowie Informationen zur notwendigen Rehabilitationsdauer (ca. drei bis sechs Monate) erhöht die Chance auf einen erfolgreichen Reha-Verlauf. Anfangs steht die Beseitigung von Schmerzen im Vordergrund. Im weiteren Verlauf der Rehabilitation muss der »Überkopf«-Sportler wieder seine volle Beweglichkeit, Muskelkraft, Ausdauer und neuromuskuläre Kontrolle auf dem Niveau der sportartspezifischen Belastung zurückerlangen.

6.1.2 Struktur der Rehabilitation

Die Rehabilitation wird innerhalb individuell am Patienten orientierter Zeiträume so weit wie möglich standardisiert und in vier Phasen eingeteilt (Gokeler et al. 2003). Der Patient gelangt erst dann in die nächste Rehabilitationsphase, wenn festgelegte Kriterien erfüllt sind. Dazu werden klinische Testverfahren durchgeführt.

Phase 1: akute Phase

In der ersten Phase hat es sich bewährt, nur die an Wurf- oder Aufschlagbewegungen beteiligten Muskelgruppen der unteren Extremität und des Rumpfes zu trainieren. Somit wird eine Ausheilung der Kapselbandstrukturen und/oder der RM ermöglicht. Sportarten mit Überkopfbewegungen müssen in der Regel für mindestens sechs Wochen vermieden werden. Der Sportler wird allerdings angehalten, seine aerobe und anaerobe Ausdauer durch ein geeignetes Training zu erhalten. Darüber hinaus wird die Kräftigung der Rumpf- und Extremitätenmuskulatur in jedem Fall zu diesem Zeitpunkt schon in den Rehabilitationsprozess integriert. Immerhin stellen diese Muskelgruppen ungefähr 50 % der nötigen Kraft zur Armbeschleunigung beim Wurf oder Schlag zur Verfügung. Modalitäten wie Eis, Hochvolttherapie, Iontophorese, Ultraschall und nichtsteroidale entzündungshemmende Medikamente können verwendet werden, um Schmerzen und Entzündungen zu reduzieren (Wilk et al. 2012).

Die **Dauer** der akuten Phase hängt von dem Verletzungsgrad und der Heilungskapazität des betroffenen Gewebes ab. Zur Verbesserung der Beweglichkeit wird die Aufmerksamkeit auf die Innen- (IRO) und Außenrotation (ARO) sowie die horizontale Adduktion gerichtet. Die Strukturen an der posterioren Seite der Schulter werden extremen exzentrischen Kontraktionen während wiederholter explosiver Überkopfbewegungen ausgesetzt.

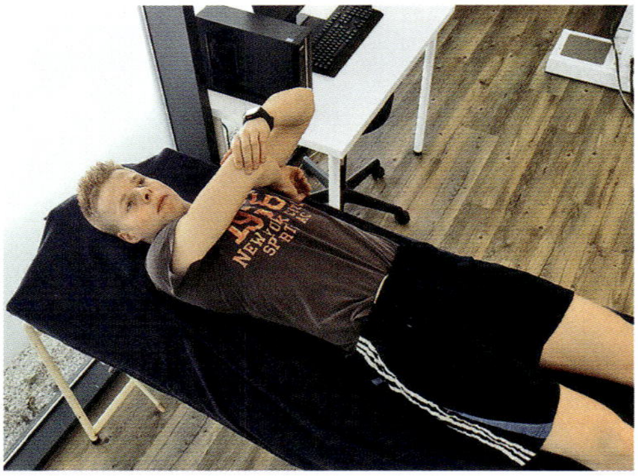

Abb. 6-1 Stretching durch horizontale Adduktion. Der Oberarm wird rechtwinklig abgehoben und mit der anderen Hand am Ellbogen gehalten. Der Ellbogen wird auf dieser Höhe langsam in Richtung der anderen Schulter bewegt, bis ein Zug hinten an der Schulter spürbar wird.

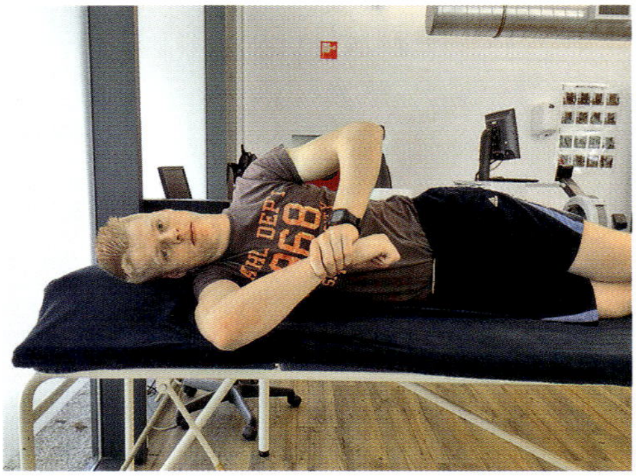

Abb. 6-2 Sleeper's Stretch. Der Sportler liegt in Seitenlage mit dem Oberkörper senkrecht zur Unterlage auf der Schulter (und fixiert diese). Die andere Hand umfasst das Handgelenk des unteren Armes. Mit der Hand wird der Unterarm des unteren Armes langsam nach unten in Richtung Unterlage bewegt.

So kann es zu möglichen Anpassungen der Weichteile mit Verlust der IRO kommen (Reinold et al. 2010, Reinold et al. 2008).

Die **Mobilisation** sollte die horizontale Adduktion und den »Sleeper's Stretch« (► Abb. 6-1, ► Abb. 6-2) umfassen. Die horizontale Adduktion kann in einer geraden Ebene durchgeführt werden oder integriert mit IRO der Schulter.

Eine zu aggressive Dehnung beim Sleeper's Stretch sollte vermieden werden. Häufige, sanfte Dehnung erzielt weit bessere Ergebnisse als das gelegentliche aggressive Dehnen (Reinold et al. 2010, Manske u. Ellenbecker 2013).

Der Physiotherapeut soll die Ruheposition und die dynamische Funktion des scapulothorakalen Gelenks überprüfen. Baseballspieler zeigen häufig eine Haltung mit gerundeten Schultern und Protraktion des Kopfs. Diese Haltung geht einher mit Muskelschwäche der Retraktoren des Schultergürtels (Thigpen et al. 2010). Eine nach vorn gekippte Scapula trägt zum Verlust von IRO der Schultergelenke bei (Borich et al. 2006).

Die Scapulaposition mit Verkürzung des M. pectoralis minor, M. trapezius, M. levator scapulae, M. serratus anterior und der tiefen Nackenmuskeln kann zu neurovaskulären Symptomen wie Armmüdigkeit, Schmerzen und Druckempfindlichkeit führen (Nuber et al. 1990).

Abhängig von der Schwere der Verletzung, fängt die Muskelkräftigung oft mit submaximal schmerzfreien isometrischen Übungen für die Schultermuskulatur an. Diese isometrischen Übungen sollten in mehreren Gelenkwinkeln durchgeführt werden (Reinold et al. 2010). Wechselnde isometrische Kontraktionen erleichtern die Zusammenarbeit der Kontraktion der vorderen und hinteren RM-Muskulatur. Rhythmische Stabilisierungsübungen können auch mit dem Patienten in Rückenlage und mit dem Arm angehoben, um etwa 90 bis 100 Grad und bei 10 Grad durchgeführt werden. Wenn die Genesung des Sportlers fortschreitet, können Übungen in der geschlossenen Kette, wie z. B. im Vierfüßlerstand, durchgeführt werden.

Ziele:
- Reduzierung der Schmerzsymptome des periartikulären Gewebes
- Wiederherstellung einer schmerzfreien Beweglichkeit
- Verhindern einer progressiven Muskelatrophie
- Erhalt der aeroben und anaeroben Ausdauer

Maßnahmen:
- Hochvolttherapie
- Eis- bzw. Wärmeapplikation
- nichtsteroidale Antiphlogistika
- bei Bedarf ein bis zwei Corticosteroidinjektionen
- Kräftigung von Rumpf und oberen Extremitäten
- kardiovaskuläres Training

Die Eingangskriterien für Phase 2 sind:
- schmerzfreie klinische Untersuchung
- volle Beweglichkeit im Schultergelenk
- keine Schmerzen bei Alltagsbelastungen

Phase 2: Zwischenphase

Die Zwischenphase beginnt, sobald der Athlet eine normale passive Bewegung und eine ausreichende Stabilität der Schulter wiedergewonnen hat. Die Stabilität der unteren Extremität und des Rumpfes sind entscheidend, um die kinetische Energie effizient in koordinierter Art und Weise von der distalen Kette auf dem Arm durchzuführen (Kibler et al. 2012). Daher werden in dieser Phase auch vermehrt Krafttraining und Stabilisationsübungen der unteren Extremität und des Rumpfes durchgeführt (▶ Abb. 6-3). Zu diesem Zeitpunkt wird ein isokinetischer Test mit einer Winkelgeschwindigkeit von 60 bis 180 Grad/s der Innen- und Außenrotatoren aus 0 Grad Abduktion durchgeführt. Dieser dient als Referenzwert für den

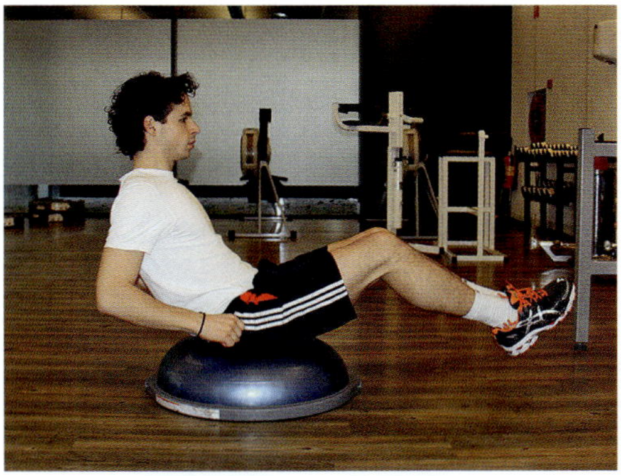

Abb. 6-3 Stabilisationsübung des Rumpfes

weiteren Verlauf der Rehabilitation. Durch den isokinetischen Test der Drehmomente kann nur eine Aussage über die Minderung der Muskelkraft erfolgen. Es kann jedoch nichts über deren Ursache ausgesagt werden. Ursachen können strukturelle Muskeldefizite (Atrophie) oder gelenkwinkelspezifische Hemmmechanismen sein.
Der Schwerpunkt liegt auf sensomotorischem Training. Die Ziele der Zwischenphase sind die Verbesserung der funktionellen neuromuskulären Kontrolle und die Wiederherstellung der Muskelkraft und des Gleichgewichts der IRO : ARO und der scapulothorakalen Muskulatur.
Es gilt dabei folgende **Grundregeln** zu beachten:
- Die Übungen dürfen nie zu einem stechenden Schmerz führen.
- Auf einer VAS von 0–10 (0 ist kein Schmerz und 10 ist unerträglicher Schmerz) darf der Schmerz während der Übungen nicht über 5/10 hinausgehen.
- Der Schmerz soll innerhalb von drei Stunden nach Beendigung der Übungen verschwunden sein.

Ziele:
- normale scapulothorakale Anbindung
- Wiederherstellung der Muskelbalance

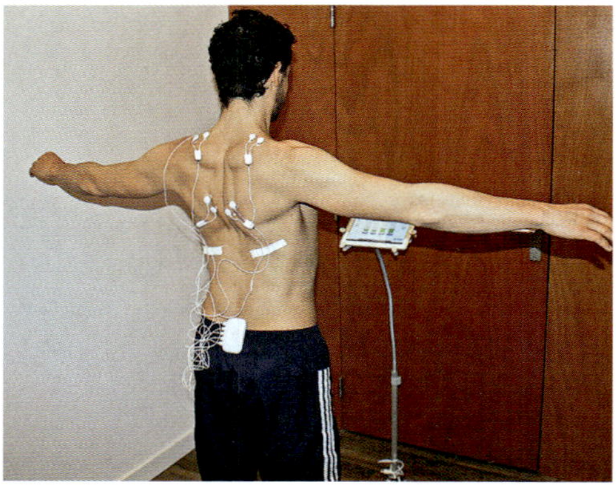

Abb. 6-4 Beidseitiger EMG-Test des M. trapezius, M. deltoideus und M. serratus anterior

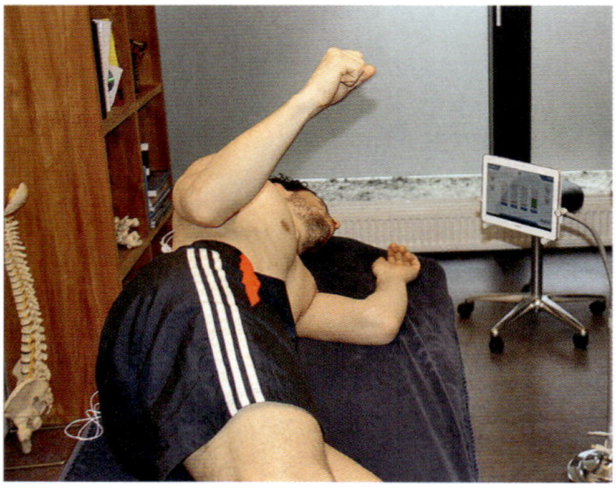

Abb. 6-5 Übung der Außenrotation in Seitenlage mit EMG-Feedback

Maßnahmen:

- Kräftigungs- und Koordinationsübungen
- Kräftigung von Rumpf und unteren Extremitäten
- kardiovaskuläres Training

Mittels EMG wird eine Analyse des M. trapezius (Pars descendens und ascendens), des M. deltoideus und des M. serratus anterior in Bezug auf Timing und Aktivitätsniveau im Seitenvergleich bei standardisierter Flexion und Abduktion (► Abb. 6-4) durchgeführt.

Anhand dieser Messung wird ein individuelles Trainingsprogramm für den Patienten erstellt. Anfangs erhält der Patient während der Übungen auch ein EMG-Feedback, damit er optimale Voraussetzungen für das motorische Lernen hat. Dieses ist notwendig, um das Gefühl der normalen scapulothorakalen Anbindung erneut zu erlernen. Den Patienten werden Anweisungen mit einem externen Aufmerksamkeitsfokus gegeben, d. h. die Anweisung richtet sich nach dem Resultat der Bewegung, in diesem Fall nach den Balken auf dem Monitor der EMG-Aktivität (► Abb. 6-5). In einem 2012 veröffentlichten Systematic Review wurde deutlich nachgewiesen, dass Anweisungen mit einem externen Fokus zu einem besseren und schnelleren Erlernen einer motorischen Fähigkeit führen (Wulf 2013).

Im Allgemeinen sind es vor allem der M. trapezius (Pars ascendens) und der M. serratus anterior, die sensomotorische Defizite haben. Ist dieses der Fall, dann werden Übungen spezifisch für diese Muskulatur im Reha-Programm aufgenommen. Wichtig bei der Auswahl dieser Übungen ist vor allem, dass die Muskulatur so isoliert wie möglich trainiert werden kann.

Der M. trapezius (Pars ascendens) kann mit ARO in Seitenlage, anfangs ohne Gewicht, trainiert werden. Des Weiteren ist die Prone-Extension und Prone-Abduktion eine sehr geeignete Übung für den M. trapezius (► Abb. 6-6, ► Abb. 6-7).

Rhythmische Stabilisierungsübungen werden während der Zwischenphase des Reha-Programms durchgeführt. Durch die Anwendung von manuellem Widerstand während bestimmter Übungen kann der Physiotherapeut den Widerstand über den Bereich der Bewegung variieren und konzentrische und exzentrische Kontraktionen sowie rhythmische Stabilisierungen im

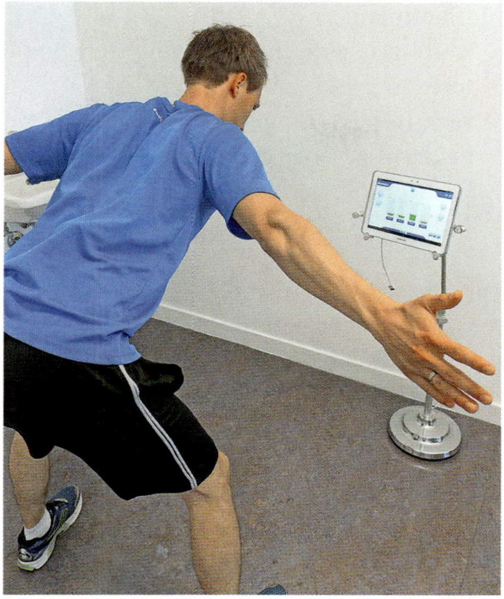

Abb. 6-6 Prone-Extension

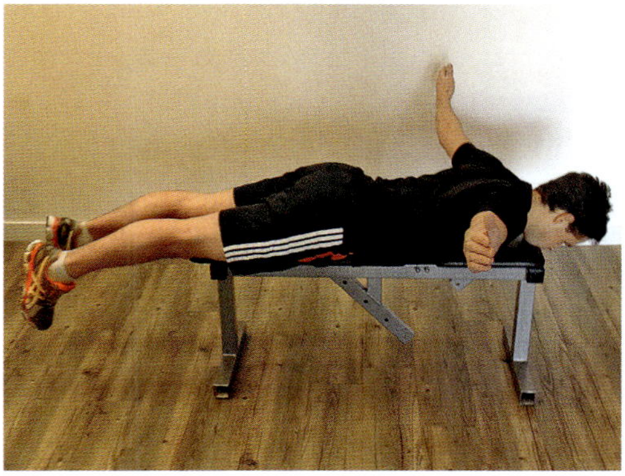

Abb. 6-7 Prone-Abduktion

Endbereich hinzufügen (Reinold et al. 2010). Patienten weisen häufig eine Schwäche des M. infraspinatus und M. teres minor auf. Elektromyografisch nachgewiesene Übungen, die eine hohe isolierte muskuläre Aktivität in der hinteren Manschette bewirken, sind die ARO, in Seitenlage ausgeführt, und Ruderübungen in ARO (Reinold et al. 2004). Nach sechs Wochen Training wird erneut eine EMG-Analyse durchgeführt, um zu sehen, ob sich die sensomotorischen Defizite reduziert haben. Ist dies der Fall, ist das sehr motivierend für den Patienten, weil ihm das Resultat direkt auf dem Display gezeigt werden kann und er auch das Testergebnis, inkl. der erreichten Verbesserungen, bekommt.

Bei stabiler Anbindung der Scapula an den Thorax wird mit Übungen in offener Kette für die Innen- und Außenrotatoren der RM aus 0 Grad Abduktion begonnen, wobei die Ausgangsstellung nach einigen Wochen beschwerdefreien Trainings auf eine 45-bis-60-Grad-Abduktionsposition erweitert werden kann. Die weitere Aktivierung der Scapulamuskulatur wird nun mit Geräten wie der Rudermaschine, der modifizierten Latzug- oder der Butterflymaschine fortgeführt. Um Überlastungen der vorderen Kapsel zu vermeiden und um kein posterosuperiores Impingement der RM zu provozieren, wird aus einer Flexionsposition und nur bis 60 Grad glenohumeraler Abduktion in der Scapulaebene geübt. Nicht nur Training an Geräten, sondern auch sportliche Bewegungen wie Brustschwimmen sind wesentlicher Bestandteil dieser Phase.

Übungen in der geschlossenen kinetischen Kette sind während der Zwischenphase auch sehr wichtig. Beispielhaft sind Übungen mit Gewichtsverlagerung auf einem Ball, ein Push-up auf einem Ball oder einer instabilen Unterlage. Auch können rhythmische Stabilisierungen der oberen Extremität in geschlossener Kette durchgeführt werden (► Abb. 6-8).

Eingangskriterien für die dritte Phase:

- keine Schmerzen beim Training
- isokinetisch gemessene Drehmomente der Innen- und Außenrotatoren, gemessen in 0 Grad Abduktion mit einer Winkelgeschwindigkeit von 180°/s sollten mindestens 60 % der nicht verletzten Seite betragen

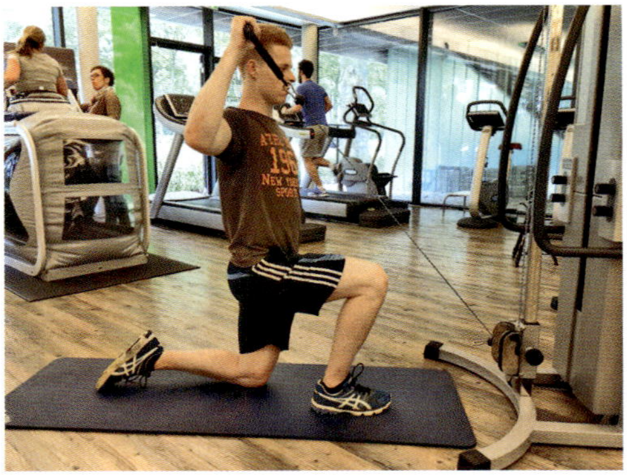

Abb. 6-8 Rhythmische Stabilisierung

Phase 3: erweiterte Phase

Die dritte Phase des Reha-Programms bereitet die Sportler auf die sportliche Aktivität vor. In dieser Phase wird steigernd bis zur Überkopfposition geübt. Damit die Kräftigung des M. subscapularis möglichst isoliert erfolgt, wird die Innenrotation aus 90 Grad Abduktion in der Scapulaebene trainiert. Bei der Einstellung der nötigen Ausgangsposition ist darauf zu achten, dass der Arm ausgehend von einer neutralen Rotationsstellung gehoben wird.
Neben den bisher erwähnten Aspekten fällt – je nach angestrebter sportlicher Belastung – auch dem Ausdauertraining der Schultermuskulatur große Bedeutung zu. Es ist leicht vorstellbar, dass z. B. für einen Leistungsschwimmer ein traditionelles Training mit drei Serien à 10 bis 15 Wiederholungen bei seinem Trainingspensum von 10.000 Metern pro Tag (entspricht 4000 Armbewegungen pro Seite!), kein adäquater Ausdauerreiz ist.
Ziele:

- Vorbereitung auf eine uneingeschränkte Sportaktivität
- Minimierung des Rezidivrisikos

Maßnahmen:

- sportartspezifisches Training (sensomotorisch)
- reaktives Training
- beidarmiges Wurfprogramm
- Arm-Ergometer
- Intervall-Programm

Die Verbesserung der Beweglichkeit, wenn indiziert, sollte auch in dieser Phase beibehalten werden mit dem Sleeper's Stretch und der horizontalen Adduktion. Krafttraining für die RM wird in 90 Grad Abduktion ausgeführt und sollte auch verstärkt exzentrisch durchgeführt werden. Anschließend werden zunehmend reaktive Übungen in das Trainingsprogramm integriert. So kann der Patient z. B. aus der Wurfposition mit dem Thera-Band® konzentrisch eine IRO durchführen und sich plötzlich vom Gummizug exzentrisch in die ARO ziehen lassen. Vor dem Erreichen der maximalen ARO bremst der Patient die Bewegung reaktiv ab. Diese Trainingsform kann in verschiedenen Ausgangspositionen, sowohl in der offenen als auch in der geschlossenen Kette, durchgeführt werden. Als Variante aus der Rückenlage lassen der Autor und sein Team den Patienten den vom Therapeuten fallen gelassenen Ball mit einer Hand in 90 Grad abduzierter Schulterposition fangen.
Bevor der Autor und sein Team wettkampfspezifische Aufschlag- oder Wurfbewegungen in den Trainingsplan mit aufnehmen, lassen sie den Sportler ein beidarmiges Wurfprogramm durchführen (Gokeler et al. 2003). Dieser Übergang zur letzten und somit höchsten Belastungsstufe der Rehabilitation hat den Vorteil einer annähernd sportartspezifischen Belastung für »Überkopf«-Sportler bei relativ geringer Belastung für die vordere Gelenkkapsel. Das Wurfprogramm wird mit hoher Anzahl der Wiederholungen bei niedrigem Widerstand ausgeführt.

Mögliche Variationen sind:

- das Zupassen auf Brusthöhe, ähnlich dem Druckpass beim Basketball
- Fußballeinwurf

Zum Abschluss der klinischen Rehabilitation wird ein isokinetischer Test mit einer Geschwindigkeit von 180 Grad/s der Innen- und Außenrotatoren (IRO und ARO) in einer sportsartspezifischen Position durchgeführt. Als Kriterium für eine Rückkehr zum Sport halten wir ein Verhältnis der Drehmomente der ARO : IRO von ca. 65 % für erforderlich (Gokeler et al. 2003).

Phase 4: Return-to-Aktivität-(Sport-)Phase

Nach Abschluss des Reha-Programms, ggf. noch minimaler Schmerzen, vollständiger Beweglichkeit, normaler Scapula-Anbindung und dynamischer Stabilisierung, kann der Patient bzw. der Sportler mit der Return-to-Aktivität-Phase beginnen.
Der Einstieg in den Sport gelingt schonend über ein »Intervall-Programm« (Gokeler et al. 2003). Des Weiteren soll ein Sportprogramm für die Kräftigung, inkl. reaktivem Training und neuromuskulärer Kontrolle, mit einer Frequenz von dreimal pro Woche (mit einem Ruhetag dazwischen) in das normale Training integriert werden. Der Sportler sollte aufwärmen, dehnen und ein bis zwei Sätze jeder Übung vor dem Sportprogramm ausführen. Dies sorgt nicht nur für ein angemessenes Warm-up, sondern dient auch der »Wartung« der notwendigen Beweglichkeit und Flexibilität der oberen Extremität.
An Tagen, an denen der Sportler nicht trainiert, werden Übungen für die untere Extremität, Ausdauer-, Stabilitäts-, Beweglichkeits- und leichte Kräftigungsübungen mit Betonung der hinteren RM und der Scapulamuskulatur durchgeführt. Der Zyklus wird während der Woche mit dem siebten Tag (bezeichnet für Ruhe und leichtes Stretching) wiederholt (Reinold et al. 2010).

Literatur

Literatur zu diesem Kapitel finden Sie im Anhang und unter www.schattauer.de/3052

6.2 Bedeutung der Scapula in der Rehabilitation

Christian Kopkow, Philip Kasten

6.2.1 Einleitung

Die Scapula ist in der Rehabilitation von »Schulter«-Sportlern von enormer Wichtigkeit, da sie als Verbindungsglied in der kinematischen Kette entscheidend für eine optimale und effektive Kraftübertragung von unterer Extremität über den Rumpf auf die obere Extremität dient (Kibler et al. 2001, McMullen u. Uhl 2000, Kibler et al. 2013a, Kibler u. Sciascia 2010). Bei unzureichender Scapulastabilität ist diese Kraftübertragung nicht gewährleistet, wodurch es zu verschiedenen Problemen (z. B. verlängerte Rehabilitation, Leistungsdefizite, Schulterschmerzen) kommen kann. Eine muskuläre Insuffizienz bzw. Störung der »normalen« Bewegung/Ruheposition der Scapula, eine sogenannte **Scapuladyskinesie**, kann verschiedene Ursachen haben (Kibler et al. 2013a, Kibler u. Sciascia 2010, McClure et al. 2012, Cools et al. 2014, Struyf et al. 2014a, Cools et al. 2008). Sie tritt häufig bei

Schulterschmerzen auf (Scheibel u. Habermeyer 2013), wobei noch Forschungsbedarf hinsichtlich der exakten Zusammenhänge besteht (Ludewig u. Reynolds 2009). Eine als fehlerhaft klassifizierte Bewegung der Scapula wird z. B. mit dem subacromialen Impingementsyndrom in Verbindung gebracht (Lukasiewicz et al. 1999, Ludewig u. Cook 2000, Hebert et al. 2002, Warner et al. 1992, Struyf et al. 2014b). Ein bestimmtes Bewegungsmuster, das kausal verantwortlich ist, konnte in einem aktuellen systematischen Review jedoch nicht identifiziert werden (Ratcliffe et al. 2014). Eine Scapuladyskinesie kann auch dann vorliegen, wenn keine Schmerzen oder andere Beschwerden existieren. Um eine optimale Therapie der Sportlerschulter zu gewährleisten, ist es essenziell, alle möglichen Einflussfaktoren einer Scapuladyskinesie therapeutisch anzugehen. **Kausal beitragende Faktoren** können dabei entsprechend des Konsensus des »Scapular Summit« 2013 die folgenden sein (Kibler et al. 2013b):

- neurologische Faktoren (z. B. Nervenlähmung des N. thoracicus longus)
- Gelenksstörungen (z. B. Labrumläsionen, AC-Separation, glenohumerale Instabilität)
- knöcherne Ursachen (z. B. Fraktur der Clavicula)
- Inflexibilität (GIRD, »Verkürzung« des M. pectoralis minor)
- muskuläre Ursachen (z. B. Schwäche des M. serratus anterior, des unteren Teils des M. trapezius)
- Störungen der kinetischen Kette (z. B. Defizite der Hüftmuskulatur oder der unteren Extremität, Rumpfstabilität)

6.2.2 Struktur der Rehabilitation

Liegt ein entsprechendes Defizit vor, sollte dieses im Rehabilitationsprozess adressiert werden, um eine optimale und zielführende Rehabilitation zu gewährleisten. Empfohlen wird dabei ein **stufenförmiger Aufbau der Therapie** (Kibler et al. 2013a, Houglum 2013, Burkhart et al. 2003), der die gesamte kinetische Kette, also z. B. auch Bein- und Rumpfmuskulatur und nicht ausschließlich die Scapula-/Schultermuskulatur, mit einbezieht (Kibler et al. 2001, McMullen u. Uhl 2000, Kibler et al. 2013a, Burkhart et al. 2003). Am Rehabilitationsbeginn kann es hilfreich sein, komplexe Bewegungen in verschiedene einzelne Bewegungen aufzuteilen, um so zu einer koordinierten Bewegungsentwicklung beizutragen. Einzelne Bewegungskomponenten sollten jedoch im Verlauf des Rehabilitationsprogramms wieder in komplexe »Bewegungsprogramme«, sofern und sobald sie beherrscht werden, eingebunden werden. Es existieren verschiedene Therapiemöglichkeiten, die sich zur konservativen Behandlung von Inflexibilitäten, muskulären Ursachen sowie Störungen der kinetischen Kette als Ursachen einer Scapuladyskinesie eignen. Diese sollen im Folgenden vorgestellt werden:

Wichtig ist es, zuerst zu untersuchen, ob es Kraft- und Bewegungseinschränkungen der Rumpfmuskulatur bzw. der gesamten unteren Extremität gibt, die zu einer Störung der kinetischen Kette führen (Kibler et al. 2013a, Kibler et al. 2013b). Bei bestehenden Defiziten sollten diese unbedingt an den Beginn der Rehabilitation gestellt werden, d. h. vor die eigentliche Behandlung der Scapula, um ein optimales Therapieergebnis für die Scapula zu gewährleisten (Kibler et al. 2001, McMullen u. Uhl 2000, Kibler et al. 2013a, Kibler u. Sciascia 2010, McClure et al. 2012). Eine fehlende Extensionsmöglichkeit der Brustwirbelsäule z. B. kann sich negativ auf eine optimale Aktivierung und Positionierung des Schulterblattes durch Hemmung des unteren Trapeziusanteils auswirken

(McClure et al. 2012). Diese sollte daher, z. B. durch Anwendung manueller therapeutischer Techniken, behandelt werden. Um eine fehlende bzw. ungenügende muskuläre Stabilität des Rumpfes zu therapieren, bieten sich »**Core Exercises**« (Houglum 2013, Ekstrom et al. 2007, Brumitt u. Dale 2009) an. Bestehende Defizite der Rumpfstabilität sollten dabei unbedingt in das Therapieregime eingebunden werden, um damit die Voraussetzung für eine optimale Kraftübertragung von unterer Extremität über den Rumpf auf die obere Extremität zu schaffen. Geeignete Übungen zur Kräftigung der unteren Extremität sind z. B. Beinpressen und beidbeinige und/oder einbeinige Kniebeugen (Kasten et al. 2013, Dexel et al. 2013).

Optimale Therapieergebnisse hinsichtlich der Schulter können häufig nur erreicht werden, wenn weiter proximal bestehende Probleme zuerst behandelt werden. Eine ausreichende Stabilität des Rumpfes und der gesamten unteren Extremität ist essenziell für den Behandlungserfolg und die bestmögliche Kraftübertragung von der unteren auf die obere Extremität (Kibler et al. 2001, McMullen u. Uhl 2000, Kibler et al. 2013a, Kibler et al. 2013b). Beim Tennisaufschlag ist z. B. die Kraft der Extensoren der unteren Extremität entscheidend für die Effektivität des Aufschlags, da hohe Ballgeschwindigkeiten mit entsprechender Extensionskraft der unteren Extremität korrelieren (Girard et al. 2005). Daher ist, in Abhängigkeit von der ausgeübten Sportart, die Kräftigung der unteren Extremität nicht zu vernachlässigen. Das Trainieren von unterer Extremität und Rumpf kann dabei bereits in der Phase akuter Schulterschmerzen durchgeführt werden (Entzündungsphase), in der Belastungen für die Schulter noch nicht erlaubt sind (Kasten et al. 2013, Dexel et al. 2013). Dabei ist eine gezielte Kräftigung entsprechend der festgestellten Defizite anzustreben, um auf die Behandlung der Scapula bzw. Schulter und auch auf die Wiederaufnahme sportlicher Belastung vorzubereiten.

Bei »**Überkopf**«-**Sportlern** sollte abgeklärt werden, ob eine Einschränkung der Innenrotation des glenohumeralen Gelenks (GIRD), im Zusammenhang mit der Scapuladyskinesie meist durch eine Verkürzung der posteroinferioren Kapselanteile, vorliegt, die dann mit Dehntechniken behandelt werden kann. Geeignet sind verschiedene Techniken aus der Manuellen Therapie, die bei einer Seitendifferenz der Innenrotation von 18 Grad und mehr indiziert sind (Kibler et al. 2013a). Allerdings ist nicht ausschließlich die Beurteilung der Innenrotation ausschlaggebend, sondern das gesamte Bewegungsausmaß (Manske et al. 2013). Im Sinne einer probeweisen Behandlung können manuelle Techniken auch bereits bei gering ausgeprägter Seitendifferenz Anwendung finden. Um die Innenrotationsfähigkeit im glenohumeralen Gelenk exakt beurteilen zu können, ist es entscheidend, die klinische Messung der Innenrotationsfähigkeit bei fixierter Scapula durchzuführen (Wilk et al. 2009). Empfohlen wird, die klinische Messung im Seitenvergleich in Rückenlage durchzuführen (Struyf et al. 2014a, Manske et al. 2013, Ellenbecker u. Cools 2010, Maenhout et al. 2012), da der zu Untersuchende damit auf der Scapula liegt und diese durch das eigene Körpergewicht fixiert, wodurch eine weitestgehend unverfälschte Beurteilung der Innenrotationseinschränkung gewährleistet ist.

Geeignete Selbstübungen für den Patienten bei Einschränkungen der dorsalen Strukturen sind der »**Cross-Body-Stretch**« sowie der »**Sleeper's Stretch**« (Kibler et al. 2013a, McClure et al. 2012, Manske et al. 2013, Wilk et al. 2013, McClure et al. 2007, Dashottar u. Borstad 2012), die der Patient unbedingt eigenständig im Anschluss an eine manualtherapeutische Behandlung durchführen sollte, um das erreichte zusätzliche Bewegungsausmaß zu erhalten. In der Literatur werden häufig Dehnübungen für den M. pectoralis minor empfohlen (Ludewig u. Reynolds 2009, Burkhart et al. 2003, Williams et al. 2013), um eine bestehende Inflexibilität zu verbessern. Dabei wird angenommen, dass der M. pectoralis minor einen Widerstand gegen den posterioren Tilt, die Aufwärtsrotation und Außenrotation der Scapula bei Armelevation verursacht. Bei Personen mit einem kurzen M. pectoralis minor konnte eine geringe reposteriore Kippung festgestellt werden (Borstad u. Ludewig 2005). Es muss aber einschränkend festgehalten werden, dass es sich dabei um Personen ohne Schulterpathologien handelte und die Längenbestimmung des M. pectoralis minor in Ruhestellung erfolgte. Der »Corner Stretch« scheint eine Position zu sein, in der es zu einer entsprechenden Längenzunahme des M. pectoralis minor kommt (Borstad u. Ludewig 2006). Allerdings ist diese Position für Schulterpatienten häufig schmerzverursachend, da der Arm auf Schulterniveau gehoben werden muss. Eine Alternative zum »Corner Stretch« kann daher die Ausführung in Rückenlage sein, in der eine weitere Person (idealerweise ein geschulter Physiotherapeut, alternativ auch z. B. ein Mitsportler) die Dehnposition hält, um den M. pectoralis minor in Dehnung zu bringen (Ellenbecker u. Cools 2010). Die Schulter sollte während der Ausführung in Retraktion eingestellt werden (z. B. durch Unterlagerung unter die mittlere BWS mit einer Schaumstoffrolle oder einem zusammengefalteten Handtuch), da aufgrund der Retraktion eine größere Längenzunahme des M. pectoralis minor erreicht wird (Muraki et al. 2009). In einer kürzlich publizierten Studie konnte allerdings kein Einfluss von passiven Dehnübungen des M. pectoralis minor auf eine verbesserte Position der Scapula nachgewiesen werden (Williams et al. 2013). Zu bezweifeln ist auch, ob es tatsächlich Dehnübungen sind, die zu einer Längenzunahme der gedehnten Muskulatur führen. Vielmehr scheint eine sensorische Anpassung an den Dehnschmerz zu erfolgen und dadurch bedingt ein erweitertes Bewegungsausmaß zu entstehen (Weppler u. Magnusson 2010).

Die Behandlung von Störungen der Bewegung und Position der Scapula sollte idealerweise mit **sensomotorischen Übungen** beginnen. Ziel ist dabei die Wiederherstellung eines aufeinander abgestimmten Bewegungsablaufs. Nicht nur bei postoperativen Zuständen ist aufgrund von Schmerzen eine veränderte Bewegung erkennbar. Entscheidend ist bei scapulaspezifischen Übungen eine koordinierte Aktivierung des M. serratus anterior sowie des unteren Anteils des M. trapezius zur Stabilisierung des Angulus inferior scapulae am Brustkorb. Die in der Wurfarmposition bedeutsame Aufwärtsrotation der Scapula wird durch das »force couple« (Kräftepaar), bestehend aus oberem und unterem Trapeziusanteil sowie M. serratus anterior, kontrolliert. Im Therapieverlauf ist es wichtig, darauf zu achten, dass es zu keiner übermäßigen Aktivität des oberen Trapeziusanteils kommt (Kibler et al. 2013b, Houglum 2013, Maenhout et al. 2010). Eine bewusste Wahrnehmung der Scapula führt zudem zu einer erhöhten Muskelaktivierung während der Durchführung von scapulaspezifischen Übungen (De Mey et al. 2013). Daher sollte diese insbesondere beübt werden, um die Effektivität der anschließenden Übungen zu gewährleisten bzw. zu verbessern. Übungen zur Schulung der bewussten muskulären Kontrolle des Schulterblattes können parallel zu rumpfstabilisierenden Übungen und dem Training der unteren Extremität auch bei vorhandenen Schulterschmerzen durchgeführt werden, da die Schulter dabei nicht dynamisch belastet wird (Kibler et al. 2013a, Kibler et al. 2008). Eine geeignete Übung, die auch bereits im akuten schmerzhaften Zustand durchgeführt werden kann, ist die »Schulterblattuhr« (► Abb. 6-9, ► Abb. 6-10).

Sofern noch Schmerzen in der Schulter bestehen, sollten scapulaspezifische Übungen zuerst isometrisch durchgeführt werden. Der Einfluss von Schmerzen auf das Bewegungsverhalten der Scapula sowie die Aktivierung bzw. Inhibierung der Schultermuskulatur aufgrund von Schmerzen ist derzeit noch wenig verstanden und bedarf weiterer Forschung (Ludewig u. Reynolds 2009). Es scheint aber auf jeden Fall einen solchen Einfluss zu geben (Diederichsen et al. 2009, Wassinger et al. 2013), weshalb Schmerzen im Therapieverlauf unbedingt erfragt werden sollten.

> **!** Von der Durchführung sensomotorischer Übungen unter Schmerzen wird unbedingt abgeraten.

Geeignete **Übungen für die schmerzhafte Phase** sind »Inferior Glides« oder »Low Row«-Übungen (Kibler et al. 2013a, Kibler et al. 2008), da diese die scapulaspezifische Muskulatur aktivieren, ohne dass es zu einer großen Armbewegung kommen muss. Nach Rückgang der Schmerzen können dynamische Übungen in der geschlossenen Kette genutzt werden, um den Rehabilitationsprozess voranzubringen. Dabei ist es wichtig, darauf zu achten, dass die Scapula während der Übungen ausreichend stabilisiert werden kann. **»Push-up-plus«**-(Liegestützen-)Übungen (► Abb. 6-11) sind z. B. geeignete Übungsformen, da es während der Ausführung in der geschlossenen kinematischen Kette zu einer hohen Aktivierung des M. serratus anterior kommt (Maenhout

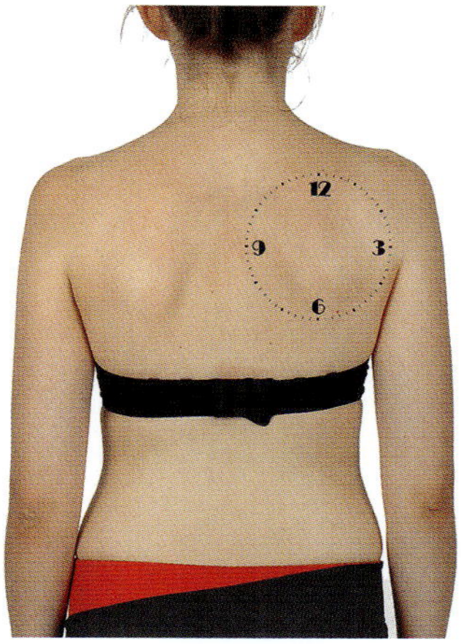

Abb. 6-9 Ausgangsposition »Schulterblattuhr«. Die Übung sollte im aufrechten Sitz oder Stand durchgeführt werden. Der Patient bzw. die Patientin stellt sich das Ziffernblatt einer Uhr auf dem Schulterblatt vor (aus: Dexel et al. 2014; © mit freundlicher Genehmigung von Springer Science+Business Media).

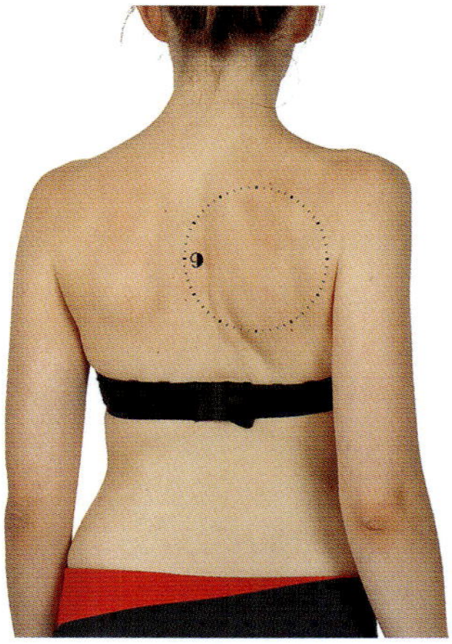

Abb. 6-10 Endposition »Schulterblattuhr«. Das Schulterblatt wird in Richtung der verschiedenen Ziffern bewegt. Die Bewegungen werden mehrmals wiederholt, dabei kann die Übung auch mit beiden Seiten zeitgleich durchgeführt werden. Um den Schwierigkeitsgrad zu steigern, können die Schultern z. B. in Richtung verschiedener Positionen bewegt werden (aus: Dexel et al. 2014; © mit freundlicher Genehmigung von Springer Science+Business Media).

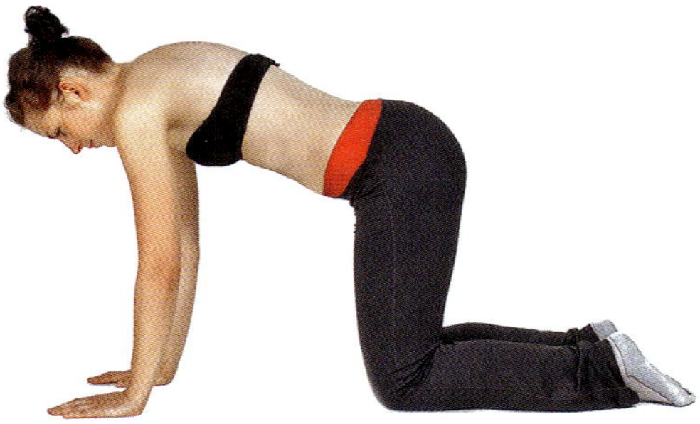

Abb. 6-11 Als Ausgangsposition für die Übung »Push-up-plus« eignet sich der Vierfüßlerstand auf einer festen Unterlage. Aus dieser Position wird der Oberkörper nach oben, also weg von der Unterlage gedrückt. Dabei sind die Ellbogengelenke gestreckt, die Bewegung findet durch eine Protraktion im Schultergürtel statt. Abgebildet ist die Endposition (aus: Dexel et al. 2014; © mit freundlicher Genehmigung von Springer Science+Business Media).

et al. 2010, Ludewig et al. 2004, Escamilla et al. 2009). Diese kann durch eine ipsilaterale Extension des Beins im Sinne einer Trainingsprogression noch gesteigert werden (Maenhout et al. 2010).

»**Wall Slides**« (Wandwischübungen) sind eine geeignete Übungsform, um von Übungen der geschlossenen Kette hin zu Übungen in der offenen Kette zu gehen. Zudem bewirken sie eine hohe Aktivität des M. serratus anterior (McClure et al. 2012, Escamilla et al. 2009). Im Stand können »**Scapular Punches**« durchgeführt werden, um den M. serratus anterior zu kräftigen und außerdem die Protraktion der Schulter auf Schulterniveau anzubahnen (► Abb. 6-12, ► Abb. 6-13) (Kibler et al. 2013a, Reinold et al. 2009).

»Scapular Punches« sind bereits eine eher komplexe Übung, bei der der gesamte Körper einbezogen wird. Voraussetzung für komplexe Übungen ist, dass die Scapula bei den vorher durchgeführten, weniger an-

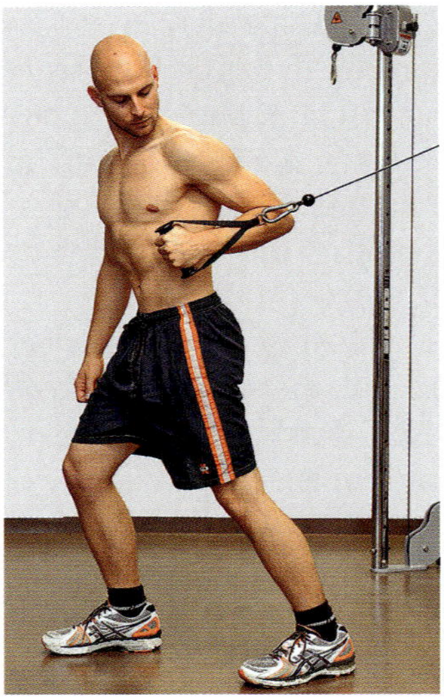

Abb. 6-12 Ausgangsposition »Scapular Punch«. Die Übung wird im Stehen ausgeführt, der Arm wird zuerst gebeugt an der Seite gehalten. Die Übung kann am Seilzug, aber auch mit einem elastischen Widerstand (z. B. Thera-Band®) durchgeführt werden (aus: Dexel et al. 2014; © mit freundlicher Genehmigung von Springer Science+Business Media).

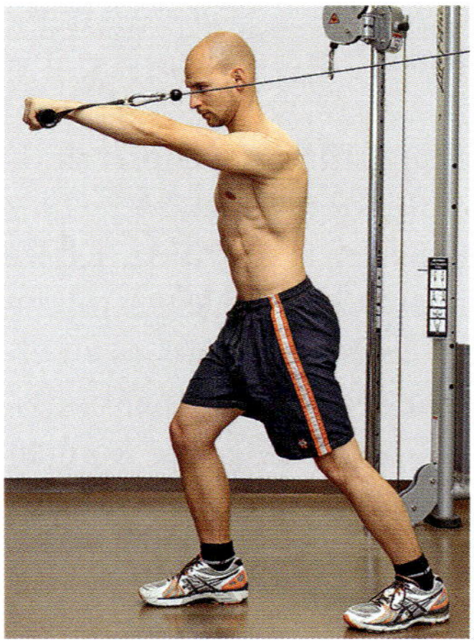

Abb. 6-13 Endposition »Scapular Punch«. Der Ellbogen wird gestreckt, der Arm nach vorn gegen den Widerstand bewegt. Die Schulter wird in Protraktion bewegt. Dabei sollen nicht mehr als 120 Grad Elevation in der Sagittalebene erreicht werden. Die Übung kann auch beidarmig durchgeführt werden (aus: Dexel et al. 2014; © mit freundlicher Genehmigung von Springer Science+Business Media).

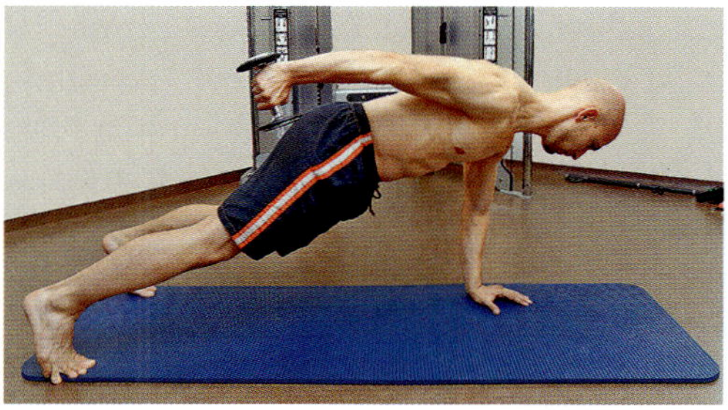

Abb. 6-14 »Low Row«-Übung im Einarmstütz. Dabei wird der Arm seitlich am Körper weg vom Boden und die Schulter dabei in Retraktion gezogen. Zur Durchführung dieser Übungsform muss eine ausreichende Rumpfstabilität seitens des Patienten vorhanden sein (aus: Dexel et al. 2014; © mit freundlicher Genehmigung von Springer Science+ Business Media).

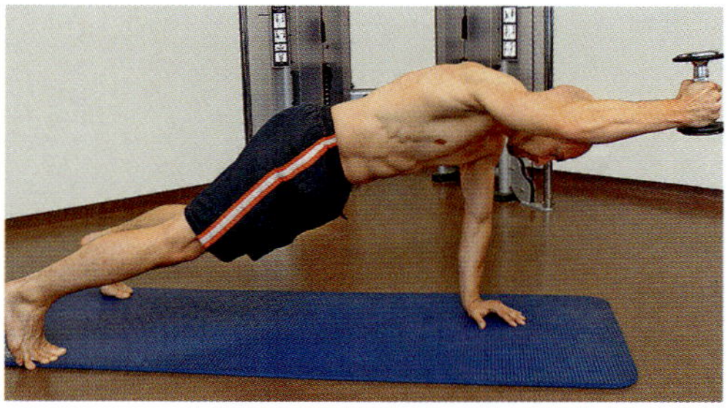

Abb. 6-15 Diagonales Heben des Armes im Einarmstütz. Der Arm wird vor dem Körper vom Boden abgehoben. Aufgrund des langen Hebels sollte diese Übung erst am Ende des Rehabilitationsprozesses und nur bei ausreichender Stabilität der Scapula durchgeführt werden (aus: Dexel et al. 2014; © mit freundlicher Genehmigung von Springer Science+ Business Media).

spruchsvollen Übungen seitens des Patienten stabilisiert werden konnte. Dies sollte der Therapeut kontrollieren, eine Progression bei nicht ausreichender Stabilität der Scapula wird nicht empfohlen. Scapulaspezifische Übungen können bzw. sollten bei Sportlern im Rehabilitationsverlauf mit Rumpfstabilisierungsübungen kombiniert werden, z. B. können »Ruder«-Übungen oder auch diagonales Heben des Armes im Einarmstütz durchgeführt werden (► Abb. 6-14, ► Abb. 6-15) (Brumitt u. Dale 2009).

Zum **Abschluss der Therapie** sollten die Sportler sportartspezifisch trainieren, dabei sollten die Übungen individuell an die jeweiligen Erfordernisse der ausgeübten Sportart angepasst sein. Dafür sollten die individuellen Bewegungsabläufe der jeweiligen Sportart seitens des Therapeuten begutachtet und analysiert werden, um feststellen zu können, in welchen Positionen noch Probleme hinsichtlich einer noch nicht ausreichenden Stabilität der Scapula existieren. Dies ist als fortwährender Prozess zu verstehen, bei dem ein entsprechendes Feedback gegeben werden sollte (Wulf et al. 2010, Gokeler et al. 2013), um die motorische Kontrolle wiederzuerlangen bzw. zu verbessern. Bei Volleyballern, aber auch anderen Sportlern kann z. B. unter Verwendung eines (Medizin-)Balls die muskuläre Ausdauerfähigkeit der scapulastabilisierenden Muskulatur trainiert werden (► Abb. 6-16), wobei sich das Training an sportartspezifischen Charakteristika orientiert. Die Übungsausführung sollte dabei zuerst durch den Therapeut kontrolliert durchgeführt werden, bevor der Sportler die Übung auch selbstständig durchführen kann.

Wie bereits erwähnt, sollte generell bei unzureichender Stabilität und Kontrolle der Scapula, verursacht durch Schmerzen und erkennbar durch scapuläre Kompensationsbewegungen (z. B. Abheben oder Hochziehen der Scapula während Armbewegungen), von einer Trainingsprogression abgesehen werden. Eine solche kann durchgeführt werden, wenn die Scapula schmerzfrei über drei Therapieeinheiten hinweg stabilisiert wurde. Eindeutige Evidenz hinsichtlich der Gestaltung der Dauer, Frequenz und Intensität der einzelnen scapulaspezifischen

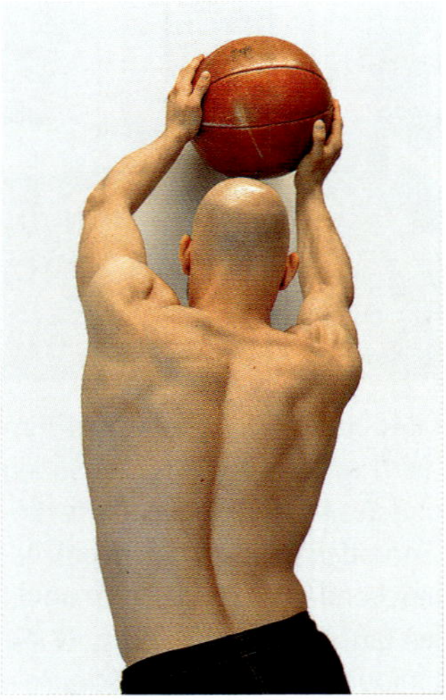

Abb. 6-16 »Ball toss« (Ballwerfen). Der Ball wird wiederholt beidhändig gegen eine Wand (oder auch zu einem Mitspieler geworfen), die Übung sollte in einer hohen Frequenz bis zur subjektiven Ermüdung bzw. Ermüdungserscheinungen/Ausweichbewegungen der Scapula durchgeführt werden. Dabei kann der Sportler verschiedene Positionen einnehmen, eine einhändige Übungsausführung ist ebenfalls möglich (aus: Dexel et al. 2014; © mit freundlicher Genehmigung von Springer Science+Business Media).

Übungen existiert allerdings derzeit nicht. Daher sollten die Empfehlungen zur Trainingsgestaltung des American College of Sports Medicine Anwendung finden (ACSM 2009). Demzufolge sollte bei Problemen der muskulären Ausdauerleistung das Training mit vielen Wiederholungen bei niedrigem Gewicht und bei Kraftdefiziten mit weniger Wiederholungen bei höherem Gewicht durchgeführt werden. Jedoch sollte bei der Ausführung von scapulaspezifischen Übungen darauf geachtet werden, die Widerstände/Gewichte nicht zu hoch anzusetzen, da sonst andere Muskelgruppen kompensatorisch wirken (Reinold et al. 2009). Unabhängig von diesen Trainingsempfehlungen gilt jedoch, dass der individuelle funktionelle Zustand des Patienten den Trainingsprogress bestimmt und die Therapie bzw. Rehabilitation angepasst erfolgen muss und nicht in starre Zeitvorgaben eingeteilt werden kann (Kibler et al. 2013a, Kibler et al. 2013b, Houglum 2013).

Literatur

Literatur zu diesem Kapitel finden Sie im Anhang und unter www.schattauer.de/3052

6.3 Athletik-Training und Gerätetraining der oberen Extremität

Alli Gokeler

6.3.1 Einleitung

Dieses Kapitel beschreibt Übungen zur Reduktion von Schulterbeschwerden. Diese Übungen sind ein wesentlicher Bestandteil, um zu einem Behandlungserfolg zu kommen.

Die Rehabilitation der mikrotraumatischen Instabilität wurde – modifiziert nach einer früheren Arbeit – detailliert beschrieben und in Phasen eingeteilt (Gokeler et al. 2003, S. 3). Der Patient gelangt erst nach Erfüllung von definierten Eingangskriterien in die nächste, belastendere Rehabilitationsphase. Wichtig ist hierbei anzumerken, dass Kräftigungs- und Koordinationsübungen so funktionell wie möglich ausgeführt werden sollten. Grundsätzlich lassen sich drei Pha-

sen der physiotherapeutischen Rehabilitation unterscheiden (Gokeler et al. 2003).
Die Zielsetzung der **Phase 1 (akute Phase)** impliziert in erster Linie die Schmerzreduzierung und eventuell die Wiederherstellung einer normalen Beweglichkeit. Bekannt ist, dass Schmerzen einen inhibierenden Einfluss auf das Aktivitätsverhalten der Muskulatur haben (Yamashita et al. 1999). Erst nach Reduktion der nozizeptiven Afferenzen kann sinnvollerweise mit den koordinativen und stabilisierenden Übungen begonnen werden.

6.3.2 Grundregeln der Trainingstherapie

- Die Übungen dürfen nie zu einem stechenden Schmerz führen.
- Auf einer VAS von 0–10 (0 ist kein Schmerz und 10 ist unerträglicher Schmerz) darf der Schmerz während der Übungen nicht über 5/10 hinausgehen.
- Der Schmerz soll innerhalb von drei Stunden nach Beendigung der Übungen verschwunden sein.
- Sensomotorisches Training soll in einem nicht ermüdeten Zustand durchgeführt werden.
- Alle Übungen müssen korrekt durchgeführt werden.
- Das Training soll an die sportartspezifischen Anforderungen angepasst sein.

Im Kapitel »Grundlagen der konservativen Behandlung« (► Kap. 6.1) wurden die Prinzipien der Therapie schon ausführlich beschrieben. Das vorliegende Kapitel geht detailliert darauf ein, wie das Training aufgebaut werden sollte.

6.3.3 Struktur der Rehabilitation

Phase 1: akute Phase

In dieser Phase der Rehabilitation steht die **Schmerzreduktion** und **Wiederherstellung der Beweglichkeit** der Schulter im Vordergrund. Das heißt aber nicht, dass man erst mit dem Training anfangen kann, nachdem die Beschwerden abgeklungen sind. Messungen haben ergeben, dass nur 50 % der zur Armbeschleunigung beim Wurf oder Schlag benötigten Kraft aus der Armmuskulatur generiert wird. Die übrigen 50 % werden durch Aktivität der Muskulatur der unteren Extremitäten und des Rumpfes rekrutiert und über die Scapula als Transmitter in den Arm transferiert. Elliot et al. wiesen darauf hin, dass eine unzureichende Flexion im Kniegelenk (< 10 Grad) beim Tennisaufschlag zu einer Belastungserhöhung der schulterspezifischen Strukturen um 15–23 % führt (Elliott et al. 2003). Daher wird bereits in der Frühphase mit dem Stabilitäts- und Krafttraining der unteren Extremitäten und des Rumpfes begonnen (► Abb. 6-17, ► Abb. 6-18).

Phase 2: Zwischenphase

Wird bei der Armelevation eine Scapuladyskinesie festgestellt, so beginnt das Training mit der Aktivierung der Scapulamuskeln, um eine stabile Plattform für den Humeruskopf zu gewährleisten.
Besondere Bedeutung kommt der Entwicklung der grundmotorischen Fähigkeit **Koordination** zu. Ziel des sensomotorischen Trainings ist das Erreichen der stabilisierten Feinkoordination. Sensomotorisch akzentuiertes Training soll am Anfang einer Therapie (Trainingseinheit) stehen. Der Motivation des Patienten scheint eine Sonderrolle zuzukommen. Der Therapeut muss

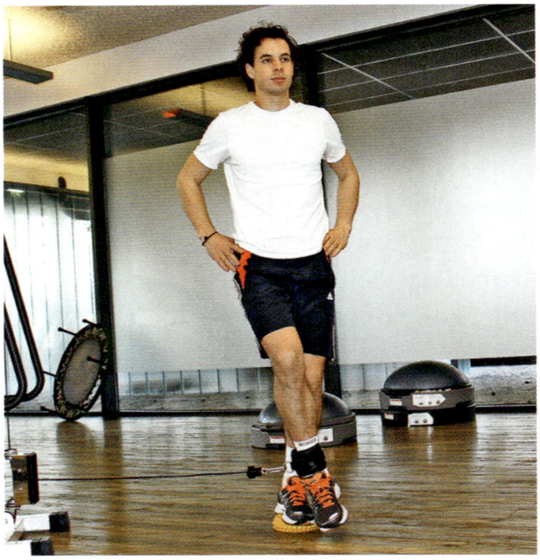

Abb. 6-17 Stabilitätstraining im Einbeinstand. Eine Manschette ist am Bein befestigt, während der Patient kurze Abduktions- und Adduktionsbewegungen der Hüfte ausführt.

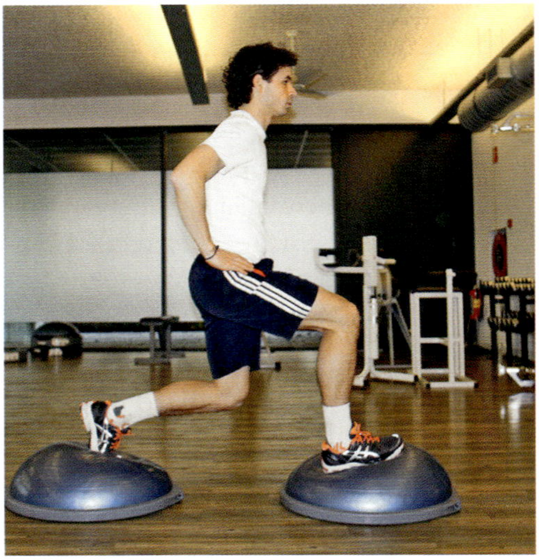

Abb. 6-18 Stabilitätstraining im Ausfallschritt auf dem BOSU®. Der Patient führt Kniebeugen durch und achtet auf die Kontrolle von Rumpf und unterer Extremität.

immer darauf achten, dass bei der gezielten Entwicklung der sensomotorischen Fähigkeiten die Motivation, Wachheit und gerichtete Aufmerksamkeit vorhanden ist. Als Lernstimulus kann die ständige Bekanntgabe der Bewegungs- und Lernresultate dazu beitragen, die Motivationslage und damit die Lernleistung hochzuhalten und zu steigern. Die ersten Übungen werden unter axialer Gewichtsbelastung des Schultergelenks durchgeführt, um eine Kompression des Humeruskopfs in Richtung des Glenoids zu erzeugen. Dieser auch als **»Concavity Compression Factor«** beschriebene Effekt verringert durch Erhöhung der passiven Stabilität im Gelenk die Belastung der Kapselbandstrukturen (Halder et al. 2001). In Seitenlage gibt der Therapeut während der Schultergürtelbewegungen Protraktion, Retraktion, Elevation und Depression taktile Reize. Der Patient kann aufgrund des taktilen Feedbacks seine Bewegungen und die Stellung der Scapula besser kontrollieren. Dies wird durch EMG-Feedback unterstützt. Die Dauer beträgt zehn bis 20 Minuten. Der Patient erhält Anweisungen mit einem **externen Aufmerksamkeitsfokus**, d. h. die Anweisung richtet sich nach dem Resultat der Bewegung. Die häufig in der Physiotherapie angewendeten Anweisungen besitzen einen **internen Aufmerksamkeitsfokus** (Durham et al. 2009). Ein interner Fokus bedeutet hierbei, dass sich Personen auf bestimmte Körperteile während der Bewegungsausführung konzentrieren. In einem 2012 veröffentlichten Systematic Review wurde nachgewiesen, dass Anweisungen mit einem externen Fokus zu einem besseren und schnelleren Erlernen einer motorischen Fähigkeit führen (Wulf 2012). Die Instruktion eines internen Aufmerksamkeitsfokus bringt die geringsten Lernergebnisse.

In den Pausen werden wenige (ein bis zwei) Informationen, bevorzugt positive, an den Patienten gerichtet. Auf eine Korrektur während der Übung wird verzichtet. Massiertes und verteiltes Lernen und Üben zu Beginn des rehabilitativen Trainings haben sich als Lernstrategie bewährt. Ständige Wiederholungen erlauben eine genaue Zielorientierung. Das Krafttraining ist anfangs gekennzeichnet durch hohe Wiederholungszahlen bei niedrigen Intensitäten.

Sehr bewährt haben sich auch modifizierte **Liegestützübungen**. Um die Gefahr einer Dehnung der vorderen Kapsel bzw. die Gefahr eines Impingements zu reduzieren, wird ein » Push-up-plus« ausgeführt, wobei mit gestrecktem Ellbogen eine Scapulaprotraktion erzeugt wird.

Im weiteren rehabilitativen Verlauf folgen **dynamische Stabilitätsübungen**, die durch den Einsatz von instabilen Unterlagen, wie z.B. Ball oder Kreisel, erschwert werden können. Bei stabiler Anbindung der Scapula an den Thorax wird mit Übungen in der offenen Kette für die Innen- und Außenrotatoren der RM aus 0 Grad Abduktion begonnen, wobei die Ausgangsstellung nach einigen Wochen beschwerdefreien Trainings auf eine 45-bis-60-Grad-Abduktionsposition erweitert werden kann.

Die weitere Aktivierung der Scapulamuskulatur kann auch mit Geräten wie der Rudermaschine, der modifizierten Latzug- (► Abb. 6-19) oder der Butterflymaschine fortgeführt werden. Um Überlastungen der vorderen Kapsel zu vermeiden und um kein posterosuperiores Impingement der RM zu provozieren, wird aus einer Flexionsposition und nur bis 60 Grad glenohumeraler Abduktion in der Scapulaebene geübt. Nicht nur Training an Geräten, sondern auch sportliche Bewegungen wie Brustschwimmen sind wesentlicher Bestandteil dieser Phase.

Vorteile des gerätegestützten Trainings sind:

- reduzierte Verletzungsgefahr durch vorgegebene Bewegungsbahnen
- Vereinfachung von Bewegungsabläufen durch geführte Bewegungen

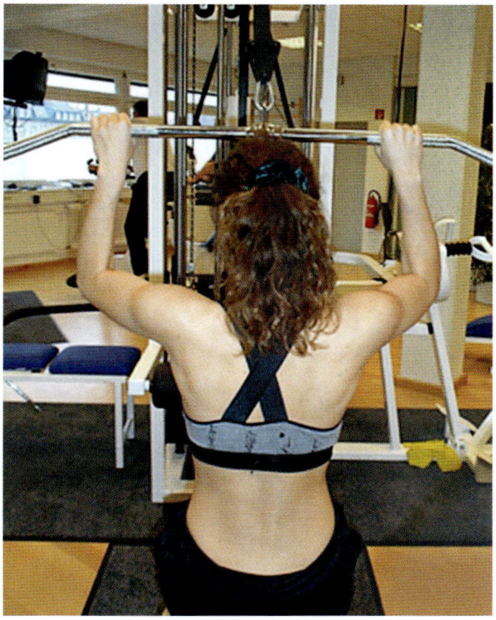

Abb. 6-19 Modifizierter Latzug vor dem Körper

- »isoliertes« Training durch selektierte Bewegungsfunktionen (vor allem im »offenen System«)
- Ökonomisierung des Trainingsprozesses

Nachteile des gerätegestützten (apparativen) Trainings sind:

- Reduzierung der koordinativen Komponente durch Beschränkung/Führung der Bewegungsbahnen
- nur eingeschränkte physiologische Schulung der Propriozeption und Wahrnehmung (meist in zwei Ebenen)
- keine optimale, sondern meist nur selektive Rekrutierung der Muskelfasern
- eingeschränkter Alltagstransfer (innerhalb der Gerätetypen variierend)

Phase 3: Return-to-Sport-Phase

In dieser Phase sind bei der Kräftigung der RM zwei wesentliche Faktoren zu berücksichtigen:

1. Schwache Muskeln, wie vor allem die Außenrotatoren (sekundäre Atrophie!), sollten so isoliert wie möglich beübt werden, um ein Kompensieren durch synergistisch wirkende Muskeln zu vermeiden.
2. Kräftigungsübungen sollten so funktionell wie möglich ausgeführt werden, d.h. die sportliche Belastungsstruktur muss sich in der Auswahl der Übungen widerspiegeln.

In dieser Phase wird steigernd bis zur Überkopfposition geübt. Damit die Kräftigung des M. subscapularis möglichst isoliert erfolgt, wird die Innenrotation aus 90 Grad Abduktion in der Scapulaebene trainiert. Bei der Einstellung der nötigen Ausgangsposition ist darauf zu achten, dass der Arm ausgehend von einer neutralen Rotationsstellung gehoben wird. Der M. infraspinatus wird durch Außenrotation aus 90 Grad Abduktion unter EMG-Kontrolle (► Abb. 6-20) beübt. Der M. supraspinatus wird durch ein konzentrisches und exzentrisches Heben des Armes bis 90 Grad Abduktion in der Scapulaebene mit 45 Grad ARO trainiert.

Die Entwicklung der Schnellkraft wird nach Auffassung des Autors vielfach vernachlässigt. Diese steht wegen der hohen biomechanischen Belastungen nicht am Anfang des rehabilitativen Trainingsprozesses. Das Training der Schnellkraft wird im ermüdungsfreien Zustand direkt nach dem Aufwärmen durchgeführt. Die Regenerationszeit beträgt zwischen 72 und 84 Stunden. Die Schnellkraftfähigkeiten können durch Hilfsgeräte unter erleichterten Bedingungen entwickelt werden.

Beim Sportler wird das Training der Schnellkraft gegen Ende des rehabilitativen Trainings immer spezifischer. In der Abbildung ist das Schnellkrafttraining eines Schwimmers dargestellt (► Abb. 6-21).

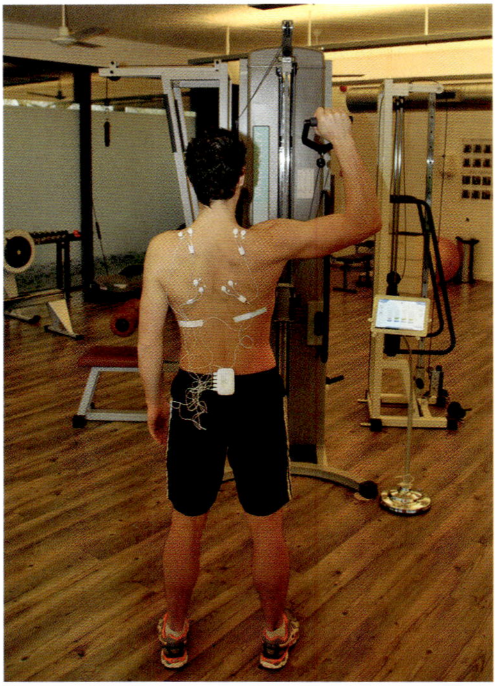

Abb. 6-20 Kräftigung der Außenrotatoren in 90 Grad Abduktion am Seilzug mit EMG-Kontrolle

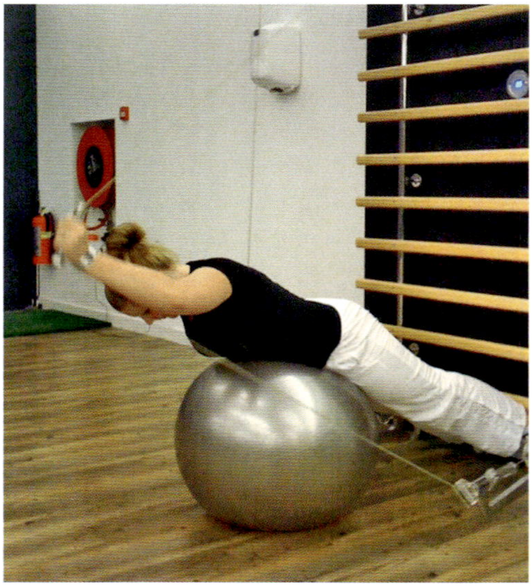

Abb. 6-21 Schnellkrafttraining mit Simulation Kraulschwimmen in Bauchlage auf einem Ball gegen Widerstand durch die Kinesis (Technogym, Italien)

Schnellkraft wird zu diesem Zeitpunkt mit der Wiederholungsmethode bei maximaler Intensität entwickelt. Die Auswahl der Trainingsübungen orientiert sich an der Belastung im Wettkampf bzw. Training.

Literatur

Literatur zu diesem Kapitel finden Sie im Anhang und unter www.schattauer.de/3052

6.4 Sportartspezifische Rehabilitation der Schulter

Bernhard Greitemann

6.4.1 Allgemeines

Das Schultergelenk ist ein Gelenk, das bei Sportverletzungen häufig mitbeteiligt ist bzw. in einer hohen Zahl von Fällen primäre Verletzungen oder Folgeschäden aufweist. Die sportartspezifische Rehabilitation der Schulter bedarf einiger wichtiger Voraussetzungen. Primär muss der Arzt oder Therapeut eingehende **Kenntnisse über die anatomischen Gegebenheiten** besitzen. Dabei darf das Schultergelenk nicht als Einzelgelenk betrachtet werden, sondern als eine Reihe mehrerer Gelenke, die in die kinematische Bewegungskette des gesamten Rumpfes und insbesondere des Schultergürtels eingebettet sind. Das eigentliche Schultergelenk ist im Wesentlichen muskulär geführt, was einerseits eine erhebliche Bewegungsfreiheit und Bewegungsspielräume ermöglicht, andererseits durch die geringe Bandunterstützung aber auch höhere Verletzungsmechanismen nach sich zieht.

Die zweite wichtige Voraussetzung für den behandelnden Therapeuten ist eine detaillierte **Kenntnis der sportartspezifischen Anforderungen**. Hierzu muss der Arzt oder Therapeut nicht selbst die Sportart ausüben. Im Rahmen der Primärbehandlung ist es aber wichtig, dass man neben den sehr detaillierten sportartspezifischen Technikkenntnissen auch ein umfassendes Wissen besitzt, welche sportartspezifischen Verletzungsmuster und Folgeschäden typisch sind. In der Primärbehandlung kommt der Wettkampfbeobachtung zur Detektion des direkten Verletzungsmechanismus bei akuten Ereignissen eine besondere Bedeutung zu.

6.4.2 Sportartspezifische Verletzungsmuster

Gemäß den Belastungen bei unterschiedlichen Sportarten treten bestimmte sportartspezifische Verletzungsmuster (► Tab. 6-1) häufiger auf. Es macht dabei einen Unterschied, ob die Rehabilitation nach einem akuten Trauma, einem operativen Eingriff oder bei degenerativen Folgeveränderungen durchgeführt wird. Insbesondere Wurf-, »Überkopf«- und Racket-Sportarten sowie Schwimmen, Golfspielen und »Kontakt«-Sportarten sind riskant und führen folglich die Verletzungsstatistiken an. Das ist damit zu erklären, dass alle Schwungbewegungen des Armes über Kopfhöhe in Kombination mit teils großen Beschleunigungskräften hohe Belastungen im Weichteilbereich der Schulter verursachen und dementsprechend zu erhöhter Verletzungsgefahr oder Folgeschäden prädestinieren. Beispiele sind durch sportartspezifische Bewegungsmuster auftretende Subluxatio-

Tab. 6-1 Sportarten und spezifische Verletzungen

Sportart	Läsion
Kanusport	hauptsächlich anteriore Schulterluxationen, RM-Degenerationen und -rupturen, Impingementphänomene, Tendinitis der Bizepssehne, RM-Einrisse, ACG-Hypertrophie
Gewichtheben	• RM-Läsionen • Verletzungen der langen Bizepssehne
Wurfsportarten	Während des Wurfes wird der hohe Arm zunächst in Innenrotation/Extension hinter den Kopf geführt, um dann peitschenartig nach vorne zu schnellen. Hierbei ist der Schultergürtel maximal belastet. Daraus resultieren: • Schultergelenkinstabilitäten und -luxationen • Labrum- und SLAP-Läsionen • RM-Läsionen • Degenerationen des ACG
Skisport	• ACG-Sprengung • Claviculafrakturen • Schulterluxationen
Judo/Ringen	• Schultereckgelenkläsionen • Schulterluxationen
American Football	• Prellungen • Kontusionen • ACG-Sprengung • Luxationen • RM-Rupturen
Baseball	• Pitcher's Shoulder • primäres subacromiales Impingement • Instabilität des Glenohumeralgelenks • RM-Rupturen oder -degenerationen
Eishockey	• Kontusionen und Zerrungen • ACG-Sprengung • Schulterluxationen
Handball	• Schulterluxationen (beim Griff in den Wurfarm) • Bizepssehnentendinosen
Rugby	• Prellungen • Schulterluxationen • RM-Verletzungen

Tab. 6-1 Fortsetzung

Sportart	Läsion
Badminton	• subacromiales Impingement • Supraspinatussehnenrupturen
Beachvolleyball	siehe Volleyball
Squash	• coracoacromiales Impingement • AC-Veränderungen • anterior/superiores Impingement mit RM-Problemen
Tennis	• posteriores/superiores Impingement • mikrotraumatische Schulterinstabilitäten • funktionelles Impingement
Tischtennis	• Tendinopathien der Schulter • Bursitiden • Impingement • Subacromialsyndrome (schnelle Anteversions-/Innenrotations-/Adduktionsbewegung)
Volleyball	• Supraspinatussyndrom • Impingementsymptome • ACG-Arthrose
Geräteturnen	• Luxationen • Tendinopathien • Überlastungsschäden mit Instabilitäten • ACG-Sprengungen
Wasserspringen	• Schulterluxationen beim Turmspringen • subacromiale Impingementsyndrome • Insertionstendinosen M. supra- und M. infraspinatus
Mountainbiken	• ACG-Sprengungen • Claviculafrakturen • Schulterfrakturen • Impingementsyndrome • RM-Rupturen
Golf	• Golferschulter mit Überlastungssyndrom der langen Bizepssehne, der RM und des ACG, meist der linken Schulter
Reitsport	• Claviculafrakturen • Schulterluxationen • Humeruskopffrakturen

nen und Instabilitäten, die wiederum sekundäre Veränderungen auslösen können, u. a. Impingementphänomene an der RM oder Läsionen der langen Bizepssehne. Gerade bei den »Überkopf«-Sportarten unterscheidet man deshalb bewusst zwischen einem primären Impingement (meist durch eine anatomische Engpasssituation bedingt) und einem Sekundär-Impingement (z. B. bei Schulterinstabilitäten, Verkürzungen im muskulären und ligamentären Bereich oder bei SLAP-Läsionen).

Verletzungsmechanismen bei Wurf- und »Überkopf«-Sportarten

Eine bei Wurf- bzw. »Überkopf«-Sportlern häufig auftretende Verletzung ist die SLAP-Läsion. Hierbei handelt es sich um eine Verletzung im Ansatzbereich der Bizepssehne am Labrumkomplex, sekundär durch Zugbelastung der Bizepssehne verursacht. Dabei ist die Bizepssehne ein wichtiger Schulterstabilisator nach anterior in Abduktion und Außenrotation. Bei Anspannung der langen Bizepssehne, speziell bei Abduktion über Kopfhöhe, wird der Labrumkomplex angehoben und verletzungsbedingt abgelöst. Bei Sportlern, die von diesen Verletzungen betroffenen sind, kommt es zu schmerzhaften Phänomenen, speziell bei Aushol- und Abblockbewegungen über Kopf. Verletzungen der Bizepssehne in diesem Bereich sind auch als Direkttrauma – z. B. bei Sturz auf den gestreckten Arm – möglich. Snyder beschrieb 1990 eine Einteilung der degenerativen SLAP-Läsionen (► Tab. 6-2, ► Kap. 4.7.1).

Bei »**Überkopf«-Werfern**, hauptsächlich Speerwerfern etc., kommt es bei Ausholbewegungen zu einer maximalen Belastung der Schulter durch ein starkes Zurücknehmen und Außenrotieren des Wurfarmes in der Ausholphase. Wegen der hohen Kraftbelastungen beim Abwurf entstehen häufig Läsionen am oberen Labrum und Insertionen an der Bizepssehne, die als **Andrews-Läsion** hauptsächlich bei »Überkopf«-Werfern beschrieben wird. Die hypertrophierte dorsale Gelenkkapsel wird in der Literatur als bedeutendste weichteilige Adaptation der Schulter des Wurfsportlers dargestellt. Folge dieser Adaptation ist eine superoanteriore Migration des Humeruskopfs mit Ausbildung eines **GIRD-Syndroms** (Einschränkung der Innenrotation, vermehrte Außenrotation). Als knöcherne Adaptation konnte eine vermehrte humerale Retroversion des dominanten Armes bei Wurfsportlern nachgewiesen werden. Der Großteil der in der Literatur beschriebenen Untersuchungen über Adaptationen der Werferschulter wurde allerdings bei Baseball-Pitchern durchgeführt. Di Giovani und Mitarbeiter (1992) veröffentlichten zu dieser Problematik eine Darstellung von sechs Phasen des Wurfes oder Schlagzyklus am Beispiel des Base-

Tab. 6-2 SLAP-Läsionen (nach Snyder et al. 1990)

Typ	Läsion
I	degenerative Veränderungen des superioren Labrums
II	Abriss des Bizepsankers vom superioren Glenoid
III	Korbhenkelläsion des superioren Labrums bei ansonsten intaktem Bizepssehnenanker
IV	Riss des superioren Labrums mit Beteiligung der Bizepssehne
V	SLAP-II- und zusätzliche Bankart-Läsion, die ineinander übergehen
VI	SLAP-II- und zusätzlich instabiler Labrum-Flap
VII	SLAP-Läsion, die sich bis ins mittlere glenohumerale Gelenk fortsetzt

balls (► Kap. 5.2.2). Sie unterscheiden hier die Phasen »Wind up«, »Early Cocking«, »Late Cocking«, »Acceleration«, »Deceleration« und »follow-through«. Dabei betonen sie, dass die wesentlichen Verletzungen bei Wurf- oder auch Überkopfschlagarten, insbesondere in der Phase des »Late Cocking« auftreten. In dieser Phase befindet sich die Schulter in einer extremen Außenrotation und Horizontalabduktion, worauf die Beschleunigungsphase der Wurfbewegung folgt. Es kann hier durch Dezentrierung des Humeruskopfs im Glenohumeralgelenk zu Verletzungen des superioren und posterosuperioren Labrums (SLAP-Läsion) sowie des Glenoids und der Unterseite der RM kommen. Die Autoren stellen fest, dass dieses Phänomen manchmal auch als internes Impingement oder posterosuperiores glenoidales Impingement (Burkhardt et al. 1993) beschrieben wird. Prädispositionen hierzu sind dauerhafter Zug der Bizepssehne, eine Laxität des anterioren Bandapparats und häufige Außenrotationsbewegungen wie sie bei Wurfsportarten (Baseball, Speerwurf etc.), aber auch bei Schlagsportarten (Tennisspieler, z. B. beim Kick-Aufschlag) üblich sind.

Verletzungsmechanismen bei Racket-Sportarten

Wegen der großen Anzahl von Tennis-, Tischtennis-, Badminton- und Squash-Spielern ist die **»Tennisschulter«** ein wesentlicher Verletzungskreis. Auch hier kommt es zu den bereits beschriebenen Belastungen bei Überkopfbewegungen mit sekundärem Impingement und zusätzlichen Instabilitäten mit muskulären Dysbalancen. Diese sind bei der einseitigen Belastung in den Sportarten regelhaft vorhanden. Durch diese Dysbalancen und ein Nachlassen der aktiven Stabilisatoren, speziell in Ermüdungsphasen gegen Ende der sportlichen Betätigung, kommt es zu einer erheblichen Überbelastung der passiven Stabilisatoren mit degenerativen Veränderungen, besonders in der RM. Häufig findet man bei Racket-Sportlern eine erhebliche Asymmetrie des Schultergürtels.
Ebenfalls sehr oft werden Insertionstendinosen am Proc. coracoideus beschrieben, die dadurch bedingt sind, dass der Bizeps bei der Schlagabbremsung eine erhebliche muskuläre Arbeit aufzubringen hat. **SLAP-Läsionen** beim Racket-Sportler sind nicht selten, vor allem auch durch den Überdehnungsmechanismus, insbesondere bei Kick-Mechanismen im Aufschlag.
Beim **Tischtennisspieler** resultieren Schulterverletzungen aus schnellen Anteversions-, Innenrotations- und Adduktionsbewegungen beim Hochgeschwindigkeitsschlag.

Verletzungsmechanismen bei abschlagorientierten Sportarten

Die Verletzungen bei **Golfspielern** sind meist Reizzustände der langen Bizepssehne im Gelenk, Supraspinatussymptomatiken durch ein repetitives Impingement beim Schlag, aber nicht zuletzt auch Beschwerden im AC-Gelenk durch Kompression beim heftigen Durchschwingen des Schlägers nach dem Abschlag und schließlich Bizepssehnentendinosen (► Kap. 5.7.1).
Um hier die Verletzungsmöglichkeiten beim Golfer beurteilen zu können, muss man sich ein Bild über die Phasen des Abschlags machen, die üblicherweise in **fünf Unterphasen** unterteilt werden. Die erste Phase wird im englischsprachigen Raum »take away« genannt, d. h. Abheben des Schlägers vom Boden, dem die »Back swing«-Phase, d. h. eine Ausholbewegung, folgt, bevor dann der eigentliche Schlag beginnt. Es schließt sich die »Down swing«-Phase an, d. h. das Herunterbringen und Beschleunigen des Schlägers (Akzelerationsphase), und die Endphase

mit dem Ausschwingen zur Gegenschulter nach dem Treffen des Balles. Hierbei kommen durch den Schläger selbst, aber auch durch technische Gegebenheiten hohe Beschleunigungskräfte auf die Schulter zu.
Auch beim Volleyball (► Kap. 5.1.2) wird der Schulterbereich durch die starke Beschleunigung beim Zuschlagen in hohem Maße belastet, mit daraus resultierenden Folgeschäden am Supraspinatussehnenkomplex und am AC-Gelenk, häufig auch SLAP-Läsionen.

Verletzungsmechanismen beim Schwimmen

Auch bei Schwimmern (► Kap. 5.6.1) können degenerativ bedingte Sportverletzungen auftreten, so u. a. bei Delphin- und Kraulschwimmern eine Impingementsymptomatik im Bereich der Schulter, oft verursacht durch eine Fehlfunktion des M. trapezius (»scapular lag«) sowie bei Rückenschwimmern Subluxationen und Instabilitäten. Auch Bizepssehnenläsionen kommen häufiger vor.

Verletzungsmechanismen beim Handball

Eine typische Verletzung beim Handball (► Kap. 5.2.1) ist die Luxation des Schultergelenks beim Wurfversuch in Kombination mit einem Griff des Gegners in den Wurfarm. Man versucht, diesen Verletzungen, insbesondere durch die Regeltechnik und das strenge Ahnden derartiger Attacken, entgegenzutreten, was allerdings nicht immer den gewünschten Erfolg hat.

6.4.3 Prophylaxe

Zur Prophylaxe von Sportverletzungen bei »Überkopf«-Sportlern ist darauf zu achten, dass muskuläre Dysbalancen bzw. exzessive Überdehnungen der Schulterweichteile möglichst vermieden werden. Dementsprechend sind neben einer ausgewogenen Kräftigung, auch der Gegenseite, eine Kräftigung und Dehnung der anterioren Muskulatur, eine Dehnung der posterioren Kapsel (und *nicht*, wie immer wieder fälschlicherweise beübt, der anterioren Kapsel), ein Aufbau der Teres-Gruppe und des Latissimus, eine Kräftigung der RM-Muskulatur und besonders ein Freimachen des scapulothorakalen Gleitwegs von enormer Bedeutung. Letzteres wird häufig therapeutisch wenig beachtet, spielt jedoch eine wesentliche Rolle für die normale Funktionsfähigkeit des Schultergürtels.
Gleiches gilt auch für die Beachtung einer physiologischen Haltung, vor allem die Vermeidung von z. B. Hyperkyphosen im Brustwirbelsäulenbereich mit daraus resultierenden vorgezogenen Schultern und hierdurch bedingten Imbalancen. Es kommt zum Abrutschen des Schultergelenks auf dem Thorax nach ventral/caudal; die Außenrotatoren werden reflektorisch hypoton und verlieren ihre zentrierende Funktion. Der Humeruskopf cranialisiert durch eine reflektorische Überaktivität des Deltamuskels. Ein Training der sportartspezifischen Muskulatur, wie z. B. durch exzentrisches Auffangen von Bällen, Gummizugseil oder Übungen mit dem Thera-Band®, sogenanntes Armsteigen, Wurfübungen (immer mit flektierten Ellbogengelenken, um Rotationen besser kontrollieren zu können und die RM dadurch zu entlasten) sowie eine Kräftigung von Bizeps und Latissimus (Abbremsbewegungen der Schultern) sollten das Programm vervollständigen, wobei von sportartspezifischer Seite eine Technikoptimierung wünschenswert wäre.

6.4.4 Rehabilitation

Eine gezielte Rehabilitation gerade von Sportlern nach Schulterverletzungen bedarf einer sorgsamen Planung und Vorüberlegung. Besonders wichtig ist dabei eine genaue Analyse der Bedürfnisse und Anforderungen des Athleten bzw. der jeweiligen Sportart. Man muss die sportartspezifischen Bewegungs- und Verletzungsmuster kennen (obgleich nicht jeder Sportler die gleichen Rehabilitationsanforderungen haben wird). Die Spanne der Erwartungshaltung reicht vom Freizeitsportler, der z. B. froh ist, nach einer entsprechenden Verletzung die Schulter wieder normal bewegen zu können, und der diese Sportart eventuell nicht mehr durchführt, bis hin zum Leistungssportler, der mit Selbstverständlichkeit das gleiche Kraft- und Bewegungsspiel wünscht wie vor der Verletzung. Der Grad der Schulterinstabilität und der Verletzung, die Dauer der Beschwerden (akut/chronisch), die Kraft und der Zustand der Schultergürtelmuskulatur sowie die Flexibilität der Schulterweichteile und der umgebenden Weichteile sind zu berücksichtigen.

Die Rehabilitation sollte dabei streng stadienadaptiert vorgenommen werden. Dabei ist prinzipiell von der Prämisse auszugehen, das ligamentäre, kapsuläre oder Sehnenverletzungen etwa sechs Wochen benötigen, um eine stabile Belastungsfähigkeit zu erreichen. In dieser Zeit sind sie zu schützen. Eine frühe oder zu frühe Belastung ist dementsprechend kontraindiziert. Meist wird nach operativen Eingriffen zunächst die Schulter für eine gewisse Weile ruhiggestellt (drei bis vier Wochen), mit den entsprechenden Verbänden oder Bandagen kann aber vorsichtig in vorgegebenem Maße trainiert werden. Generell ist es nicht sinnvoll, dass bei »Überkopf«-Sportarten gewichts- bzw. kraftbelastete Bewegungen über Kopf vor Ablauf von sechs Monaten wieder durchgeführt werden. Dies schränkt die Rückkehr in den Sport bei den entsprechenden Aktivitäten zeitlich deutlich ein. Dies heißt aber nicht, dass nicht z. B. im Rahmen eines Schlagtrainings durchaus Schlagbewegungen unter Schulterhöhe schon früher wieder trainiert werden können.

Generell sollten folgende Punkte bei der Rehabilitation der Schulter mit einfließen:

- Die primäre Heilung im Bereich von sehnigen Strukturen dauert sechs Wochen.
- Die Rehabilitation in der Anfangsphase sollte möglichst in der anterioren Funktionsebene (schmerzfrei) erfolgen.
- Die Kräftigung sollte unter Anwendung kurzer Hebelarme mit gebeugtem Ellbogen und angelegtem Arm durchgeführt werden.
- Bizeps und Latissimus sollten gekräftigt werden (exzentrisches Abbremsen der Wurfbewegung und dadurch Entlastung der passiven Schulterstabilisatoren und der RM).
- Eine Stabilisation des Scapulabereichs sollte als Plattform für Schulterbewegungen angestrebt werden.
- Es sollte ein Training der sportartspezifischen Bewegungen und Muskulatur, speziell auf der koordinativen Ebene, erfolgen.

Folgende Ziele oder Vorgehensweisen stehen im Fokus der Rehabilitation:

- Schmerzreduktion
- Ödemausschwemmung
- Sicherung eines eventuellen Operationsergebnisses
- Verbesserung der Mobilität der Schulter und des Scapulothorakalgelenks
- Humeruskopfzentrierung
- Balancierung der die Schulter und das Schulterblatt stabilisierenden Muskulatur
- Muskelaufbau
- Verbesserung der koordinativen Fähigkeiten
- Reduktion/Prävention der Folgeverletzungen
- allgemeines Aufbau- und Kräftigungstraining
- alltags- und sportartspezifisches Training

Rehabilitation bei Verletzungen der Rotatorenmanschette

RM-Probleme sind zumeist durch ein primäres oder sekundäres Impingement verursacht. Zum besseren Verständnis soll hier kurz auf die wesentlichen beteiligten Muskelgruppen und ihre Funktion eingegangen werden.

- Der M. subscapularis ist der größte und kräftigste Rotator der Schulter. Er ist gleichzeitig ein Humeruskopfdepressor und Innenrotator. Er setzt am Tuberculum minus an und hat Faserverbindungen zum M. supraspinatus. Er kontrolliert Wurfbewegungen.
- Der M. supraspinatus ist der am häufigsten verletzte Muskelanteil der RM. Er hat Verbindungen zur vorderen Kapsel sowie zum M. infraspinatus und setzt am Tuberculum majus an. Er ist aktiver Humeruskopfdepressor und Gelenksstabilisator und vor allem für die aktive scapulohumerale Elevation zuständig.
- Der M. infraspinatus ist muskelmassemäßig der zweitgrößte RM-Muskel mit Ansatz am Tuberculum majus. Er ist der stärkste Außenrotator, gleichzeitig aber auch Humeruskopfstabilisator, speziell am Ende der Ausholbewegung. Hierdurch reduziert er Kapselbelastungen und kontrolliert die Humeruskopftranslation.
- Der M. teres minor ist als kleinster RM-Muskel immerhin noch an etwa 40 % der Außenrotationsbewegungen und der Kraft beteiligt. Er ist ein Stabilisator des Humeruskopfs.

Bei degenerativen Veränderungen der RM durch Impingementveränderungen und repetitive Traumata sind nicht immer operative Vorgehensweisen erforderlich. Häufig reicht auch eine Aktivitätsreduktion, eine antiphlogistisch-antiödematös schmerzhemmende Kryotherapie oder eine Behandlung mit nichtsteroidalen Antiphlogistika und begleitender Physiotherapie. Nur vereinzelt ist die subacromiale Gabe von Corticoiden schmerzlindernd und entzündungshemmend einzusetzen, wobei hier die Wirkung nicht evidenzbasiert ist.

Auf physiotherapeutischem Gebiet steht eine Kräftigung der Schulterdepressoren im Vordergrund. Dass diese erst nach Symptomfreiheit einsetzen sollte, wird in der Praxis häufig nicht beachtet. Begleitend können Faszientechniken im Bereich der Achsel und der Halswirbelsäule, ein manuelles Dehn- und Stretchingprogramm (► Abb. 6-22), speziell der Kapselkomplexe, eine detonisierende Therapie der umgebenden Schulterweichteile sowie Arbeiten in der Ergotherapie (am Schlingengerät sowie eventuell nach der Perfetti-Technik) hinzugenommen werden. In der Klinik des Autors haben sich zusätzliche myofasziale Triggerpunkttech-

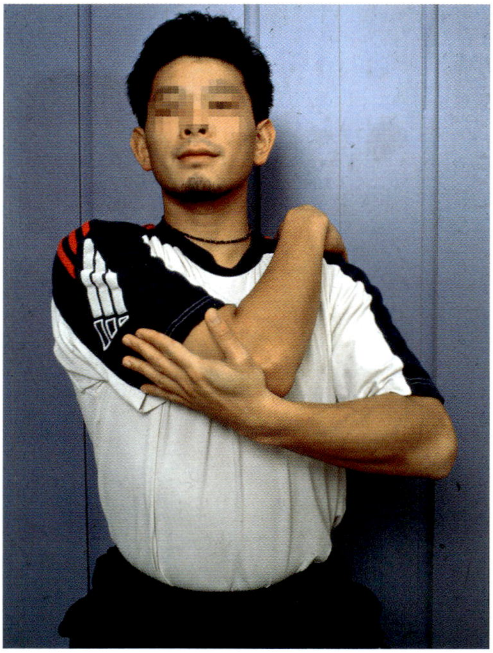

Abb. 6-22 Dehnungsübungen der posterioren Kapsel und des Trizeps

niken bewährt. Begleitend können Ultraschall, Elektrotherapie, Stoßwellenbehandlungen und detonisierende Massagen der Muskulatur eingesetzt werden.

Rehabilitationsphasen

Klassischerweise gliedert sich die Rehabilitation nach anterosuperioren RM-Läsionen in folgende Phasen:

- zunächst Lagerung auf einer Schulter-/Arm-Abduktionsorthese für vier bis sechs Wochen (45 Grad)

Phase I: 1. bis 3. postoperative Woche

- passive Abduktion/Adduktion 90–30–0°
- passive Flexion/Extension 90–30–0°
- passive Innen-/Außenrotation frei–0–0°

Phase II: 4. bis 6. postoperative Woche

- passive Abduktion/Adduktion frei–30–0°
- aktiv assistierte Abduktion/Adduktion 90–30–0°
- passive Flexion/Extension frei–30–0°
- aktiv assistierte Flexion/Extension 90–30–0°
- passive Innen-/Außenrotation frei–0–0°
- aktiv assistierte Außenrotation bis 0°

Phase III

- ab der siebten postoperativen Woche freie aktiv assistierte Beweglichkeit
- ab der neunten postoperativen Woche freie aktive Beweglichkeit

Phase IV

- ca. vier Monate postoperativ Beginn mit Sportarten wie Radfahren, Schwimmen (kein Überkopfarmzug, keine Kraul-, keine Delphintechnik)
- ab dem sechsten postoperativen Monat sportartspezifisches Training nach ärztlicher Rücksprache, z. B. Golf etc.
- ca. sechs bis neun Monate postoperativ Beginn mit »Kontakt«-Sportarten und Risikosportarten mit Überschulterbewegungen

Rehabilitation nach subacromialer Dekompression

Rehabilitation nach subacromialer Dekompression ist eine häufig notwendige Rehabilitationsbehandlung; die operativen Verfahren in diesem Bereich nehmen zu.
Folgende generelle Zielsetzungen sind zu beachten:

- Reduktion des Reiz- und Schwellungszustandes
- Reduktion der Schmerzen
- Normalisierung des Bewegungsausmaßes
- Normalisierung der glenohumeralen und scapulothorakalen Bewegungsexkursionen
- Normalisierung der muskulären Koordination
- Normalisierung der Bewegungsgeschwindigkeit
- generelle Kräftigung
- Wiedererlangung der sportartspezifischen Bewegungsautomatismen

Rehabilitationsphasen

Phase I: 1. bis 14. Tag

Ziele:

- Immobilisationsfolgen vermeiden
- schmerzfreie Bewegungsverbesserung
- Ödemausschwemmung

Therapie:

- Entlastung im Verband (Gilchrist) zur Vermeidung schmerzverursachender Bewegungen (kurzzeitig)
- Physiotherapie: Pendelübungen im schmerzfreien Bereich, geführte Bewegungsübungen, Schulter-CPM-Schiene (Abduktion < 90°); vorsichtige Dehnung der Kapsel, speziell posterior; Triggerpunkttherapie cervical und im Schulterbereich, PNF-Muster

- isometrische submaximale Kräftigung, Kryotherapie, Elektrotherapie, Lymphdrainagen
- medikamentös antiphlogistische Schmerzbehandlung bei Physiotherapie

Phase II: 3. bis 6. Woche

Ziele:

- Normalisierung des Bewegungsspielraums
- Koordinationstraining mit Verbesserung des scapulothorakalen und glenohumeralen neuromuskulären Zusammenspiels
- vorsichtiger Kraftaufbau
- Normalisierung der kinematischen Kette Achsorgan/Schulter

Therapie:

- schmerzfreie, aktiv assistierte Bewegungsübungen bis 90 Grad; Normalisierung der Körperhaltung (kinematische Kette), Vergrößerung des Bewegungsrahmens je nach Ausmaß der Schädigung und Vorgaben des Operateurs
- forcierteres Stretchingprogramm auch als Eigenstretching, PNF-Behandlung unter Vermeidung einer starken Adduktion im Muster PNF D1, Kräftigungsübungen isotonisch submaximal, isokinetisch und mit leichten Gewichten, speziell für die scapularen Stabilisatoren, die glenohumeralen Depressoren sowie Innen- und Außenrotatoren
- Koordinationsübungen, speziell im Muster PNF D2 (Flexion/Extension); vorsichtige, auch koordinative Übungen (z. B. auch Fangen eines leichten Medizinballs etc.)

Kriterien für die Steigerung der Behandlungsintensität in der nächsten Phase sind Schmerzfreiheit (oder deutlich verringerte Schmerzhaftigkeit) bei der Untersuchung, eine schmerzfreie passive Bewegungsfreiheit, Kraft der Schultermuskulatur (Grade IV+ bis V), eine normale scapulothorakale Ausrichtung, eine normale kinetische Funktion Achsorgan/Schulter und normale schmerzfreie Aktivitäten im täglichen Leben.

Phase III: 7. bis 12. Woche

Ziele:

- weiterer verbesserter Kraftaufbau
- verbesserte neuromuskuläre Koordination und Kontrolle
- Vorbereitung auf die Rückkehr zur normalen funktionellen Aktivität

Therapie:

- aktive Bewegungsübungen (Bewegungsrahmen in Elevation/Abduktion je nach begleitendem RM-Schaden, Aufbau einer normalen, auch aktiven Beweglichkeit)
- forciertes Stretching; manuelle Therapie, speziell der posterioren Kapsel
- forciertes Kräftigungsprogramm (► Abb. 6-23)

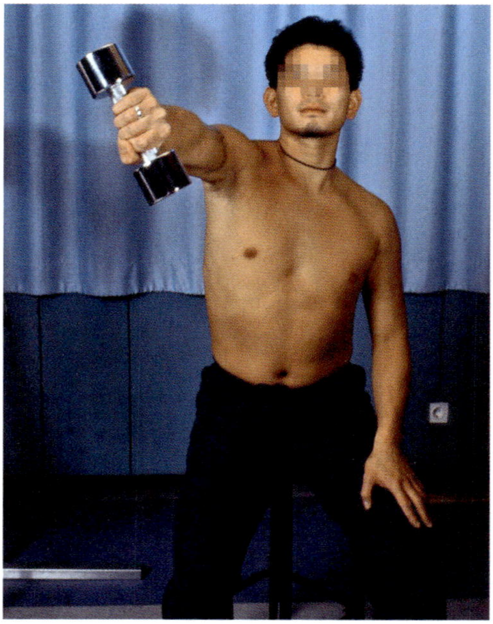

Abb. 6-23 Kräftigung des M. supraspinatus mit Hantel

- Beginn mit vorsichtigem sportartspezifischem Training ohne Überkopfbelastungen
- z. B. Simulation sportartspezifischer Bewegungen an Geräten (► Abb. 6-24, ► Abb. 6-25)

Phase IV: 13. bis 16. Woche

Ziele:

- weiterer Kraftaufbau
- Rückkehr zu normalen funktionellen Aktivitäten in Alltag und Sport

Therapie:

- Trainingsprogramm mit stufenweisem Aufbauplan (z. B. vorsichtiges Schlagtraining ab dem vierten Monat ohne Überkopfbelastung, ab dem sechsten Monat Beginn mit mildem Aufschlagtraining ohne starke Beschleunigung etc.)

Verschiedene Problemstellungen

Acromioclaviculargelenkarthritis

Reizungen des AC-Gelenks sind bei »Überkopf«-Sportarten, vor allem beim Golfen, häufig. Hier eignen sich therapeutisch-manuelle Therapien mit translatorischem Gleiten der Clavicula und des scapulothorakalen

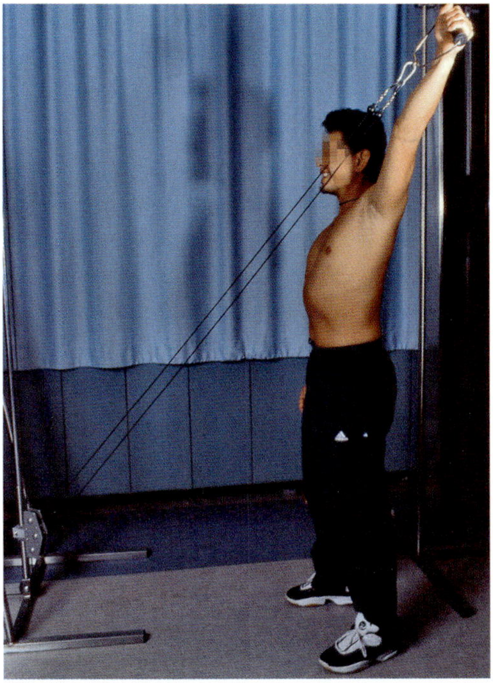

Abb. 6-24 Extensorentraining mit Zugapparat

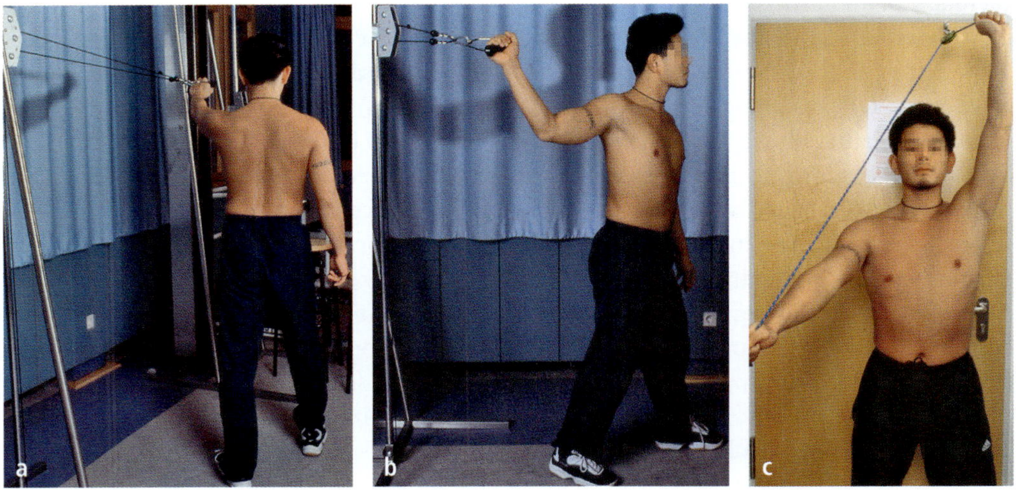

Abb. 6-25 Sportartspezifisches Training des Wurfarmes am Zugapparat
a–c Darstellung in verschiedenen Ebenen

Gleitwegs, Kryotherapie, Ultraschall- bzw. Reizstromanwendungen, Iontophoresen, diadynamische Behandlung der Schulter- und Nackenmuskulatur (Massagen, Wärme, myofasziale Triggerpunkttherapien), Freimachen des Gleitwegs der Scapula, ggf. lokale Anästhetika oder Corticoidinfiltrationen.

Bizepssehnenreizung

Bizepssehnenreizungen sind häufig vorkommende Probleme bei Sportlern. Zur konservativen Behandlung eignen sich hier Kryotherapien, medikamentöse Antiphlogistika, vorsichtige Querfriktion, manuelle Therapien, PNF, ggf. Iontophoresen mit antiphlogistischen Salben, Lymphdrainagen, Diadynamik sowie ein vorsichtiges Stretchingprogramm, kombiniert mit detonisierenden Massagen zur Tonusreduktion und Antagonistentraining. Teilweise bewähren sich auch vorsichtige Infiltrationen des Peritendineums.

Coracoiditis

Die gerade bei Racket-Spielern häufiger vorkommende Coracoiditis ist eine konservativ gut zugängliche Beschwerdeproblematik. Therapeutisch sind anzusetzen: Kryotherapie, medikamentöse Antiphlogistika, Ultraschall/Reizstrom, Iontophoresen, Diadynamik, Behandlung der Schulter-/Nackenmuskulatur (Massagen, Wärme), myofasziale Triggerpunkttherapien, Freimachen des Gleitwegs der Scapula, ggf. gezielte lokale Corticoidinfiltrationen bzw. Anästhesien, physiotherapeutisch-manuelle Therapie mit Querfriktion, Dehnung der ansetzenden Muskulatur und der Kapsel.

SLAP-Läsion

In Bezug auf die Nachbehandlung von SLAP-Läsionen muss generell unterschieden werden, ob es sich hierbei um eine Läsion mit Beteiligung der langen Bizepssehne (Grad IV nach Snyder) oder andere Verletzungen handelt.
Im Hinblick auf die Verletzung (oder Mitverletzungen) der langen Bizepssehne ist zu beachten, dass der Bizeps die Unterarmsupination mit gewährleistet. In dieser Hinsicht sollte dann auch postoperativ eine aktive Supination des Unterarmes vier bis sechs Wochen nach der Operation (je nach intraoperativem Befund) vermieden werden. Aktiv geführte Ellbogengelenkbewegungen im Sinne einer Beugung sind erlaubt, solange lediglich der Unterarm bewegt wird. Üblicherweise wird die erste Phase der Nachbehandlung mit einer Armschlinge oder einem Gilchrist-Verband unterstützt, die/den der Patient ganztägig tragen soll.
Generell stehen in der ersten Phase der Nachbehandlung bei solchen Patienten schmerzlindernde antiphlogistische Maßnahmen, u. a. Kryotherapie und Lymphdrainagen, im Zentrum. Begleitend erfolgt zusätzlich ein Haltungstraining mit Haltungskorrektur, um haltungsbedingte negative Einflüsse auf den Schultergürtel zu vermeiden. Es schließen sich isometrische Spannungsübungen unter Kokontraktion aller Armmuskeln an. Das nach der operativen Versorgung bei einer SLAP-Läsion ohne Bizepssehnenbeteiligung erlaubte Bewegungsausmaß (nach Diederichs) soll eingehalten werden.
Bei SLAP-Läsionen wird in der Rehabilitation üblicherweise zunächst folgendes Vorgehen durchgeführt:

- drei Wochen Schulterverband
- keine aktive Flexion gegen Widerstand für sechs Wochen
- »Überkopf«-Sportarten und -Belastungen erst ab sechs Monaten nach operativer Versorgung

In der Rehabilitation dieser Verletzungen ist zunächst der Schwerpunkt auf die Kontrolle der Entzündung und des Ödems zu legen, anschließend wird vorsichtig die muskuläre Balance wieder aufgebaut und ausgeglichen, die Weichteilgewebe werden gedehnt und flexibler gestaltet. Dabei ist dieses Programm sehr individuell auf den einzelnen Sportler ausgerichtet durchzuführen. Besonderes Augenmerk ist zusätzlich auf die Verbesserung des scapulothorakalen Gleitwegs zu legen.

Schulterluxationen

Bei der Schulterluxation ist aufgrund der unterschiedlichen Ursachen ein heterogenes Patientengut betroffen. Bei jungen Patienten besteht häufig eine Instabilität der Schulter, die seltener multidirektional und häufiger anterior auftritt. Aufgrund der hohen Reluxationsgefahr ist bei erstmaliger Luxation eine längerfristige Ruhigstellung von bis zu drei Wochen in der Primärbehandlung indiziert. Hingegen ist bei älteren Patienten immer nur eine kurzfristige Ruhigstellung der Schulter (< 7 Tage) erforderlich. Nach einer Untersuchung von Itoi ist wahrscheinlich die Neutralstellung der Schulter in der Lagerung die sinnvollste, nicht die früher häufig durchgeführte Innenrotationsstellung (Itoi et al. 1999). In dieser Zeit kann allerdings bereits mit Bewegungsübungen an Hand- und Ellbogengelenk begonnen werden. Nach dem Traumaereignis sind Extrembewegungen und luxationsfördernde Positionen drei Monate lang strikt zu vermeiden. Nach der Ruhigstellungszeit wird die Behandlung mit Schulterbewegungsübungen, Kräftigung der vorderen Schultergürtelmuskulatur, der RM-Muskeln und der Scapulamuskeln komplettiert.

Nach **operativen Eingriffen** an der Schulter ist das Behandlungsregime anders: Unter der Zielsetzung, dass die operativen Techniken bei einer instabilen Schulter die unphysiologisch laxe Kapsel zu stabilisieren haben, um eine erneute Luxation zu vermeiden, muss ein dosierter Bewegungsaufbau erfolgen, um das postoperative Ergebnis nicht zu gefährden. Nach Wilk und Andrews (1996) empfiehlt sich folgendes Vorgehen bei anteriorer Kapselrekonstruktion von Werfern:

Phase I: 1. bis 14. Tag

- immobilisierender Verband, aus dem geübt werden kann, für insgesamt vier Wochen
- passive Bewegungsübungen, schmerzadaptiert, Flexion bis max. 120 Grad, 20 Grad Außenrotation, 20 Grad Innenrotation, jeweils bei 20 Grad Abduktion
- isometrische Kräftigung
- Bewegungsübungen im Ellbogengelenk

Die weiterbehandelnden Physiotherapeuten oder Rehabilitationsmediziner sollten immer Rücksprache mit dem Operateur über das Nachbehandlungsschema halten, da dieser am ehesten Aussagen über Art und Stabilität der jeweils durchgeführten Technik geben kann.

Phase II: 3. bis 4. Woche

- langsame passive Steigerung der Flexion bis 140 Grad
- Außenrotation 20–30 Grad bei 45 Grad Abduktion
- Innenrotation 45–60 Grad bei 45 Grad Abduktion
- Beginn isometrischer Kräftigungsübungen

Phase III: 5. bis 6. Woche

- Steigerung des Bewegungsrahmens bis 160 Grad Flexion, Außenrotation 45–60 Grad, Innenrotation 45–90 Grad, Abduktion 45–90 Grad
- ab der fünften Woche isometrische Bewegungsübungen in Abduktion, vorsichtig limitierter Außenrotation, Innenrotation sowie Kräftigung der Bizepsmuskulatur, vorsichtiger Kraftaufbau für den M. supraspinatus und die Scapulamuskulatur

Phase IV: 7. bis 10. Woche

- Erarbeiten des vollen Bewegungsumfangs
- weitere Verstärkung des isokinetischen Kräftigungsprogramms
- Hinzunahme eines speziellen Übungsprogramms für Werfer, Weiterbehandlung insgesamt noch sechs Monate mit intensivem Kräftigungs- und vor allem Dehnprogramm der posterioren Kapsel; Rückkehr zum Sport erst dann, wenn der volle Bewegungsumfang und die volle Kraft ohne Subluxationsphänomene in der Bewegung wiederhergestellt sind

Phase V

- ca. vier Monate postoperativ Beginn mit Schwimmen (ohne Überkopfarmzugbewegungen)
- ca. sechs Monate postoperativ sportartspezifisches Training, auch Überkopf
- erst ca. neun Monate postoperativ Kontakt- und Risikosportarten mit Überkopfbeschleunigung erlaubt

Die vielleicht wichtigste Fähigkeit, die nach Rehabilitation operativer Verfahren im Bereich der Schulterstabilisation zu erlernen ist, ist die eigenständige aktive Zentrierung und Stabilisierung des Oberarmkopfs in der Gelenkpfanne. Hierzu muss der Therapeut mithilfe taktiler Reize die Propriozeption, speziell auch der RM verbessern. Dies verlangt ein Höchstmaß an Konzentration seitens des Patienten, ein gutes Körpergefühl sowie auch einen sehr konzentrierten kontrollierenden Therapeuten. Immer wieder ist zu betonen, dass auch die schlechte Körperhaltung in dieser Hinsicht beachtet werden muss.

Eine schwierige Situation liegt dann vor, wenn ein Athlet innerhalb der Saison eine entsprechende Schulterluxation erleidet und weiterspielen bzw. -trainieren möchte. Hierzu liegt aus dem Jahr 2004 eine Untersuchung von Buss et al. vor, die 30 Athleten nachuntersuchten, die innerhalb einer Saison eine anteriore Luxation oder Subluxation der Schulter erlitten hatten und mit einem konservativen Rehabilitationsprogramm behandelt wurden (Buss et al. 2004). Gleichzeitig wurden diesen Patienten Orthesen gegeben, die eine Außenrotation und Abduktion verringerten. Dabei fanden die Autoren das erstaunliche Ergebnis, dass 26 der 30 behandelten Athleten ohne Schwierigkeiten ihre Sportart in der Saison komplett wieder durchführen konnten, allerdings 37 % dieser betroffenen Patienten innerhalb der Saison mindestens eine Episode einer wiederkehrenden Instabilität feststellen mussten. Auf der Langzeitebene mussten 16 dieser Athleten dann doch operiert werden.

Abschließend sei noch auf ein wichtiges Problemfeld hingewiesen. Die Rehabilitation von Sportlern darf sich nicht nur auf die direkte postoperative bzw. posttraumatische Nachbehandlung beziehen. Wichtig erscheint in dieser Hinsicht auch eine langfristige prophylaktische Behandlung. Hierzu ist eine Beteiligung des Patienten unablässig. Mit sehr mündigen, kritischen Patienten ist es oft auch sehr gut möglich, ein entsprechendes Heimtrainingsprogramm einzuüben. Um dies zu erreichen, bedarf es einer für den Patienten verständlichen Information über das Verletzungsmuster, über dessen Ursachen sowie über die vorgeschlagenen Therapien.

Zusammenfassung

Durch einseitige Belastungen und sportartspezifische Bewegungsmechanismen kommt es häufig zu Verletzungen am hauptsächlich muskelgeführten Schultergelenk. Diese Verletzungen sind großteils sehr sportartspezifisch. Aufgrund verbesserter diagnostischer

Methoden, speziell der Arthroskopie, ist es möglich, zahlreiche derartige Verletzungen zu erkennen und zu behandeln. Die Rehabilitation nach Schulterverletzungen ist dabei ausgesprochen diffizil. Genaue pathophysiologische Detailkenntnisse der Verletzung und der anatomischen Voraussetzungen sind die Grundlage für eine erfolgreiche Therapie.

Literatur

Literatur zu diesem Kapitel finden Sie im Anhang und unter www.schattauer.de/3052

6.5 Nachbehandlungsschemata und Rehabilitationsprogramme

Christian Jung, Bettina Mauch,
Gerhard J. Bauer, Frieder Mauch

6.5.1 Nachbehandlungsschema nach Rotatorenmanschettenrekonstruktion beim »Überkopf«-Sportler

Die Nachbehandlung aktiver Sportler ist oftmals geprägt vom Wunsch nach einem möglichst schnellen »return to sports« einerseits und den ärztlichen Bedenken hinsichtlich einer zu frühen Belastung andererseits. Gerade der professionelle Sportler kann sich zusätzlich von Verein, Medien, Sponsoren etc. gedrängt fühlen, möglichst rasch wieder sein präoperatives Sportniveau zu erreichen. Dabei sind beim »Überkopf«-Sportler durchaus Bedenken angebracht, ob er nach einer Schulteroperation dieses je wieder erreichen wird. Namdari et al. zeigten jüngst, dass z. B. im Profi-Baseball eine Rückkehr zum Sport während der laufenden Saison (MLB-Profiliga) praktisch ausgeschlossen ist (Namdari et al. 2011). Harris et al. konnten zeigen, dass beinahe 22 % von an der Schulter operierten Baseball-Pitchern nie wieder ihr präoperatives Sportniveau erreichten (Harris et al. 2013). Im Gegensatz dazu berichteten Liem et al. von einer annähernd uneingeschränkten Rückkehr zum Sport aller operierten Patienten in einem – allerdings älteren – Sportlerkollektiv (46–69 Jahre) (Liem et al. 2008). Entsprechend offen sollten die Erwartungen an die Rehabilitation mit Sportler und Betreuerteam geführt werden.

Die Datenlage zur optimalen Nachbehandlung ist überschaubar. Es fehlt vor allem an strukturierten Level-I-Studien, die den positiven bzw. negativen Einfluss einzelner Rehabilitationsbausteine prospektiv nachweisen konnten. Dennoch liegen umfangreiche aktuelle Übersichtsarbeiten zu den empfohlenen Inhalten der Rehabilitation vor (Imhoff et al. 2010, van der Meijden et al. 2012).

Letztlich gilt es, jedes Konzept in enger Absprache mit dem Athleten durchzuführen. Regelmäßige Kontrollen und ein engmaschiger Kontakt mit dem Therapeuten- und Trainerteam helfen, negative Entwicklungen im Heilungsprozess frühzeitig zu erkennen (van der Meijden et al. 2012). Die sportartspezifischen Inhalte der Nachbehandlung können auf diesem Wege sukzessive in den Therapieplan eingebaut werden. Die Dauer bis zum vollständigen »return to sports« hängt von einer Vielzahl von Faktoren ab und kann daher im Einzelfall nicht sicher prognostiziert werden. Aktuelle Studien gehen von einer zu erwartenden Rehabilitationsdauer im Bereich von drei bis 17 Monaten aus (Harris et al. 2013, Liem et al. 2008, van der Meijden et al. 2012).

Beispielhaftes Nachbehandlungsschema nach Rekonstruktion der Rotatorenmanschette

I. Phase (passive Mobilisation, 1.–6. Woche postoperativ)

- Orthese zur Ruhigstellung der Schulter für sechs Wochen
- passive Mobilisation in alle Bewegungsrichtungen bis zum weichen Stopp
- Betonung der Scaption [Bewegung/Elevation des Schultergelenks in der Scapulaebene (= 30 Grad Anteversion der Frontalebene)]
- transversale Adduktion in rotationsneutraler Position
- keine forcierte Innen- bzw. Außenrotation
- Weichteiltechniken, Dehnübungen (M. trapezius descendens, M. levator scapulae)
- Anleitung zur hubfreien Mobilisation im Sitz
- schmerzfreie bilaterale, assistive Flexion in Scapulaebene und transversale Adduktion aus Rückenlage
- zusätzlich Übungen zur Haltungsschulung und Verbesserung des Scapulasettings
- ggf. Beginn mit spezieller Wassertherapie ab der zweiten Woche postoperativ

Ziel nach sechs Wochen postoperativ: passive Beweglichkeit mindestens 110 Grad Flexion

II. Phase (aktive Mobilisation und Koordinationsschulung, 7.–10. Woche postoperativ)

- Ablegen der Orthese
- manuelle glenohumerale Mobilisation am aktuellen Bewegungsende
- Training der RM, zu Beginn isometrisch, dann konzentrisch – exzentrisch
  - dynamische Scapulakontrolle
  - Stützübungen
  - aktive dynamische Stabilisation aus verschiedenen Ausgangsstellungen (geschlossene/offene Kette)
  - aktives Funktionstraining, anschließend langsame Steigerung zu resistiven Bewegungsübungen in der schmerzfreien ROM

Ziel nach sieben bis zehn Wochen postoperativ: funktioneller Einsatz des Armes im Alltag

III. Phase (Kräftigung und Ergonomie, ab 11. Woche postoperativ)

- Mobilisation in die Endstellungen, Erreichen der vollen passiven und aktiven ROM
- spezifische progressive Widerstandsübungen für die RM
- zunehmend exzentrisches Training
- Beginn mit gezielten Übungen von sportartspezifischen Belastungen

Ziel nach drei Monaten postoperativ: dynamische scapulothorakale Stabilisation, glenohumerale Beweglichkeit passiv: 140–150 Grad Flexion, Schürzen-/Nackengriff

6.5.2 Nachbehandlungsschema nach Labrumrefixation beim »Überkopf«-Sportler

Neben den passiven Stabilisatoren wie Labrum, Kapsel und den glenohumeralen Ligamenten, welche durch die Operation wiederhergestellt werden, müssen nach der Operation auch die dynamischen Stabilisatoren gestärkt sowie die Propriozeption trainiert werden, um ein optimales Ergebnis zu erzielen bzw. eine Rezidivluxation zu verhindern. Zu den dynamischen Stabilisatoren zählen hierbei die Muskeln der RM, der Deltamuskel sowie die scapulothorakalen Stabilisatoren, aber auch die Muskulatur des Rumpfes und der unteren Extremitäten.

Die **RM** kann bei regelrechter Funktion während der Abduktion den Humeruskopf mit einer Abweichung von nur ±0,3 mm im Glenoid zentrieren. Bei Schwäche oder Müdigkeit dezentriert der Kopf nach cranial. Außerdem wirkt sie zusammen mit dem Bizepsmuskel der ventralen Translation des Humeruskopfs in der Abduktions-Außenrotations-Bewegung entgegen.

Patienten mit rezidivierender, posttraumatischer Schulterluxation zeigten eine Schwäche der RM-Muskulatur für Außen- und Innenrotation und damit eine Schwächung dieses dynamischen Stabilisierungselementes (Edouard et al. 2011). Bei höhergradiger Instabilität gewinnt zudem der Bizepsmuskel eine größere Bedeutung für die ventrale dynamische Stabilisierung des Humeruskopfs.

Eine weitere für die Stabilisierung der Schulter und somit für die Nachbehandlung wichtige Muskelgruppe sind die **scapulothorakalen Stabilisatoren**. Die scapulothorakale Muskulatur fungiert hierbei als funktionelle Einheit. Es sollte daher ein Fokus auf den Ausgleich einer bereits vorbestehenden oder sekundär entstandenen thorakoscapularen Dysbalance gelegt werden. Hier sollte bereits früh mit einer spezifischen Übungstherapie begonnen werden, da eine normale Scapula-Anbindung die Voraussetzung für eine synchrone Scapularotation während der Humeruskopfbewegung und somit für eine physiologische Schulterfunktion darstellt. Des Weiteren ist sie die Basis für eine physiologische RM-Aktivierung und fungiert als Bindeglied für die restliche kinematischen Kette (Hayes et al. 2002, Kibler u. Sciascia 2010). Neben der Schwäche der Schultermuskulatur spielt auch die Schwächung der Rumpfmuskulatur als Stabilisator der Schulter eine Rolle (Edouard et al. 2011). Zur Optimierung der Core Stability sollten Muskeldefizite auch an den unteren Extremitäten erfasst werden. Diese können postoperativ bereits in der Akutphase behandelt und auftrainiert werden.

Die **Propriozeption** spielt eine weitere wichtige Rolle in der postoperativen Nachbehandlung nach arthroskopischen Schulterstabilisierungen, da die propriozeptiven Reflexe nach traumatischer Schulterluxtion gestört sein können und dies zu einer Rezidivluxation beitragen kann (Hayes et al. 2002). Zuckerman et al. zeigten, dass sechs Monate postoperativ nach einer ventralen Schulterstabilisierung ca. 50 % der Propriozeption der operierten Schulter im Vergleich zur Gegenseite wiederhergestellt werden konnte. Erst nach einem Jahr war die volle Propriozeption wiederhergestellt (Zuckerman et al. 2003).

Bezüglich der postoperativen Ruhigstellung des Armes wird in der Literatur relativ einheitlich zunächst eine Bewegungslimitierung auf 60 Grad Abduktion und Flexion vorgeschlagen, jedoch ohne klare Evidenz hierfür. Die Außenrotation wird meist auf maximal 0 Grad in der Scapulaebene begrenzt.

Inwieweit eine Lagerung in einem Abduktionskissen in der Behandlung der Schulterluxation klinische Vorteile bringt, ist ebenfalls nicht endgültig geklärt. Mehrere Studien diskutierten eine mögliche Reposition des abgerissenen Labrumkomplexes in Außenrotationsstellung der Schulter. Eine Metaanalyse der publizierten Level-I- und -II-Studien zeigte im Datenpool zwar einen Trend zu einer niedrigeren Reluxationsrate nach Ruhigstellung in Außenrotation bei konservativer Therapie nach Schulterluxation, dieser war jedoch nicht statistisch signifikant (Paterson et al. 2010). Eine aktuelle

Studie von Vavken et al. zeigte ebenfalls keine klinischen Vorteile der Lagerung des Armes in Außenrotation (Vavken et al. 2014). Inwieweit postoperativ eine Lagerung des Armes in Außenrotation klinische Vorteile zeigt, ist bisher nicht ausreichend untersucht. Yin et al. berichteten 2014 zwar über gute klinische Ergebnisse, es handelte sich hierbei jedoch um eine Level-IV-Studie ohne Kontrollgruppe (Yin et al. 2014).
Bezüglich des »return to sports« nach operativer Schulterstabilisierung ist davon auszugehen, dass ca. 90 % der Patienten wieder Sport betreiben werden. Das gleiche Leistungsniveau wie vor der Operation erreichen jedoch nur noch ca. 65–75 % der Patienten (Ozturk et al. 2013).

Einteilung der postoperativen Rehabilitation in Phasen

Siehe auch Tabelle 6-3

I. Phase (Akutphase, 1. bis 3. Woche postoperativ)

Ziel ist die Schmerzreduktion, Wundheilung sowie Protektion des rekonstruierten Kapsel-Labrum-Komplexes. Der Arm wird in einer Schlinge oder einem Brace gelagert. Die Rehabilitation beginnt mit passiven Bewegungsübungen zur Vermeidung von Adhäsionen unter Berücksichtigung der Limitierungen, welche sich aus dem OP-Verfahren ableiten und ggf. vom Chirurgen individuell angepasst werden: maximale Abduktion/Flexion 60 Grad, Außenrotation bis 0 Grad. Optimal sind hierbei Bewegungen in der Scapulaebene, da dies den geringsten Stress auf die Kapsel ausübt. Mit Kräftigungsübungen in Form von submaximalen isometrischen Übungen mit dem Arm in Adduktion und Neutralrotation kann ebenso begonnen werden, ferner auch mit einem isometrischen, statischen Scapulasetting.

> **!** Keine isometrische Beübung des M. subscapularis nach Ablösung bei offenen OP-Verfahren für sechs Wochen postoperativ.

Ein weiteres wichtiges Ziel dieser Phase ist die Vorbeugung und Behandlung von Schonhaltungen, Muskelverhärtungen und -verkürzungen. Begleitend sollte hier bereits im Rahmen der kinematischen Kette eine Beübung der Rumpfmuskulatur sowie der unteren Extremitäten erfolgen. Zudem kann ein kardiovaskuläres Training bereits in der Akutphase begonnen werden.

II. Phase (4. bis 6. Woche postoperativ)

Ziele sind der Ausbau der Beweglichkeit im Rahmen der Limitierung (90 Grad Flexion und Abduktion, maximale Außenrotation 0 Grad) sowie die Optimierung bzw. Normalisierung der Rumpfstabilisierung und des Scapulasettings mit Beginn der dynamischen Scapulamobilisierung. Begleitend sind eine Humeruskopfzentrierung sowie ein Training der sensomotorischen Fähigkeiten und der neuromuskulären Funktion Bestandteil dieser Phase. Auch die ADLs sollten beübt werden, wobei zwischen den Übungen weiterhin die Armschlinge oder der Brace getragen werden sollte.

III. Phase (7. bis 12. Woche postoperativ)

Ziel dieser Rehabilitationsphase ist das beschwerdeorientierte Erreichen des vollen Bewegungsausmaßes bis zur zwölften Woche. Ausnahme ist die hohe Außenrotations-Abduktions-Bewegung (ABER-Position). Bei Bewegungsdefiziten sollten Mobilisierungstechniken und Dehnungsübungen vorsichtig eingesetzt werden. In dieser Phase sollte auch das neuromuskuläre Training intensiviert und darüber hinaus das Training der kinematischen Kette ausgeweitet werden.

Tab. 6-3 Einteilung der postoperativen Rehabilitation in Phasen

Phase I		**Phase II**	**Phase III**	**Phase IV**
1. Woche	2.–3. Woche	4.–6. Woche	7.–12. Woche	13.–24. Woche
Ziele				
• Analgesie • Abschwellung • Vorbeugung von Schonhaltung	• Beginn der funktionellen Beübung	• Ausbau der Beweglichkeit • Scapula- und Rumpfstabilisierung	• Erreichen von freier Beweglichkeit • Kraftaufbau	• normale Schulterfunktion, Kraft und Sportfähigkeit
Limitierung				
• Armschlinge/ Brace • 60° ABD/FLEX • ARO bis 0°-Stellung • IRO bis Ruhestellung		• Armschlinge/ Brace • 90° ABD/FLEX • ARO bis 0°-Stellung • IRO bis Ruhestellung	• keine forcierte Beübung in hoher ARO/ Abduktion (ABER-Position)	
Behandlung/Maßnahmen				
• Kryotherapie • assistive, hubfreie Mobilisation • Elektrotherapie	• zusätzlich isometrisches Scapulasetting • Beginn der isometrischen Kräftigung in Adduktion und Neutralrotation • Training von Rumpfmuskulatur und unteren Extremitäten • ggf. kardiovaskuläres Training	• aktiv-assistive Mobilisation • Beginn Thera-Band® • dynamische Scapulamobilisierung • Humeruskopfzentrierung • neuromuskuläres und sensomotorisches Training • Beginn Beübung ADLs	• aktive Mobilisation • ggf. vorsichtige manuelle Therapie bei Defiziten • neuromuskuläres Training • Training kinematische Kette • Training spez. Bewegungsmuster	• individuell nach Patientenanspruch sportartspezifisches Training • weitere Kräftigung der dynamischen Stabilisatoren • neuromuskuläres Training

Wichtig ist hierbei, dass eine Entwicklung hin zu pathologischen Bewegungsmustern vermieden wird.

IV. Phase (funktionelle Phase, 13. bis ca. 24. Woche postoperativ)

Hauptziel der vierten Phase ist die Normalisierung der neuromuskulären Funktion sowie der Kraft und damit eine Minimierung des Rezidivrisikos. Die Phase orientiert sich hierbei an den individuellen Ansprüchen des Patienten. Sportartspezifisches Training steht im Mittelpunkt, das zunächst vorsichtig begonnen und später weiter ausgebaut wird. Unter Berücksichtigung der Heilungsdauer des Kapsel-Labrum-Komplexes sollte mit sehr stark belastenden Aktivitäten frühestens zwölf Wochen postoperativ und erst nach ausreichender Kräftigung der dynamischen Stabilisatoren begonnen werden (Gaunt et al. 2010, Dreinhöfer et al. 2014, Gokeler et al. 2003, Hayes et al. 2002). Bei SLAP-II-Rekonstruktion oder Tenodese der langen Bizepssehne sollte keine aktive Last auf die Bizepssehne für acht Wochen erfolgen.

Literatur

Literatur zu diesem Kapitel finden Sie im Anhang und unter www.schattauer.de/3052

6.6 Prävention

Alli Gokeler

6.6.1 Einleitung

Schulterschmerzen stellen den zweithäufigsten Überlastungszustand bei »Überkopf«-Sportlern dar. So machen sie z. B. insgesamt 8–20 % aller Volleyballverletzungen aus (Reeser et al. 2010). Typische Merkmale bei »Überkopf«-Sportarten sind die repetitiven Bewegungen, wobei sich die Schulter in ungefähr 90–120 Grad Abduktion befindet und in einem Bruchteil von einer Sekunde explosiv aus der Außenrotation in die Innenrotation beschleunigt wird. Exemplarisch sind beim Tennisaufschlag Winkelgeschwindigkeiten von 3000 Grad/s gemessen worden (Reid et al. 2007). Wilk und Mitarbeiter sprechen in diesem Kontext vom »thrower's paradox«: »*The thrower's shoulder must be lax enough to allow excessive external rotation, but stable enough to prevent symptomatic humeral head subluxations, thus requiring a delicate balance between mobility and functional stability.*« (Wilk et al. 2012). Fleisig et al. berechneten, dass die Schulter während der Beschleunigungsphase beim Werfen mit 400 N anteriorer Translationsbelastung ausgesetzt ist (Fleisig et al. 1995). Es wird somit deutlich, dass bei »Überkopf«-Sportarten die dynamischen und statischen Stabilisatoren des Schultergelenks stark belastet werden. Anfang der 90er-Jahre führten Walch und Mitarbeiter eine Untersuchung zur Pathoätiologie von RM-Pathologien bei jungen »Überkopf«-Sportlern durch (Walch et al. 1992). Junge »Überkopf«-Sportler (< 35 Jahre) wiesen oft ein posterosuperiores Impingement (PSI) und kein klassisches subacromiales Impingement auf, wie es ursprünglich von Neer beschrieben wurde (Neer 1972). Häufig kommt es bei jungen »Überkopf«-Sportlern in der »Late Cocking Phase« – Schulter in Abduktion, Extension und Außenrotation (► Abb. 6-26) – zu einem physiologischen Kontakt zwischen gelenkseitigem Anteil der Supraspinatussehne und dem hinteren oberen Anteil des Labrums.

Die wichtigsten Scapulastabilisatoren sind der M. serratus anterior, der M. latissimus dorsi, die Mm. rhomboidei, der M. trapezius und der M. levator scapulae. Um die Normalfunktion des Schultergelenks bei »Überkopf«-Sportarten mit der nötigen Balance zwischen Stabilität und Mobilität sowie mit einem physiologischen Roll-Gleit-Mechanismus während den Schlag- und Wurfbe-

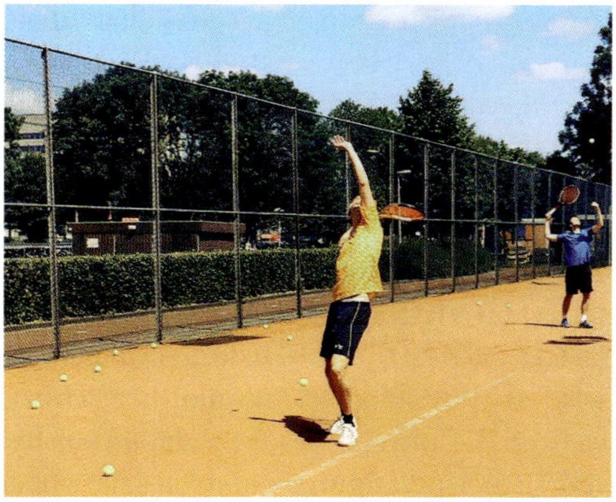

Abb. 6-26 Tennisspieler mit dem Arm in der »Late Cocking Phase«. Diese Position entspricht einer Abduktion von ca. 100 Grad, bei gleichzeitiger maximaler Extension und Außenrotation im Schultergelenk und ist Teil komplexer Bewegungsabläufe bei vielen »Überkopf«-Sportarten.

wegungen zu gewährleisten, bedarf es einer exakt aufeinander abgestimmten Aktivität der glenohumeralen und scapulastabilisierenden Muskelgruppen (Wilk et al. 2012).

6.6.2 Risikofaktoren

Zur Prävention von Verletzungen werden unterschiedliche Strategien verfolgt. Grundsätzlich ist zu unterscheiden zwischen **intrinsischen**, auf den Menschen bezogenen, und **extrinsischen**, also auf die äußeren Bedingungen bezogenen Risikofaktoren (Bahr u. Krosshaug 2005). Ziel der Präventionsstrategien ist die Modifizierung der Risikofaktoren zur Reduktion der Verletzungsinzidenz. Grundlage einer zielgerichteten Prävention ist die Aufdeckung geschlechtsspezifischer und altersbedingter Unterschiede ebenso wie die Identifizierung modifizierbarer, aber auch nicht modifizierbarer Parameter. Auf dieser Basis lassen sich auf der einen Seite präventive Trainingsprogramme erstellen, mit denen sich die modifizierbaren Parameter beeinflussen lassen. Auf der anderen Seite sollten Screeningtests entwickelt werden, die zum einen eine individuelle Risikoabschätzung des Zustandes und Verlaufs ermöglichen. Zum anderen sollte mit diesen Tests aber auch die Effektivität der Trainingsprogramme überprüft werden können.
Die Risikofaktoren werden in »nicht beeinflussbare« und »beeinflussbare« Faktoren unterschieden eingeteilt.

Nicht beeinflussbare Risikofaktoren

Zu den »nicht beeinflussbaren« Risikofaktoren gehören:
- familiäre Disposition
- Alter
- Geschlecht
- Persönlichkeitsstruktur

Beeinflussbare Risikofaktoren

Besonders bedeutend sind die »beeinflussbaren« Risikofaktoren, da sie durch das eigene Handeln verändert werden können. Diese werden im Folgenden besprochen.

Bewegungsausmaß

Sowohl eine anlagebedingte als auch eine erworbene (meist anteriore) Instabilität des Schultergelenks spielt bei der Ätiologie von Schulterbeschwerden eine große Rolle. So wird bei operativem Vorgehen die Wiederherstellung der Stabilität als wesentliches Behandlungsziel gesehen. In der Literatur wird die Ursache für Schulterbeschwerden jedoch kontrovers diskutiert. Burkhart und Mitarbeiter beschrieben ein GIRD als primäre Ursache von Schulterbeschwerden bei »Überkopf«-Sportlern (Burkhart et al. 2003a). Die Theorie besagt, dass sich durch eine Kontraktur der posteroinferioren Kapsel der glenohumerale Kontaktpunkt nach posterosuperior verlagert und dort zu einer SLAP-Läsion führt. Die von Meister et al. (2000) beschriebene Instabilität sieht Burkhart als eine Pseudolaxität an, die durch o. g. Mechanismus bedingt ist.

Die glenohumerale Rotation wird als eine wichtige Komponente für eine normale Mechanik gesehen. Vor allem die glenohumerale Innenrotation (GIR) nimmt eine wichtige Schlüsselrolle für eine normale Kraftentwicklung ein und bestimmt ferner auch die Kinematik (Burkhart et al. 2003b). Die GIR ist normalerweise asymmetrisch zwischen beiden Schultern (auf der dominanten Seite von Werfern verringert). Dagegen wird die glenohumerale Außenrotation (GER) meistens nicht mit Verletzungen in Verbindung gebracht (Burkhart et al. 2003c). In der Regel ist die GER auf der dominanten Seite größer als auf der nicht dominanten. Die Messung des **Gesamtbewegungsausmaßes (tROM = GIR + GER)** ist hilfreich für das Verständnis, wie Anpassungen während Bewegungsvorgängen stattfinden. Ferner weist die tROM frühzeitig auf Veränderungen der Rotationsbewegung hin, die potenziell verletzungsgefährdend sein können. Fast alle Studien zu diesem Thema weisen nach, dass die tROM zwischen dominanter und nicht dominanter Schulter bei »Überkopf«-Sportlern keine Unterschiede aufweist, also symmetrisch ist (Manske et al. 2013). Wilk et al. zeigten, dass der Durchschnittswert für die GER gemessen in 45 Grad Abduktion bei Baseball-Pitchern für die dominante Schulter 102 Grad betrug und für die nicht dominante 98 Grad. Wurde die tROM in 90 Grad Abduktion gemessen, nahm die GER bei Baseball-Pitchern für die dominante Schulter auf 132 Grad zu und für die nicht dominante Schulter auf 127 Grad (Wilk et al. 2012). Die GIR betrug auf der dominanten Seite 52 Grad, auf der nicht dominanten Seite dagegen 63 Grad.

Zusammengefasst bedeutet dies, dass keine signifikanten Unterschiede bezüglich der tROM von dominanter und nicht dominanter Schulter gefunden wurde.

Kürzlich wurde eine neue Klassifikation des GIRD vorgestellt (Manske u. Ellenbecker 2013), die zwischen einem **anatomischen GIRD (aGIRD)** und einem **pathologischen GIRD (pGIRD)** differenziert. Das aGIRD wird als physiologisch normal bezeichnet, weil es die physiologische Adaptation bei sportlicher Betätigung widerspiegelt, wobei der Verlust der GIR < 18–20 Grad beträgt und die tROM symmetrisch ausfällt. Ein pGIRD liegt definitionsgemäß vor, wenn das GIRD > 18–20 Grad ist und gleichzeitig ein Verlust des tROM von > 5 Grad vorliegt. Dabei sehen die Autoren den Verlust der tROM als problematischer an als den des GIRD. Neuere Untersuchungen zeigten, dass ein Verlust des tROM prädiktiv ist für zukünftige Verletzungen. Wilk et al. fanden bei 362 gesunden Baseball-Pitchern eine tROM für die dominante Schulter von < 5 Grad im Vergleich zur nicht dominanten Schulter (dominante Schulter: 184 Grad, nicht dominante Schulter: 188 Grad). Eine tROM > 5 Grad wird ebenfalls als prädisponierender Faktor für zukünftige Verletzungen gesehen (Wilk et al. 2011). Dagegen sind Burkhart et al. der Meinung, dass, solange das GIRD eines Sportlers kleiner oder gleich der Zunahme der GER ist, die Schulter ordnungsgemäß funktioniert (Burkhart et al. 2003b). Probleme können auftreten, wenn das GIRD größer ist als die GER (GIRD/GER-Verhältnis > 1). Die klinische Relevanz dieses Zusammenhangs verdeutlicht das in Tabelle 6-4 gezeigte **Beispiel**.

In diesem ersten Beispiel ergibt sich eine Differenz zwischen dominanter und nicht dominanter Schulter sowohl für die GER als auch für die GIR von 30 Grad. Da das Verhältnis von GIRD zu GER nicht > 1 ist,

Tab. 6-4 Klinische Bewertung GIRD, Beispiel 1

Klinisches Beispiel 1	Dominante Schulter	Nichtdominante Schulter	Differenz
GIR	50°	80°	30°
GER	140°	110°	30°

Tab. 6-5 Klinische Bewertung GIRD, Beispiel 2

Klinisches Beispiel 2	Dominante Schulter	Nichtdominante Schulter	Differenz
GIR	20°	60°	40°
GER	130°	110°	20°

könnte man meinen, dass der Sportler kein erhöhtes Verletzungsrisiko besitzt, obwohl das GIRD 30 Grad beträgt. Zudem fällt auf, dass die tROM beider Schultern mit 190 Grad symmetrisch ist. Eine präventive Maßnahme, die das GIRD um 10 Grad reduzieren würde, ginge mit einer Zunahme des tROM um 10 Grad einher. Es ist jedoch fraglich, ob dieser Effekt wegen der Gefahr eines Stabilitätsverlustes wünschenswert ist. Sinnvoller wäre es, das GIRD nicht zu reduzieren, da sich durch die damit einhergehende Zunahme des tROM das Risiko einer Verletzung erhöhen würde (Manske et al. 2013).

Dieser Sportler wird klassifiziert als aGIRD und ist somit nicht pathologisch.

Das zweite **Beispiel** (► Tab. 6-5) beschreibt ein anderes Szenario, obwohl der Ausgangswert für das GIRD vergleichbar ist mit Beispiel 1. In Beispiel 2 ergibt sich eine GER von 20 Grad, wobei das GIR 40 Grad beträgt. Das Verhältnis von GIR zu GER (40/20) ist gleich 2 also größer als 1. Darüber hinaus zeigt sich eine tROM von 150 Grad für die dominante Schulter, obwohl die nicht dominante Schulter eine tROM von 170 Grad aufweist. Mit einer Differenz der GIRD von 40 Grad und der tROM von 20 Grad wird dieser Sportler eingestuft als pGIRD und besitzt damit ein erhöhtes Risiko, eine Verletzung zu erleiden.

Beide Beispiele zeigen, dass sich die Auswahl an präventiven Maßnahmen nicht nur auf das Ausmaß des GIRD stützen, sondern vorrangig die tROM bei der Beurteilung berücksichtigt sollte. Solange die tROM symmetrisch ist, sollte das GIRD nicht behandelt werden, egal wie groß das GIRD ist. In Fällen, in denen sowohl Defizite der tROM als auch des GIRD auftreten, sollte die Behandlung auf eine Verbesserung des tROM abzielen.

Messung des Bewegungsausmaßes

Der Athlet sollte in Rückenlage auf einer flachen, ebenen Oberfläche auf der Liege positioniert werden. Der Humerus ist mit dem Ellbogen in 90 Grad unterstützt und mit dem Arm auf einem Polster in der Ebene der Scapula gelagert. Folgende (knöcherne) Landmarken sollten vor der Platzierung des Goniometers identifiziert werden:

- Der Drehpunkt zu Olecranon des Ellbogens und Arm sollte senkrecht zur Liege stehen.
- Der Humerus wird dann passiv in Richtung der GIR zu dem Punkt bewegt, an dem keine zusätzliche Bewegung mehr auftritt, es sei denn, dass sich die Scapula mit in Richtung der Protraktion bewegt.

Zur Bestimmung der GER wird ein ähnliches Verfahren verwendet. Das Ausmaß der GER wird definiert an dem Punkt, an dem der Physiotherapeut Widerstand erfährt und/oder die Scapula sich in Richtung der Retraktion bewegt. Die tROM wird dann berechnet als GIR zuzüglich GER für beide Schultern.

Maßnahmen zur Verbesserung der Beweglichkeit

Bei der Erstellung normativer Werte ist es wichtig, unterschiedliche Sportarten, Alter, Geschlecht und den Zeitraum der Sportausübung zu berücksichtigen. Manske et al. befürworten sogenannte Total-End-Range-Time-(TERT-)Maßnahmen für Sportler mit signifikanten Defiziten der Beweglichkeit, so wie oben beschrieben (Manske u. Ellenbecker 2013). Die TERT-Maßnahmen beinhalten:

- Übungen für die gesamte kinetische Kette
- Warming-up für zehn Minuten
- erstes TERT-Stretching unter Anwendung von Wärme für zehn bis zwanzig Minuten
- manuelle Therapie mit lang andauernder Mobilisation bei geringer Intensität (Contract-Relax, Hold-Relax, Muscle-Energy-Techniken)
- rhythmische Stabilisationsübungen zum Erhalt oder zur Verbesserung der erreichten Beweglichkeit
- zweite TERT-Session unter Anwendung von Kälte
- abschließend TERT integriert in das Hausübungsprogramm

Eine effektive Übung zur Verbesserung der GIR ist der sogenannte Sleeper's Stretch (► Abb. 6-27). Die GIR soll auch mittels Stretching durch horizontale Adduktion geübt werden. Diese Mobilisationstechnik kann entweder der Sportler selbst (► Abb. 6-28) durchführen oder der Therapeut führt sie passiv durch.

Insgesamt sollte der Sportler das TERT-Programm dreimal täglich für 20 Minuten ausführen.

Es sei an dieser Stelle darauf hingewiesen, dass Änderungen der Beweglichkeit auch Folge knöcherner Adaptation sein können.

Körperhaltung

Eine fehlerhafte Körperhaltung, vor allem eine **Vorwärtskopfhaltung**, definiert als ein nach vorne geneigter Kopf mit Überstreckung der Halswirbelsäule, kann zu Schulterbeschwerden führen. Eine Studie hat gezeigt, dass Patienten mit Schulterbeschwerden oftmals eine stärkere Vor-

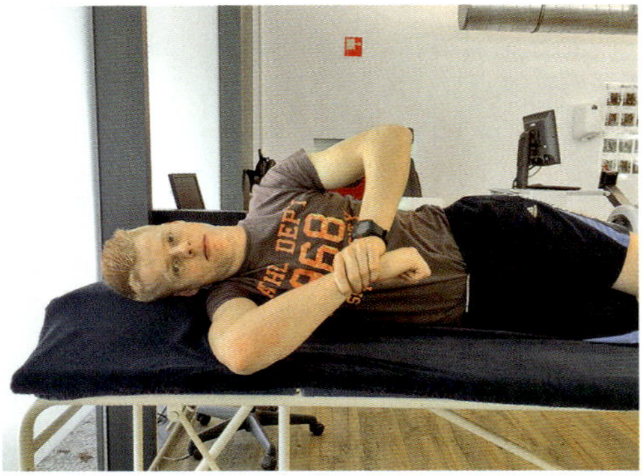

Abb. 6-27 Der Sportler liegt in Seitenlage mit dem Oberkörper senkrecht zur Unterlage auf der Schulter (und fixiert diese). Die andere Hand umfasst das Handgelenk des unteren Armes. Mit der Hand wird langsam der Unterarm des unteren Armes nach unten in Richtung Unterlage bewegt.

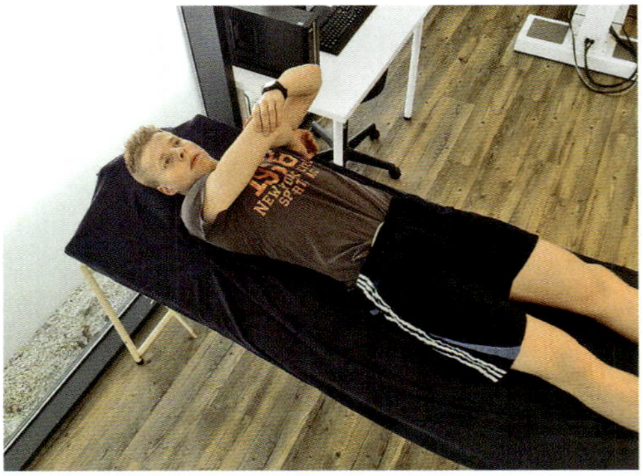

Abb. 6-28 Stretching durch horizontale Adduktion. Der Oberarm wird rechtwinklig abgehoben und mit der anderen Hand am Ellbogen gehalten. Der Ellbogen wird auf dieser Höhe langsam in Richtung der anderen Schulter bewegt, bis ein Zug hinten an der Schulter spürbar wird.

wärtskopfhaltung einnehmen als gesunde Probanden (Greenfield et al. 1995). Auch die Protraktion des Schultergürtels spielt hier eine wichtige Rolle. Sie kann zu einer Muskeldysbalance des M. trapezius (Pars descendens) und des M. serratus anterior führen, womit eine Zunahme des anterioren Tilt der Scapula einhergeht, wodurch ein subacromiales Impingement bei älteren Patienten begünstigt wird (McClure et al. 2006). Eine andere Studie zeigte, dass nach achtwöchigem Training eine signifikante Reduzierung der Vorwärtsposition des Kopfs und der Protraktion des Schultergürtels erreicht werden konnte (Lynch et al. 2010).

Neuromuskuläre Dysbalancen der Rotatorenmanschettenmuskulatur

Neuromuskuläre Dysbalancen bezüglich der Maximalkraft und/oder der Kraftausdauer zwischen den Innen- und Außenrotatoren des Schultergelenks können zu einer mangelhaften Zentrierung des Humeruskopfs in der Cavitas glenoidalis führen.

Es sei jedoch darauf hingewiesen, dass bei **»Überkopf«-Sportlern immer Abweichungen von neuromuskulären Normwerten** vorliegen. Sie sind notwendig, um den speziellen sportlichen Anforderungen bei »Überkopf«-Sportarten gerecht zu werden (Gokeler et al. 2003). Es muss demnach in klinischen Untersuchungen immer entschieden werden, ob im Einzelfall der neuromuskuläre Funktionszustand der individuellen sportlichen Anforderung genügt und ob in der Funktion die koordinative Ansteuerung der Muskulatur angemessen ist.

Bei »Überkopf«-Sportlern empfiehlt es sich, isokinetische Tests durchzuführen mit Geschwindigkeiten von 60–180 Grad/s der Außen- und Innenrotatoren in Schulterabduktion und Ellbogenflexion von jeweils 90 Grad. Wichtig dabei ist es, immer zu berücksichtigen, dass es normative Daten bezüglich Sport, Geschlecht und Alter gibt, damit eine korrekte Interpretation der Tests vorgenommen werden kann (Batalha et al. 2013, Byram et al. 2010). Ob Kraftdefizite tatsächlich zu einem erhöhten Verletzungsrisiko führen, wird nach wie vor kontrovers diskutiert. In einer prospektiven Studie an der West-Point-Militärakademie wurde kein Zusammenhang zwischen dem Entstehen einer anterioren Instabilität im Sinne einer Luxation und der isometrisch gemessenen Kraft der RM gefunden (Roach et al. 2013).

Neuromuskuläre Dysbalancen der Scapulamuskulatur

Um die Normalfunktion des Schultergelenks bei »Überkopf«-Sportarten mit der nötigen Balance zwischen Stabilität und Mobilität sowie einem physiologischen Roll-Gleit-Mechanismus während den Schlag- und Wurfbewegungen zu gewährleisten, bedarf es u. a. einer exakt aufeinander abgestimmten Aktivität der Scapulamuskulatur (Kibler et al. 2013). Eine normale Funktion der Scapula ist für die Übertragung der kinetischen Energie der unteren Extremitäten über den Rumpf auf den Arm enorm wichtig. Zu den wesentlichen Funktionsmuskeln der Scapula zählen vor allem der M. serratus anterior, der M. latissimus dorsi, die Mm. rhomboidei, der M. trapezius und der M. levator scapulae (Ben et al. 2008). Genügt die muskuläre Führung der Scapula nicht den hohen sportlichen Anforderungen, können unterschiedliche Probleme resultieren (Kibler u. McMullen 2003):

- Die Muskeln der RM verlieren an stabilisierendem Einfluss auf den Humeruskopf im Glenohumeralgelenk.
- Durch eine verringerte Elevation des Acromions bei der Überkopfbewegung entsteht eine subacromiale Kompression der RM-Muskeln bei Sportlern >40 Jahren.

- Durch eine eingeschränkte Retraktion der Scapulae in der Late Cocking Phase wird die notwendige Explosivität für die Beschleunigung beim Wurf bzw. Schlag reduziert, die sportliche Leistungsfähigkeit ist eingeschränkt.
- Durch eine übermäßige Protraktion in der Beschleunigungsphase beim Wurf bzw. Schlag bewegt sich die Scapula verfrüht nach vorn unten und trägt so zur Entstehung eines Impingements der subacromialen Strukturen bei älteren Sportlern bei.
- Durch eine schlechte Koordination zwischen Pro- und Retraktion kann es über einen »Antetilt« – mit nachfolgender Translation des Humeruskopfs nach vorn unten – zur verstärkten Spannung auf die vordere Gelenkkapsel und das Labrum kommen.
- Durch Dysbalancen der Scapulamuskulatur wird die Entstehung eines posterosuperioren Impingements begünstigt.

Cools et al. stellten bei »Überkopf«-Sportlern mit Schulterbeschwerden erhöhte EMG-Latenzzeiten für den M. trapezius (Pars ascendens) fest (Cools et al. 2002). Die Frage, ob es sich bei Abweichungen des neuromuskulären Funktionszustandes um Ursache oder Folge des pathologischen Geschehens handelt, ist nicht beantwortet. Yamashita et al. konnten bei einem künstlich erzeugten Entzündungszustand im Glenohumeralgelenk signifikante Veränderungen der mechanosensitiven Aktivität der RM-Muskulatur feststellen (Yamashita et al. 1999). Beide Untersuchungen deuten darauf hin, dass neuromuskuläre Veränderungen eher die Folge von Über- und Fehlbelastungen sowie von Verletzungen als ihre Ursache sind.

Die Bedeutung einer Scapuladyskinesie wird aber noch kontrovers diskutiert, da gesunde »Überkopf«-Sportler auch häufig eine Dyskinesie ohne Beschwerden haben (Oyama et al. 2008). In einer prospektiven Studie wurde kein Zusammenhang zwischen einer Scapuladyskinesie und dem Entstehen einer Schulterverletzung gefunden (Myers et al. 2013).

Fehlerhafte und belastende Techniken

Fehlerhafte Techniken, z. B. beim Tennisaufschlag, können zu einer Leistungsminderung, aber auch zur Überlastung der statischen und dynamischen Schulterstabilisatoren führen und sich somit zu einem PSI entwickeln. Messungen haben ergeben, dass nur 50 % der zur Armbeschleunigung beim Wurf oder Schlag benötigten Kraft aus der Armmuskulatur generiert wird. Die übrigen 50 % werden durch die Aktivität der Muskulatur der unteren Extremitäten und des Rumpfes rekrutiert und über die Scapula als Transmitter in den Arm übertragen. Elliot et al. wiesen darauf hin, dass eine unzureichende Flexion im Kniegelenk (< 10 Grad) beim Tennisaufschlag zu einer Belastungserhöhung der schulterspezifischen Strukturen um 15–23 % führt (Elliott et al. 2003).

Faktoren, die zu einer zusätzlichen Belastung des Schultergelenks beim Baseball führen, sind: eine offene Fußstellung, zu viel oder zu wenig Schulteraußenrotation, schlechtes Timing zwischen Rotation des Beckens und des Oberkörpers sowie Abweichungen des Schulterabduktionswinkels von 90 Grad beim Werfen (Fortenbaugh et al. 2009).

6.6.3 Ausblick

Schulterverletzungen beim »Überkopf«-Sportler haben multifaktorielle Ursachen, wobei neuromuskuläre Dysbalancen der RM- und Scapulamuskulatur, Technikfehler und eine Instabilität des Schultergelenks eine wichtige Rolle in der Pathogenese spielen. Diese Erkenntnisse sind meist aus retrospektiven Studien erhoben worden und müssen in der Zukunft mittels prospektiv-randomisierter Studien überprüft werden. Wichtig erscheint es, dass beim gesunden »Überkopf«-Sportler in regelmäßigen Abständen sportliche und sportmedizinische Untersuchungsverfahren durchgeführt werden, um frühzeitig mit der Einleitung von präventiven Maßnahmen Verletzungen zu verhindern.

Literatur

Literatur zu diesem Kapitel finden Sie im Anhang und unter www.schattauer.de/3052

Literatur

Literatur zu Kapitel 1.1

Aagaard H, Jorgensen U. Injuries in elite volleyball. Scand J Med Sci Sports 1996; 6: 228–32.

Abrams GD, Renstrom PA, Safran MR. Epidemiology of musculoskeletal injury in the tennis player. Br J Sports Med 2012; 46: 492–98.

Auge WK 2nd, Fischer RA. Arthroscopic distal clavicle resection for isolated atraumatic osteolysis in weight lifters. Am J Sports Med 1998 26: 189–92.

Auvinen J, Tammelin T, Taimela S et al. Neck and shoulder pains in relation to physical activity and sedentary activities in adolescence. Spine 2007; 32: 1038–44.

Becker J Runer A, Neunhäuserer D et al. A prospective study of downhill mountain biking injuries. Br J Sports Med 2013; 47: 458–62.

Burkhart SS Morgan CD, Kibler WB. The disabled throwing shoulder: spectrum of pathology. Part I: pathoanatomy and biomechanics. Arthroscopy 2003; 19: 404–20.

Croft PR, Pope D, Silman A. The clinical course of shoulder pain: prospective cohort study in primary care. Br Med J 1996; 313: 601–2.

Diesselhorst MM, Rayan GM, Pasque CB et al. Survey of upper extremity injuries among martial arts participants. Hand Surg 2013; 18: 151–57.

Dixon M, Fricker P. Injuries to elite gymnasts over 10 yr. Med Sci Sports Exerc 1993; 25: 1322–29.

Gosheger G, Liem D, Ludwig K et al. Injuries and overuse syndromes in golf. Am J Sports Med 2003; 31: 438–43.

Hagberg M, Wegman DH. Prevalence rates and odds ratios of shoulder-neck diseases in different occupational groups. Br J Ind Med 1987; 44: 602–10.

Hawkins R, Kennedy J. Impingement syndrome in athletes. Am J Sports Med 1980; 8: 151–58.

Jost B, Zumstein M, Pfirrmann CW et al. MRI findings in throwing shoulders: abnormalities in professional handballplayers. Clin Orthop Relat Res 2005; 434: 130–37.

Mazzocca AD, Arciero RA, Bicos J et al. Evaluation and treatment of acromioclavicular joint injuries. AmJ Sports Med 2007; 35: 316–29.

Miniaci A, Mascia AT, Salonen DC et al. Magnetic resonance imaging of the shoulder in asymptomatic professional baseball pitchers. Am J Sports Med 2002; 30: 66–73.

Moeller M, Attermann J, Myklebust G et al. Injury risk in Danish youth and senior elite handball using a new SMS text messages approach. Br J Sports Med 2012; 46: 531–37.

Pocecco E, Ruedl G, Stankovic N et al. Injuries in judo: a systematic literature review including suggestions for prevention. Br J Sports Med 2013; 47: 1139–43.

Urwin M, Symmons D, Allison T et al. Estimating the burden of musculoskeletal disorders in the community: the comparative prevalence of symptoms at different anatomical sites, and the relation to social deprivation. Ann Rheum Dis 1998, 57: 649–55.

Winwood PW et al. Retrospective injury epidemiology of strong man athletes. J Strength Cond Res 2014; 28: 28–42.

Winzen M, Voigt HF, Hinrichs T et al. [Injuries of the musculoskeletal system in German elite rowers]. Sportverletz Sportschaden 2011; 25: 153–58.

Yard EE, Comstock RD. Injuries sustained by rugby players presenting to United States emergency departments, 1978 through 2004. J Athl Train 2006; 41: 325–31.

Literatur zu Kapitel 1.2

Benninghoff A, Drenckhahn D. Anatomie. Bd. 1, 16. Aufl. München: Urban & Fischer 2003.

Engelhardt M. Sportverletzungen: Diagnose, Management und Begleitmaßnahmen. 2. Aufl. München, Jena: Urban & Fischer 2009.

Fröhner G. Haltung und Beweglichkeit des Rumpfes – Merkmale zur Beurteilung der Belastbarkeit. In: Tittel K, Arndt K-H, Hollmann W. Sportmedizin – gestern – heute – morgen. Leipzig: Barth 1993.

Gutberlett I. Einfluss des sportartspezifischen Trainings auf die arthro-muskulären Beziehungen und die Belastbarkeit des Stütz- und Bewegungssystems. In: Tittel K, Arndt K-H, Hollmann W. Sportmedizin – gestern – heute – morgen. Leipzig: Barth 1993.

Hochschild J. Strukturen und Funktionen begreifen – Funktionelle Anatomie – Therapierelevante Details. Stuttgart: Thieme 2002.

Hoepke H, Kantner M. Das Muskelspiel des Menschen. 7. Aufl. Stuttgart: Fischer 1979.

Lippert H. Lehrbuch Anatomie. 5. Aufl. München, Jena: Urban & Fischer 2000.

Neumann G. Sportartspezifische Leistungsfähigkeit. In: Dirix A, Knuttgen H, Tittel K, Hrsg. Olympisches Buch der Sportmedizin. Köln: Deutscher Ärzte-Verlag 1989; 93–103.

Tittel K, Hrsg. Olympisches Buch der Sportmedizin. Köln: Deutscher Ärzte-Verlag 1989.

Tittel K. Bewegungsabläufe in der Leichtathletik unter dem Gesichtspunkt der Muskelschlingen. In: Kurz D, Schütte U. Leichtathletik. Schorndorf: Hofmann 1986.

Tittel K. Functional-anatomical and biomechanical fundamentals for safeguarding the arthro-muscular balance in sports. In: Mazek M, Kucera M. Sports in health and disease. Prag: Avicenum Med Press 1987.

Tittel K. Anatomia descritiva e funcional do corpo humano. Sao Paulo: Livraria Santos Edit 2006.

Tittel K, Seidel EJ. Beschreibende und funktionelle Anatomie. 15. Aufl. München: Kiener 2012.

Tittel K. Muskuläre und arthro-muskuläre Dysbalancen – pro und kontra. Z Manuelle Med 2014; 52: 101–6.

Wirhed R. Sport-Anatomie und Bewegungslehre. Stuttgart: Schattauer 1984.

Literatur zu Kapitel 2.1

Barth JRH Burkhart SS, De Beer JF. The bear hug test: a new and sensitive test for diagnosing a subscapularis tear. Arthroscopy 2006; 22: 1076–84.

O'Brien SJ, Pagnani MJ, Fealy S et al. The active compression test: a new and effective test for diagnosing labral tears and acromio clavicular joint abnormality. Am J Sports Med 1998; 26: 610–13.

Cyriax JH, Cyriax PJ. Cyriax's illustrated manual oforthopedic medicine. London: Butterworth-Heinemann 1996.

DePalma AF. Disorders associated with biologic aging of the shoulder. In: DePalma AF. Surgery of the shoulder. 3rd edn. Philadelphia: Lippincott 1983; 268–69.

Gagey OJ, Gagey N. The hyper abduction test: an assessment of the laxity of the inferior glenohumeral ligament. J Bone Joint Surg Br 2000; 82: 69–74.

Gerber C, Ganz R. Clinical assessment of instability of the shoulder. With special reference to anterior and posterior drawer tests. J Bone Joint Surg Br 1984; 66: 551–56.

Gerber C, Krushell RJ. Isolated rupture of the tendon of the subscapularis muscle. Clinical features in 16 cases. J Bone Joint Surg Br 1991; 73: 389–94.

Gerber C, Hersche O, Farron A. Isolated rupture of the subscapularis tendon: results of operative repair. J Bone Joint Surg Am 1996; 78: 1015–23.

Hawkins RJ, Kennedy JC. Impingement syndrome in athletes. Am J Sports Med 1980; 8: 151–158.

Hawkins RJ, Bokor DJ. Clinical evaluation of shoulder problems. In: Rockwood CA Jr, Matsen FA III. The shoulder. Vol 1. Philadelphia: WB Saunders 1990; 149–77.

Hegedus EJ, Goode A, Campbell S et al. Physical examination tests of the shoulder: a systematic review with meta-analysis of individual tests. Br J Sports Med 2008; 42: 80–92.

Hertel R, Ballmer FT, Lombert SM et al. Lag signs in the diagnosis of rotator cuff rupture. J Shoulder Elbow Surg 1996; 5: 307–13.

Jobe FW, Moynes DR. Delineation of diagnostic criteria and a rehabilitation program for rotator cuff injuries. Am J Sports Med 1982; 10: 336–39.

Jobe FW et al. The shoulder in sports. In: Rockwood CA et al. The shoulder. Philadelphia: WB Saunders 1990; 961–90.

Kessel L, Watson M. The pain fularc syndrome. Clinical classification as a guide to management. J Bone Joint Surg Br 1977; 59: 166–72.

Kibler WB, Uhl TL, Maddux JW et al. Qualitative clinical evaluation of scapular dysfunction: a reliability study. J Shoulder Elbow Surg 2002; 6: 550–56.

Kim SH, Park JS, Jeong WK et al. The Kim test: A novel test for posteroinferior labral lesion of the shoulder – a comparison to the Jerktest. Am J Sports Med 2005; 33: 1188–92.

Neer CS II. Impingement lesions. Clin Orthop Rel Res 1983; 173: 70–7.

Rowe CR, Zarins B. Recurrent transient subluxation of the shoulder. J Bone Joint Surg Am 1981; 63: 863–72.

Spurling RG. Rupture of the cervical intervertebral disks. J Int Coll Surg 1947; 10: 502–9.

Walch G, Boulahia A, Calderone S et al. The ›dropping‹ and ›hornblower's‹ signs in evaluation of rotator-cuff tears. J Bone Joint Surg Br 1998; 80: 624–28.

Literatur zu Kapitel 2.2

Beggs I. Shoulder ultrasound. Semin Ultrasound CT MR 2011; 32: 101–13.

Bigliani LU, April EW. Morphology of the Acromion and its relationship to rotator cuff tears. Orthop Trans 1986; 10: 228.

Blankstein A, Ganel A, Givon U et al. Ultrasonography as a diagnostic modality in acromioclavicular joint pathologies. Isr Med Assoc J 2005; 7: 28–30.

Burkhart SS, Morgan CD. The peel-back mechanism: its role in producing and extending posterior type II SLAP lesions and its effect on SLAP repair rehabilitation. Arthroscopy 1998; 14: 637–40.

Burkhart SS, Barth JR, Richards DP et al. Arthroscopic repair of massive rotator cuff tears with stage 3 and 4 fatty degeneration. Arthroscopy 2007; 23: 347–54.

Campbell RS, Dunn A. External impingement of the shoulder. Semin Musculoskelet Radiol 2008; 12: 107–26.

De Jesus JO, Parker L, Frangos AJ et al. Accuracy of MRI, MR arthrography, and ultrasound in the diagnosis of rotator cuff tears: a meta-analysis. AJR Am J Roentgenol 2009; 192: 1701–7.

Gerber C, Sebesta A. Impingement of the deep surface of the subscapularis tendon and the reflection pulley on the anterosuperior glenoid rim: a preliminary report. J Shoulder Elbow Surg 2000; 9: 483–90.

Gerber C, Walch G. Massive rotator cuff tears. In: Norris TR, Ed. Orthopaedic knowledge update Shoulder and elbow. Rosemont, IL: American Academy of Orthopaedic Surgeons 2002: 191–6.

Goutallier D, Postel JM, Bernageau J et al. Fatty muscle degeneration in cuff ruptures. Pre- and postoperative evaluation by CT scan. Clin Orthop Relat Res 1994; 304: 78–83.

Goutallier D, Postel JM, Gleyze P et al. Influence of cuff muscle fatty degeneration on anatomic and functional outcomes after simple suture of full-thickness tears. J Shoulder Elbow Surg 2003; 12: 550–4.

Goutallier D, Godefroy D, Postel JM et al. Comments on: muscle fatty infiltration in rotator cuff tears: descriptive analysis of 1,688 cases by B. Melis, C. Nemoz and G. Walch, published in 10.1016/j. otsr. 2009.05.001. Orthop Traumatol Surg Res 2010; 96: 918–9.

Habermeyer P, Magosch P, Pritsch M et al. Anterosuperior impingement of the shoulder as a result of pulley lesions: a prospective arthroscopic study. J Shoulder Elbow Surg 2004; 13: 5–12.

Hodler J, Kursunoglu-Brahme S, Snyder SJ et al. Rotator cuff disease: assessment with MR arthrography versus standard MR imaging in 36 patients with arthroscopic confirmation. Radiology 1992; 182: 431–6.

Hollister MS et al. Association of sonographically detected subacromial/subdeltoid bursal effusion and intraarticular fluid with rotator cuff tear. AJR Am J Roentgenol 1995; 165: 605–8.

Iannotti JP Bernot MP, Kuhlman JR et al. Postoperative assessment of shoulder function: a prospective study of full-thickness rotator cuff tears. J Shoulder Elbow Surg 1996; 5: 449–57.

Jacobson JA, Lancaster S, Prasad A et al. Full-thickness and partial-thickness supraspinatus tendon tears: value of US signs in diagnosis. Radiology 2004; 230: 234–42.

Jobe CM. Posterior superior glenoid impingement: expanded spectrum. Arthroscopy 1995; 11: 530–6.

Magee T. 3-T MRI of the shoulder: is MR arthrography necessary? AJR Am J Roentgenol 2009; 192: 86–92.

Matsen FA, Lippit SB, Sidles JA et al. Practical evaluation and management of the shoulder. Philadelphia: Saunders 1994.

Mellado JM Calmet J, Olona M et al. Surgically repaired massive rotator cuff tears: MRI of tendon integrity, muscle fatty degeneration, and muscle atrophy correlated with intraoperative and clinical findings. AJR Am J Roentgenol 2005; 184: 1456–63.

Mengiardi B, Pfirrmann CW, Gerber C et al. Frozen shoulder: MR arthrographic findings. Radiology 2004; 233: 486–92.

Nazarian LN, Jacobson JA, Benson CB et al. Imaging algorithms for evaluating suspected rotator cuff disease: Society of Radiologists in Ultrasound consensus conference statement. Radiology 2013; 267: 589–95.

Neer CS. 2nd. Impingement lesions. Clin Orthop Relat Res 1983: 70–7.

Habermeyer P. [Tendon ruptures of the shoulder]. Orthopade 1989; 18: 257–66; discussion 66–7.

Palmer WE, Brown JH, Rosenthal DI. Rotator cuff: evaluation with fat-suppressed MR arthrography. Radiology 1993; 188: 683–7.

Prickett WD, Teefey SA, Galatz LM et al. Accuracy of ultrasound imaging of the rotator cuff in shoulders that are painful postoperatively. J Bone Joint Surg Am 2003; 85-A: 1084–9.

Rhee RB, Chan KK, Lieu JG et al. MR and CT arthrography of the shoulder. Semin Musculoskelet Radiol 2012; 16: 3–14.

Sabeti-Aschraf M, Gonano C, Nemecek E et al. Intra-operative ultrasound facilitates the localization of the calcific deposit during arthroscopic treatment of calcifying tendinitis. Knee Surg Sports Traumatol Arthrosc 2010; 18: 1792–4.

Schueller-Weidekamm C. Bildgebung des Impingements an der Schulter. Jatros Orthopädie & Rheumatologie 2012; 6: 24–6.

Serafini G, Sconfienza LM, Lacelli F et al. Rotator cuff calcific tendonitis: short-term and 10-year outcomes after two-needle us-guided percutaneous treatment – nonrandomized controlled trial. Radiology 2009; 252: 157–64.

Snyder SJ, Pachelli AF, Del Pizzo W et al. Partial thickness rotator cuff tears: results of arthroscopic treatment. Arthroscopy 1991; 7: 1–7.

Stoppino LP, Ciuffreda P, Rossi M et al. Lesions of the rotator cuff footprint: diagnostic performance of MR arthrography compared with arthroscopy. Musculoskelet Surg 2013; 97 Suppl 2: S197–202.

Taljanovic MS, Carlson KL, Kuhn JE et al. Sonography of the glenoid labrum: a cadaveric study with arthroscopic correlation. AJR Am J Roentgenol 2000; 174: 1717–22.

Thomazeau H, Rolland Y, Lucas C et al. Atrophy of the supraspinatus belly: assessment by MRI in 55 patients with rotator cuff pathology. Acta Orthop Scand 1996; 67: 264–8.

Tuite MJ, Rutkowski A, Enright T et al. Width of high signal and extension posterior to biceps

tendon as signs of superior labrum anterior to posterior tears on MRI and MR arthrography. AJR Am J Roentgenol 2005; 185: 1422–8.
Walch G, Boileau P, Noel E et al. Impingement of the deep surface of the supraspinatus tendon on the posterosuperior glenoid rim: An arthroscopic study. J Shoulder Elbow Surg 1992; 1: 238–45.
Waldt S, Bruegel M, Mueller D et al. Rotator cuff tears: assessment with MR arthrography in 275 patients with arthroscopic correlation. Eur Radiol 2007; 17: 491–8.
Wohlwend JR, van Holsbeeck M, Craig J et al. The association between irregular greater tuberosities and rotator cuff tears: a sonographic study. AJR Am J Roentgenol 1998; 171: 229–33.
Zanetti M, Gerber C, Hodler J. Quantitative assessment of the muscles of the rotator cuff with magnetic resonance imaging. Invest Radiol 1998; 33: 163–70.

Literatur zu Kapitel 3

AWMF. Intraartikuläre Punktionen und Injektionen: Hygienemaßnahmen. Registernummer 029-006. Stand: 01.06.2008 (in Überarbeitung), gültig bis 01.06.2013. Arbeitskreis »Krankenhaus- & Praxishygiene« der AWMF Working Group Hospital & Practice Hygiene of AWMF. http://www.awmf.org/leitlinien/detail/ll/029-006.html. Zugriffsdatum: 12.11.2014.
Bock F, Strohmeier M. Komplikationshäufigkeit schmerztherapeutischer Maßnahmen im ambulant-orthopädischen Bereich. Orthop Prax 2001; 37: 659–61.
Daley EL. Improving injection accuracy of the elbow, knee, and shoulder: does injectionsite and imaging make a difference? A systematic review. Am J Sports Med 2011; 3: 656–62.
Geirsson AJ, Statkevicius S, Vikingsson A. Septic arthritis in Iceland 1900–2002: increasing incidence due to iatrogenic infections. Ann Rheum Dis 2008; 67: 638–43.
Holland C, Jaeger L, Smentkowski U et al. Septic and aseptic complications of corticosteroid injections: an assessment of 278 cases reviewed by expert commissions and mediation boards from 2005 to 2009. Dtsch Arztebl Int 2012; 109: 425–30.
Kruse DW. Intraarticular cortisone-injection for osteoarthritis of the hip. Is it effective? Is it safe? Curr Rev Musculoskelet Med 2008; 1: 227–33.
Locher H. Therapeutische Injektionen im Schulterbereich. Manuelle Medizin 2009, 47: 434–441.
NADA. Glukortikoide (Kortison). http://www.nada.de/de/medizin/im-krankheitsfall/medizinische-ausnahmegenehmigungen-tue/glukokortikoide-kortison/#.VGR6NIKHMVY. Zugriffsdatum: 12.11.2014.
Rozental TD, Sculco TP. Intra-articular corticosteroids: an updated overview. Amer J Orthop 2000; 29: 18–23.
Steinmeyer J. Intraartikuläre Glucocorticoid-Injektionen bei Arthrose. Arzneiverord Praxis 2005; 32: 18–20.

Literatur zu Kapitel 4.1

Berry H, Fernandes L, Bloom B et al. Clinical study comparing acupuncture, physiotherapy, injection and oral anti-inflammatory therapy in shoulder-cuff lesions. Curr Med Res Opin 1980; 72: 121–6.
Bigliani LU, Morrison DS, April EW. Morphology of the acromion and its relationship to rotator cuff tears (Abstract). Orthop Trans 1986; 10: 228.
Dines DM, Warren RF, Inglis AE et al. The coracoid impingement syndrome. J Bone Joint Surg (Br) 1990; 72: 314–6.
Duplay S. De la périarthrite scapulo-humérale et de raindeurs de l'épaule qui en sont la conséquence. Arch Gn Med 1872; 11: 513–42.
Ellman H. Arthroscopic subacromial decompression. Analysis of one to three year results. J Arthros Relat Surg 1987; 3: 173–181.

Ellman H. Diagnosis and treatment of incomplete rotator cuff tears. Clin Orthop 1990; 254: 64–74.

Ellman H, Gartsman GM. Arthroscopic shoulder surgery and related procedures. Philadelphia, London: Lea & Febiger 1993.

Fischer BW, Gross RM, McCarthy JA et al. Incidence of acromioclavicular joint complications after arthroscopic subacromial decompression. Arthroscopy 1999; 15: 241–8.

Glousman RE. Instability versus Impingement syndrome in the throwing athlete. Orthop Clin North Am 1993; 24: 89–99.

Groh GI, Simoni M. Rolla P et al. Loss of the deltoid after shoulder operations: An operative disaster. J Shoulder Elbow Surg 1994; 3: 243–53.

Gruber W. Über die Arten der Akromialknochen und akzidentellen Akromialgelenke. Arch Anat Physiol und Wissen Med 1863; 373–93.

Hawkins RJ, Brock RM, Abrams TS et al. Acromioplasty for impingement with an intact rotator cuff. J Bone Joint Surg (Br) 1988; 70: 795–7.

Jacob AK, Sallay PI. Therapeutic efficacy of corticosteroid injections in the acromioclavicular joint. Biomed Sci Instrum 1997; 34: 380–5.

Jobe FW, Kvitne RS. Shoulder pain in the overhand or throwing athlete. The relationship of anterior instability and rotator cuff impingement. Orthop Rev 1989; 18: 963–75.

Kibler WB, McMullen J, Uhl T. Shoulder rehabilitation strategies, guidelines and practice. Orthop Clin North Am 2001; 32: 527–38.

Kromer TO, Tautenhahn UG, de Bie RA et al. Effects of physiotherapy in patients with shoulder impingement syndrome: a systematic review of the literature. J Rehabil Med 2009; 41: 870–80.

Kurtz CA, Humble BJ, Rodosky MW et al. Symptomatic Os acromiale. J Am Acad Orthop Surg 2006; 14: 12–9.

Lazarus MD, Chansky HA, Misra S et al. Comparison of open and arthroscopic subacromial decompression. J Shoulder Elbow Surg 1994; 3: 1–11.

Min KS, St. Pierre P, Ryan PM et al. A double-blind randomized controlled trial comparing the effects of subacromial injection with corticosteroid versus NSAID in patients with shoulder impingement syndrome. J Shoulder Elbow Surg 2013; 22: 595–601.

Morrison DS, Bigliani LU. The clinical significance of variations in acromial morphology (Abstract). Orthop Trans 1987; 11: 234.

Morrison DS, Frogameni AD, Woodworth P. Non-operative treatment of subacromial impingement syndrome. J Bone Joint Surg (Am) 1997; 79: 732–7.

Muschol M, Pieper HG. Verletzungsprophylaxe für Knie- und Schultergelenke im Handball. Sport Orthopädie – Sport Traumatologie 2007; 23: 11–8.

Neer CS. Anterior acromioplasty for the chronic impingement syndrome in the shoulder. A preliminary report. J Bone Joint Surg (Am) 1972; 54: 41–50.

Neer CS. Shoulder reconstruction. Philadelphia: Saunders 1990.

Nicholson GP, Goodman DA, Flatow EL et al. The acromion: Morphologic condition and age-related changes. A study of 420 scapulas. J Shoulder Elbow Surg 1996; 5: 1–11.

Ogata S, Uthoff HK. Acromial enthesopathy and rotator cuff tear. Clin Orthop 1990; 254: 39–48.

Ogon P, Ogon M. Das subakromiale Impingementsyndrom. Ätiologie, Klassifikation und arthroskopische subakromiale Dekompression. Arthroskopie 2003; 3: 158–77.

Pieper HG, Muschol M. Die Schulter des Wurf- und Überkopfsportlers. Sport Orthopädie – Sport Traumatologie 2014; 30: 19–24.

Radas CB, Pieper HG. The coracoid impingement of the subscapularis tendon: A cadaver study. J Shoulder Elbow Surg 2004; 13: 154–9.

Rockwood CA, Matsen FA, Wirth MA et al., eds. The Shoulder. Philadelphia: Saunders 2004.

Toivonen DA, Tuite MJ, Orwin JF. Acromial structure and tears of the rotator cuff. J Shoulder Elbow Surg 1995; 4: 376–83.

Wurnig C. Impingement. Orthopäde 2000; 29: 868–80.
Zuckerman JD, Kummer FJ, Cuomo F et al. The influence of coracoacromial arch anatomy on rotator cuff tears. J Shoulder Elbow Surg 1992; 1: 4–14.
Zuckerman JD, Kummer FJ, Cuomo F et al. Interobserver reliability of acromial morphology classification: An anatomic study. J Shoulder Elbow Surg 1997; 6: 286–7.

Literatur zu Kapitel 4.2

Blevins FT, Warren RF, Cavo C et al. Arthroscopic assisted rotator cuff repair: results using a mini-open deltoid splitting approach. Arthroscopy 1996; 12: 50–59.
Bull G, Huhnholz S. PRAXISideen. Band 23: Baseball. Schorndorf: Hofmann 2006.
Engelhardt M, Hrsg. Sportverletzungen – Diagnose, Management und Begleitmaßnahmen. 2. Aufl. München: Urban & Fischer 2009.
Gerber C, Krushell RJ. Isolated rupture of the tendon of the subscapularis muscle. J Bone Joint Surg (Br) 1991; 73: 389–94.
Jobe CM. Posterior superior glenoid impingement: expanded spectrum. Arthroscopy 1995; 11: 530–36.
Miller MD, Howard RF, Plancher KD, Hrsg. Operationsatlas Sportorthopädie – Sporttraumatologie. München: Urban & Fischer 2004.
Neer CS II. Anterior acromioplasty for the chronic impingement syndrome in the shoulder: a preliminary report. J Bone Joint Surg (Am) 1972; 54: 41–50.
Osbahr DC, Cannon DL, Speer KP. Retroversion of the humerus in the throwing shoulder of college baseball pitchers. Am J Sports Med 2002; 30: 347–53.
Roye RP, Grana WA, Yates CK. Arthroscopic subacromial decompression: two- to seven-year follow-up. Arthroscopy 1995; 11: 301–06.
Swan KG, Baldini T, McCarty EC. Arthroscopic Suture Material and Knot Type. Am J Sports Med 2009; 37: 1578–85.
Walch G, Liotard JP, Boileau P et al. Postero-superior glenoid impingement. Another shoulder impingement. Rev Chir Orthop Reparatrice Appar Mot 1991; 77: 571–574.
Walch G, Boileau P, Noel E et al. Impingement of the deep surface of the supraspinatus tendon on the posterosuperior glenoid rim: an arthroscopic study. J Shoulder Elbow Surg 1992; 1: 238–45.

Literatur zu Kapitel 4.3

Ahrens PM, Boileau P. The long head of biceps and associated tendinopathy. J Bone Joint Surg Br 2007; 89: 1001–9.
Beitzel K, Beitzel KI, Zandt JF et al. Premature cystic lesions in shoulders of elite junior javelin and volleyball athletes: a comparative evaluation using 3.0 Tesla MRI. J Shoulder Elbow Surg 2013; 22: 792–99.
Beitzel K, Zandt JF, Buchmann S et al. Structural and biomechanical changes in shoulders of junior javelin throwers: a comprehensive evaluation as a proof of concept for a preventive exercise protocol. Knee Surg Sports Traumatol Arthrosc. 2014 Aug 26. [Epub ahead of print].
Bennett GE. Shoulder and elbow lesions of the professional baseball pitcher. J Am Med Assoc 1941; 117: 510–14.
Burkhart SS, Morgan CD. The peel-back mechanism: its role in producing and extending posterior type II SLAP lesions and its effect on SLAP repair rehabilitation. Arthroscopy. 1998; 14: 637–40.
Burkhart SS, Morgan CD, Kibler WB. The disabled throwing shoulder: spectrum of pathology. Part I: pathoanatomy and biomechanics. Arthroscopy 2003; 19: 404–20.
Burkhart SS, Morgan CD, Kibler WB. The disabled throwing shoulder: spectrum of pathology. Part III: the SICK scapula, scapular dyskinesis, the kinetic chain, and rehabilitation. Arthroscopy 2003; 19: 641–61.
Fredericson M, Ho C, Waite B et al. Magnetic resonance imaging abnormalities in the shoulder

and wrist joints of asymptomatic elite athletes. PM R 2009; 1: 107–16.

Gelber J Strauss DN, Jazrawi LM. Distal Clavicular Osteolysis. Bull NYU Hosp Jt Dis 2008; 66: 94–101.

Habermeyer P, Magosch P, Pritsch M et al. Anterosuperior impingement of the shoulder as a result of pulley lesions: a prospective arthroscopic study. J Shoulder Elbow Surg 2004; 13: 5–12.

Hibberd EE, Oyama S, Myers JB. Increase in humeral retrotorsion accounts for age-related increase in glenohumeral internal rotation deficit in youth and adolescent baseball players. Am J Sports Med 2014; 42: 851–58.

Kaplan LD, McMahon PJ, Towers J et al. Internal impingement: findings on magnetic resonance imaging and arthroscopic evaluation. Arthroscopy 2004; 20: 701–4.

Kibler WB. The role of the scapula in athletic shoulder function. Am J Sports Med 1998; 26: 325–37.

Kibler WB, McMullen J. Scapular dyskinesis and its relation to shoulder pain. J Am Acad Orthop Surg 2003; 11: 142–51.

Kibler WB, Kuhn JE, Wilk K et al. The disabled throwing shoulder: spectrum of pathology-10-year update. Arthroscopy 2013; 29: 141–61. e26.

Lajtai G, Pfirrmann CW, Aitzetmüller G et al. The shoulders of professional beach volleyball players: high prevalence of infraspinatus muscle atrophy. Am J Sports Med 2009; 37: 1375–83.

Levine WN, Brandon ML, Stein BS et al. Shoulder adaptive changes in youth baseball players. J Shoulder Elbow Surg 2006; 15: 562–66.

Meister K. Injuries to the shoulder in the throwing athlete. Part two: evaluation/treatment. Am J Sports Med 2000; 28: 587–601.

Meister K, Day T, Horodyski M et al. Rotational motion changes in the glenohumeral joint of the adolescent/Little League baseball player. Am J Sports Med 2005; 33: 693–98.

Myers JB, Laudner KG, Pasquale MR et al. Glenohumeral range of motion deficits and posterior shoulder tightness in throwers with pathologic internal impingement. Am J Sports Med 2006; 34: 385–91.

Schwab LM, Blanch P. Humeral torsion and passive shoulder range in elite volleyball players. Phys Ther Sport 2009; 10: 51–56.

Snyder SJ, Karzel RP, Del Pizzo W et al. SLAP lesions of the shoulder. Arthroscopy 1990; 6: 274–79.

Walch G, Boileau P, Noel E et al. Impingement of the deep surface of the supraspinatus tendon on the posterosuperior glenoid rim: An arthroscopic study. J Shoulder Elbow Surg 1992; 1: 238–45.

Literatur zu Kapitel 4.4

Araújo R, Andrade R, Tucci H et al. Shoulder muscular activity during isometric three-point kneeling exercise on stable and unstable surfaces. J Appl Biomed 2011; 27: 192–96.

Bauman B, Genning K, Böhm D et al. Arthroskopic prevalence of pulley-lesions in 1007 consecutive patients. J Shoulder Elbow Surg 2008; 17: 14–20.

Benson RT, McDonnel SM, Knowles HJ et al. Tendonopathy and tears of the rotator cuff are associated with hypoxia and apoptosis. J Bone Joint Surg Br 2010; 92: 448–53.

Bigliani LU, Morrison DS, April EW. The morphology of the acromion and the rotator cuff tears. Orthop Trans 1986; 10: 228.

Borsa P, Laudner K, Sauers E. Mobility and stability adaptations in the shoulder of the overhead athlete: a theoretical and evidence-based perspective. Sports Med 2008; 38: 17–36.

Braune C, Habermeyer P. Der makroskopische Aspekt der Rotatorenmanschettenruptur bei atraumatischen und traumatischen Rupturformen. Unfallchirurg 2000; 103: 464.

Burkhart S, Morgan C, Kibler B. The disabled throwing shoulder: spectrum of pathology part I: Ppathoanatomy and biomechanics. Arthroscopy 2003; 19: 404–20.

Chansky HA, Iannotti JP. The vascularity of rotator cuff. Clin Sports Med 1991; 10: 807–22.

Cohen R, William G. Impingement syndrome and rotator cuff disease as repetitive motion disorder. Clin Orthop 1998; 351: 95–100.

Cools A, Witvrouw E, Mahieu N et al. Isokinetic scapular muscular performance in overhead athletes with and without impingement symptoms. J Athl Training 2005; 40: 104–10.

Desmeules F, Cote CH, Fremont P. Therapeutic exercise and orthopedic manual therapy for impingement syndrome: a systematic review. Clin J Sport Med 2003; 13: 176–82.

Ellman H. Arthroscopic Shoulder Surgey and Related Procedures. Philadelphi: Lea & Febiger 1993: 8–99.

Escamilla R, Yamashiro K, Paulos L et al. Shoulder muscle activity and function in common shoulder rehabilitation exercises. Sports Med 2009; 39: 663–85.

Friedmann S, Agneskirchner J, Tröger M. Arthroskopische Rekonstruktion artikulärer Rotatorenmanschetten-Patialrupturen. Arthroskopie 2007; 20: 66–8.

Fuchs B, Weishaupt D, Zanetti M et al. Fatty degeneration of the muscles of the rotator cuff: Assessment by computed tomography versus magnetic resonance imaging. J Shoulder Elbow Surg 1999; 8: 599–605.

Fukuda H, Hamada K, Nakajima T et al. Partial-thicness tears of the rotator cuff. A clinicopathological review based on 66 surgically verified cases. Int Orthop 1996; 20: 257–65.

Fukuda H. The managment of partial-thickness tears of the rotator cuff. J Bone Joint Surg Br 2003; 85: 3–11.

Gotoh M, Hamada K, Yamakawa H et al. Increased substance P in sudacromial bursa and shoulder pain in rotator cuff disease. J Orthop Res 1998; 16: 618–21.

Goutailler D, Postel JM, Bernageau J et al. muscle degeneration in cuff ruptures. Clin Orthop Rel Res 1994; 304: 78–83.

Gray S, Watts S, Debicki D et al. Comparison of kinematics in skilled and unskilled arms of the same recreational baseball players. J Sports Sci 2006; 24: 1183–94.

Habermeyer P, Lichtenberg S, Magosch P. Rotatorenmanschettenruptur und Schulterinstabilität. Arthroskopie 2007; 20: 217–22.

Hawkins RJ, Kennedy JC. Impingement syndrome in athletes. Am J Sports Med 1980; 31: 724–727.

Ianotti JP, Ciccone J, Buss DD et al. Accuracy of office-based ultrasonography of the shoulder for diagnosis of rotator cuff tears. J Bone Joint Surg Am 2005; 87: 1305–11.

Jost B et al. MRI findings in throwing shoulders: abnormalities in professional handball players. Clin Orthop Relat Res 2005; 434: 130–37

Junqueira LC, Carneiro J. Histologie. Heidelberg: Springer 1996.

Kaneko K De Mouy EH, Brunet ME. Massive RC-tears and screening by routine radiographs. Clin Imaging 1995; 19: 8–11.

Klein MD, Tarantino I, Warschkow R et al. Shoulder MRI findings in water polo players. Basel: SGOT Kongress 2012.

Lafosse L, Jost B, Reiland Y et al. Structural integrity and clinical outcomes after arthroscopic repair of isolated subscapularis tears. J Bone Joint Surg Am 2007; 89: 1184–93.

Löffler G, Petrides P. Binde- und Stützgewebe. Biochemie und Pathobiochemie. 5. Aufl. Berlin, Heidelberg, New York: Springer 1997.

Miyashita K, Urabe Y, Kobayashi H et al. The role of shoulder maximum external rotation during throwing for elbow injury prevention in baseball players. J Sport Sci 2008; 7: 23–228.

Müller W. Operationen an der oberen Extremität. Chirurgische Operationslehre. Leipzig: Bastei 1912–1914; 397–691.

Neer CS. Impingement lesions. Clin Orthop 1983; 173: 70–7.

Ozaki J, Fujimoto S, Nakagawa Y et al. Tears of Rc associated with pathological changes in the acromion. A study in cadaver. JBJS Am 1988; 70: 1224–30.

Patte D. Classification of rotator cuff lesions. Clin Orthop 1990; 254: 81–6.

Pope DP, Craft PR, Pritchard CM et al. Prevalence of shoulder pain in the community: the influence of case definition. Ann Rheum Dis 1997; 56: 308–12.

Roach NT, Venkadesan M, Rainbow MJ et al. Elastic energy storage in the shoulder and the evolution of high-speed throwing in Homo. Nature 2013; 498: 483–86.

Roach NT, Lieberman DE. Upper body contributions to power generation during rapid, overhand throwing in humans. J Exp Biol 2014; 217: 2139–49.

Rodeo SA, Potter HG, Kawanura S et al. Biological augmentation of rotator cuff tendon-healing with use of mixture of osteoinductive growth factors. J Bone Joint Surg Am 2007; 89: 2485–97.

Sipes R. The incidence of shoulder injury among collegiate overhead athletes. J Intercollegiate Sport 2009; 2: 260–68.

Snyder S. Evaluation and treatment of the rotator cuff. Orthop Clin North Am 1993; 24: 173–92.

Thomazeau H, Rollans Y, Lucal C et al. Atrophy of the supraspinatus belly. Assessment by MRI in 5 patients with rotator cuff potholegy. Acta Orthop Scand 1986; 67: 264–68.

Tischer T, Salzmann GM, Imhoff AB. Rotatorenmanschettendefekte und inneres Impingement beim Sportler. Orthopäde 2007; 36: 950–56.

Terry G, Chopp T. Functional anatomy of the shoulder. J Athl Training 2000; 35: 248–55.

Vives MU, Miller LS, Rubenstein DL. Repair of rotatorcuff-tears in golfers. Arthroscopy 2001; 17: 165–72.

Wolff AB, Sethi P, Sutton KM. Partial thickness rotator cuff tears. J Am Acad Orthop Surg 2006; 14: 715–25.

Yanai T, Fuss FK, Fukunaga T. In vivo measurements of subacromial impingement: substantial compression develops in abduction with large internal rotation. Clin Biomech 2006; 21(7): 692–700.

Zumstein MA, Berger S, Schober M et al. Leucocyte and platelet-rich fibrin (L-PRF) for longterm delivery of growth factor in rotator cuff repair: review, preliminary results and future directions. Curr Pharm Biotechnol 2012; 13: 1196–206.

Literatur zu Kapitel 4.5

Altchek DW, Hatch JD. Rotator cuff injuries in overhead athletes. Oper Tech Orthop 2001; 11: 2–8.

Burkhart SS, Morgan CD, Ben Kibler WB. The disabled throwing shoulder: spectrum of pathology Part III: the SICK scapula, scapular dyskinesis, the kinetic chain, and rehabilitation. Arthroscopy 2003a; 19: 641–61.

Burkhart SS, Morgan CD, Kibler WB. The disabled throwing shoulder: spectrum of pathology Part I: pathoanatomy and biomechanics. Arthroscopy 2003b; 19: 404–20.

Castagna A, Delle Rose G, Conti M et al. Predictive factors of subtle residual shoulder symptoms after transtendinous arthroscopic cuff repair: a clinical study. Am J Sports Med 2009; 37: 103–8.

Ellman H. Diagnosis and treatment of incomplete rotator cuff tears. Clin Orthop 1990; 254: 64–74.

Gartsman G. Shoulder arthroscopy. 2nd edn. Philadelphia: Saunders Elsevier 2009.

Ide J, Maeda S, Takagi K et al. Arthroscopic transtendon repair of partial-thickness articular-side tears of the rotator cuff: anatomical and clinicalstudy. Am J Sports Med 2005; 33: 1672–9.

Jackson DW. Chronic rotator cuff impingement in the throwing athlete. Am J Sports Med 1976; 4: 231.

Jobe CM. Posterior superior glenoid impingement: expanded spectrum. Arthroscopy 1995; 11: 530–6.

Lo IK, Burkhart SS. Transtendon arthroscopic repair of partial-thickness, articular surface tears of the rotator cuff. Arthroscopy 2004; 20: 214–20.

Lugo R, Kung P, Ma CB. Shoulder biomechanics. Eur J Radiol 2008; 68: 16–24.

Magosch P, Krieter C, Lichtenberg S et al. Eine neue arthroskopische Klassifikation der artikularseitigen Rotatorenmanschettenpartialruptur. Obere Extremität 2008; 3: 2–8.

Omoumi P, Teixeira P, Lecouvet F et al. Glenohumeral joint instability. J Magn Reson Imaging 2011; 33: 2–16.

Park SS, Loebenberg ML, Rokito AS et al. The shoulder in baseball pitching: biomechanics and related injuries – part 2. Bull Hosp Jt Dis 2002; 61: 80.

Plate J, Haubruck P, Walters J et al. Rotator cuff injuries in professional and recreational athletes. J Surg Orthop Adv 2012; 22: 134–42.

Porat S, Nottage WM, Fouse MN. Repair of partial thickness rotator cuff tears: a retrospective review with minimum two-year follow-up. J Shoulder Elbow Surg 2008; 17: 729–31.

Reynolds, Dugas JR, McMichael CS SB et al. Débridement of small partial-thickness rotator cuff tears in elite overhead throwers. Clin Orthop 2008; 466: 614–21.

Ruotolo C, Fow JE, Nottage WM. The supraspinatus footprint: an anatomic study of the supraspinatus insertion. Arthroscopy 2004; 20: 246–49.

Seo Y-J, Yoo Y-S, Kim D-Y et al. Trans-tendon arthroscopic repair for partial-thickness articular side tears of the rotator cuff. Knee Surg Sports Traumatol Arthrosc 2011; 19: 1755–59.

Snyder SJ. Arthroscopic repair of partial articular supraspinatus tendon avulsions: PASTA lesions of the rotator cuff tendon. In: Snyder SJ, ed. Shoulder Arthroscopy. Philadelphia: Lipincott & Williams 2003; 219–29.

Snyder SJ, Pachelli AF, Del Pizzo W et al. Partial thickness rotator cuff tears: results of arthroscopic treatment. Arthroscopy 1991; 7: 1–7.

Spencer Jr EE. Partial-thickness articular surface rotator cuff tears: An all-inside repair technique. Clin Orthop 2010; 468: 1514–20.

Tambe A, Badge R, Funk L. Arthroscopic rotator cuff repair in elite rugby players. Int J Shoulder Surg 2009; 3: 8.

Walch G, Boileau P, Noel E et al. Impingement of the deep surface of the supraspinatus tendon on the posterosuperior glenoid rim: an arthroscopic study. J Shoulder Elbow Surg 1992; 1: 238–45.

Walch G, Liotard J, Boileau P et al. [Postero-superior glenoid impingement. Another impingement of the shoulder]. J Radiol 1993; 74: 47–50.

Literatur zu Kapitel 4.6

Andrews JR, Carson WG Jr, McLeod WD. Glenoid labrum tears related to the long head of the biceps. Am J Sports Med 1985; 13: 337–41.

Balg F, Boileau P. The instability severity index score. A simple pre-operative score to select patients for arthroscopic or open shoulder stabilization. J Bone Joint Surg Br 2007; 89: 1470–77.

Bartl C, Schumann K, Paul J et al. Arthroscopic capsulolabral revision repair for recurrent anterior shoulder instability. Am J Sports Med 2011; 39: 511–8.

Beighton P. Articular mobility in an African population. Ann Rheuma Dis 1973; 32: 413–8.

Bishop JA, Crall TS, Kocher MS. Operative versus nonoperative treatment after primary traumatic anterior glenohumeral dislocation: expected-value decision analysis. J Shoulder Elbow Surg 2011; 20: 1087–94.

Bottoni CR. Operative stabilization of posterior shoulder instability. Am J Sports Med 2005; 33: 996–1002.

Castagna A, Delle Rose G, Borroni M et al. Arthroscopic stabilization of the shoulder in adolescent athletes participating in overhead or contact sports. Arthroscopy 2012; 28: 309–15.

Dann K. Schultergelenk. In: Engelhardt M, Hrsg. Sportverletzungen. 2. Aufl. München: Elsevier 2009; 223–40.

Gerber C. Observations on the classification of instability. In: Warner JP. Complex and Revision Problems in Shoulder Surgery. Philadelphia: Lippincott Raven 1997; 99–119.

Harris JD, Gupta AK, Mall NA et al. Long-term outcomes after Bankart shoulder stabilization. Arthroscopy 2013; 29: 920–33.

Hovelius L. Incidence of shoulder dislocation in Sweden. Clin Orthop Relat Res 1982; 166: 127–31.

Imhoff AB, Ansah P, Tischer T et al. Arthroscopic repair of anterior-inferior glenohumeral instability using a portal at the 5:30-o'clock position: analysis of the effects of age, fixation method, and concomitant shoulder injury on surgical outcomes. Am J Sports Med 2010; 38: 1795–803.

Itoi E, Lee SB, Berglund LJ et al. The effect of a glenoid defect on anteroinferior stability of the shoulder after Bankart repair: a cadaveric study. J Bone Joint Surg Am 2000; 82: 35–46.

Itoi E, Hatakeyama Y, Sato T et al. Immobilization in external rotation after shoulder dislocation reduces the risk of recurrence. A randomized controlled trial. J Bone Joint Surg Am 2007; 89: 2124–31.

Jakobsen BW, Johannsen HV, Suder P et al. Primary repair versus conservative treatment of first-time traumatic anterior dislocation of the shoulder: a randomized study with 10-year follow-up. Arthroscopy 2007; 23: 118–23.

Junge T, Jespersen E, Wedderkopp N et al. Inter-tester reproducibility and inter-method agreement of two variations of the Beighton test for determining Generalised Joint Hypermobility in primary school children. BMC Pediatr 2013; 13: 214.

Kim SH, Ha KI, Cho YB et al. Arthroscopic anterior stabilization of the shoulder: two to six-year follow-up. J Bone Joint Surg Am 2003; 85-A: 1511–8.

Kroner K, Lindt T, Jensen J et al. The epidemiology of shoulder dislocations. Arch Orthop Trauma Surg 1989; 108: 288–90.

Lewis A, Kitamura T, Bayley JIL. The classification of shoulder instability: new light through old windows! Current Orthopaedics 2004; 18: 97–108.

Leroux T, Wasserstein D, Veillette C et al. Epidemiology of primary anterior shoulder dislocation requiring closed reduction in Ontario, Canada. Am J Sports Med 2013; 42: 442–50.

Liavaag S, Brox JI, Pripp AH et al. Immobilization in external rotation after primary shoulder dislocation did not reduce the risk of recurrence: a randomized controlled trial. J Bone Joint Surg Am 2011; 93: 897–904.

Lippitt SB, Harris SL, Harryman DT 2nd et al. In vivo quantification of the laxity of normal and unstable glenohumeral joints. J Shoulder Elbow Surg 1994; 3: 215–23.

Maffet MW, Gartsman GM, Moseley B. Superior labrum-biceps tendon complex lesions of the shoulder. Am J Sports Med 1995; 23: 93–8.

Mather RC 3rd, Orlando LA, Henderson RA et al. A predictive model of shoulder instability after a first-time anterior shoulder dislocation. J Shoulder Elbow Surg 2011; 20: 259–66.

O'Neill DB. Arthroscopic Bankart repair of anterior detachments of the glenoid labrum. A prospective study. Bone Joint Surg Am 1999; 81: 1357–66.

Robinson CM, Seah M, Akhtar MA. The epidemiology, risk of recurrence, and functional outcome after an acute traumatic posterior dislocation of the shoulder. J Bone Joint Surg Am 2011; 93(17): 1605–13.

Robinson CM, Howes J, Murdoch H et al. Functional outcome and risk of recurrent instability after primary traumatic anterior shoulder dislocation in young patients . J Bone Joint Surg Am 2006; 88: 2326–36.

Rowe CR, Patel D, Southmayd WW. The Bankart procedure: a longterm end-result study. J Bone Joint Surg Am 1978; 60: 1–16.

Scheibel M, Tsynman A, Magosch P et al. Postoperative subscapularis muscle insufficiency after primary and revision open shoulder stabilization. Am J Sports Med 2006; 34: 1586–93.

Scheibel M, Kuke A, Nikulka C et al. How long should acute anterior dislocations of the shoulder be immobilized in external rotation? Am J Sports Med 2009; 37: 1309–16.

Schneeberger AG, Hersche O, Gerber C. [The unstable shoulder. Classification and therapy]. Unfallchirurg 1998; 101: 226–31.

Shah AS, Karadsheh MS, Sekiya JK. Failure of operative treatment for glenohumeral instability:

etiology and management. Arthroscopy 2011; 27: 681–94.

Snyder SJ, Karzel RP, Del Pizzo W et al. SLAP lesions of the shoulder. Arthroscopy 1990; 6: 274–9.

Steinbrück K. Epidemiology of sports injuries – 25-year-analysis of sports orthopedic-traumatologic ambulatory care, Sportverletz Sportschaden 1999; 13: 38–52.

Yiannakopoulos CK, Mataragas E, Antonogiannakis E. A comparison of the spectrum of intra-articular lesions in acute and chronic anterior shoulder instability. Arthroscopy 2007; 23: 985–90.

Literatur zu Kapitel 4.7.1

Barber FA, Field LD, Ryu RK. Biceps tendon and superior labrum injuries: decision making. Instr Course Lect 2008; 57: 527–38.

Boileau P, Parratte S, Chuinard C et al. Arthroscopic treatment of isolated type II SLAP lesions: biceps tenodesis as an alternative to reinsertion. Am J Sports Med 2009; 37: 929–36.

Brockmeier SF, Voos JE, Williams RJ 3rd et al. Outcomes after arthroscopic repair of type-II SLAP lesions. J Bone Joint Surg Am2009; 91: 1595–603.

Burkhart SS, Morgan CD, Kibler WB. The disabled throwing shoulder: spectrum of pathology Part I: pathoanatomy and biomechanics. Arthroscopy 2003a; 19: 404–20.

Burkhart SS, Morgan CD, Kibler WB. The disabled throwing shoulder: spectrum of pathology Part III: The SICK scapula, scapular dyskinesis, the kinetic chain, and rehabilitation. Arthroscopy 2003b; 19: 641–61.

De Maeseneer M, Van Roy F, Lenchik L et al. CT and MR arthrography of the normal and pathologic anterosuperior labrum and labral-bicipital complex. Radiographics 2000; 20: S67–81.

Domb BG, Ehteshami JR, Shindle MK et al. Biomechanical comparison of 3 suture anchor configurations for repair of type II SLAP lesions. Arthroscopy 2007; 23: 135–40.

Edwards SL, Lee JA, Bell JE et al. Nonoperative treatment of superior labrum anterior posterior tears: improvements in pain, function, and quality of life. Am J Sports Med 2010; 38: 1456–61.

Fealy S, Rodeo SA, Dicarlo EF et al. The developmental anatomy of the neonatal glenohumeral joint. J Shoulder Elbow Surg 2000; 9: 217–22.

Greiwe RM, Ahmad CS. Management of the throwing shoulder: cuff, labrum and internal impingement. Orthop Clin North Am 2010; 41: 309–23.

Herold T, Hente R, Zorger N et al. [Indirect MR-arthrography of the shoulder-value in the detection of SLAP-lesions]. RoFo 2003; 175: 1508–14.

Kuhn JE, Huston LJ, Soslowsky LJ et al. External rotation of the glenohumeral joint: ligament restraints and muscle effects in the neutral and abducted positions. J Shoulder Elbow Surg 2005; 14: 39S–48S.

Lichtenberg S, Magosch P, Habermeyer P. [Superior labrum-biceps anchor complex]. Der Orthopade 2003; 32: 616–26.

Maffet MW, Gartsman GM, Moseley B. Superior labrum-biceps tendon complex lesions of the shoulder. Am J Sports Med 1995; 23: 93–8.

Morgan CD, Burkhart SS, Palmeri M et al. Type II SLAP lesions: three subtypes and their relationships to superior instability and rotator cuff tears. Arthroscopy 1998; 14: 553–65.

Pfahler M, Haraida S, Schulz C et al. Age-related changes of the glenoid labrum in normal shoulders. J Shoulder Elbow Surg 2003; 12: 40–52.

Popp D, Schoeffl V. Shoulder SLAP and biceps tendon repair. Minerva Ortop Traumatol 2013; 64: 247–63.

Powell S, Nord K, Ryu R. The diagnosis, classification and treatment of SLAP lesions. Oper Tech Sports Med 2004; 12: 99–110.

Sassmannshausen G, Sukay M, Mair SD. Broken or dislodged poly-L-lactic acid bioabsorbable tacks in patients after SLAP lesion surgery. Arthroscopy 2006; 22: 615–9.

Schöffl V, Popp D, Dickschass J et al. Superior labral anterior-posterior lesions in rock climbers-primary double tenodesis? Clin J Sport Med 2011; 21: 261–3.

Simoni P, Scarciolla L, Kreutz J et al. Imaging of superior labral anterior to posterior (SLAP) tears of the shoulder. J Sports Med Phys Fitness 2012; 52: 622–30.

Snyder SJ, Karzel RP, Del Pizzo W et al. SLAP lesions of the shoulder. Arthroscopy 1990; 6: 274–9.

Steinbach LS, Palmer WE, Schweitzer ME. Special focus session. Radiographics 2002; 22: 1223–46.

Williams MM, Snyder SJ, Buford D Jr. The Buford complex – the »cord-like« middle glenohumeral ligament and absent anterosuperior labrum complex: a normal anatomic capsulolabral variant. Arthroscopy 1994; 10: 241–7.

Literatur zu Kapitel 4.7.2

Baumann B, Genning K, Bohm D et al. Arthroscopic prevalence of pulley lesions in 1007 consecutive patients. J Shoulder Elbow Surg 2008; 17: 14–20.

Gerber C, Sebesta A. Impingement of the deep surface of the subscapularis tendon and the reflection pulley on the anterosuperior glenoid rim: a preliminary report. J Shoulder Elbow Surg 2000; 9: 483–90.

Habermeyer P, Magosch P, Pritsch M et al. Anterosuperior impingement of the shoulder as a result of pulley lesions: a prospective arthroscopic study. J Shoulder Elbow Surg 2004; 13: 5–12.

Nakata W, Katou S, Fujita A et al. Biceps pulley: normal anatomy and associated lesions at MR arthrography. Radiographics 2011; 31: 791–810.

Schaeffeler C, Waldt S, Holzapfel K et al. Lesions of the biceps pulley: diagnostic accuracy of MR arthrography of the shoulder and evaluation of previously described and new diagnostic signs. Radiology 2012; 264: 504–13.

Schöffl V, Popp D, Dickschass J et al. Superior labral anterior-posterior lesions in rock climbers-primary double tenodesis? Clin J Sport Med 2011; 21: 261–3.

Werner A, Ilg A, Schmitz H et al. [Tendinitis of the long head of biceps tendon associated with lesions of the »biceps reflection pulley«]. Sportverletz Sportschaden 2003; 17: 75–9.

Literatur zu Kapitel 4.8

Agneskirchner JD, Lafosse L, Lobenhoffer P et al. Arthroskopische Schulterchirurgie. Köln: Deutscher Ärzte-Verlag 2013.

Allman FL Jr. Fractures and ligamentous injuries of the clavicle and its articulation. J Bone Joint Surg Am 1967; 49: 774–84.

Balke M, Schneider MM, Akoto R et al. [Acute acromioclavicular joint injuries: Changes in diagnosis and therapy over the last 10 years.] Unfallchirurg 2014. [Epub ahead of print]

Bosworth BM. Acromioclavicular dislocation: end-results of screw suspension treatment. Ann Surg 1948; 127: 98–111.

Habermeyer P, Lichtenberg S, Magosch P et al. Schulterchirurgie. München: Elsevier 2010.

Harris RI, Wallace AL, Harper GD et al. Structural properties of the intact and the reconstructed coracoclavicular ligament complex. Am J Sports Med 2000; 28: 103–8.

Hosseini H, Friedmann S, Troger M et al. Arthroscopic reconstruction of chronic AC joint dislocations by transposition of the coracoacromial ligament augmented by the Tight Rope device: a technical note. Knee Surg Sports Traumatol Arthrosc 2009; 17: 92–7.

Jensen G, Katthagen JC, Alvarado LE et al. Has the arthroscopically assisted reduction of acute AC joint separations with the double tight-rope technique advantages over the clavicular hook plate fixation? Knee Surg Sports Traumatol Arthrosc 2014; 22: 422–30.

Pallis M, Cameron KL, Svoboda SJ et al. Epidemiology of acromioclavicular joint injury in young athletes. Am J Sports Med 2012; 40: 2072–7.

Reid D, Polson K, Johnson L. Acromioclavicular joint separations grades I-III: a review of the literature and development of best practice guidelines. Sports Med 2012; 42: 681–96.

Rockwood CA, Green DP. Rockwood and Green's fractures in adults. Vol. 1. Philadelphia: Lippincott-Raven 1996.

Saier T, Venjakob AJ, Minzlaff P et al. Value of additional acromioclavicular cerclage for horizontal stability in complete acromioclavicular separation: a biomechanical study. Knee Surg Sports Traumatol Arthrosc 2014 Feb 21. [Epub ahead of print].

Scheibel M, Ifesanya A, Pauly S et al. Arthroscopically assisted coracoclavicular ligament reconstruction for chronic acromioclavicular joint instability. Arch Orthop Trauma Surg 2008; 128: 1327–33.

Tauber M. [Acromioclavicular injuries in professional athletes.]. Orthopade 2014; 43: 249–55.

Tauber M et al. Dynamic radiologic evaluation of horizontal instability in acute acromioclavicular joint dislocations. Am J Sports Med 2010; 38: 1188–95.

Tossy JD, Mead NC, Sigmond HM. Acromioclavicular separations: useful and practical classification for treatment. Clin Orthop Relat Res 1963; 28: 111–9.

Weaver JK, Dunn HK. Treatment of acromioclavicular injuries, especially complete acromioclavicular separation. J Bone Joint Surg Am 1972; 54(6): 1187–94.

Wellmann M, Da Silva G, Lichtenberg S et al. [Instability pattern of acromioclavicular joint dislocations type Rockwood III: relevance of horizontal instability]. Orthopade 2013; 42(4): 271–7.

Literatur zu Kapitel 4.9

Altamimi SA, McKee MD, Canadian Orthopaedic Trauma Society. Nonoperative treatment compared with plate fixation of displaced midshaft clavicular fractures. Surgical technique. J Bone Joint Surg Am 2008; 90: 1–8.

Blomer J, Muhr G, Tscherne H. [Results of conservative and operative treatment of clavicular fractures (author's transl)]. Unfallheilkunde 1977; 80: 237–42.

Brinker MR, Edwards TB, O'Connor DP. Estimating the risk of nonunion following nonoperative treatment of a clavicular fracture. J Bone Joint Surg Am 2005; 87: 676–7; author reply 7.

Daniilidis K, Raschke MJ, Vogt B et al. Comparison between conservative and surgical treatment of midshaft clavicle fractures: outcome of 151 cases. Technol Health Care 2013; 21: 143–7.

Everke H, Kinj K. [Results of conservative and surgical treatment of clavicular fractures]. Chirurg 1969; 40: 129–32.

Good DW, Lui DF, Leonard M et al. Clavicle hook plate fixation for displaced lateral-third clavicle fractures (Neer type II): a functional outcome study. J Shoulder Elbow Surg 2012; 21: 1045–8.

Jubel A, Andermahr J, Prokop A et al. [Treatment of mid-clavicular fractures in adults. Early results after rucksack bandage or elastic stable intramedullary nailing]. Unfallchirurg 2005; 108: 707–14.

Kirmani SJ, Pillai SK, Madegowda BR et al. Vertical fragment in adult midshaft clavicle fractures: an indicator for surgical intervention. Orthopedics 2009; 32 pii: orthosupersite.com/view.asp?rID=43764.

Marsh JL, Slongo TF, Agel J et al. Fracture and dislocation classification compendium – 2007: Orthopaedic Trauma Association classification, database and outcomes committee. J Orthop Trauma 2007; 21: S1–133.

Martetschläger F, Gaskill TR, Millett PJ. Management of clavicle nonunion and malunion. J Shoulder Elbow Surg 2013; 22: 862–8.

McKee RC, Whelan DB, Schemitsch EH et al. Operative versus nonoperative care of displaced midshaft clavicular fractures: a meta-analysis of randomized clinical trials. J Bone Joint Surg Am 2012; 94: 675–84.

Meisterling SW, Cain EL, Fleisig GS et al. Return to athletic activity after plate fixation of displaced midshaft clavicle fractures. Am J Sports Med 2013; 41: 2632–6.

Millett PJ, Hurst JM, Horan MP et al. Complications of clavicle fractures treated with intramedullary fixation. J Shoulder Elbow Surg 2011; 20: 86–91.

Niemeier U, Zimmermann HG. [Kuntscher's open intramedullary nailing of the clavicle. An alternative in the treatment of an old clavicular fracture]. Chirurg 1990; 61: 464–6.

O'Neill BJ, Hirpara KM, O'Briain D et al. Clavicle fractures: a comparison of five classification systems and their relationship to treatment outcomes. Int Orthop 2011; 35: 909–14.

Petracic B. [Efficiency of a rucksack bandage in the treatment of clavicle fractures]. Unfallchirurgie 1983; 9: 41–3.

Postacchini F, Gumina S, De Santis P et al. Epidemiology of clavicle fractures. J Shoulder Elbow Surg 2002; 11: 452–6.

Rehn CH, Kirkegaard M, Viberg B et al. Operative versus nonoperative treatment of displaced midshaft clavicle fractures in adults: a systematic review. Eur J Orthop Surg Traumatol 2014; 24: 1047–53.

Robinson CM. Fractures of the clavicle in the adult. Epidemiology and classification. The J Bone Joint Surg Br 1998; 80: 476–84.

Smekal V, Irenberger A, Struve P et al. Elastic stable intramedullary nailing versus nonoperative treatment of displaced midshaft clavicular fractures-a randomized, controlled, clinical trial. J Orthop Trauma 2009; 23: 106–12.

Smith SD, Wijdicks CA, Jansson KS et al. Stability of mid-shaft clavicle fractures after plate fixation versus intramedullary repair and after hardware removal. Knee Surg Sports Traumatol Arthrosc 2014; 22: 448–55.

Van Tassel D, Owens BD, Pointer L et al. Incidence of clavicle fractures in sports: analysis of the NEISS Database. Int J Sports Med 2014; 35: 83–6.

Virtanen KJ, Malmivaara AO, Remes VM et al Operative and nonoperative treatment of clavicle fractures in adults. Acta Orthop 2012; 83: 65–73.

Literatur zu Kapitel 4.10

Bhatia DN, van Rooyen KS, du Toit DF et al. Surgical treatment of comminuted, displaced fractures of the greater tuberosity of the proximal humerus: a new technique of double-row suture-anchor fixation and long-term results. Injury 2006; 37: 946–52.

Braunstein V, Wiedemann E, Plitz W et al. Operative treatment of greater tuberosity fractures of the humerus – a biomechanical analysis. Clin Biomech 2007; 22: 652–7.

Dimakopoulos P, Panagopoulos A, Kasimatis G. Transosseous suture fixation of proximal humeral fractures. J Bone Joint Surg Am 2007; 89: 1700–9.

Gruson KI, Ruchelsman DE, Tejwani NC. Isolated tuberosity fractures of the proximal humeral: current concepts. Injury 2008; 39: 284–98.

Kim SH, Ha KI. Arthroscopic treatment of symptomatic shoulders with minimally displaced greater tuberosity fracture. Arthroscopy 2000; 16: 695–700.

Kocher MS, Dupre MM, Feagin JA Jr. Shoulder injuries from alpine skiing and snowboarding. Aetiology, treatment and prevention. Sports Med 1998; 25: 201–11.

Neer CS. Displaced proximal humeral fractures. Classification and evaluation. J Bone Joint Surg Am 1970; 52: 1077–89.

Ogawa K, Yoshida H, Ikegami H. Isolated fractures of the greater tuberosity of the humerus: solutions to recognizing a frequently overloocked fracture. J Trauma 2003; 54: 713–7.

Platzer P, Kutschka-LissbergF, Lehr S et al. The influence of displacement on shoulder function in patients with minimally displaced fractures of the greater tuberosity. Injury 2005; 10: 1158–19.

Rath E, Alkrinawi N, Levy O et al. Minimally displaced fractures of the greater tuberosity: outcome of non-operative treatment. J Shoulder Elbow Surg 2013; 22: e8–e11.

Resch H, Aschauer E, Povacz P et al. Closed reduction and fixation of articular fractures of the humeral head. Techn Shoulder Ellbow Surg 2000; 3: 154–62.

Song HS, Williams GR. Arthroscopic reduction and fixation with suture-bridge technique for displaced or comminuted greater tuberosity fractures. Arthroscopy 2008; 24: 956–60.

Schöffl V, Popp D, Strecker W. Bamberger Platte. Trauma Berufskrankh 2009; 11: 247–50.

Literatur zu Kapitel 4.11

Arkkila PE, Kantola IM, Viikari JS et al. Shoulder capsulitis in type I and II diabetic patients: association with diabetic complications and related diseases. Ann Rheum Dis 1996; 55: 907–14.

Bridgman JF. Periarthritis of the shoulder and diabetes mellitus. Ann Rheum Dis 1972; 31: 69–71.

Bruckner FE, Nye CJ. A prospective study of adhesive capsulitis of the shoulder (›frozen shoulder‹) in a high risk population. Q J Med 1981; 50: 191–204.

Bunker TD, Anthony PP. The pathology of frozen shoulder. J Bone Joint Surg Br 1995; 77: 677–83.

Bunker TD, Reilly J, Baird KS et al. Expression of growth factors, cytokines and matrix metalloproteinases in frozen shoulder. J Bone Joint Surg Br 2000; 82B: 768–73.

Cakir M, Samanci N, Balci N et al. Musculoskeletal manifestations in patients with thyroid disease. Clin Endocrinol (Oxf) 2003; 59: 162–67.

Degreef I, Steeno P, De Smet L. A survey of clinical manifestations and risk factors in women with Dupuytren's disease. Acta Orthop Belg 2008; 74: 456–60.

Gansen HK, Irlenbusch U. Phasenabhängige Behandlung der primären Schultersteife. Obere Extremität 2010; 5: 202–08.

Hand C, Clipsham K, Rees JL et al. Long-term outcome of frozen shoulder. J Shoulder Elbow Surg 2008; 17: 231–36.

Hsu JE, Anakwenze OA, Warrender WJ et al. Current review of adhesive capsulitis. J Shoulder Elbow Surg 2011; 20: 502–14.

Lo SF, Chen SY, Lin HC et al. Arthrographic and clinical findings in patients with hemiplegic shoulder pain. Arch Phys Med Rehabil 2003; 84: 1786–91.

Loew M, Heichel TO, Lehner B. Intraarticular lesions in primary frozen shoulder after manipulation under general anesthesia. J Shoulder Elbow Surg 2005; 14: 16–21.

Neviaser RJ, Neviaser TJ. The frozen shoulder. Diagnosis and management. Clin Orthop Relat Res 1987; 223: 59–64.

Pal B, Anderson J, Dick WC et al. Limitation of joint mobility and shoulder capsulitis in insulin- and non-insulin-dependent diabetes mellitus. Br J Rheumatology 1986; 25: 147–51.

Reeves B. The natural history of the frozen shoulder syndrome. Scand J Rheumatol 1975; 4: 193–96.

Riley D, Lang AE, Blair RD et al. Frozen shoulder and other shoulder disturbances in Parkinson's disease. J Neurol Neurosurg Psychiatry 1989; 52: 63–6.

Thomas SJ, McDougall C, Brown ID et al. Prevalence of symptoms and signs of shoulder problems in people with diabetes mellitus. J Shoulder Elbow Surg 2007; 16: 748–51.

Tuten HR, Young DC, Douoguih WA et al. Adhesive capsulitis of the shoulder in male cardiac surgery patients. Orthopedics 2000; 23: 693–36.

Schultheis A, Reichwein F, Nebelung W. Die eingesteifte Schulter. Orthopäde 2008; 37: 1065–72.

Smith SP, Devaraj VS, Bunker TD. The association between frozen shoulder and Dupuytren's disease. J Shoulder Elbow Surg 2001; 10: 149–51.

Literatur zu Kapitel 4.12

Bosworth BM. Calcium deposits in the shoulder and subacromial bursitis: a survey of 12.122 shoulders. JAMA 1941; 116: 2477–82.

Clavert P Sirveaux F; Société française d'arthroscopie. [Shoulder calcifying tendinitis]. Rev Chir Orthop Reparatrice Appar Mot 2008; 94: 336–55.

Gärtner J, Heyer A. Calcific tendinitis of the shoulder. Orthopäde 1995; 24: 282–302.

Molé D, Kempf JF, Gleyze Pet al. Resultats du traitement arthroskopique des tendinopathies non rompues de la coiffe des rotateurs. Rev Chir Orth 1993; 79: 532–41.

Uhthoff HK, Sarkar K. Calcifying tendinitis. In: Rockwood CA, Matsen FA, Hrsg. The shoulder. Philadelphia: Saunders 1990; 774–90.

Literatur zu Kapitel 4.13

Albritton MJ, Graham RD, Richards RS 2nd et al. An anatomic study of the effects on the suprascapular nerve due to retraction of the supraspinatus muscle after a rotator cuff tear. J Shoulder Elbow Surg 2003; 12: 497–500.

Bigliani LU, Dalsey RM, McCann PD et al. An anatomical study of the suprascapular nerve. Arthroscopy 1990; 6: 301–5.

Carofino BC, Brogan DM, Kircher MF et al. Iatrogenic nerve injuries during shoulder surgery. J Bone Joint Surg Am 2013; 95: 1667–74.

Collin P, Treseder T, Lädermann A et al. Neuropathy of the suprascapular nerve and massive rotator cuff tears: a prospective electromyographic study. J Shoulder Elbow Surg 2014; 23: 28–34.

Costouros JG, Porramatikul M, Lie DT et al. Reversal of suprascapular neuropathy following arthroscopic repair of massive supraspinatus and infraspinatus rotator cuff tears. Arthroscopy 2007; 23: 1152–61.

Cummins CA et al. Suprascapular nerve entrapment at the spinoglenoid notch in a professional baseball pitcher. Am J Sports Med 1999; 27: 810–2.

Gumina S, Bowen M, Anderson K et al. The safe zone for avoiding suprascapular nerve injury during shoulder arthroscopy: an anatomical study on 500 dry scapulae. J Shoulder Elbow Surg 2011; 20: 1317–22.

Kim DS, Park HK, Park JH et al. Ganglion cyst of the spinoglenoid notch: comparison between SLAP repair alone and SLAP repair with cyst decompression. J Shoulder Elbow Surg 2012; 21: 1456–63.

Lafosse L Piper K, Lanz U. Arthroscopic suprascapular nerve release: indications and technique. J Shoulder Elbow Surg 2011; 20: S9–13.

Lajtai G, Pfirrmann CW, Aitzetmüller G et al. The shoulders of professional beach volleyball players: high prevalence of infraspinatus muscle atrophy. Am J Sports Med 2009; 37: 1375–83.

Mall NA, Hammond JE, Lenart BA et al. Suprascapular nerve entrapment isolated to the spinoglenoid notch: surgical technique and results of open decompression. J Shoulder Elbow Surg 2013; 22: e1–8.

Massimini DF, Singh A, Wells JH et al. Suprascapular nerve anatomy during shoulder motion: a cadaveric proof of concept study with implications for neurogenic shoulder pain. J Shoulder Elbow Surg 2013; 22: 463–70.

Moen TC, Babatunde OM, Hsu SH et al. Suprascapular neuropathy: what does the literature show? J Shoulder Elbow Surg 2012; 21: 835–46.

Piatt BE, Hawkins RJ, Fritz RC et al. Clinical evaluation and treatment of spinoglenoid notch ganglion cysts. J Shoulder Elbow Surg 2002; 11: 600–4.

Plancher KD, Peterson RK, Johnston JC et al. The spinoglenoid ligament. Anatomy, morphology, and histological findings. J Bone Joint Surg Am 2005; 87: 361–5.

Ticker JB, Djurasovic M, Strauch RJ et al. The incidence of ganglion cysts and other variations in anatomy along the course of the suprascapular nerve. J Shoulder Elbow Surg 1998; 7: 472–8.

Youm T, Matthews PV, El Attrache NS et al. Treatment of patients with spinoglenoid cysts associated with superior labral tears without cyst aspiration, debridement, or excision. Arthroscopy 2006; 22: 548–52.

Literatur zu Kapitel 4.14

Bagg SD, Forrest WJ. Electromyographic study of the scapular rotators during arm abduction in the scapular plane. Am J Phys Med 1986; 65: 111–24.

Bagg SD, Forrest WJ. A biomechanical analysis of scapular rotation during arm abduction in the scapular plane. Am J Phys Med Rehabil 1988; 67: 238–45.

Burkhart SS, Morgan CD, Kibler WB. The disabled throwing shoulder: spectrum of pathology Part I: pathoanatomy and biomechanics. Arthroscopy 2003a; 19: 404–20.

Burkhart SS, Morgan CD, Kibler WB. The disabled throwing shoulder: spectrum of pathology. Part II: evaluation and treatment of SLAP lesions in throwers. Arthroscopy 2003b; 19: 531–9.

Cools AM, Witvrouw EE, Declercq GA et al. Scapular muscle recruitment patterns: trapezius muscle latency with and without impingement symptoms. Am J Sports Med 2003; 31: 542–9.

Decker MJ et al. Serratus anterior muscle activity during selected rehabilitation exercises. Am J Sports Med 1999; 27: 784–91.

Dexel J, Kopkow C, Kasten P. Pathomechanismus, Diagnostik und Therapie der Skapuladyskinesie beim Wurfsportler. Dtsch Z Sportmed 2013; 64: 267–72.

Ekstrom RA, Donatelli RA, Carp KC. Electromyographic analysis of core trunk, hip, and thigh muscles during 9 rehabilitation exercises. J Orthop Sports Phys Ther 2007; 37: 754–62.

Ellenbecker TS, Kibler WB, Bailie DS et al. Reliability of scapular classification in examination of professional baseball players. Clin Orthop Relat Res 2012; 470: 1540–4.

Ellenbecker TS, Roetert EP, Bailie DS et al. Glenohumeral joint total rotation range of motion in elite tennis players and baseball pitchers. Med Sci Sports Exerc 2002; 34: 2052–6.

Ellenbecker TS, Roetert EP, Piorkowski PA et al. Glenohumeral joint internal and external rotation range of motion in elite junior tennis players. J Orthop Sports Phys Ther 1996; 24: 336–41.

Hong J, Barnes MJ, Leddon CE et al. Reliability of the sitting hand press-up test for identifying and quantifying the level of scapular medial border posterior displacement in overhead athletes. Int J Sports Phys Ther 2011; 6: 306–11.

Illyes A, Kiss RM. Kinematic and muscle activity characteristics of multidirectional shoulder joint instability during elevation. Knee Surg Sports Traumatol Arthrosc 2006; 14: 673–85.

Jobe FW, Kvitne RS, Giangarra CE. Shoulder pain in the overhand or throwing athlete. The relationship of anterior instability and rotator cuff impingement. Orthop Rev 1989; 18: 963–75.

Kasten P et al. Die schmerzhafte Werferschulter: evidenzbasiertes Übungsprogramm bei Skapuladyskinesie. Obere Extremität 2013a; 8: 164–169.

Kasten P, Kopkow C, Dexel J. Skapuladyskinesie. 1. Aufl. Lehmann L, Hrsg. München: Elsevier 2013b.

Kasten P, Lützner J. Tendinopathie der Sportlerschulter. Dtsch Z Sportmed 2010; 61: 84–90.

Kebaetse M, McClure P, Pratt NA. Thoracic position effect on shoulder range of motion, strength, and three-dimensional scapular kinematics. Arch Phys Med Rehabil 1999; 80: 945–50.

Kibler WB, Ludewig PM, McClure P et al. Scapular Summit 2009: introduction. July 16, 2009, Lexington, Kentucky. J Orthop Sports Phys Ther 2009; 39: A1–A13.

Kibler WB, McMullen J, Uhl T. Shoulder rehabilitation strategies, guidelines, and practice. Orthop Clin North Am 2001; 32: 527–38.

Kibler WB, Sciascia A. Current concepts: scapular dyskinesis. Br J Sports Med 2010; 44: 300–5.

Kibler WB, Sciascia A, Dome D. Evaluation of apparent and absolute supraspinatus strength in patients with shoulder injury using the scapular retraction test. Am J Sports Med 2006; 34: 1643–7.

Kibler WB, Sciascia A, Wilkes T. Scapular dyskinesis and its relation to shoulder injury. J Am Acad Orthop Surg 2012; 20: 364–72.

Kibler WB, Sciascia A, Wolf B. Nonacute shoulder injuries. In: Kibler WB, ed. Orthopedic knowledge update: sports medicine 4 American academy of orthopedic surgeons. Rosemont, Illinois, USA: American Academy of Orthopedic Surgeons 2009: 19–40.

Kibler WB, Sciascia AD. Introduction to the Second International Conference on Scapular Dyskinesis in Shoulder Injury – the ›Scapular Summit‹ Report of 2013. Br J Sports Med 2013; 47(14): 874.

Kibler WB, Uhl TL, Maddux JW et al. Qualitative clinical evaluation of scapular dysfunction: a reliability study. J Shoulder Elbow Surg 2002; 11: 550–6.

Ludewig PM, Cook TM. Alterations in shoulder kinematics and associated muscle activity in people with symptoms of shoulder impingement. Phys Ther 2000; 80: 276–91.

Ludewig PM, Cook TM, Nawoczenski DA. Three-dimensional scapular orientation and muscle activity at selected positions of humeral elevation. J Orthop Sports Phys Ther 1996; 24: 57–65.

Ludewig PM, Phadke V, Braman JP et al. Motion of the shoulder complex during multiplanar humeral elevation. J Bone Joint Surg Am 2009; 91: 378–89.

McClure P, Greenberg E, Kareha S. Evaluation and management of scapular dysfunction. Sports Med Arthrosc 2012; 20: 39–48.

McMullen J, Uhl TL. A kinetic chain approach for shoulder rehabilitation. J Athl Train 2000; 35: 329–37.

Myers JB, Laudner KG, Pasquale MR et al. Scapular position and orientation in throwing athletes. Am J Sports Med 2005; 33: 263–71.

Odom CJ, Taylor AB, Hurd CE et al. Measurement of scapular asymetry and assessment of shoulder dysfunction using the Lateral Scapular Slide Test: a reliability and validity study. Phys Ther 2001; 81: 799–809.

Ogston JB, Ludewig PM. Differences in 3-dimensional shoulder kinematics between persons with multidirectional instability and asymptomatic controls. Am J Sports Med 2007; 35: 1361–70.

Putz R. Topografie und funktionelle Anatomie des Schultergürtels und des Schultergelenks. Habermeyer P, ed. Schulterchirurgie. 3. Aufl. München: Urban & Fischer 2002: 2–19.

Second Scapula Summit. Unpublished consensus statement. Lexington, Kentucky, USA 2006.

Shadmehr A, Bagheri H, Ansari NN et al. The reliability measurements of lateral scapular slide test at three different degrees of shoulder joint abduction. Br J Sports Med 2010; 44: 289–93.

Wu G, van der Helm FC, Veeger HE et al. ISB recommendation on definitions of joint coordinate systems of various joints for the reporting of human joint motion – Part II: shoulder, elbow, wrist and hand. J Biomech 2005; 38: 981–92.

Literatur zu Kapitel 4.16

Aarimaa V, Rantanen J, Heikkila J et al. Rupture of the pectoralis major muscle. Am J Sports Med 2004; 32: 1256–62.

Bak K, Cameron EA, Henderson IJ. Rupture of the pectoralis major. A meta-analysis of 112 cases. Knee Surg Sports Traumatol Arthrosc 2000; 8: 113–19.

Bava ED, Barber FA, Lund ER. Clinical outcome after suture anchor repair for complete traumatic rupture of the distal triceps tendon. Arthroscopy 2012; 28: 1058–63.

Bloch W. Physiologische Muskelheilung und Störfaktoren. In: Müller-Wohlfahrt HW, Uebelacker P, Hänsel L. Muskelverletzungen im Sport. Stuttgart, New York: Thieme 2010; 104–24.

Buchholz A, Martetschläger F, Siebenlist S et al. Biomechanical comparison of intramedullary cortical button fixation and interference screw technique for subpectoral biceps tenodesis Arthroscopy 2013; 29: 845–53.

Byrne C, Twist C, Eston R. Neuromuscular function after exercise-induced muscle damage. Sports Med 2004; 34: 49–69.

ElMaraghy AW, Devereaux MW. A systematic review and comprehensive classification of pectoralis major tears. J Shoulder Elbow Surg 2012; 21: 412–22.

Garrigues GE, Lazarus MD. Operative treatment of isolated teres major ruptures. J Shoulder Elbow Surg 2012; 21: e6–11.

Järvinen TA, Järvinen TL, Kääriäinen M et al. Muscle injuries: biology and treatment. Am J Sports Med 2005; 33: 745–64.

Kannus P, Józsa L. Histopathological changes preceding spontaneous rupture of a tendon. A controlled study of 891 patients. J Bone Joint Surg Am 1991; 73: 1507–25.

Kakwani RG, Matthews JJ, Kumar KM et al. Rupture of the pectoralis major muscle. Surgical treatment in athletes. Int Orthop 2006; 31: 159–63.

Keener JD, Chafik D, Kim HM et al. Insertional anatomy of the triceps brachii tendon. J Shoulder Elbow Surg 2010; 19: 399–405.

Klonz A, Loitz D, Reilmann H et al. Proximale und distale Bicepssehnenruptur. Unfallchirurg 2003; 106: 755–63.

Mazzocca AD, Bicos J, Santangelo S et al. The biomechanical evaluation of four fixation techniques for proximal biceps tenodesis. Arthroscopy 2005; 21: 1296–306.

Millett PJ, Sanders B, Gobezie R et al. Interference screw vs. suture anchor fixation for open subpectoral biceps tenodesis: does it matter? BMC Musculoskelet Disord 2008; 9: 121.

Miyamoto RG, Elser F, Millett PJ. Distal biceps tendon injuries. J Bone Joint Surg Am 2010; 92: 2128–38.

Müller-Wohlfahrt HW, Uebelacker P, Binder A et al. Anamnese, klinische Untersuchung und Klassifikation. In: Müller-Wohlfahrt HW, Uebelacker P, Hänsel L. Muskelverletzungen im Sport. Stuttgart, New York: Thieme 2010; 136–59.

Nagda SH, Cohen SB, Noonan TJ et al. Management and outcomes of latissimus dorsi and teres major injuries in professional baseball pitchers. Am J Sports Med 2011; 39: 2181–6.

Ng CY, Funk L. Symptomatic chronic long head of biceps rupture: Surgical results. Int J Shoulder Surg 2012; 6: 108–11.

Pochini de Castro A, Andreoli CV, Belangero PS et al. Clinical considerations for the surgical treatment of pectoralis major muscle ruptures based on 60 cases: a prospective study and literature review. Am J Sports Med 2014; 42: 95–102.

Provencher MT, Handfield K, Boniqit NT et al. Injuries to the pectoralis major muscle. Am J Sports Med 2010; 28: 1693–705.

Risser WL. Musculoskeletal injuries caused by weight training. Clin Pediatrics 1990; 29: 305–310.

Ritsch M. Evaluierung und Management der M. pectoralis major Ruptur. Obere Extremität 2010; 5: 179–85.

Ritsch M, Kahle A, Wimmer L. Ergebnisse nach operativ versorgter Tricepsruptur. 19. Jahreskongress der DVSE. Berlin 2010.

Roller A, Becker B, Bauer G. Musculus pectoralis major Rupturen: Verletzungsklassifikation und Ergebnisse der operativen Versorgung. Z Orthop 2006; 144: 316–21.

Siebenlist S, Schmidt-Horlohé K et al. Therapie distaler Bicepsrupturen. Z Orthop Unfall 2010; 148: 477–86.

Snir N, Hamula M, Wolfson T et al. Clinical outcomes after chronic distal biceps reconstruc-

tion with allografts. Am J Sports Med 2013; 41: 2288–95.
Sollender JL, Ryan GM, Barden GA. Triceps tendon rupture in weight lifters. J Shoulder Elbow Surg 1998; 7: 151–53.
van Riet RP, Morrey BF, Ho E et al. Surgical treatment of distal triceps ruptures. J Bone Joint Surg Am 2003; 85: 1961–7.
Yeh PC, Stephens KT, Solovyova O et al. The distal triceps tendon footprint and a biomechanical analysis of 3 repair techniques. Am J Sports Med 2010; 38: 1025–33.

Literatur zu Kapitel 5.1.1

Tittel K. Beschreibende und funktionelle Anatomie des Menschen. 11. Aufl. Stuttgart, New York: Gustav Fischer 1989.

Literatur zu Kapitel 5.1.2

Bayramoğlu A, Demiryürek D, Tüccar E et al. Variations in anatomy at the suprascapular notch possibly causing suprascapular nerve entrapment: an anatomical study. Knee Surg Sports Traumatol Arthrosc 2003; 11: 393–8.
Briner WW Jr, Kacmar L. Common injuries in volleyball. Mechanisms of injury, prevention and rehabilitation. Sports Med 1997; 24: 65–71.
Dalichau S, Scheele K. Die thorakolumbale Wirbelsäulenform männlicher Leistungsvolleyballspieler Dtsch Z Sportmed 2002; 53: 12–6.
Duzgun I, Baltaci G, Colakoglu F et al. The effects of jump-rope training on shoulder isokinetic strength in adolescent volleyball players. J Sport Rehabil 2010; 19: 184–99.
Eggert S, Holzgraefe M. Die Kompressionsneuropathie des Nervus suprascapularis bei Hochleistungsvolleyballern. Sportverl Sportschad 1993; 7: 136–42.
Ferretti A, Cerullo G, Russo G. Suprascapular neuropathy in volleyball players. J Bone Joint Surg Am 1987; 69: 260–3.
Kugler A, Krüger-Franke M, Reininger S et al. Der chronische Schulterschmerz des Volleyballangriffsspielers. Sportverl Sportschad 1994; 8: 160–5.
Lajtai G, Pfirrmann CW, Aitzetmüller G et al. The shoulders of professional beach-volleyball players: high prevalence of infraspinatus muscle atrophy. Am J Sports Med 2009; 37: 1375–83.
Reeser JC, Joy EA, Porucznik CA et al. Risk factors for volleyball-related shoulder pain and dysfunction. PM R 2010; 2: 27–36.
Wang HK, Cochrane T. A descriptive epidemiological study of shoulder injury in top level English male volleyball players. Int J Sport Med 2001a; 22: 159–63.
Wang HK, Cochrane T. Mobility impairment, muscle imbalance muscle weakness, scapular asymmetry shoulder injury in elite volleyball athletes. J Sports Med Physical Fitness 2001b; 41: 403–10.
Wang HK, MacFarlane A, Cochrane T. Isokinetic performance and shoulder mobility in elite volleyball athletes from the United Kingdom. Br J Sports Med 2000; 34: 39–43.
Witvrouw E, Cools A, Lysens R et al. Suprascapular neuropathy in volleyball players. Br J Sports Med 2000; 34: 174–80.

Literatur zu Kapitel 5.1.3

Abrams GD, Renstrom PA, Safran MR. Epidemiology of musculoskeletal injury in the tennis player. Br J Sports Med 2012; 46: 492–98.
Burkhart SS, Morgan CD, Kibler WB. The disabled throwing shoulder: spectrum of pathology. Part I: pathoanatomy and biomechanics. Arthroscopy 2003; 19: 404–20.
Cools AM, Declercq G, Cagnie B et al. Internal Impingement in the tennis player: rehabilitation guidelines. Br J Sports Med 2008; 42: 165–71.
Davidson PA, Elattrache NS, Jobe CM et al. Rotator cuff and posterior-superior glenoid labrum injury associated with increased glenohumer-

al motion: a new site of impingement. J Shoulder Elbow Surg 1995; 4: 384–90.
Deutsche Vereinigung für Schulter- und Ellenbogenchirurgie (DVSE) e. V. Untersuchungstechniken des Schultergelenks. Expertenevaluation auf der Basis einer Literaturanalyse. Obere Extremität 2012; 7: 3–68.
Ellenbecker TS, Bluim B, Vivier S et al. Common injuries in tennis players: exercises to address muscular imbalances and reduce injury risk. Strength Cond J 2009; 31: 50–8.
Elliot BC. Biomechanics of the serve in tennis. A biomedical perspective. Sports Med 1988; 6: 285–94.
Hauser-Bischof C. Schulterrehabilitation in der Orthopädie und Traumatologie. Stuttgart: Thieme 2003.
Kibler WB. Biomechanical analysis of the shoulder during tennis serve. Clin Sports Med 1995; 14: 79–85.
Magnussen RA, Mallon WJ, Willems WJ et al. Long-term activity restrictions after shoulder arthroplasty: an international survey of experienced shoulder surgeons. J Shoulder Elbow Surg 2011; 20: 281–0.
Pluim BM, Staal JB, Windler GE et al. Tennis injuries: occurence, aetiology, and prevention. Br J Sports Med 2006; 40: 415–23.
Sell K, Hainline B, Yorio M et al. Injury trend analysis from the US Open Tennis Championships between 1994 and 2009. Br J Sports Med 2014; 48: 546–51.
van der Hoeven H, Kibler WB. Shoulder injuries in tennis players. Br J Sports Med 2006; 40: 435–40.

Literatur zu Kapitel 5.1.4

Iino Y, Kojima T. Kinetics of the upper limb during table tennis topspin forehands in advanced and intermediate players. Sports Biomech 2011; 10: 361–77.
Kondric M, Matković BR, Furjan-Mandić G et al. Injuries in racket sports among Slovenian players. Coll Antropol 2011; 35: 413–7.
Mavridis G. In: Engelhard M, Hrsg. Sportverletzungen. Diagnose, Management und Begleitmaßnahmen. München: Elsevier, Urban & Fischer 2009; 583–586.
Ruhr-Universität Bochum. Spomedial, Belastung und Beanspruchung des Stütz- und Bewegungsapparates im Tischtennis. 2009a. http://vmrz0100.vm.ruhr-uni-bochum.de/spomedial/content/e866/e2442/e12729/e12938/e12949/e13005/index_ger.html (Zugriffsdatum: 01.12.13).
Ruhr-Universität Bochum. Spomedial, Physiologische Belastungscharakteristik des Tischtennis. 2009b. http://vmrz0100.vm.ruhr-uni-bochum.de/spomedial/content/e866/e2442/e12729/e12938/e12949/e12991/index_ger.html (Zugriffsdatum: 01.12.13).
Zschau H. Tischtennis. In: Engelhard M, Hintermann B, Segesser B, Hrsg. GOTS-Manual Sporttraumatologie. Bern, Göttingen, Toronto, Seattle: Huber 1997: 336–9.

Literatur zu Kapitel 5.2.1

Burkhart SS, Morgan CD, Kibler WB. The disabled throwing shoulder: spectrum of pathology part I: pathoanatomy and biomechanics. Arthroscopy 2003; 19: 404–2.
Crockett HC, Gross LB, Wilk KE et al. Osseous adaptation and range of motion at the glenohumeral joint in professional baseball pitchers. Am J Sports Med 2002; 30: 20–6.
Froböse I, Knaak AK, Menke W. Häufigkeit und Lokalisation von Verletzungen im Frauenhandball. Dtsch Z Sportmed 1996; 47: 472–8.
Hasert H, Luthmann H. Torwartspezifische Beschwerden und das Verhindern dieser. In: Thiel A, Hecker S, Hrsg. Halten wie wir: von der Grundtechnik bis zur Perfektion im Handballtor. Münster: Philippka 1989; 140–2.
Kibler WB, Livingston B. Closed chain rehabilitation for upper and lower extremities. J Am Acad Orthop Surg 2001; 9: 412–21.

Kibler WB, McMullen J. Scapular dyskinesis and its relation to shoulder pain. J Am Acad Orthop Surg 2003; 11: 142–51.

Kibler WB, Sciascia A. The shoulder in tennis. Sportorthopädie Sporttraumatologie 2006; 22: 223–30.

Langevoort G. Glenohumeral instability. In: Langevoort G, Ed. Sports Medicine and Handball. Basel: Beckmann 1996; 7: 39–44.

Luck P, Glende K. Sportmedizinische Aspekte des Handballsports. Dtsch Z Sportmed 1996; 47: 479–88.

Ludwig T, Pieper HG, Pühler B. Muskuläre Ungleichgewichte bei Handballspielern. Handballtraining 1992; 14: 19–28.

Martinek V, Dingerkus M, Helmreich N. Injuries and overuse syndromes in handball male competitive players. In: III. Congress of the European Federation of National Associations of Orthopaedics and Traumatology (Abstract Book). Barcelona 1997; 510–1.

Müller E, Kornexl E, Menzel HJ. Handball. In: Ballreich R, Kuhlow-Ballreich A, Hrsg. Biomechanik der Sportarten. Teil II Mannschaftsspiele. Stuttgart: Enke 1992; 48–70.

Muschol M, Pieper H-G. Verletzungsprophylaxe für Knie- und Schultergelenke im Handball. Sportorthopädie Sporttraumatologie 2007; 23: 11–8.

Myers JB, Laudner KG, Pasquale MR et al. Glenohumeral range of motion deficits and posterior shoulder tightness in throwers with pathologic internal impingement. Am J Sports Med 2006; 34: 385–91.

Nicolas SJ. Labral repairs in the overhead athlete. 5th Annual Sports Medicine Symposium of the Americas, Course Syllabus 2011; 49–85.

Olsen O-E, Myklebust G, Engebretsen L et al. Injury pattern in youth team handball: a comparison of two prospective registration methods. Scand J Med Sci Sports 2006; 16: 426–32.

Pieper H-G, Hinz M. Konservative Behandlung von Schulterverletzungen. In: Engelhardt M, Freiwald J, Zichner L, Hrsg. Die Rehabilitation des traumatisierten Sportlers. Nürnberg: Novartis 1999; 27–38.

Pieper H-G, Kohlhaas K, Zinser W et al. Epidemiologie von Verletzungen in der 1. Handballbundesliga der Herren. Sportorthopädie Sporttraumatologie 1998; 14: 58–62.

Pieper H-G. Humeral torsion in the throwing arm of handball players. Am J Sports Med 1998; 26: 247–53.

Pieper H-G, Muschol M. Die Schulter des Wurf- und Überkopfsportlers. Sportorthopädie Sporttraumatologie 2014; 30: 19–24.

Reagan KM, Meister K, Horodyski MB et al. Humeral retroversion and its relationship to glenohumeral rotation in the shoulder of college baseball players. Am J Sports Med 2002; 30: 354–60.

Reeser JC, Joy EA, Porucznik CA et al. Risk factors for volleyball-related shoulder pain and dysfunction. PM&R 2010; 2: 27–36.

Seil R, Rupp S, Tempelhof S et al. Verletzungen im Handballsport. Eine vergleichende, retrospektive Studie zwischen Regional- und Oberligamannschaften. Sportverl Sportschad 1997; 11: 58–62.

Seil R, Rupp S, Tempelhof S et al. Sports injuries in team handball. A one-year prospective study of sixteen men's senior teams of a superior nonprofessional level. Am J Sports Med 1998; 26: 681–7.

Torres RR, Gomes JLE. Measurement of glenohumeral internal rotation in asymptomatic tennis players and swimmers. Am J Sports Med 2009; 37: 1017–23.

Wilk KE, Meister K, Andrews JR. Current concepts in the rehabilitation of the overhead throwing athlete. Am J Sports Med 2002; 30: 136–51.

Wilk KE, Bob D. Shoulder injuries in the overhead athlete. J Orthop Sports Phys Ther 2009; 39: 38–54.

Wilk KE, Macrina LC, Fleisig GS et al. Correlation of glenohumeral internal rotation deficit and total rotational motion to shoulder injuries in professional baseball pitchers. Am J Sports Med 2011; 39: 329–35.

Yde J, Nielsen AB. Sports injuries in adolescents' ball games: soccer, handball and basketball. Br J Sp Med 1990; 24: 51–4.

Literatur zu Kapitel 5.2.2

Adair RK. The Physics of Baseball. 3rd ed. New York: Harper Perennial 2002.
Bull G, Huhnholz S. Baseball. 1. Aufl. Schorndorf: Hofmann 2006.
Conte S, Requa RK, Garrick JG. Disability days in major league baseball. Am J Sports Med 2001; 29: 431–436.
Cyrol TD. Baseball – verständlich gemacht. 3. Aufl. München: Copress 1996.
Deutsche Baseballakademie (DBA). www.baseballakademie.de (Zugriffsdatum: 19.01.2015).
Deutscher Baseball und Softball Verband e.V. (DBV). www.baseball-softball.de (Zugriffsdatum: 19.01.2015).
Pitchsmart. http://m.mlb.com/pitchsmart/ (Zugriffsdatum: 19.01.2015).
Wilk KE. I Wish I Knew Then What I Know Now. Sports Health 2012; 4: 376.
Young L. Preventing Upper Extremity Injuries in Pitchers. http://www.opanchorage.com/featured_article (Zugriffsdatum: 19.01.2015)

Literatur zu Kapitel 5.2.3

Cremer L, Eitel R, Schleeh T. Faszination Basketball, Weltspiel Nummer 1. Bremerhaven: Nordwestdeutsche Verlagsgesellschaft 1991.
Deitch JR, Starkey C, Walters SL et al. Injury risk in professional basketball players. AM J Sports Med 2006; 34: 1077–83.
Goriss A, Mayer O, Braun R et al. Basketball für Trainer und Lehrer. Stuttgart: Basketballverband Baden-Württemberg 2012.
International Basketball Federation (FIBA). Inside Fiba. Key numbers. http://www.fiba.com/pages/eng/fc/FIBA/quicFact/p/openNodeIDs/962/selNodeID/962/quicFacts.html (Zugriffsdatum: 30.9.2013).
Imhoff AB, Agneskircher JD, König U et al. Obere Labrumpathologie beim Sportler. Der Orthopäde 2000; 29: 917–27.
Leutheuser W, Moser N. Verletzungsstatistik 07/08. Mannheim: Workshop der dt. Basketballärzte 2009.
Lukas C, Fröhlich V, Kapferer H. Sprunggelenksverletzungen im Basketball – Hintergründe, Therapie und Prohylaxe. Norderstedt: Books on demand 2010.
McCarthy MM, Voos JE, Nguyen JT et al. profile in elite female basketball athletes at the Women's National Basketball Association combine. Am J Sports Med 2013; 41: 645–51.
Meeuwisse WH, Selmer R, Hagel BE. Rates and risks of injury during intercollegiate Basketball. Am J Sports Med 2003; 31: 379–85.
Siebert CH, Bach R, Hansis M. Verletzungsmuster im deutschen Basketball – Gedanken zur Präventivmedizin. Sportorthopädie Sporttraumatologie 1997; 13: 168–72
Siebert CH, Philipps B, Hagemann L et al. Sportorthopädie Sporttraumatologie 2006; 22: 212–6.
Starkey C. Injuries and Illnesses in the National Basketball Association: A 10-year perspective. J Athletic Training 2006; 35: 161–7.
Weineck J, Haas H. Optimales Basketballtraining. Balingen: Spitta 1999.

Literatur zu Kapitel 5.2.4

Alastair N, Pollock A, Kirkwood Get al. Rugby union injuries in Scottish schools. J Public Health 2011; 33: 256–61.
Bathgate A, Best JP, Craig G et al. A prospective study of injuries to elite Australian rugby union players. Br J Sports Med 2002; 36: 265–9.
Brooks JHM, Fuller CW, Kemp SPT et al. Epidemiology of injuries in English professional rugby union: part 1 match injuries. Br J Sports Med 2005; 39: 757–66.
Funk L. The Rugby Shoulder. http://www.shoulderdoc.co.uk/article.asp?article=755 (zuletzt abgerufen am 20.05.2015).

Crichton J, Jones DR, Funk L. Mechanisms of traumatic shoulder injury in elite rugby players. Br J Sports Med 2012; 46: 538–42.

Gabbet TJ, Domrow N. Risk factors for injury in subelite rugby league players. Am J Sports Med 2005; 33: 428–34.

Gomberawalla M, Sekiya JK. Rotator cuff tear and glenohumeral instability. Clin Orthop Relat Res 2014; 472(8): 2448–56.

Habermeyer P. Schulterchirurgie. 3. Aufl. München: Urban & Fischer 2001.

Hodhody G et al. Adolescent Shoulder Injuris in Rugby. Amsterdam: ESSKA, 14–16 May 2014.

Horsley IG, Herrington LC, Rolf C. Does a SLAP lesion affect shoulder muscle recruitment as measured by EMG activity during a rugby tackle? J Orthop Surg Res 2010; 5: 12.

Imhoff AB, König U. Schulterinstabilität – Rotatorenmanschette. Darmstadt: Steinkopff 1999.

Jones DR, Funk L, Ross J et al. Return to rugby after a shoulder stabilisation in professional rugby players. Presented at the International Sports Science & Sports Medicine Conference 2009.

Longo G, Huijsmans PE, Maffulli N et al. Video analysis of the mechanisms of shoulder dislocation in four elite rugby players. J Orthop Sci 2011; 16: 389–97.

Raschka C. Unfälle bei großen Mannschaftsballsportarten Schwerwiegende bis tödliche Verletzungen und deren Mechanismen. Rechtsmedizin 2008; 18: 167–72.

Rigou A, Thélot B, Hrsg. L'épidémiologie des traumatismes liés à la pratique du rugby: revue de la littérature. Saint-Maurice cedex, F: Institut de veille sanitaire 2008.

Snow M, Funk L. Shoulder Dislocations and Instability in Rugby – Flash Presentation Research: SLAP Tears in the Contact Athlete. CJSM 2007.

Thomas M, Steinke H, Busse MW. Verletzungen des Schultereckgelenks im Sport. Klinische Sportmedizin/Clinical Sports Medicine-Germany (KCS) 2001, 2: 47–56.

Literatur zu Kapitel 5.3.1

Schulterinfo.de. Boxen – Schulterverletzungen und Schultererkrankungen. Ein Service der Schultersprechstunde – Orthopädie, Klinikum Dortmund gGmbH. http://www.schulterinfo.de/boxen_schulter.html (Zugriffsdatum: 20.04.2015).

Williams S, Whatman C, Hume PA et al. Kinesio taping in treatment and prevention of sports injuries: a meta-analysis of the evidence for its effectiveness. Sports Med 2012; 42: 153–64.

Literatur zu Kapitel 5.3.2

Akbar M, Balean G, Brunner M et al. Prevalence of rotator cuff tear in paraplegic patients compared with controls. J Bone Joint Surg Am 2010; 92: 23–30.

Chung WM, Yeung S, Wong AY et al. Musculoskeletal injuries in elite able-bodied and wheelchair foil fencers – a pilot study. Clin J Sport Med 2012; 22: 278–80.

Deutscher Fechter-Bund. www.fechten.org (Zugriffsdatum: 20.04.2015).

Harmer PA. Injuries in the USA national fencing competitions 2001–2002. Med Sci Sports Exerc 2003; 35: 289.

Hauter C. Sportverletzungen und Sportschäden bei Fechtern der Weltklasse. Ein Vergleich zwischen Aktiven und Senioren [Dissertation]. Homburg/Saar: Klinik für Orthopädie und Orthopädische Chirurgie, Universitätsklinikum des Saarlandes 2010.

Jäger A. Sportverletzungen und Schäden beim Fechten unter besonderer Berücksichtigung des Kindes- und Jugendalters. Sport Orthop Traumatol 2003; 19: 253–61.

Jäger A. Fechten. In: Engelhardt M. Sportverletzungen: Diagnose, Management und Begleitmaßnahmen. Urban & Fischer, Elsevier 2009; 479–82.

Junge A, Engebretsen L, Mountjoy ML et al. Sports injuries during the Summer Olympic Games 2008. Am J Sports Med 2009; 37: 2165–172.

Pellegrini A, Pegreffi F, Paladini P et al. Prevalence of shoulder discomfort in paraplegic subjects. Acta Biomed 2012; 83: 177–82.

Qi L, Wakeling J, Grange S et al. Coordination patterns of shoulder muscles during level-ground and incline wheelchair propulsion. JRRD 2013; 50: 651–62.

Trautmann C, Rosenbaum R. Verletzungen und Überlastungsschäden im modernen Fechtsport – eine Fragebogenerhebung. Sportverletz Sportschaden 2008; 22: 225–30.

Wessels KK, Brown JL, Ebersole KT et al. Sex, shoulder pain and range of motion in manual wheelchair users. JRRD 2013; 50: 351–56.

Literatur zu Kapitel 5.3.3

Braun T. Verletzungen bei hochklassigen Taekwon-Do-Turnieren – eine Standortbestimmung. Dt Z Sportmed 1999; 50: 239–42.

Engebretsen L, Soligard T, Steffen K et al. Sports injuries and illnesses during the London Summer Olympic Games 2012. Br J Sports Med 2013; 47: 407–14.

Engelhardt M, Hrsg. Sportverletzungen: Diagnose, Management und Begleitmaßnahmen. München: Elsevier, Urban & Fischer 2009.

Jung D. Taekwondo – neue olympische Disziplin. Sportorthop Traumatol 2000; 16: 203–206.

Kazemi M, Pieter W. Injuries at the Canadian National Taek Won Do Championships: a prospective study. BMC Musculoskelet Disord 2004; 5: 22.

Kazemi M, Shearer H, Choung YS. Pre-competition habits and injuries in taekwondo athletes. BMC Muskuloskelet Disord 2005; 6: 26.

Koh JO, Cassidy JD. Incidence study of head blows and concussions in competition taekwondo. Clin J Sport Med 2004; 14: 72–9.

Lystad RP, Graham PL, Poulos RG. Exposure-adjusted incidence rates and severity of competition injuries in Australien amateur taekwondo athletes: a 2-year prospective study. Br J Sports Med 2013a; 47: 441–46.

Lystad RP, Swain MS, Graham PL. Risk factors for injury in Olympic-style competition taekwondo: a systematic review. J Sports Med Phys Fitness 2013b; 53: 655–64.

Pieter W, Fife GP, O`Sullivan DM. Competition injuries in taekwondo: a literature review and suggestions for prevention and surveillance. Br J Sports Med 2012; 46: 485–91.

Raschka C, Parzeller M, Banzer W. 15-jährige Versicherungsstatistik zu Inzidenz und Unfallhergangstypen von Kampfsportverletzungen im Landessportbund Rheinland-Pfalz. Sportverl Sportschad 1999; 13: 17–21.

Schlüter-Brust K, Leistenschneider P, Dargel J et al. Acute injuries in taekwondo. Int J Sports Med 2011; 32: 629–34.

Schmitt H. Taekwondo in Engelhardt M, Hrsg. Sportverletzungen: Diagnose, Management und Begleitmaßnahmen. 2. Aufl. München: Elsevier, Urban & Fischer 2009; 499–502.

Zetaruk MN, Violan MA, Zurakowski D et al. Injuries in martial arts: a comparison of five styles. Br J Sports Med 2005; 39: 29–33.

Literatur zu Kapitel 5.3.4

Akoto R et al. Noch laufende Studie zu spezifischen Schulterverletzungen im Judosport. Hamburg: Asklepios Klinik St. Georg, Chirurgisch-Traumatologisches Zentrum 2014.

Hoare S. The History of Judo. Yamagi Books 2009.

Deutscher Olympischer Sportbund (DSOB). Bestandserhebung 2014. Aktualisierte Fassung vom 15.12.2014.

Europäische Judo Union (EJU). Verletzungsstatistik beim olympischen Judo-Turnier 2012 in London. Vidéo Analysis of Judo Olympic Games London 2012. Rousseau R, Loison T. EJU report 2012.

Ganschow R. Sportverletzungen im Judo: Risikoprofil und Ansätze für die Prävention in Dtsch Z Sportmed 1998; 49: 76–80.

Klocke U. Das offizielle Lehrbuch des Deutschen Judo-Bundes (DJB) e. V. zur Dan-Prüfungsordnung: Judo meistern. Plaidt: VP Masberg 2012a.

Klocke U. Das offizielle Lehrbuch des Deutschen Judo Bundes (DJB) e. V. zur Kyu-Prüfungsordnung: Judo lernen – 8. bis 5. Kyu, weiß-gelb bis orange. Bd. 1. Plaidt: VP Masberg 2012b.

Klocke U. Das offizielle Lehrbuch des Deutschen Judo Bundes (DJB) e. V. zur Kyu-Prüfungsordnung: Judo anwenden – 4. bis 1. Kyu, orange-grün bis braun. Bd. 2. Plaidt: VP Masberg 2010.

Procecco E, Ruedl G, Stankovic N et al. Injuries in Judo: a systematic literature review including systems for prevention. Br J Sports Med 2013; 47: 1139–43.

Rousseau R, Loison T. Vidéo Analysis of Judo Olympic Games London 2012. UEJ report (unveröffentlicht).

Wagner D. Verletzungen beim Judo. GOTS NEWS-Presse 2011. www.gots.org/newsletterarchiv/GOTS_News_Presseinformationen_Detail.php5?det=presse_1104 (Zugriffsdatum: 20.04.2015).

Literatur zu Kapitel 5.3.5

Akbarnejad A, Sayyah M. Frequency of sports trauma in elite national level greco-roman wrestling competitions. Arch Trauma Res 2012; 1: 51–3.

FILA. Internationale und nationale Wettkampfregeln, griechisch-römischer Stil, freier Stil, weiblicher Ringkampf, gültig ab 01.01.2014.

Kordi R, Heidarpour B, Shafiei M et al. Incidence, nature, and causes off ractures and dislocations in olympic styles of wrestling in iran: a 1-year prospective study. Sports Health 2012; 4: 217–21.

Myers RJ, Linakis SW, Mello MJ et al. Competitive Wrestling-related Injuries in School Aged Athletes in U.S. Emergency Departments. West J Emerg Med 2010; 11: 442–9.

Pasque CB, Hewett TE. A prospective study of high school wrestling injuries. Am J Sports Med 2000; 28: 509–15.

Statistisches Bundesamt. Statistisches Jahrbuch 2014. Kultur, Medien, Freizeit. Sport: Spitzenverbände und Mitgliedschaften 2013. Wiesbaden: Statistisches Bundesamt 2014.

Yard E, Collins CL, Dick RW et al. An epidemiologic comparison of high school and college wrestling injuries. Am J Sports Med 2008; 36: 57–64.

Literatur zu Kapitel 5.4.2

Aarimaa V, Rantanen J, Heikkilä J et al. Rupture of the pectoralis major muscle. Am J Sports Med 2004; 32: 1256–62.

Auge WK, Fischer RA. Arthroscopic distal clavicle resection for isolated atraumatic osteolysis in weight lifters. Am J Sports Med 1998; 26: 189–92.

DSSV. Eckdaten der deutschen Fitness-Wirtschaft 2013. http://www.dssv.de/home/statistik/eckdaten-2014/ (Zugriffsdatum: 19.01.2014).

Provencher MT, Handfield K, Boniquit NT et al. Injuries to the pectoralis major muscle: diagnosis and management. Am J Sports Med 2010; 28: 1693–705.

Risser WL. Musculoskeletal injuries caused by weight training. Clin Pediatrics 1990; 29: 305–10.

Ritsch M. Evaluierung und Management der M. pectoralis major Ruptur. Obere Extremität 2010; 5: 179–85.

Ritsch M. Bodybuilding. In: Engelhardt M, Krüger-Franke M, Pieper HG, Siebert CH, Hrsg. Gesamtherausgeber: Grifka J. Praxiswissen Halte- und Bewegungsorgane – Sportverletzungen – Sportschäden. Stuttgart: Thieme 2005; 145–51.

Siewe J, Rudat J, Röllinghoff M et al. Injuries and overuse Syndromes in Powerlifting. Int J Sports Med 2011; 32: 703–11.

Sollender JL, Rayan GM, Barden GA. Triceps tendon rupture in weight lifters. J Shoulder Elbow Surg 1998; 7: 151–53.

Steinbrück K. Epidemiologie von Sportverletzungen – 25-Jahres-Analyse einer sportorthopädisch-traumatologischen Ambulanz. Sportverl Sportschad 1999; 13: 38–52.

Winwood PW, Hume PA, Cronin JB et al. Retrospective injury epidemiology of strongman athletes. J Strength Cond Res 2014; 28: 28–42.

Literatur zu Kapitel 5.4.3

Beitzel K, Beitzel KI, Zandt JF et al. Premature cystic lesions in shoulders of elite junior javelin and volleyball athletes: a comparative evaluation using 3.0 Tesla MRI. J Shoulder Elbow Surg 2013; 22: 792–9.

Beitzel K, Zandt JF, Buchmann S et al. Structural and biomechanical changes in shoulders of junior javelin throwers: A comprehensive evaluation as a proof of concept for a preventive exercise protocol. Knee Surg Sports Traumatol Arthrosc 2014; Aug 26. [Epub ahead of print].

Schmitt H, Hansmann HJ, Brocai DRC et al. Long term changes of the throwing arm of former elite javelin throwers. Int J Sports Med 2001; 22: 275–9.

Zandt JF. Biomechanical evaluation of healthy shoulder joints in elite junior javelin throwers and volleyball players – The effectiveness of a 1-year preventive exercise intervention [Dissertation]. 1. Aufl. Göttingen: Sierke 2014.

Literatur zu Kapitel 5.4.4

Aydin I, Yildiz Y, Özgürbüz C et al. Die propriorezeptive Fähigkeit der normalen und der instabilen Schulter. D Z Sportmed 2000; 51: 336–40.

Boileau P, Parratte S, Chuinard C et al. Arthroscopic treatment of isolated type II SLAP lesions: biceps tenodesis as an alternative to reinsertion. Am J Sports Med 2009; 37: 929–36.

Förster R, Penka G, Bosl T et al. Climber's back – form and mobility of the thoracolumbar spine leading to postural adaptations in male high ability rock climbers. Int J Sports Med 2009; 30: 53–9.

Popp D, Schöffl V. Shoulder SLAP and biceps tendon repair Minerva Ortop Traumatol 2013; 64: 247–63.

Schöffl V, Harrer J, Küpper T. Biceps tendon ruptures in rock climbers. Clin J Sport Med 2006; 16: 426–427.

Schöffl V, Popp D, Dickschass J et al. Superior labral anterior-posterior lesions in rock climbers-primary double tenodesis? Clin J Sport Med 2011; 21: 261–63.

Literatur zu Kapitel 5.5.1

Boschert H-P. Ursachen von Veränderungen im Acromioclaviculargelenk bei Kunstturnern. In: Klümper A, Hrsg. Osteologie und Sporttraumatologie. Bd. 2. Freiburg: Johannes Krause 1992.

Boschert H-P, Elsässer H.-P, Lohrer H. Kunstturnen. In: Klümper A, Hrsg. Sporttraumatologie: Handbuch der Sportarten und ihrer typischen Verletzungen. Bd. 1. Landshut: ecomed 1998; II-30.

Boschert H-P. Kunstturnen. In: Engelhardt M, Hrsg. Sportverletzungen. 1. Aufl. München: Urban & Fischer 2006; 585–595.

Boschert H-P. Gerätturnen männlich. In: Schmidt H, Hrsg. Sportorthopädie und -traumatologie im Kindes- und Jugendalter. Köln: Deutscher Ärzteverlag 2013; 334–341.

Doyscher R, Rühl L, Gerhardt C et al. Bilaterlaes GIRD (Glenohumeral Internal Rotation Deficit)-Syndrom bei Leistungsturnern. Abstractband. 20. Jahreskongress der Deutschen Vereinigung für Schulter- und Ellbogenchirurgie (DVSE) e. V. 20.–22.06.2013, Würzburg, V16, p. 7.

Martin D. Die psychomotorische Leistungsfähigkeit von Kindern – Voraussetzung für das Gerätturnen. In: Schwerdtner HP, Hrsg. Sport und Sportmedizin; Kunstturnen. Erlangen: Perimed 1985.

Literatur zu Kapitel 5.6.1

Bak K, Fauno P. Clinical findings in competitive swimmers with shoulder pain. Am J Sports Med 1997; 25: 254–60.

Burkhart SS, Morgan CD, Kibler WB. The disabled throwing shoulder. Spectrum of pathology Part 1: pathoanatomy and biomechanics. Arthroscopy 2003; 19: 404–20.

Costill DL. Maglischo EW, Richardson AB. Swimming (Handbook of Sports Medicine and Science). Champaign, IL: Human Kinetics 1992.

Counsilman JE, Counsilman BE. The New Science of Swimmig. 2nd ed. Englewood Cliffs, NJ: Prentice Hall 1994.

Jobe CM. Posterior superior glenoid impingement: expanded spectrum. Arthroscopy 1995; 11: 530–36.

Johnson JE, Sim FH, Scott SG. Musculosceletal injuries in competitive swimmers. Mayo Clin Proc 1987; 62: 289–304.

Kasten P, Nowotny J. Ursachen und Therapiemöglichkeiten bei sekundären Impingementläsionen der Schulter. Arthroskopie 2010; 23: 286–92.

Kennedy JC, Hawkins RJ. Swimmers shoulder. Physician Sports Med 1974; 2: 34–8.

Kibler WB. Biomechanical analysis of the shoulder during tennis activities: Clin Sports Med 1995; 14: 79–85.

Lo YP, Hsu YC, Chan KM. Epidemiology of shoulder impingement in upper arm sports events. Br J Sports Med 1990; 24: 173–77.

McFarland EG, Wasik M. Injuries in female collegiate swimmers due to swimming and cross training. Clin J Sports Med 1996; 6: 178–82.

McMaster WC, Troup J. A survey of interfering shoulder pain in United States competitive swimmers. Am J Sports Med 1993; 21: 67–70.

McMaster WC. Shoulder injuries in competitive swimmers. Clin Sports Med 1999; 18: 349–359, vii.

Nuber GW, Jobe FW, Perry J et al. Fine wire electromyography analysis of the shoulder during swimming. Am J Sports Med 1986; 14: 7–11.

Pink MM, Tibone JE. The painful shoulder in the swimming athlete. Orthop Clin North Am 2003; 31(2): 247–26.

Richardson AB, Jobe FW, Collins HR. The shoulder in competitive swimming. Am J Sports Med 1980; 8: 159–63.

Rodeo SA, Swimming. In: Krishnan SG, Hawkins RJ, Warren RF (eds.). The Shoulder and the Overhead Athlete. Philadelphia, PA: Lippincott Williams & Wilkins 2004; 350–358.

Rupp S, Berninger K, Hopf T. Shoulder problems in high level swimmers: impingement, anterior instability, muscular imbalance? Int J Sports Med 1995; 16: 557–62.

Wymore L, Reeve R, Chaput C. No correlation between stroke specialty and rate of shoulder pain in NCAA men swimmers. Int J Shoulder Surg 2012; 6: 71–5.

Yanai T, Hay JG. Shoulder impingement in front-crawl swimming: II. Analysis of stroking technique. Med Sci Sports Exerc 2000; 32: 30–40.

Literatur zu Kapitel 5.6.2

Aitken SA, Biant LC, Court-Brown CM. Recreational mountain biking injuries. Emerg Med J 2011; 28: 274–279.

Gaulrapp H, Weber A, Rosemeyer B. Injuries in mountain biking. Knee Surg Sports Traumatol Arthrosc 2001; 9: 48–53.

Chow TK, Kronisch RL. Mechanisms of injury in competitive off-road bicycling. Wilderness Environ Med 2002; 13: 27–30.

Kim PT, Jangra D, Ritchie AH et al. Mountain biking injuries requiring trauma center admission: a 10-year regional trauma system experience. J Trauma 2006; 60: 312–318.

Literatur zu Kapitel 5.6.3

Bussian MR. Verletzungen und Fehlbeanspruchungen im leistungsorientierten Rudersport [Dissertation]. Frankfurt: Universität Frankfurt 2003.

Deutscher Kanu-Verband (DKV). 2013. www.kanu.de (Zugriffsdatum: 19.01.2015).
Deutscher Ruderverband e. V. (DRV). 2014. www.rudern.de (Zugriffsdatum: 19.01.2015).
Eisele R. Kanu: In: Engelhardt M, Hrsg. Sportverletzungen – Diagnose, Management und Begleitmaßnahmen. München: Elsevier Urban & Fischer 2009; 371.
Hillebrecht A. Das Kraftprofil von Kajaksportlern [Dissertation]. Kiel: Christian-Albrechts-Universität zu Kiel 2003.
Kameyama O, Shibano K, Kawakita H et al. Medical check of competitive canoeists. J Orthop Sci 1999; 4: 243–9.
Mohseni-Bandpei MA, Keshavarz R, Minoonejhad H et al. Shoulder pain in Iranian elite athletes: the prevalence and risk factors. J Manipulative Physiol Ther 2012; 35: 541–48.
Nührenbörger C, Urhausen A. Rudern. In: Engelhardt M, Hrsg. Sportverletzungen. 2. Aufl. München: Elsevier Urban & Fischer 2009; 403–9.
Petracic B, Böttcher H. Kanusport – Medizinische Grundlagen, Belastungen und Verletzungen. Balingen: Spitta 2001.
Ritsch M. Bodybuilding: In: Engelhardt M, Hrsg. Sportverletzungen – Diagnose, Management und Begleitmaßnahmen. München: Elsevier Urban & Fischer 2009; 431.
Ruderverband Schleswig-Holstein e. V. (RISH). 2013. www.RISH.de (Zugriffsdatum: 19.01. 2015).
Rumball J, Lebrun CM, Di Ciacca SR et al. Rowing injuries. Sports Med 2005; 35: 537–55.
Trainingsworld.com SNM GmbH. Die Bedeutung der Kraftfähigkeiten im Kanurennsport. Im Internet unter: www.trainingsworld.com/training/krafttraining/bedeutung-kraftfaehigkeiten-kanurennsport-2263440.html. (Zugriffsdatum: 19.01.2015)
Trevithick BA, Ginn KA, Halaki M et al. Shoulder muscle recruitment patterns during a kayak stroke performed on a paddling ergometer. J Electromyogr Kinesiol 2007; 17: 74–9.
Willscheid G. Verletzungsarten und Verletzungshäufigkeiten im leistungsorientierten Kanusport bezogen auf die Kategorien Kajak und Kanadier in den Disziplinen Rennsport, Slalomsport und Wildwasserabfahrtsport [Dissertation]. Frankfurt: Universität Frankfurt 2009.
Winzen M, Voigt HF, Hinrichs T et al. Injuries of the musculoskeletal system in German elite rowers. Sportverletz Sportschaden 2011; 25: 153–8.

Literatur zu Kapitel 5.7.1

Boyle M. Functional Training for Sports. 1. ed. Champaign, IL: Human Kinetics 2003.
Davis C, DiSaia V. Golf Anatomie. 2. Aufl. München: Stiebner 2013.
Farahmand B, Broman G, de Faire U et al. Golf: a game of life and death – reduced mortality in Swedish golf players. Scand J Med Sci Sports 2009; 19: 419–24.
Schmidt-Wiethoff R, Schneider T, Appell HJ, Hrsg. Spezialgebiete aus der Schulter- und Ellenbogenchirurgie. Darmstadt: Steinkopff 2004.

Literatur zu Kapitel 5.7.2

Haidn O, Weineck J, Haidn-Tschalova V. Bogenschießen. Balingen: Spitta 2010.

Literatur zu Kapitel 6.1

Borich MR, Bright JM, Lorello DJ et al. Scapular angular positioning at end range internal rotation in cases of glenohumeral internal rotation deficit. J Orthop Sports Phys Ther 2006; 36: 926–34.
Gokeler A, Lehmann M, Knopf E et al. [Current concepts in the diagnosis and rehabilitation of the shoulder in overhead athletes]. Sportverletz Sportschaden 2003; 17: 15–20.

Kibler WB, Sciascia A, Wilkes T. Scapular dyskinesis and its relation to shoulder injury. J Am Acad Orthop Surg 2012; 20: 364–72.

Manske R, Ellenbecker T. Current concepts in shoulder examination of the overhead athlete. Int J Sports Phys Ther 2013; 8: 554–78.

Nuber GW, McCarthy W J, Yao JS et al. Arterial abnormalities of the shoulder in athletes. Am J Sports Med 1990; 18: 514–19.

Reinold MM, Gill T.J, Wilk KE et al. Current concepts in the evaluation and treatment of the shoulder in overhead throwing athletes, part 2: injury prevention and treatment. Sports Health 2010; 2: 101–15.

Reinold MM, Wilk KE, Fleisig GS et al. Electromyographic analysis of the rotator cuff and deltoid musculature during common shoulder external rotation exercises. J Orthop Sports Phys Ther 2004; 34: 385–94.

Reinold MM, Wilk KE, Macrina LC et al. Changes in shoulder and elbow passive range of motion after pitching in professional baseball players. Am J Sports Med 2008; 36: 523–27.

Thigpen CA, Padua DA, Michener LA et al. Head and shoulder posture affect scapular mechanics and muscle activity in overhead tasks. J Electromyogr Kinesiol 2010; 20: 701–9.

Wilk KE, Macrina LC, Cain EL et al. Rehabilitation of the Overhead Athlete's Elbow. Sports Health 2012; 4: 404–14.

Wulf G. Attentional focus and motor learning: a review of 15 years. Int Rev Sport Exerc Psychol 2013; 6: 77–104.

Literatur zu Kapitel 6.2

American College of Sports Medicine (ACSM). American College of Sports Medicine position stand. Progression models in resistance training for healthy adults. Med Sci Sports Exerc 2009; 41: 687–708.

Borstad JD, Ludewig PM. The effect of long versus short pectoralis minor resting length on scapular kinematics in healthy individuals. J Orthop Sports Phys Ther 2005; 35(4): 227–38.

Borstad JD, Ludewig PM. Comparison of three stretches for the pectoralis minor muscle. J Shoulder Elbow Surg 2006; 15: 324–30.

Brumitt J, Dale RB. Integrating shoulder and core exercises when rehabilitating athletes performing overhead activities. N Am J Sports Phys Ther 2009; 4: 132–8.

Burkhart SS, Morgan CD, Kibler WB. The disabled throwing shoulder: Spectrum of pathology part III: The SICK scapula, scapular dyskinesis, the kinetic chain, and rehabilitation. Arthroscopy; 19: 641–61.

Cools AM, Cambler D, Witvrouw EE. Screening the athlete's shoulder for impingement symptoms: a clinical reasoning algorithm for early detection of shoulder pathology. Br J Sports Med 2008; 42: 628–35.

Cools AM, Struyf F, De Mey K et al. Rehabilitation of scapular dyskinesis: from the office worker to the elite overhead athlete. Br J Sports Med 2014; 48: 692–97.

Dashottar A, Borstad J. Posterior glenohumeral joint capsule contracture. Shoulder Elbow 2012; 4: 230–6.

De Mey K, Danneels LA, Cagnie B et al. Conscious correction of scapular orientation in overhead athletes performing selected shoulder rehabilitation exercises: the effect on trapezius muscle activation measured by surface electromyography. J Orthop Sports Phys Ther 2013; 43: 3–10.

Dexel J, Kopkow C, Kasten P. Pathomechanismus, Diagnostik und Therapie der Skapuladyskinesie beim Wurfsportler. Dtsch Z Sportmed 2013; 64: 267–72.

Dexel J, Kopkow C, Kasten P. Skapulothorakale Dysbalancen bei Überkopfsportlern. Der Orthopäde 2014; 43: 215–22.

Diederichsen LP, Winther A, Dyhre-Poulsen P et al. The influence of experimentally induced pain on shoulder muscle activity. Exp Brain Res 2009; 194: 329–37.

Ekstrom RA, Donatelli RA, Carp KC. Electromyographic analysis of core trunk, hip, and thigh muscles during 9 rehabilitation exercises. J Orthop Sports Phys Ther 2007; 37: 754–62.

Ellenbecker TS, Cools A. Rehabilitation of shoulder impingement syndrome and rotator cuff injuries: an evidence-based review. Br J Sports Med 2010; 44: 319–27.

Escamilla RF, Yamashiro K, Paulos L et al. Shoulder muscle activity and function in common shoulder rehabilitation exercises. Sports Med 2009; 39: 663–85.

Girard O, Micallef JP, Millet GP. Lower-limb activity during the power serve in tennis: Effects of performance level. Med Sci Sports Exerc 2005; 37: 1021–9.

Gokeler A, Benjaminse A, Hewett TE et al. Feedback techniques to target functional deficits following anterior cruciate ligament reconstruction: implications for motor control and reduction of second injury risk. Sports Med 2013; 43: 1065–74.

Hebert LJ, Moffet H, McFadyen BJ et al. Scapular behavior in shoulder impingement syndrome. Arch Phys Med Rehabil 2002; 83: 60–9.

Houglum PA. Rehabilitation for Subacromial Impingement Starts at the Scapula. J Orthop 2013; 17: 54–60.

Kasten P, Kopkow C, Dexel J. Die schmerzhafte Werferschulter: evidenzbasiertes Übungsprogramm bei Skapuladyskinesie. Obere Extremität 2013; 8: 164–169.

Kibler WB, McMullen J, Uhl T. Shoulder rehabilitation strategies, guidelines, and practice. Orthop Clin North Am 2001; 32: 527–38.

Kibler WB, Sciascia AD, Uhl TL et al. Electromyographic analysis of specific exercises for scapular control in early phases of shoulder rehabilitation. The Am J Sports Med 2008; 36: 1789–98.

Kibler WB, Sciascia A. Current concepts: scapular dyskinesis. Br J Sports Med 2010; 44: 300–5.

Kibler WB, Kuhn JE, Wilk K et al. The Disabled Throwing Shoulder: Spectrum of Pathology – 10-Year Update. Arthroscopy 2013a; 29: 141–61.e26.

Kibler WB, Ludewig PM, McClure PW et al. Clinical implications of scapular dyskinesis in shoulder injury: the 2013 consensus statement from the ›scapular summit‹. Br J Sports Med 2013b; 47: 877–85.

Ludewig PM, Cook TM. Alterations in shoulder kinematics and associated muscle activity in people with symptoms of shoulder impingement. Phys Ther 2000; 80: 276–91.

Ludewig PM, Hoff MS, Osowski EE et al. Relative balance of serratus anterior and upper trapezius muscle activity during push-up exercises. Am J Sports Med 2004; 32: 484–93.

Ludewig PM, Reynolds JF. The Association of Scapular Kinematics and Glenohumeral Joint Pathologies. J Orthop Sports Phys Ther 2009; 39: 90–104.

Lukasiewicz AC, McClure P, Michener L et al. Comparison of 3-dimensional scapular position and orientation between subjects with and without shoulder impingement. J Orthop Sports Phys Ther 1999; 29: 574–83.

Maenhout A, Van Praet K, Pizzi L et al. Electromyographic analysis of knee push up plus variations: what is the influence of the kinetic chain on scapular muscle activity? Br J Sports Med 2010; 44: 1010–5.

Maenhout A, Van Eessel V, Van Dyck L et al. Quantifying acromiohumeral distance in overhead athletes with glenohumeral internal rotation loss and the influence of a stretching program. Am J Sports Med 2012; 40: 2105–12.

Manske R, Wilk KE, Davies G et al. Glenohumeral motion deficits: friend or foe? Int J Sports Phys Ther 2013; 8: 537–53.

McClure P, Balaicuis J, Heiland D et al. A randomized controlled comparison of stretching procedures for posterior shoulder tightness. J Orthop Sports Phys Ther 2007; 37: 108–14.

McClure P, Greenberg E, Kareha S. Evaluation and Management of Scapular Dysfunction. Sports Med Arthrosc. 2012; 20: 39–48

McMullen J, Uhl TL. A kinetic chain approach for shoulder rehabilitation. J Athl Train 2000; 35: 329–37.

Muraki T, Aoki M, Izumi T et al. Lengthening of the pectoralis minor muscle during passive shoulder motions and stretching techniques:

a cadaveric biomechanical study. Phys Ther 2009; 89: 333–41.
Ratcliffe E, Pickering S, McLean S et al. Is there a relationship between subacromial impingement syndrome and scapular orientation? A systematic review. Br J Sports Med 2014; 48: 1251–6.
Reinold MM, Escamilla RF, Wilk KE. Current concepts in the scientific and clinical rationale behind exercises for glenohumeral and scapulothoracic musculature. J Orthop Sports Phys Ther 2009; 39: 105–17.
Scheibel M, Habermeyer P. Aktuelle klinische Untersuchung der Schulter. Current procedures for clinical evaluation of the shoulder. Der Orthopäde 2013; 34: 267–83.
Struyf F, Nijs J, Mottram S et al. Clinical assessment of the scapula: a review of the literature. Br J Sports Med 2014a; 48: 883–90.
Struyf F, Nijs J, Meeus M et al. Does scapular positioning predict shoulder pain in recreational overhead athletes? Int J Sports Med 2014b; 35: 75–82.
Warner JJP, Micheli LJ, Arslanian LE et al. Scapulothoracic motion IN normal shoulders and shoulders with glenohumeral instability and impingement syndrome – a study using moire topographic analysis. Clin Orthop 1992; 285: 191–9.
Wassinger CA, Sole G, Osborne H. Clinical measurement of scapular upward rotation in response to acute subacromial pain. J Orthop Sports Phys Ther 2013; 43: 199–203.
Weppler CH, Magnusson SP. Increasing muscle extensibility: a matter of increasing length or modifying sensation? Phys Ther 2010; 90: 438–49.
Wilk KE, Reinold MM, Macrina LC et al. Glenohumeral internal rotation measurements differ depending on stabilization techniques. Sports Health 2009; 1: 131–6.
Wilk K, Hooks T, Macrina L. The modified sleeper stretch and modified cross-body stretch to increase shoulder internal rotation range of motion in the overhead throwing athlete. J Orthop Sports Phys Ther 2013; 43: 891–4.
Williams JG, Laudner KG, McLoda T. The acute effects of two passive stretch maneuvers on pectoralis minor length and scapular kinematics among collegiate swimmers. Int J Sports Phys Ther 2013; 8: 25–33.
Wulf G, Shea C, Lewthwaite R. Motor skill learning and performance: a review of influential factors. Med Educ 2010; 44: 75–84.

Literatur zu Kapitel 6.3

Durham K, Van Vliet PM, Badger F et al. Use of information feedback and attentional focus of feedback in treating the person with a hemiplegic arm. Physiother Res Int 2009; 14: 77–90.
Elliott B, Fleisig G, Nicholls R et al. Technique effects on upper limb loading in the tennis serve. J Sci Med Sport 2003; 6: 76–87.
Gokeler A, Lehmann M, Knopf E et al. [Current concepts in the diagnosis and rehabilitation of the shoulder in overhead athletes]. Sportverletz Sportschaden 2003; 17: 15–20.
Halder AM, Kuhl SG, Zobitz ME et al. Effects of the glenoid labrum and glenohumeral abduction on stability of the shoulder joint through concavity-compression: an in vitro study. J Bone Joint Surg Am 2001; 83-A: 1062–69.
Wulf G. Attentional focus and motor learning: a review of 15 years. Int Rev Sport Exerc Psychol 2012; 6: 77–104.
Yamashita T, Minaki Y, Takebayashi T et al. Neural response of mechanoreceptors to acute inflammation in the rotator cuff of the shoulder joint in rabbits. Acta Orthop Scand 1999; 70: 137–40.

Literatur zu Kapitel 6.4

Burkhardt SS, Esch JC, Jolson RS. The rotator crescent and rotator cable: an anatomic description of the shoulders suspension bridge. Arthroscopy 1993; 9: 611–16.
Buss DD, Lynch GP, Meyer CP et al. Nonoperative management for in-season athletes with

anterior shoulder instability. Am J Sports Med 2004; 32: 1430–33.

Diederichs S, Harndorf M, Stempfle J. Physiotherapeutische Nachbehandlung nach arthroskopischer Wiederherstellung bei SLAP-Läsionen. Orthopäde 2003; 7: 647–53.

Di Giovani NM, Jobe FW, Pink M. An electromyographic analysis of the upper extremity in pitching. J Shoulder Elbow Surg 1992; 1: 15–25.

Engelhardt M. Sportverletzungen. 2. Aufl. München: Elsevier; 2009.

Greitemann B, Hoffmann F, Bettin D. Rehabilitation nach Sportverletzungen an der Schulter. Chir Praxis 2003; 62: 77–92.

Itoi E, Hatakeyama Y, Urayama M et al. Position of immobilization after dislocation of the shoulder. J Bone Joint Surg Am 1999; 81: 385–90.

Jobe FW, Schwab FW, Wilk DM et al. Rehabilitation of the Sshoulder. In: Brotzman S, Ed. Handbook of Orthopaedic Rehabilitation. St. Louis: Mosby 1996; 103–4.

Snyder SJ, Karzel RP, Del Pizzo W, et al. SLAP lesions of the shoulder. Arthroskopy 1990; 6: 274–79.

Literatur zu Kapitel 6.5

Dreinhöfer K, Schüler S, Schäfer M et al. Rehabilitative Konzepte und Rückkehr zum Sport nach Eingriffen an der Schulter. Orthopäde 2014; 43: 256–64.

Edouard P, Degache F, Beguin L et al. Rotator cuff strength in recurrent anterior shoulder instability. J Bone Joint Surg Am 2011; 93:759–65.

Gaunt BW, Shaffer MA, Sauers EL et al. The American Society of Shoulder and Elbow Therapists consensus rehabilitation guideline for arthroscopicanterior capsulolabral repair of the shoulder. J Orthop Sports Phys Ther 2010; 40: 155–68.

Gokeler A, Lehmann M, Knopf E et al. [Current concepts in the diagnosis and rehabilitation of the shoulder in overhead athletes]. 17:15–20.

Harris JD, Frank JM, Jordan MA et al. Return to sport following shoulder surgery in the elite pitcher: a systematic review. Sports Health 2013; 5: 367–76.

Hayes K, Callanan M, Walton J et al. Shoulder instability: management and rehabilitation. J Orthop Sports Phys Ther 2002; 32: 497–509.

Imhoff AB, Beitzel K, Stamer K et al. Rehabilitation in der orthopädischen Chirurgie. OP-Verfahren im Überblick – Physiotherapie – Sporttherapie. Berlin Heidelberg New York: Springer 2010.

Kibler WB, Sciascia A. Current concepts: scapular dyskinesis. Br J Sports Med 2010; 44: 300–05.

Liem D, Lichtenberg S, Magosch P et al. Arthroscopic rotator cuff repair in overhead-throwing athletes. Am J Sports Med 2008; 36: 1317–22.

Namdari S, Baldwin K, Ahn A et al. Performance after rotator cuff tear and operative treatment: a case-control study of major league baseball pitchers. J Athl Train 2011; 46: 296–302.

Ozturk BY, Maak TG, Fabricant P et al. Return to sports after arthroscopic anterior stabilization in patients aged younger than 25 years. Arthroscopy 2013; 29: 1922–31.

Paterson WH, Throckmorton TW, Koester M et al. Position and duration of immobilization after primary anterior shoulder dislocation: a systematic review and meta-analysis of the literature. J Bone Joint Surg Am 2010; 92: 2924–33.

van der Meijden OA, Westgard P, Chandler Z et al. Rehabilitation after arthroscopic rotator cuff repair: Current concepts review and evidence-based guidelines. Int J Sports Phys Ther 2012; 7: 197–218.

Vavken P, Sadoghi P, Quidde J et al. Immobilization in internal or external rotation does not change recurrence rates after traumatic anterior shoulder dislocation. J Shoulder Elbow Surg 2014; 23: 13–9.

Yin B, Levy D, Meadows M et al. How does external rotation bracing influence motion and functional scores after arthroscopic shoulder stabilization? Clin Orthop Relat Res 2014; 472: 2389–96.

Zuckerman JD, Gallagher MA, Cuomo F et al. The effect of instability and subsequent anterior shoulder repair on proprioceptive ability. J Shoulder Elbow Surg 2003; 12: 105–9.

Literatur zu Kapitel 6.6

Bahr R, Krosshaug T. Understanding injury mechanisms: a key component of preventing injuries in sport. Br J Sports Med 2005; 39: 324–29.

Batalha NM, Raimundo AM, Tomas-Carus P et al. Shoulder rotator cuff balance, strength, and endurance in young swimmers during a competitive season. J Strength Cond Res 2013; 27: 2562–68.

Burkhart SS, Morgan CD, Kibler WB. The disabled throwing shoulder: Spectrum of pathology Part I: spectrum of pathology Part I: pathoanatomy and biomechanics. Arthroscopy 2003a; 19: 404–20.

Burkhart SS, Morgan CD, Kibler WB. The disabled throwing shoulder: Spectrum of pathology part III: The SICK scapula, scapular dyskinesis, the kinetic chain, and rehabilitation. Arthroscopy 2003b; 19: 641–61.

Burkhart, Morgan CD, Kibler WB. The disabled throwing shoulder: Spectrum of pathology part II: evaluation and treatment of SLAP lesions in throwers. Arthroscopy 2003c; 19: 531–39.

Byram IR, Bushnell BD, Dugger K et al. Preseason shoulder strength measurements in professional baseball pitchers: identifying players at risk for injury. Am J Sports Med 2010; 38: 1375–82.

Cools AM, Witvrouw EE, De Clercq GA et al. Scapular muscle recruitment pattern: electromyographic response of the trapezius muscle to sudden shoulder movement before and after a fatiguing exercise. J Orthop Sports Phys Ther 2002; 32: 221–29.

Elliott B, Fleisig, G, Nicholls R et al. Technique effects on upper limb loading in the tennis serve. J Sci Med Sport 2003; 6: 76–87.

Fleisig GS, Andrews JR, Dillman CJ et al. Kinetics of baseball pitching with implications about injury mechanisms. Am J Sports Med 1995; 23: 233–39.

Fortenbaugh D, Fleisig GS, Andrews JR. Baseball pitching biomechanics in relation to injury risk and performance. Sports Health 2009; 1: 314–20.

Gokeler A, Lehmann M, Knopf E et al. [Current concepts in the diagnosis and rehabilitation of the shoulder in overhead athletes]. Sportverletz Sportschaden 2003; 17: 15–20.

Greenfield B, Catlin PA, Coats PW et al. Posture in patients with shoulder overuse injuries and healthy individuals. J Orthop Sports Phys Ther1995; 21: 287–95.

Kibler WB, McMullen J. Scapular dyskinesis and its relation to shoulder pain. J Am Acad Orthop Surg 2003; 11: 142–51.

Kibler WB, Sciascia A. Rehabilitation of the athlete's shoulder. Clin Sports Med 2008; 27: 821–31.

Kibler WB, Kuhn JE, Wilk K et al. The disabled throwing shoulder: spectrum of pathology – 10-year update. Arthroscopy 2013a; 29: 141–61.e26.

Lynch SS, Thigpen CA, Mihalik JP et al. The effects of an exercise intervention on forward head and rounded shoulder postures in elite swimmers. Br J Sports Med 2010; 44: 376–81.

Manske R, Ellenbecker T. Current concepts in shoulder examination of the overhead athlete. Int J Sports Phys Ther 2013; 8: 554–78.

Manske R, Wilk KE, Davies G et al. Glenohumeral motion deficits: friend or foe? Int J Sports Phys Ther 2013; 8: 537–53.

McClure PW, Michener LA, Karduna AR. Shoulder function and 3-dimensional scapular kinematics in people with and without shoulder impingement syndrome. Phys Ther 2006; 86: 1075–90.

Meister K. Internal impingement in the shoulder of the overhand athlete: pathophysiology, diagnosis, and treatment. Am J Orthop (Belle Mead NJ) 2000; 29: 433–38.

Myers JB, Oyama S, Hibberd EE. Scapular dysfunction in high school baseball players sustaining throwing-related upper extremity injury: a prospective study. J Shoulder Elbow Surg 2013; 22: 1154–59.

Neer CS 2nd. Anterior acromioplasty for the chronic impingement syndrome in the shoulder: a preliminary report. J Bone Joint Surg Am 1972; 54: 41–50.

Oyama S, Myers JB., Wassinger CA et al. Asymmetric resting scapular posture in healthy overhead athletes. J Athl Train 2008; 43: 565–70.

Reeser JC, Joy EA, Porucznik CA et al. Risk factors for volleyball-related shoulder pain and dysfunction. PM R 2010; 2: 27–36.

Reid M, Elliott B, Alderson J. Shoulder joint loading in the high performance flat and kick tennis serves. Br J Sports Med 2007; 41: 884–89; discussion 889.

Roach CJ, Cameron KL, Westrick RB et al. Rotator cuff weakness is not a risk factor for first-time anterior glenohumeral instability. Orthop J Sports Med 2013; 1: doi:10.1177/2325967113489097.

Walch G, Boileau P, Noel E et al. Impingement of the deep surface of the supraspinatus tendon on the posterosuperior glenoid rim: An arthroscopic study. J Shoulder Elbow Surg 1992; 1: 238–45.

Wilk KE, Macrina LC, Arrigo C. Passive range of motion characteristics in the overhead baseball pitcher and their implications for rehabilitation. Clin Orthop Relat Res 2012; 470: 1586–94.

Wilk KE, Macrina LC, Cain EL et al. Rehabilitation of the Overhead Athlete's Elbow. Sports Health 2012; 4: 404–14.

Wilk KE, Macrina LC, Fleisig GS et al. Correlation of glenohumeral internal rotation deficit and total rotational motion to shoulder injuries in professional baseball pitchers. Am J Sports Med 2011; 39: 329–35.

Yamashita T, Minaki Y, Takebayashi T et al. Neural response of mechanoreceptors to acute inflammation in the rotator cuff of the shoulder joint in rabbits. Acta Orthop Scand 1999; 70: 137–14.

Sachverzeichnis

A

B

C

D

E

F

G

H

I

O

P

R

S

T